Grossarth-Maticek

Synergetische Präventivmedizin

Strategien für Gesundheit

Grossarth-Maticek

Synergetische Präventivmedizin

Strategien für Gesundheit

Vorwort von Werner Wittmann
Kommentar von Hans Schäfer

Mit 8 Abbildungen und 132 Tabellen

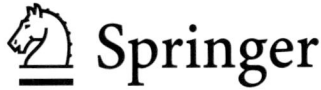 Springer

Dr. med. Dr. phil. Dr. phil. h.c. Ronald Grossarth-Maticek
Professor für Postgraduierte Studien, ECPD
Internationales Kooperationsprogramm für multidisziplinäre Forschung
Schloßwolfsbrunnenweg 16
69117 Heidelberg

ISBN 978-3-540-77077-0 Springer Medizin Verlag Heidelberg

Bibliografische Information der Deutschen Nationalbibliothek
Die Deutsche Nationalbibliothek verzeichnet diese Publikation in der Deutschen Nationalbibliografie;
detaillierte bibliografische Daten sind im Internet über http://dnb.d-nb.de abrufbar.

Springer Medizin Verlag
springer.de
© Springer Medizin Verlag Heidelberg 2008

Planung: Hanna Hensler-Fritton, Heidelberg
Projektmanagement: Barbara Knüchel, Heidelberg
Lektorat: Hilger Verlags Service, Heidelberg
Layout und Umschlaggestaltung: deblik Berlin
Satz: TypoStudio Tobias Schaedla, Heidelberg

SPIN 12198979

Gedruckt auf säurefreiem Papier   18/5135/BK – 5 4 3 2 1 0

Inhaltsverzeichnis

Teil V   Ergebnisse der Studien A und B

Teil VI   Diskussion und Ausblick

Teil VII   Anhang

Danksagung

Ich fühle mich einer sehr großen Anzahl von Wissenschaftlern und studentischen Hilfskräften, aber auch Personen, die die Durchführung der Studien ermöglicht haben, zu allergrößtem Dank verpflichtet. Wenn ich an einen kooperierenden oder auch kontrovers diskutierenden Wissenschaftler denke, dann vor allem an solche, die durch ihre Aktivität in der Kommunikation geholfen haben, wissenschaftliche Fragen zu formulieren und teilweise zu beantworten. Ich möchte in meiner Danksagung historisch vorgehen:

Ich verdanke Prof. Dr. Hans **Schäfer**, dem großen Heidelberger Physiologen, dem Begründer und Vater der deutschen Sozialmedizin, eine permanente Denkanregung durch zahlreiche konstruktive, kreative und häufig kontroverse Diskussionen.

Dem deutschen Medizinsoziologen Prof. Dr. Johannes **Siegrist** war ich nicht nur über viele Jahre freundschaftlich verbunden, sondern es kam auch immer wieder zu fruchtbarer Zusammenarbeit und gegenseitiger Anregung.

Zu besonderem Dank bin ich Prof. Dr. Martin **Rutsch** und Priv.-Doz. Dr. Wolf-Dieter **Heller** vom Institut für Statistik und mathematische Wirtschaftstheorie der Universität Karlsruhe verpflichtet. Die Wissenschaftler haben unbezahlt über viele Jahre unsere Studien, die erfassten Daten, die ausführenden Interviewer und Mitarbeiter überprüft, sodass eine objektive Grundlage zur Beurteilung der Heidelberger Studien möglich wurde. Der Heidelberger Pädagoge Prof. Dr. Volker **Lehnhart** war über viele Jahre immer wieder für Fachgespräche offen, ebenso wie der Politologe Prof. Klaus **von Beyme**.

In diesem Zusammenhang danke ich auch dem früheren Oberbürgermeister der Stadt Heidelberg, Reinhold **Zundel**, der sich in einem Zeitraum von über 20 Jahren immer wieder eingesetzt hat, dass die Studien reibungslos durchgeführt werden konnten. Er hat für uns auch über viele Jahre in seinem Tresor Daten aufbewahrt, die ebenfalls zur Beurteilung der Qualität der durchgeführten Studien von Bedeutung waren.

Dem jugoslawisch-amerikanischen Neurobiologen Prof. Dr. Dr. L. **Rakic** und dem Molekularbiologen Prof. Dr. D. **Kanazir** (Ehrenlegionär des französischen Staates und Mitglied der französischen Akademie der Wissenschaften) verdanke ich die permanente Anregung, psychosozialer Prozesse auch im neurobiologischen Sinne zu reflektieren.

Ganz besonderer Dank gehört drei großen Psychosomatikern und Verhaltenstherapeuten, die mit mir in aller engster Zusammenarbeit standen: Der große holländische Psychosomatiker Prof. Dr. Jan **Bastiaans**, der Londoner Psychologe Prof. Dr. H.J. **Eysenck** und der Heidelberger Familienforscher und Psychosomatiker Prof. Dr. Helm **Stierlin** standen und stehen im engsten Mitarbeiterkreis.

Dem Züricher Psychologen und Konrad-Lorenz-Schüler Prof. Dr. Norbert **Bischof** verdanke ich viele Anregungen durch tiefe und sinnvolle Gespräche.

Priv.-Doz. Dr. Hermann **Vetter** und Prof. Dr. Peter **Schmidt** verdanke ich viele methodische Anregungen und Diskussionen. Besonders für diese vorliegende Arbeit danke ich Dr. phil. habil. Hermann Vetter für die umfangreiche statistische Auswertung. Dr. Vetter hat mit sehr großem Engagement statistische Methoden entwickelt, um der Konzeption der multidisziplinären Interventionsepidemiologie gerecht zu werden.

Dem Heidelberger Psychologen Prof. Dr. Carl-Friedrich **Graumann**, dem Mannheimer Sozialpsychologen Prof. Dr. Martin **Irle**, dem Wissenschaftstheoretiker Prof. Dr. Hans **Albert** und dem Kölner Soziologen Prof. Dr. Rene **König** verdanke ich eine massive Unterstützung in meinen frühen Forschungsjahren, etwa Ende der 60er und Anfang der 70er Jahre.

Auch vielen Forschern aus den USA und Großbritannien war und bin ich durch gegenseitige Anregungen eng verbunden, z. B. dem Begründer der Psychoneuroimmunologie, Prof. Dr. G. F. **Solomon** aus San Francisco.

Meine Forschungen waren immer eng an der klinischen Praxis und der naturwissenschaftlichen Medizin ausgerichtet. In diesem Zusammenhang gab es viele äußerst nützliche Diskussionen und Unterstützungen für die Heidelberger prospektiven Studien (z. B. durch erstellte Gutachten, Einladungen zu Vorträgen, Anschreiben an zu befragende Patienten, um diese für die Teilnahme an der Studie zu motivieren usw.) In diesem Zusammenhang denke ich ganz besonders an die großen Heidelberger Chirurgen Prof. Dr. Fritz **Linder** und Prof. Dr. Christian **Herfarth**. Zu großem Dank bin ich aber auch den Chirurgen Prof. Dr. D. **Bockelmann**, Prof. Dr. G. **Ott** und Prof. Dr. P. **Schlag** verpflichtet.

Die Studien wurden von vielen wunderbaren Menschen, intelligenten Denkern, die auch häufig im Fach höchste Kompetenz haben, unterstützt. Hier denke ich an den Stuttgarter Psychotherapeuten Robert **Bosch**, der mich immer mit seinem großen Wissen über das Unbewusste fasziniert hat, ebenso wie an den Stuttgarter Tiefenpsychologen Dr. Hans **Schmied**.

Ebenfalls danke ich Frau Dr. Gisela **Freudenberg** und Herrn Herrmann **Freudenberg** für die Unterstützung in der allerfrühsten Phase der Datenerfassung.

Mein Dank gilt auch den Professoren Martin **Klett** und R. **Frentzel-Beyme**, die mir in vielen medizinischen und epidemiologischen Fragen entscheidend geholfen haben.

Ganz besonderer Dank gilt Frau Gisela **Sturm**, die immer wieder dann unsere Forschung unterstützt hat, wenn es die Fortführung der Studien am dringendsten notwenig hatten.

Ich danke auch der Schwester meiner Oma, Frau Rosali **Schäfer** aus Florida, USA, die die Durchführung der Studien in den frühesten Phasen (von 1963 bis 1976) unterstützt hat , in einer Phase, als wir noch nicht in der Lage waren, andere finanzielle Zuwendungen zu bekommen.

Neben vielen oben erwähnten positiven Unterstützungen danke ich aber auch einer großen Anzahl von Professoren, die über viele Jahre ihr gesamtes Können in kritisches Engagement gegen unsere Forschung einsetzen, weil sich auch daraus eine Fortentwicklung der wissenschaftlichen Diskussion ergibt. Hier denke ich z. B. an den Heidelberger Psychologen Prof. Dr. Manfred **Amelang**.

Zum Schluss danke ich vielen medizinischen Stiftungen, Einrichtungen und Institutionen, die eine kontinuierliche Fortführung über viele Jahre ermöglicht haben:

- Stiftung für Bildung und Behindertenförderung Stuttgart,
- Deutsche Krebshilfe Bonn,
- Deutsche Forschungsgemeinschaft Bonn,
- Institute of Psychiatry der Universität London,
- Eduard Aeberhardt Stiftung Zürich,
- Gesellschaft für biologische Krebsabwehr Heidelberg,
- Universitätsgesellschaft Heidelberg,
- Bundesanstalt für Arbeitsschutz und Arbeitsmedizin Berlin.

R. Grossarth-Maticek

W. Wittmann: Ergebnisse einer kritischen Analyse der Daten und Methoden von Ronald Grossarth-Maticek

Ronald Grossarth-Maticek hatte vor einem Jahr auf Anregung des verstorbenen Psychologen Prof. Dr. Hans Eysenck (University of London), mit dem er zahlreiche gemeinsame Publikationen verfasst hatte, Kontakt mit mir aufgenommen, um methodische und konzeptuelle Aspekte seiner Forschungsarbeiten zu besprechen.

Daraufhin habe ich Herrn Grossarth-Maticek und seinen engsten Mitarbeiter Dr. phil. habil. Herrmann Vetter gebeten, mir einige Originaldaten, die diesem Buch zugrunde liegen, zur kritischen Analyse zur Verfügung zu stellen. Ich muss zugeben, dass ich in Bezug auf die Datenqualität zunächst äußerst skeptisch war. Zum einen, weil Grossarth-Maticek in der öffentlichen Diskussion immer wieder attackiert wird, und zum zweiten, weil es schwierig ist, sich eine Datenbank vorzustellen, die derart interessante und bemerkenswerte Ergebnisse liefert und noch zusätzlich innerlich konsistent und glaubwürdig erscheint.

Inzwischen habe ich die Daten auszugsweise intensiv analysiert und bin dabei zu dem Schluss gekommen, dass es sich hier um eine äußerst glaubwürdige und konsistente Datenbank handelt, die bei allen Überprüfungen keine inneren Widersprüche aufweist. Solche Daten durch Fälschung oder Manipulation herzustellen, würde schon ein Fälschungsgenie erfordern. Ich werde in dieser Einführung einige Ergebnisse meiner Reanalysen darstellen, die die Konsistenz der Daten überprüfen und untermauern können.

Zunächst möchte ich die allgemeine Methode, die Grossarth-Maticek in seiner Forschung anwendet, erläutern, und zwar vor allem deswegen, weil es sich hier in vielen Punkten nicht nur um eine äußerst originelle Methodologie handelt, sondern um eine Methode, die die weltweite Psychologie und Epidemiologie zur Weiterentwicklung anregen kann. Gleichzeitig ist die von Grossarth-Maticek angewandte Kombination von Längsschnittstudien mit experimentellen, randomisierten Interventionen die international anerkannte Methode mit hoher Beweiskraft, die aber aufgrund ihres enormen personellen und finanziellen Aufwandes nur äußerst selten angewandt wurde.

Von vielen methodischen Aspekten aus den Grossarth'schen Studien, die einer Würdigung wert wären, soll hier nur ein wichtiger Aspekt erwähnt werden. Grossarth-Maticek entwickelt Forschungsprogramme, in denen sich die Methode der Datenerfassung und der experimentellen Intervention in mehrere gut geplante und in gegenseitigem Wirkungszusammenhang stehende Einzelschritte zerlegen lassen. Im Bereich der Datenerfassung führt Grossarth-Maticek zunächst freie Interviews durch und sammelt induktiv Erfahrungen. Daraus entstehen zunächst Hypothesen, beispielsweise über die Ursachen bestimmter chronischer Erkrankungen. Im Anschluss entwickelt er halbstandardisierte Messinstrumente, die dann durch weitere intensive Gespräche standardisiert werden. Aus den ursprünglichen induktiv gewonnenen Erfahrungen und Hypothesen werden nun deduktive, also vorhersagende Hypothesen aufgestellt und diese in prospektiven Studien geprüft. Diese Methode hat der bekannte Psychologe Norbert Bischof unter anderem in seinem Buch »Das Kraftfeld der Mythen« (erschienen im Piper Verlag) als den »Dreistufenplan« gewürdigt. Die Einbeziehung von zusätzlichen Interventionsprogrammen ist geeignet zur Unterscheidung zwischen Ursachen und Wirkungen. Auch die Methode der Datenerfassung durch geschulte Interviewer sowie teilweise durchgeführte Mehrfachmessungen in unterschiedlichen Zeiträumen, sodass Prozessanalysen möglich werden, sprechen für ein extrem entwickeltes interaktives Forschungsprogramm, das mit Sicherheit weltweit absolut einmalig ist. Der Wissenschaftstheoretiker Reichenbach unterschied den »context of discovery« und den »context of justification«. Das Lebenswerk von Grossarth-Maticek verfolgte beide Linien und bescherte ihm mehr Kontroversen als vielen anderen, wobei im Lager seiner Befürworter genauso viele exzellente Wissenschaftler zu finden sind, wie im Lager seiner Gegner. Ich bin bisher in keiner dieser Kontroversen verwickelt gewesen und habe die Auseinandersetzungen allenfalls aus der Ferne betrachtet.

Die theoretische Grundkonzeption der Grossarth'schen Studien ist im Sinne der Reichenbach'schen Unterscheidung äußerst interessant. Zunächst wird behauptet und empirisch nachgewiesen, dass eine große Anzahl von physischen Risikofaktoren mit psychosozialen Faktoren interaktiv zusammenwirken. Unter Berücksichtigung solcher Faktoren sind sogar differentielle Vorhersagen zwischen unterschiedlichen chronischen Erkrankungen und der Aufrechterhaltung der Gesundheit bis ins hohe Alter möglich, wie es in diesem Buch nachzulesen ist. Allerdings ist dies aufgrund der Komplexität des verfolgten Forschungsprogramms nicht immer ganz einfach. Die zweite theoretische Behauptung, die ebenfalls empirisch nachgewiesen wurde, ist, dass die komplexen interaktiven Systeme unter anderem durch emotional-kognitive Prozesse und Wechselwirkungen gesteuert werden und die Steuerungsfaktoren präventiv-therapeutisch beeinflusst werden können.

Somit eröffnen Grossarth-Maticek und sein Forschungsteam ein interessantes methodisches, theoretisches und für die praktische Prävention relevantes Forschungsfeld. Als Hegel'scher Dialektiker ist er bestrebt, seine Antithesen zu bestehenden Thesen in die heutige Forschungspraxis einzubringen, um damit auf einem sehr hohen wissenschaftlichen Niveau zu neuen Synthesen und möglicherweise zu dialektischen Sprüngen in der Erkenntnis zu gelangen. Diese Tendenz ist ganz im Sinne des Philosophen Paul Feyerabend, der immer einen methodischen und theoretischen Pluralismus für die wissenschaftliche Entwicklung eingefordert hat.

Grossarth-Maticek erhielt vom Einwohnermeldeamt der Stadt Heidelberg vor dem Beginn der Datenerfassung im Jahre 1973 68.000 repräsentativ ausgewählte Adressen. Aus diesem Datenpool wurden unterschiedliche Studien durchgeführt. Todesursachen und andere Recherchen über den Gesundheitsstatus wurden von 1973 bis 1998 erfasst. Dabei wurde das exakte Geburtsdatum und Sterbedatum registriert. Bei noch nicht

anonymisierten Studienteilen sind Originaldaten, die Zeitpunkte der Interviews und Unterschriften der Interviewer gut dokumentiert. Die Überprüfung des methodischen Vorgehens, die Befragung der einzelnen Interviewer (die Interviewer wurden zum Beispiel in mehreren Räumen voneinander getrennt zur methodischen Vorgehensweise befragt) und Überprüfung der Ergebnisse aus einer repräsentativen Studie wurden sehr präzise durchgeführt vom Institut für Statistik und mathematische Wirtschaftstheorie der Universität Karlsruhe (vom damaligen Direktor Prof. Dr. Martin Rutsch und von Priv.-Doz. Dr. W.D. Heller). Die Ergebnisse dieser Recherchen wurden international von Professor H.J. Eysenck publiziert. Ebenfalls wurden die Ergebnisse der Recherchen im Gutachten des Instituts in Karlsruhe positiv gewürdigt.

Bei den beiden Datensätzen, die mir zur Verfügung gestellt wurden, handelt es sich um das randomisierte Kontrollgruppenexperiment (n = 62), das in ▶ Kapitel 17 im Ablaufschema zu finden ist und um eine prospektive Kohortenstudie (n = 187) mit weitgehend identischen Prädiktorvariablen potentieller Risiko- und protektiver Faktoren des Gesundheitszustandes. Im Experiment erhielten 31 Personen ein von Grossarth-Maticek entwickeltes Autonomietraining und 31 Personen dienten als Kontrollgruppe. Sollte die Randomisierung perfekt geglückt sein, so unterscheidet sich die Interventions- von der Kontrollgruppe nur bezüglich der Intervention, jedoch nicht auf allen anderen denkbaren Variablen. Unterschiede zwischen Intervention und Kontrolle können dann eindeutig auf die Intervention zurückgeführt und rivalisierende Alternativerklärungen ausgeschlossen werden.

Meine Überprüfungen ergaben, dass die Randomisierung offenbar hervorragend geglückt ist. Zu Beginn der Behandlung unterschieden sich beide Gruppen statistisch gesehen, auf einer Fülle von Variablen, die von mir überprüft wurden, nicht. ◻ Abbildung 1 zeigt die Ergebnisse dieses Experiments über die Zeit; außergewöhnlich ist dabei der Zeitraum, über den beide Gruppen verfolgt wurden. Die Abbildung zeigt die Sterberate von 1982 bis zum Jahre 2000, also über fast zwei Jahrzehnte als Funktion der Intervention. Die deskriptiven Kennwerte (Proportion der Verstorbenen) sind mit inferenzstatistischen Fehlerintervallen verknüpft,

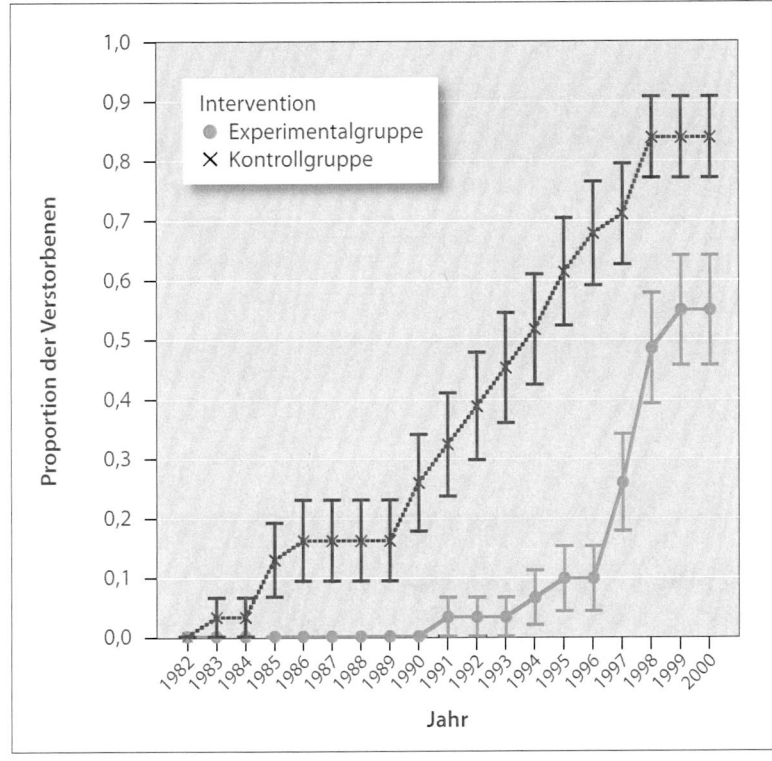

■ **Abb. 1.** Randomisiertes Kontrollgruppenexperiment (n = 62)

um die Frage beantworten zu können, wie groß die Wahrscheinlichkeit ist, dass diese Unterschiede per Zufall entstanden sind. Wenn diese Intervalle sich nicht überlappen, so können zufällige Unterschiede mit hoher Wahrscheinlichkeit ausgeschlossen werden. Im Jahre 1982 leben noch alle Teilnehmer, in 2000 sind ca. 85% der Kontrollgruppe verstorben, in der Interventionsgruppe aber nur 55% – ein dramatischer Effekt einer 30% niedrigeren Sterberate in der Interventionsgruppe, die das Autonomietraining erhalten hatte. Ab 1983 beginnt sich der Verlauf der Sterberaten zwischen der Kontroll- und der Interventionsgruppe drastisch zu ändern. Nach sechs weiteren Jahren, d. h. im Jahre 1991, versterben die ersten Teilnehmer der Interventionsgruppe. Bis 1996 ist der Zuwachs der Sterbequote in der Interventionsgruppe immer noch deutlich geringer, erst danach ist der Anstieg in beiden Gruppen ungefähr gleich groß. Der Behandlungseffekt hält also je nach Kriterium zwischen 8 und 14 Jahre an. Ein unglaubliches Ergebnis. Dennoch, durch die Randomisierung bedingt, waren beide Gruppen zu Beginn der Intervention gleich, also muss der Effekt

auf die Intervention zurückgeführt werden, wenn Unterschiede im zwischenzeitlichen Geschehen ausgeschlossen werden können, und es sind keine Hinweise sichtbar, dass die Interventionsgruppe unabhängig von der Intervention besondere zusätzliche protektive Bedingungen erfahren hätte.

In ■ Abb. 2 wurde ein Konsistenztest durchgeführt, da ja bekannt ist, dass Männer im Durchschnitt früher versterben als Frauen. Die Abbildung zeigt deshalb den Verlauf der Sterberaten für beide Gruppen differenziert nach dem Geschlecht. Bei den Männern der Kontrollgruppe sehen wir das in vielen epidemiologischen Studien berichtete Phänomen einer höheren Sterbequote, die Unterschiede im Zeitraum 1990–1994 sind auch trotz der nun kleineren Stichproben statistisch signifikant. Verblüffenderweise bestehen in der Interventionsgruppe jedoch keine signifikanten Unterschiede. Männer und Frauen profitieren in gleicher Weise von den protektiven Faktoren, die durch das Autonomietraining angestoßen werden.

Was sind nun aber diese protektiven Faktoren? Herr Grossarth-Maticek hat im »context of

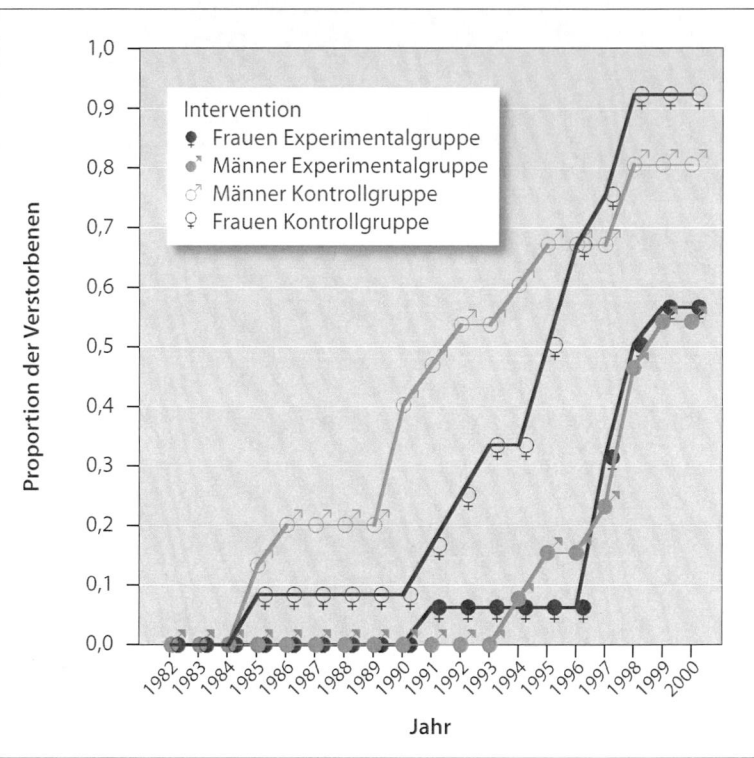

□ Abb. 2. Randomisiertes Kontrollgruppenexperiment (n = 62)

discovery« eine Vielzahl solcher Faktoren explorativ gesucht und in das Assessment des Kontrollgruppenexperiments eingebaut. Viele dieser Variablen sind untereinander korreliert und spiegeln die Komplexität des Geschehens wider. Eine einfache Strategie ist es jedoch, diese Komplexität mit Hilfe von Methoden der Datenreduktion zu komprimieren. Faktorisiert man z. B. die 29 Variablen des Blockes V4_1n – V429n, so erhält man acht Faktoren, die durch die Technik der Hauptkomponentenanalyse mit orthogonaler Rotation in acht voneinander unabhängige Ursachenkomplexe komprimiert werden. Der erste Faktor ist markiert durch Variablen, wie stark man sich im Allgemeinen geliebt fühlt, wie groß die Befähigung ist, Alltagsprobleme zu lösen, wie groß die Befähigung ist, Aufgaben in wichtigen Lebensbereichen, die zu Wohlbefinden führt, zu lösen, wie hoch die Liebe zu Gott ausgeprägt ist und wie hoch die regelmäßige Erholungsfähigkeit ist. Diese Variablen machen miteinander kombiniert den ersten Komplex aus, hohe numerische Werte bedeuten dabei eine positive Ausprägung in diesem Komplex.

Der zweite Faktor ist gekennzeichnet durch das Ausmaß der Integration von beruflichen Fähigkeiten und Anforderungen, dem Ausmaß der Möglichkeiten zur Selbstgestaltung der beruflichen Tätigkeit, den Einflussmöglichkeiten im Arbeitsleben, dem Wohlbefinden im Arbeitsleben und dem Ausbleiben von Überforderungen im Arbeitsleben, wobei höhere numerische Werte wiederum den positiven Pol dieses Faktors ausmachen. □ Abbildung 3 zeigt nun, dass Experimental- und Kontrollgruppe sich in den Mittelwerten auf diesen beiden Faktoren deutlich unterscheiden; diese Unterschiede hängen nun aber wieder mit der Intervention zusammen, da beide Gruppen sich vor der Intervention in keiner Weise auf diesen den Faktoren zugrunde liegenden Variablen unterschieden hatten. Bei allen anderen Faktoren sind die Unterschiede nur tendenziell oder nichtsignifikant und damit ist keine Wirkung durch die Intervention statistisch nachzuweisen.

□ Abbildung 4 zeigt die Profilunterschiede zwischen der Gruppe, die bis 2000 verstorben ist, und der Gruppe, die im Jahre 2000 noch lebt. Wir sehen

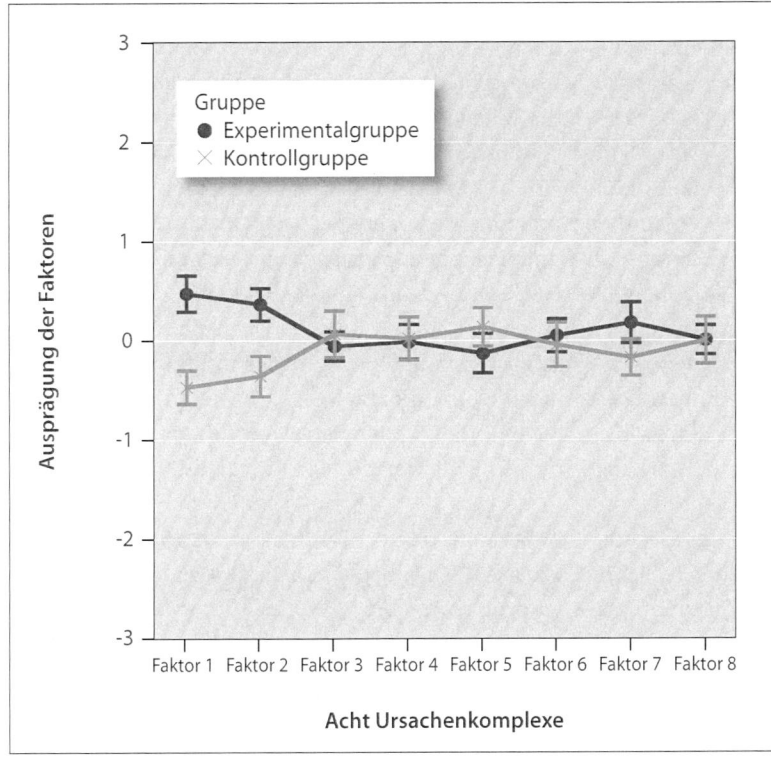

■ **Abb. 3.** Profilvergleich ausgewählter Ursachenkomplexe

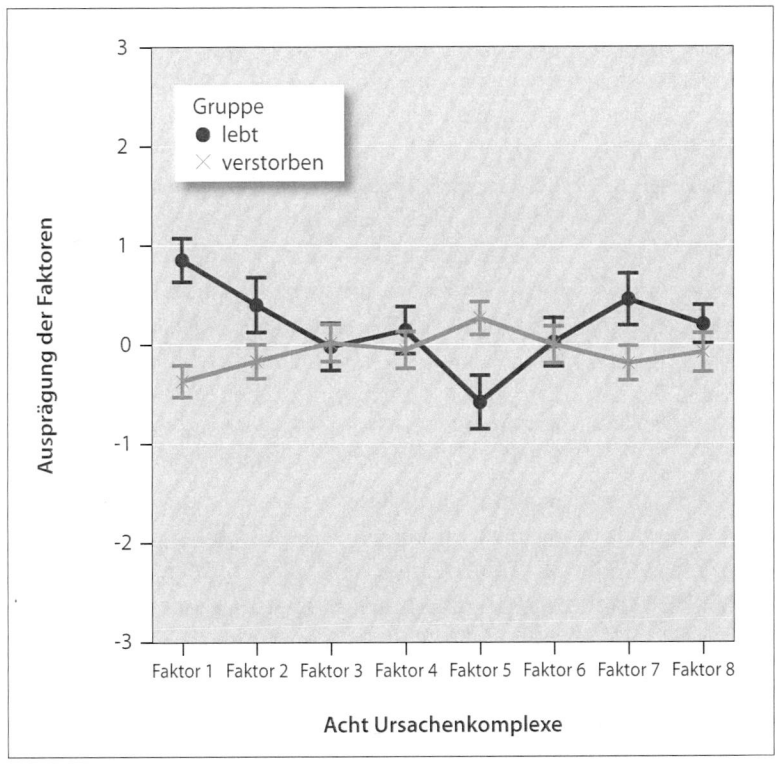

■ **Abb. 4.** Profilvergleich ausgewählter Ursachenkomplexe

starke Unterschiede im ersten, aber auch noch bedeutsame Unterschiede im zweiten Faktor. Große Unterschiede zeigen sich aber auch in den Faktoren 5 und 7. Wir erinnern uns daran, dass Unterschiede in den ersten beiden Faktoren kausal auf die Intervention zurückzuführen sind, die großen Unterschiede in den Faktorenkomplexen 5 und 7 jedoch nicht. Da alle Faktorenkomplexe durch die Art der Komprimierung voneinander unabhängig gehalten sind, addieren sich diese vier Ursachenkomplexe bei der Vorhersage der Überlebensrate. Was wird also nicht durch die Intervention erklärt? Faktorenkomplex 5 ist gekennzeichnet durch die Variablen Liebe zu den Eltern, seelisch-körperliche Beeinträchtigung im Berufsleben, Faktorenkomplex 7 vor allem durch Anerkennung im Berufsleben, kontrastierend zu immer wiederkehrender Überforderung im Berufsleben. Die Faktoren 1, 2 und 7 stehen positiv mit der Überlebensrate in Verbindung, Faktor 5 jedoch negativ. Führt man eine multiple Regression klassisch oder aufgrund des dichotomen Kriteriums als logistische Regression durch, so kann mit diesen vier Faktoren 48,1% Varianz aufgeklärt werden (»adjusted R^2« = 0,445). Trennt man die aufgeklärte Varianz nur bezüglich der experimentell beeinflussten Faktoren 1 und 2, so erhält man 29,6% und für die beiden Faktoren 5 und 7 alleine 18,5%. Da alle Faktorenkomplexe unabhängig voneinander sind, summieren sich beide Anteile zur insgesamt aufgeklärten Varianz (48,1%) auf. Der größere Anteil ist daher auf die experimentelle Intervention zurückzuführen.

Ein weiterer Konsistenztest für kausale Wirkungen besteht in der Überprüfung der Spezifität dieser Ursachenkomplexe, d. h. sie müssten besonders spezifisch für eine Erkrankungsform sein, für eine andere jedoch nicht. Von der Gesamtzahl der 62 Teilnehmer lebten zum Zeitpunkt der letzten Befragung noch 18 Personen, 23 waren an Krebs, 17 an Herz-Kreislauf-Versagen und Schlaganfällen verstorben, 3 Teilnehmer an anderen Ursachen. ◘ Abbildung 5 zeigt die Profile dreier Gruppen: das der in 2000 noch lebenden, das der an Krebs und das der an Herz-Kreislauf-Versagen bzw. Schlaganfällen verstorbenen Personen. Die Profile dieser drei Gruppen unterscheiden sich in einzelnen Ursachenkomplexen sehr stark und signifikant. Beachtlich sind nicht nur die Unterschiede der

beiden Gruppen Verstorbener in Relation zu den noch Lebenden, sondern vor allem die großen Unterschiede zwischen Herz/ZNS und Krebs, was für eine hohe Spezifität spricht. Faktor 3, 6 und 8 trennen stark zwischen beiden Todesursachen. Hohe Werte auf Faktor 3 bedeuten starke Ausprägung der Liebe zu den Familienmitgliedern und wichtigen Mitmenschen, starkes Bedürfnis der Harmonievermittlung bei Personen, die sich untereinander streiten, aber beide geliebt werden; gegensätzlich ist die Harmonievermittlung, wobei eine klare Sympathie für einen der Streitpartner besteht. Stehen hier vergebliche Konfliktlösungsversuche bei starkem Harmoniebedürfnis im Hintergrund? Personen, die an Krebs verstarben, haben ausgeprägt hohe Werte, Personen, die an Herz-Kreislauf-Versagen oder Schlagfällen starben, dagegen ausgesprochen niedrige Werte. Faktor 6 ist vor allem geprägt durch hohe und starke Störungen im Beruf, die zu negativen Gefühlen, Ärger und Hilflosigkeit führen, verknüpft mit der Tendenz der Überforderung in wichtigen Lebensbereichen, Verstorbene durch Herz-Kreislauf-Versagen und Schlaganfälle haben hier hohe Werte, die Krebsgruppe jedoch eher niedrige. Faktor 8 trennt Herz/ZNS mit niedrigen Werten von den beiden anderen Gruppen. Niedrige Werte bedeuten hier aber hohen Druck im Arbeitsleben bei gleichzeitig häufig und langem Festhalten an Ansichten und Verhaltensweisen, die meist mehr schaden als nützen, verknüpft mit einer eher geringen Anerkennung und Würdigung für Leistung und Engagement. Der Spezifitätstest kann deshalb ebenfalls als erfolgreich bewertet werden.

Der zweite Datensatz im Umfang von n = 187 Personen ist eine prospektive Kohortenstudie ohne experimentelle Variation, aber auch hier sind alle Ursachenkomplexe im Jahre 1977 mit identischen Fragen wie der experimentellen Studie erfasst worden. ◘ Abbildung 6 zeigt den Verlauf der Sterbequote über den Zeitraum von mehr als zwanzig Jahren getrennt nach Geschlecht. Männer haben über die Zeit hinweg eine deutlich höhere Sterbequote als Frauen. Insgesamt sind in 2003 ca. 43% der Männer, aber nur ca. 22% der Frauen verstorben. Die Stichprobe des randomisierten Experiments war eine Hochrisikogruppe, während die Kohortenstichprobe deutlich heterogener bezüglich der Risikofaktoren war. Auch dieser Ergebnisaspekt

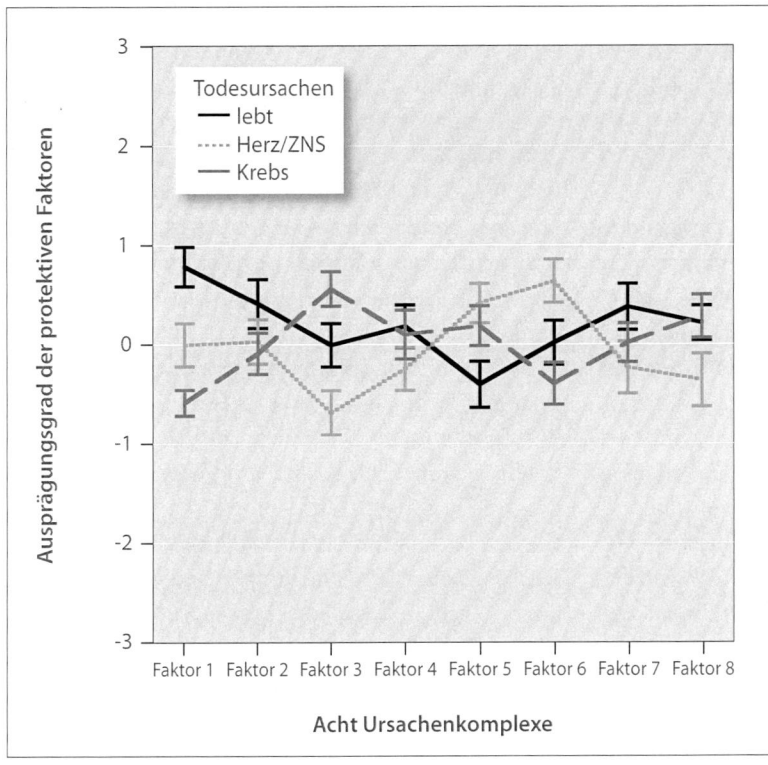

■ **Abb. 5.** Todesursachen im Spiegel kausaler Ursachenkomplexe

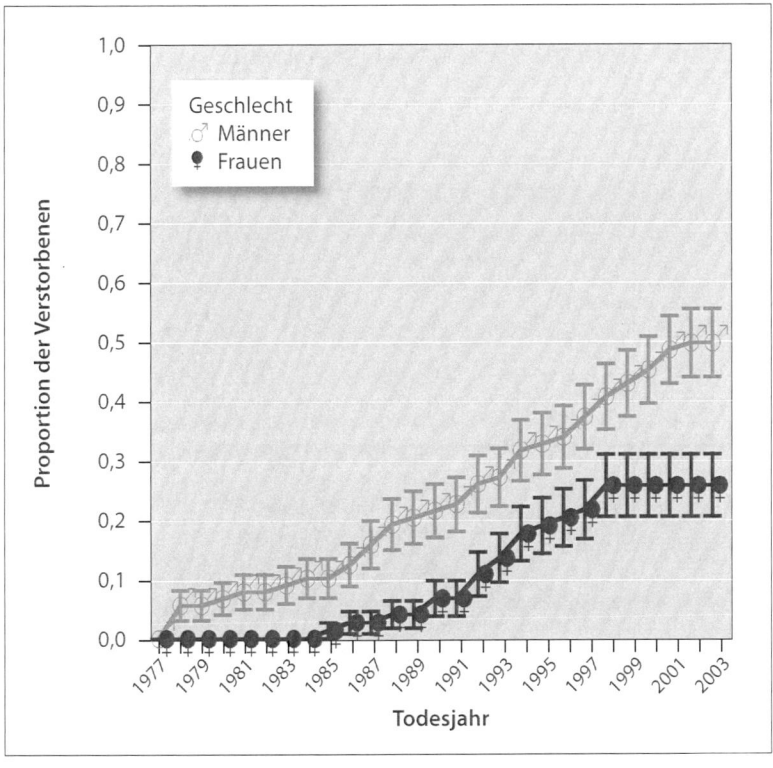

■ **Abb. 6.** Sterberate als Funktion des Geschlechts (n = 187)

erscheint wiederum, verknüpft mit der höheren Sterbequote der Männer, plausibel und konsistent.

Eine Verdichtung der Fragen desselben Blocks wie in der experimentellen Studie (4_1–4_29) erbrachte fünf Faktoren bzw. Ursachenkomplexe im Gegensatz zu den acht Faktoren des ersten Datensatzes. Auch dieses Ergebnis verwundert nicht, da die heterogenere Stichprobe über größere Variabilität zu höheren Interkorrelationen führt, was wiederum weniger Faktoren zur Folge hat. Inhaltlich war der erste Komplex gekennzeichnet durch alle Variablen, die den ersten Faktor im Datensatz des randomisierten Experiments umfassten. Verwendet man diesen Faktor zur Prognose der Sterbequote in 2003, so erhält er ein äußerst starkes Gewicht. Um die Bedeutung dieses Ursachenkomplexes anschaulich zu machen, wurden Personen, deren Werte über dem Mittelwert, und solche, deren Werte unterhalb des Mittelwertes lagen, getrennt in zwei Gruppen zusammengefasst und der Verlauf über die Zeit untersucht. ◨ Abbildung 7 zeigt die Unterschiede dieser Gruppen, die sich bezüglich hoher und niedriger Ausprägung protektiver Komponenten unterscheiden.

Die Unterschiede sind dramatisch und nehmen kontinuierlich über den gesamten beobachteten Zeitraum zu.

Ich muss gestehen, dass ich bei der Analyse aller der mir zur Verfügung gestellten Daten und der Ergebnisse aus dem Staunen nicht herausgekommen bin, zumal ich nur einen Ausschnitt aus den erfassten Daten zu Risiko- und protektiven Faktoren verwendet habe. Ich konnte bei allen Reanalysen keine systematischen Fehler entdecken.

Was sind die zusammenfassenden Schlussfolgerungen? Die gesamte von Herrn Grossarth-Maticek gesammelte Datenbank enthält ein enormes Potential für Gesellschaft und Gesundheit, das ernst genommen werden muss und einer sorgfältigen Diskussion, Auseinandersetzung, Reanalysen und neuer Untersuchungen bedarf. Man kann nur wünschen, dass seine Arbeitsgruppe genügend finanzielle Mittel erhält, diese Daten sorgfältig zu archivieren und zu dokumentieren, um sie dann der wissenschaftlichen Gemeinschaft zur kritischen Auseinandersetzung zur Verfügung zu stellen.

Der Kern der Auseinandersetzungen wird dabei u. a. sein: Wie ist es möglich, dass eine doch relative

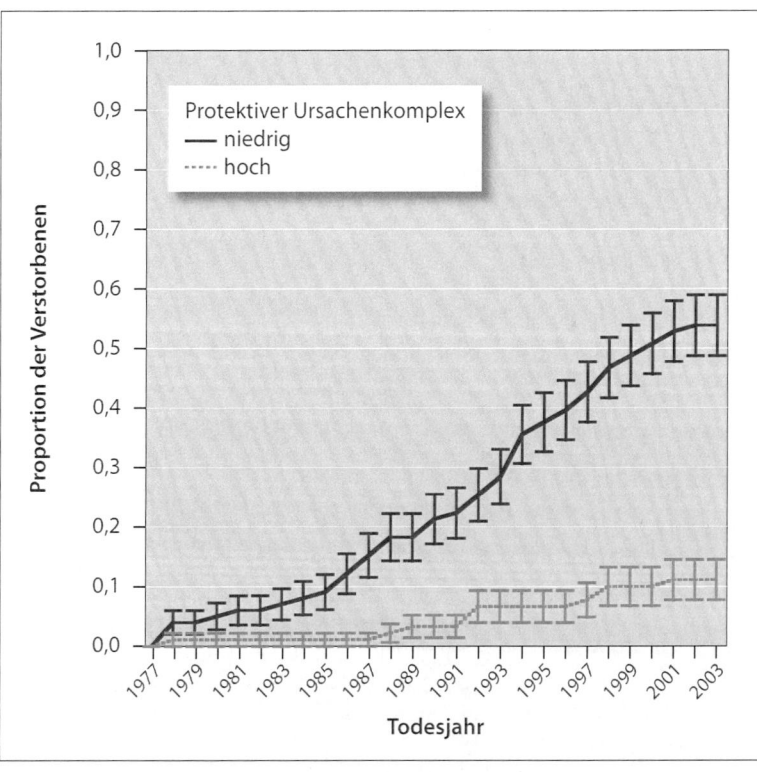

◨ **Abb. 7.** Sterberate als Funktion protektiver Ursachen (n = 187)

kurze, aber intensive Intervention wie das Autonomietraining solche langfristigen Effekte entfaltet? Ist dies eine Funktion charismatischer Persönlichkeiten und weniger ausgehend von spezifischen Interventionskomponenten? Was könnten die einzelnen Wirkfaktoren sein und wie können diese gebündelt werden? Durch meine eigenen Forschungsarbeiten zur Wirkung von stationären Rehabilitationsmaßnahmen für psychosomatisch erkrankte Patienten (Strauss u. Wittmann 2005; Wittmann et al. 2002) bin ich auf die Bedeutung der Remoralisierung dieser Patienten gestoßen, die sich als langfristiger Wirkfaktor herausstellte und möglicherweise eine Brücke zur Stärkung des Immunsystems bildet. Schulz und Hanusa (1978) hatten in einer experimentellen randomisierten Kontrollgruppenstudie die Bedeutung von Kontrollierbarkeit und Vorhersagbarkeit des eigenen Verhaltens als kausale Wirkfaktoren für den medizinischen und den psychischen Gesundheitsstatus nachweisen können. Eine ganze Reihe der von Grossarth-Maticek postulierten und erfassten Ursachenkomplexe, vor allem Faktor 1 und 2 des Experiments und Faktor 1 der Kohortenstudie, ähneln diesen Wirkfaktoren sehr.

Epidemiologie, Medizin, Psychologie sowie die gesamten Gesundheits- und Sozialwissenschaften sind gefordert, diese Ergebnisse zu ordnen, in konkurrierende Theorien zu integrieren und weiter zu prüfen.

Ob die von Herrn Grossarth-Maticek präferierten und in diesem Buch diskutierten Theorien Bestand haben werden, wird sich zeigen. Auf jeden Fall hat er eine Datenbasis geschaffen, an der niemand mehr vorbeigehen kann und deren Implikationen ernst genommen und intensiv diskutiert werden müssen. Ich wünsche diesem Buch eine breite Rezeption und kritische Diskussion.

Prof. Dr. Werner W. Wittmann
Lehrstuhl Psychologie II (Methoden, Diagnostik und Evaluation)
Schloss EO 280
Fakultät für Sozialwissenschaften und
Otto Selz Institut für Angewandte Psychologie
Mannheimer Zentrum für Arbeit und Gesundheit
Universität Mannheim
68131 Mannheim

H. Schäfer: Der multidisziplinäre Ansatz – Finale Betrachtung des Grossarthschen Werkes

Ich kenne Herrn Dr. R. Grossarth-Maticek seit 1967. Im Zeitraum von 1967–1978 stand ich mit ihm in permanentem, meistens monatlichem Kontakt. Der wissenschaftliche Kontakt lief bis ca. 1980, danach intensivierte sich die Zusammenarbeit zwischen R. Grossarth-Maticek und Hans-Jürgen Eysenck sowie dem holländischen Psychosomatiker Jan Bastiaans und dem Heidelberger Familienforscher Helm Stierlin. Meine Beziehung zu Grossarth-Maticek war über lange Strecken hoch ambivalent, wobei die Diskussionen und Auseinandersetzungen immer sehr kreativ und anregend waren. Ich bin sicher, dass ich mich von Grossarth-Maticek mindestens 20-mal im Streit nach kontroversen Diskussionen getrennt habe. Manchmal unternahm ich die Initiative, ihn wiederzusehen, meistens suchte aber er den erneuten Kontakt. Das Ungewöhnliche ist dabei, dass die häufig emotionsgeleiteten widersprüchlichen Positionen zur sachlichen Klärung beigetragen haben, sodass sich am Ende ein gegenseitiges Verständnis für die Positionen entwickelt hat. Trotz intensiver Kontakte blieben wir uns über lange Strecken wissenschaftlich fremd, zitierten uns gegenseitig nicht und hatten trotzdem immer eine ziemlich ehrliche gegenseitige Akzeptanz. Aus dieser Sicht möchte ich hier meine Meinung über die Forschungsarbeiten von Grossarth-Maticek darlegen.

Ich möchte hier meine Eindrücke über die Grossarthsche Forschung wiedergeben, in der Hoffnung, damit einen Beitrag für ein besseres Verständnis seines monumentalen Werkes zu ermöglichen. Grossarth-Maticek führt nicht einzelne Forschungsprojekte durch, die miteinander nur in loser oder überhaupt keiner Beziehung stehen. Grossarth-Maticek bemüht sich, im Rahmen eines langjährigen Forschungsprogramms ein interaktives Netzwerk aufzubauen, indem er eine ungewöhnlich große Anzahl von wissenschaftlichen Fragestellungen verfolgt, wobei für die Beantwortung einzelner Fragen das Wissen von anderen von ihm erforschter Zusammenhänge notwendig ist. Grossarth-Maticek erfasst in seiner Forschungsarbeit eine große Anzahl relevanter Aspekte, die miteinander in Wechselwirkungen stehen, so z. B.:

a) Bei Entstehung chronischer Erkrankungen sind soziopsychobiologische Wechselwirkungen und Synergieeffekte von allergrößter Bedeutung.

b) Der menschlichen Eigenaktivität und den kognitiv-emotionalen Steuerungsfaktoren kommt sowohl bei der Entstehung chronischer Erkrankungen als auch bei der Aufrechterhaltung der Gesundheit eine wichtige Rolle zu.

c) Durch ein adäquates, die menschliche Selbstregulation und Autonomie stimulierendes Verhaltenstraining (das bei Grossarth-Maticek nicht nur auf dem lerntheoretischen Ansatz basiert, sondern eine systemorientierte psychoanalistische Konzeption mit einbezieht) werden wichtige Effekte für die primäre und sekundäre Prävention chronischer Erkrankungen erzielt. Dabei zeigt Grossarth-Maticek, dass nicht nur die physischen Risikofaktoren und ihre Wechselwirkungen von Bedeutung sind, sondern dass auch seelische Abhängigkeiten mit Fehlsteuerung und Deregulation, z. B. fehlerlernte Erwartungen nach Lust, Wohlbefinden und Sicherheit, äußerst relevante Risikofaktoren sind. Wenn Personen lernen, sich von Fehlsteuerungen in ihrem Erwartungssystem zugunsten eines real erreichten Wohlbefindens weiterzuentwickeln, dann tun sie nicht nur einiges für ihre Lebensqualität, sondern auch viel für die Aufrechterhaltung der individuellen und sozialen Gesundheit.

Grossarth-Maticek belegt seine Theorien mit einem enormen Datenmaterial von z. T. noch gesunden Bürgern und z. T. an Krebs erkrankten Patienten. Sie wurden über viele Jahre verfolgt, sodass es möglich war, über Jahre nach der Befragung immer wieder

Todesursachen zu recherchieren und zu dokumentieren. In der Person von Grossarth-Maticek verbindet sich enormer Fleiß mit einer außergewöhnlich scharfen Beobachtungsgabe, mit dem Sinn für strategisches Planen von vielen Forschungsschritten in einem äußerst komplexen Forschungsprogramm.

Da die von Grossarth-Maticek entwickelte soziopsychotherapeutische Intervention im Rahmen eines Gesundheitstrainings schon in einer bis wenigen Stunden Effektivität zeigt und von Ärzten und Psychologen relativ leicht erlernbar ist, könnte die Ausbreitung des Grossarthschen Gedankengutes und seiner therapeutischen Interventionen einen wesentlichen Beitrag für die Volksgesundheit und die Reduktion der Kostenexplosion im Gesundheitswesen leisten.

Grossarth-Maticek ist auch ein exzellenter Methodiker. In seinem Versuch, Medizin, Soziologie und Psychologie zu integrieren, übernimmt er nicht vorhandene Methoden der Sozialforschung sklavisch, weil er mit den gängigen Methoden möglicherweise seine Zielsetzungen nicht verwirklichen könnte. So entwickelte er neben der äußeren Standardisierung auch den Begriff der inneren Standardisierung bei der Anwendung psychologischer Fragebögen (indem beispielsweise die Probanden zunächst eine halbe Stunde über ihre typischen Verhaltensweisen sowie über positive und negative Erlebnisse berichten, wobei sie erst eingestimmt werden auf die eigentliche Befragung).

Grossarth-Maticek ist auch kein einseitiger Spezialist in der empirischen Sozialforschung. Er verwendet häufig Befragungsaktionen, systematische Beobachtungen aus unterschiedlichen Gebieten, um dann im Rahmen eines Netzwerks von Beobachtungsergebnissen auch philosophische Fragen zu beantworten, z. B. zum Thema Mensch-Gott-Beziehung oder zum Entwurf eines adäquaten Menschenbildes. Wenn Grossarth-Maticek beispielsweise zur Aussage kommt, dass der Mensch ein Gott suchendes, Gott liebendes, mit der Gottesvorstellung in individuell spezifische Interaktionen tretendes und Gott benötigendes System ist, dann beruht diese auf mehreren gegenseitig koordinierten Beobachtungsschritten, wie z. B.

- prospektive Auswirkung von Gesundheitsdaten zur Auswirkung spontaner, konventioneller Religiosität und des Atheismus,
- Analyse von Biographien und Gesundheitsdaten bei Personen, die für andere oder für sich beten (z. B. beobachtete er, dass Krebspatienten mehr für andere als für sich beten, während Personen, die auch für sich beten, Gesundheit bis ins hohe Alter erreichen),
- Beobachtung des Schicksals von sozialen Gruppen und ganzen politischen Systemen, die sich aggressiv atheistisch der Mensch-Gott-Beziehung entziehen,
- Beobachtung von Fußballfans, begeisterter Nationalisten und Personen mit sonstigen Abhängigkeiten, die sie persönlich als sinnerfüllend erleben.

Wenn Personen mit sinnerfüllenden Abhängigkeiten außerhalb der Mensch-Gott-Beziehung signifikant kürzer leben und früher erkranken, ebenso wie Personen und Gesellschaften, die sich aus der Gottesbeziehung aggressiv abwenden, und wenn die Personen, die eine liebevolle Gottesbeziehung erleben und für sich beten, länger leben und besser Krankheiten bewältigen (alles empirische Ergebnisse, die bereits vorliegen), dann macht Grossarth-Maticek im Rahmen einer systematischen Forschung seine Aussagen. Noch komplizierter wird es, wenn er unterschiedliche Wechselwirkungsbeziehungen berücksichtigt und soziale, physische und psychologischer Faktoren mit einbezieht.

Ich habe viele Jahre über Grossarth nachgedacht und mir immer wieder die Frage gestellt, nach welchem Kriterium sich die wissenschaftlichen Bemühungen von Grossarth-Maticek am besten in die internationale Forschung einordnen lassen. Diese Aufgabe erschien mir aufgrund der außerordentlichen Vielfältigkeit der Grossarthschen Leistungen nicht leicht. Grossarth-Maticek ist ein begnadeter Beobachter, ein exzellenter Methodiker, ein hervorragender Psychotherapeut, wenn unter Psychotherapie auch Gesundheitstraining verstanden wird. Die Palette der Grossarthschen Eigenschaften ließe sich weiter bis in viele Einzeldisziplinen hinein lobend fortsetzen, z. B. ist er ein exzellenter Sportpsychologe, politischer Psychologe usw. Vieles spricht dafür, dass er neue Fächer begründet, z. B. die systemisch-synergistische Epidemiologie oder die Gesundheitsmedizin. All diese Leistungen erschweren die Antwort auf die Frage:

Was macht Grossarth-Maticek im Kern seiner wissenschaftlichen Tätigkeit? Ich bin zu dem Schluss gekommen, dass sich der Fokus der Bemühungen von Ronald Grossarth-Maticek auf das Ergänzen durch und das Einbeziehen von neuen Faktoren in bekannte Systeme richtet, sodass das Verständnis, die Vorhersagbarkeit und die wunschgemäße Therapierbarkeit aufgrund des Verständnisses der Systemdynamik erheblich verbessert werden. Durch die Grossarthschen Arbeiten werden unterschiedlichen Erscheinungen, die im Rahmen der Medizin, Soziologie, Psychologie und politischen Wissenschaften beobachtet werden und in weiten Bereichen noch unverstanden bleiben, häufig verständlicher. Grossarth-Maticek zeigt nicht nur neue Zusammenhänge auf, sondern zeichnet auch sehr spezifische Methoden auf, die durch eine Replikation durch unabhängige Wissenschaftler notwendig sind. Es bleibt zu wünschen, dass unterschiedliche Forschergruppen motiviert werden, echte Replikationsstudien durchzuführen. Dies wäre eine bessere Würdigung der Grossarthschen Arbeiten, als der Versuch, sein Werk mit oberflächlichen Urteilen oder Vorurteilen abzuqualifizieren (Dabei muss ich gestehen, dass ich diesen Versuch selbst mehrfach unternommen habe und trotzdem immer wieder eine Beziehung zum Grossarthschen Werk neu aufbauen konnte).

Ich weiß, dass die Studien von Grossarth-Maticek eine extreme Polarisierung in der wissenschaftlichen Welt hervorgerufen hat. Man muss sich die Akteure der Polarisierung aber etwas näher ansehen, um auch hier zu einem schlüssigen Urteil über das Werk von diesem ungewöhnlichen Forscher zu gelangen. In der Regel wurden die Absichten, die Theorie und Methode von Grossarth-Maticek von fast allen großen Denkern im Rahmen der psychosomatischen und Sozialmedizin weltweit akzeptiert. Ich möchte hier nur einige Namen nennen, wie z. B. George F. Solomon, den Mitbegründer der Psychoneuroimmunologie, den berühmten holländischen Psychiater und Psychosomatiker Prof. Jan Bastiaans, Hans-Jürgen Eysenck, einen der Begründer der modernen Verhaltenstherapie, Johannes Siegrist, der führende deutsche Medizinsoziologe, Prof. Norbert Bischof, ein klassischer Name der deutschsprachigen Psychologie und Konrad-Lorenz-Schüler usw. Seine Betreuer, Mitstreiter und

Koautoren waren nicht nur bemüht, die theoretische und methodische Leistung von Grossarth-Maticek zu verstehen und zu würdigen, sie hatten auch ein perfektes Kontrollsystem zur Kontrolle seiner Daten aufgebaut. So hat beispielsweise Prof. Jan Bastiaans seine psychotherapeutischen Sitzungen beobachtet und begutachtet, währen Prof. Eysenck Datenkontrollen durchgeführt hat, ebenso wie der Züricher Prof. Bischof. Einbezogen wurde auch das Karlsruher Institut für Statistik und Mathematische Wirtschaftstheorie sowie andere deutsche Institute für Statistik und Methodenlehre (z. B. unter der Leitung von Prof. Peter Schmidt). Trotz Kontrollmaßnahmen, die in der Welt einmalig sind, kann nicht erwartet werden, dass ein so fundamentales Werk mit so enormen Konsequenzen für das Gesundheitswesen, aber auch für die politische Praxis unkritisiert bleibt. Die Kritiken reichen von berechtigt in Teilbereichen bis hin zu völligem Missverständnis über das Grossarthsche Werk und systematische und vollkommen unhaltbare Denunziationen.

Ich kenne kein Werk in der internationalen Forschung, das auf derart hohem Abstraktionsniveau so viele Aspekte in eine systematische und systemische Gesamtschau integriert und zwar derart, dass dann wieder die Darstellung des einzelnen Ergebnisses schärfer wird, als wenn nur eine themenbezogene Forschungsarbeit durchgeführt wird, die möglicherweise mehr Fragen offen lässt, als sie beantworten kann.

Ich kann der wissenschaftlichen Forschung sowie der Gesundheitspolitik und anderen Bereichen wie Arbeitsmarktforschung oder der politischen Radikalismusforschung nur wärmstens empfehlen, sich die Studien und die daraus folgenden Konsequenzen für die Praxis von Grossarth-Maticek besser zweimal als gar nicht anzusehen.

Vieles spricht dafür, dass die moderne Medizin in Zukunft von mehreren Säulen getragen wird, so von der technischen Entwicklung bei Diagnostik und Therapie sowie einer Weiterentwicklung der molekularen Genetik. Meines Erachtens gehört dazu auch die systemisch interaktive, synergistische Medizin unter Berücksichtigung der Steuerungsmechanismen des zentralen Nervensystems, so wie sie von Grossarth-Maticek entwickelt wurde. Während in den erstgenannten Disziplinen eine große

Anzahl von begabten Wissenschaftlern mit großer finanzieller Unterstützung arbeiten, entwickelt Grossarth-Maticek seine Fachdisziplin mit einem relativ kleinen internationalen Forschungsteam fast im Alleingang, obwohl viele wissenschaftliche Leistungen wie z. B. die von J. Siegrist oder des israelischen Gesundheitsforschers A. Antonowsky in dieselbe Richtung gehen. Dazu möchte ich auch meine eigene Leistung im Rahmen der deutschen Sozialmedizin hinzufügen. Die Integrationsarbeit von Grossarth-Maticek, mit der er Medizin, Soziologie und Psychologie in unterschiedlichen Bereichen zu einer einheitlichen Disziplin weiterentwickelt, ist und bleibt jedoch einmalig.

In den vielen Jahren der wissenschaftlichen Diskussionen mit Grossarth-Maticek war ich immer wieder beeindruckt über die Intensität seiner Konzentration auf einzelne Fragestellungen und der daraus folgenden Verallgemeinerungen. Er konzentriert sich einerseits mit geradezu verbissener Aufmerksamkeit und enormem Fleiß auf die Verfolgung einzelner Fragen, die von der Wirkung des anthroposophischen Krebsmittels Iscador über die mentalen Faktoren bei Fußballmannschaften bis hin zur Bedeutung der Selbstregulation für erfolgreiches Altern oder die Entstehung des Mordmotivs im politischen Radikalismus. In jedem Forschungsbereich, dem sich Grossarth-Maticek widmet, entsteht der Eindruck hoher Kompetenz und man bekommt als Fachmann im einzelnen Bereich das Gefühl, wichtige neue Erkenntnisse zu erfahren. Darüber hinaus entsteht der Eindruck, dass Grossarth-Maticek die einzelnen Bereiche aus einem übergeordnetem Interesse verfolgt und dass er viel mehr an philosophischen Fragen als an einzelnen Ergebnissen seiner empirischen Studien interessiert ist. In der Grossarthschen Forschung ergibt sich eine äußerst interessante Wechselwirkung zwischen der empirischen Verfolgung einzelner Fragestellungen und dem Entwurf eines übergeordneten Menschenbildes, in dem er auch die Bedingungen für erfolgreiche soziale Funktionen aufweist, die bis hin in meditative und gottbezogene Kommunikationen reichen.

Kritiker, die sich mit einer Motivation engagieren, das gesamte Werk von Grossarth-Maticek zu negieren, z. B. indem sie irgendeinen Fehler unterstellen, erscheinen, gemessen an der Gesamtleistung, etwas einseitig. Ich würde das Werk von Grossarth-Maticek von seiner gesellschaftlichen Bedeutung her mit Hegel, Goethe, Einstein oder Heisenberg vergleichen. Schon allein ist es ein großer Verdienst, aufzuzeigen, dass komplexe Systeme emotional-kognitiv gesteuert werden und dass die individuelle Eigenaktivität Wechselwirkungen mit physischen Faktoren und sozialen Strukturen eingeht und somit Phänomene hervorruft, mit denen wir es tagtäglich zu tun haben. Grossarth-Maticek gibt der modernen Zivilisation die Message, dass die individuelle und soziale Bedingungen gestaltende Eigenaktivität ein mindestens so wichtiger Faktor ist wie die vorgefundenen Zustände in Ökonomie, Politik, Physiologie und Genetik. Ein noch höherer Verdienst von Grossarth-Maticek ist, dass die individuelle, problemlösende, gesundheitserhaltende Eigenaktivität gesundheitstherapeutisch steuerbar ist. Indem die emotional-kognitive Steuerung verändert wird, verändern sich soziopsychobiologische Steuerungssysteme. Ein solcher Befund muss in die moderne Medizin und Gesellschaft integriert werden, obwohl er gegenwärtig diametral der passivitätserzeugenden und Abhängigkeiten herstellenden Kultur entgegengesetzt ist. Dies einfach deswegen, weil er den funktionalen und gesellschaftlichen Bedürfnissen entspricht.

Ich benutze äußerst ungern das Wort »genial« und werde es auch bei der Beurteilung von Grossarths Arbeit nicht verwenden. Wenn diese Bezeichnung aber einem interdisziplinären, in der internationalen Sozialforschung tätigen Wissenschaftler zugeschrieben werden müsste, dann würde ich nicht lange zögern und sie Grossarth-Maticek zukommen lassen.

Prof. Dr. med. Dr. h.c. Hans Schäfer
Universität Heidelberg, 1996

Teil I   Allgemeines

I

Summary

The basic idea of the book is:

1. Besides conventional physical risk factors like smoking, pre-cancer diseases or heredity, psychosocial conditions are crucially relevant for predicting morbidity and mortality.

2. Multivariate statistical methods are important for determining the statistical relevance of a variable in the context of others, which is a precondition for testing hypotheses of causality. These methods allow to determine the relevance of a variable when any number of other potentially relevant variables are held constant computationally – they need not be held constant physically e. g. by using groups or pairs equalized with respect to certain control variables (whose number is severely limited for practical reasons). A variable which is positively related to some criterion may become insignificant or even change the direction of its relevance when control or competing variables are brought in. Multivariate analysis allows to decide whether the variations in a criterion variable are »really« due to some risk factor when competing variables are taken into consideration, or rather to the latter. Multivariate models also allow to study interactions between variables, by which we mean that the efficacy of a risk factor depends on the level of some other risk factor, and vice versa.

More refined conclusions can be drawn when there are several consecutive measurements of the same variables. When there is only one, we have a correlation between x and y which is symmetrical and does not allow do decide between (a) x directly influences y, (b) y directly influences x, or (c) neither. With consecutive measurements, the relations (a) between x and a subsequent change of y, and (b) between y and a subsequent change of x are completely separate facts; (a) fixes the possible causal direction as x→y, (b) as y→x, and both relationships are possible simultaneously and independently of each other. The question of direct or indirect influence again depends on the role of competing variables.

3. A crucial test for some hypothesized causal relationship is provided by an experiment. If it is found that (a) certain variables commonly associated with health or morbidity/mortality have been changed by the treatment in a favourable direction, and (b) that in a follow-up, health status is better than in an untreated control group (and is in fact associated with the changed values of these variables), then it seems safe to conclude that the treatment in question is a means for favourably influencing the health status of risk persons or diseased persons.

In the book in question, empirical results are presented which show (a) the multivariate relevance also of psychosocial variables in cohort studies, and (b) effects of training experiments corresponding to (3) above, again documenting the relevance also of psychosocial variables. In particular:

»Study B« (Chap. 12–14) investigated more than 100 risk variables in a sample of 659 males, composed of selected groups (having died of various diseases vs. healthy at a high age). The results of a discriminant analysis for differential prediction of cause of death vs. healthy survival are presented in a separate paper »Differential prediction ...«.

Section 21.5 reports on analyses of several consecutive measurements as characterized at the end of (2) above.

Two experiments, one within »study A« (Chap. 17), the other within »study B« (Chap. 15), are extensively described in the book. Their results can be summarized as follows. Numerous changes in risk variables, virtually all in a therapeutically desirable direction, were achieved by the treatment, while in the control group no significant changes were found. The health status of the experimental subjects at follow-up was significantly better than in the control group, whereas the initial conditions in the two groups did not differ significantly. So it seems justified to conclude that the experiments led to health-promoting effects by changing relevant conditions of health.

In experiment B, the health relevance of the after measurements is in very good agreement with the non-experimental health relevance of the same variables in the longitudinal study B. Furthermore, the (great number of) relationships between the independent variables can be systematized by saying that risk factors with each other and health factors with each other were associated positively, while variables from different groups were associated negatively.

Synergetik

2.1 Systemische Forschung – Synergetische Effekte

Die wissenschaftliche Aufgabe einer effektiven Präventivmedizin liegt einerseits in der Entwicklung von diagnostischen Methoden (z. B. durch Einsatz von Testsystemen) und andererseits von effektiven Interventionen, die chronische Erkrankungen im Vorfeld der klinischen Manifestation erkennen und diese in gewissen Zeiträumen verhindern. Ebenfalls ist es die Aufgabe einer effektiven Präventivmedizin, Faktoren zu erkennen und zu stimulieren, die Gesundheit, Wohlbefinden und Sicherheit aufrecht erhalten und eine Basis für Sinnerkenntnis und Entwicklung bieten. Der systemische Charakter einer präventiven Medizin liegt primär in der permanenten Fähigkeit, den Bezugsrahmen und die einbezogenen Faktoren so lange auszuweiten und inhaltlich zu modifizieren, bis statistisch signifikante Vorhersagen und präventive Effekte erzielbar sind.

Unter einer systemischen Vorgehensweise wollen wir grundsätzlich das multivariate statistische Vorgehen verstehen, d. h. dass mehr als eine Variable gleichzeitig in einem Modell betrachtet wird. Bei der multiplen Regression beispielsweise ist bekannt, dass der »partielle Effekt« einer Variablen, bei dem die anderen Variablen rechnerisch konstant gehalten (»kontrolliert«) werden, nicht nur der Größe, sondern sogar der Richtung nach von der einfachen Korrelation dieser Variablen mit dem Gültigkeitskriterium verschieden sein kann. »Scheinkorrelationen«, die auf indirekten kausalen Effekten beruhen, werden so ausgeschaltet. Der im Rahmen des Modells genuine (eigene) Effekt der Variablen kann ermittelt werden. Natürlich können auch Abhängigkeiten zwischen den Regressoren (die Bedingungen für die abhängige Variable darstellen) untersucht und gegebenenfalls in ein besonderes Modell eingebracht werden. Eine solche multivariate Betrachtungsweise ist nie abgeschlossen, weil es grundsätzlich immer möglich ist, dass relevante Faktoren unbekannt oder jedenfalls nicht im Modell enthalten sind. Auch die entscheidende Rolle des Modells, mit dem man an die Daten herangeht, sollte nicht übersehen werden. Die Daten sprechen nicht universell für sich selbst, sondern man muss mit spezifischen Fragen an sie herangehen und dafür ein bestimmtes statistisches Modell verwenden.

2.2 Definition von Synergetik

Der Physiker Hermann Haken (1978) sagt von der Synergetik, sie habe »Verbindungen zwischen der Theorie der dynamischen Systeme und der statistischen Physik hergestellt« (S. 334). Doch z. B. auch in der »Soziologie und Ökonomie diskutiert man schon lange über Synergie« (S. 334). Da wir nicht ausdrücklich dynamische Systeme behandeln, können wir diesen physikalischen Begriff der Synergetik nicht unmittelbar auf unsere Arbeit übertragen. Er hat jedoch zweifellos etwas mit Nichtlinearität zu tun, und in der Statistik, wie wir sie anwenden, gibt es z. B. in der Regressionstheorie den Begriff der Interaktion, der ebenfalls als Nichtlinearität zu definieren ist. Wenn etwa in einer Regressionsgleichung das Produkt zweier unabhängiger Variablen auftaucht (sodass es sich um ein bilineares Modell handelt), bedeutet dies, dass der Effekt einer Variablen (ihr Regressionskoeffizient) vom Niveau der anderen abhängt, und umgekehrt.

Wenn die abhängige Variable dichotom ist (z. B. gestorben – nicht gestorben), würde ein bilineares Modell zu Artefakten führen, wenn man es direkt auf die relativen Häufigkeiten anwendet, da diese bei 0 nach unten und bei 1 nach oben begrenzt sind. Das logistische Modell vermeidet diese Begrenzungen, doch nun gehen auch viele auf die relativen Häufigkeiten bezüglichen Interaktionen verloren, da mit dem Logarithmus der abhängigen Variablen gearbeitet wird. Wenn dafür ein additives Modell aufgestellt wird, dann bedeutet eine Summe, dass auf der Ebene der ursprünglichen abhängigen Variablen, der relativen Häufigkeit, Produkte auftreten, also bereits eine Nichtlinearität besteht. Natürlich kann man ein bilineares logistisches Modell verwenden, doch auch wenn die Interaktion signifikant ist, lässt sie sich nicht so leicht veranschaulichen wie bei einem eigentlich additiven Modell.

Wir möchten nun auf einen anderen Aspekt aufmerksam machen, den man ebenfalls unter den Begriff der Synergetik subsumieren könnte. Es ist bekannt, dass sich der Regressionskoeffizient einer

Variablen wesentlich ändern und sogar sein Vorzeichen umkehren kann, wenn weitere unabhängige Variablen in die multivariate Regressionsgleichung aufgenommen werden. Unser multivariater Ansatz schließt also ein, dass die Wirkung einer Variablen je nachdem, innerhalb welchen Systems sie betrachtet wird, wesentlich verschieden ausfallen kann. Vor allem in diesem Sinne möchten wir den Begriff der Synergetik hier verstanden wissen.

Wir streben ja eine systemische Betrachtungsweise an, und eine solche möchten wir mit dem Begriff der Interaktion von Risiko- oder Gesundheitsfaktoren in Zusammenhang bringen.

Einen interaktiven Zusammenhang zwischen zwei Risiko- oder Gesundheitsfaktoren könnte man zunächst einmal so definieren, dass ihre Effekte auf die abhängige Variable andere sind, als wenn nur ein Faktor für sich allein betrachtet wird. Eine solche Interaktion ist der Normalfall bei jeder multivariaten Betrachtung, sobald nämlich die Risiko- oder Gesundheitsfaktoren miteinander korrelieren (nicht statistisch unabhängig voneinander sind). Im Zuge einer solchen Betrachtungsweise kann es dazu kommen, dass sich eine einfache Korrelation als Scheinkorrelation herausstellt (d. h. in Wirklichkeit durch einen assoziierten Risikofaktor bedingt ist) oder sogar in Form des partiellen Regressionskoeffizienten ihr Vorzeichen ändert.

Eine etwas weiter gehende Definition der Interaktion könnte lauten, dass der Effekt des einen Faktors vom Niveau des anderen abhängig ist (und umgekehrt bei einem symmetrischen Modell, wie wir es verwenden). Man hätte dann z. B. die Situation, dass der Effekt eines physischen Risikofaktors, etwa des Rauchens, vom Niveau eines psychosozialen Risikofaktors abhängig ist, dass also eine psychosozial bedingte Suszeptibilität des Individuums für die physische Noxe besteht. Wegen des Symmetrie gilt dann auch, dass der Effekt des psychosozialen Risikofaktors davon abhängt, ob eine physische Noxe vorhanden ist.

Ein gutes Beispiel für die Fruchtbarkeit der zweiten Definition ist der interaktive Zusammenhang zwischen Arbeitsmotivation und psychosozialen Bedingungen am Arbeitsplatz (z. B. Nichtanerkennung, Behinderung, verletzende Behandlung bzw. das Gegenteil). Aus der Tabelle in ▶ Abschnitt 16.11 geht hervor, dass bei ungünstigen Bedin-

gungen eine hohe Arbeitsmotivation (die ständig frustriert wird) mit einer Verschlechterung des Gesundheitsstatus verbunden ist, bei günstigen Bedingungen (Anerkennung, Belohnung) dagegen mit einer Verbesserung (der Unterschied ist statistisch signifikant). Hätte man nur ein lineares und kein Interaktionsmodell verwendet, so hätten sich die beiden entgegengesetzten Effekte der Motivation mehr oder weniger aufgehoben, und es wäre kein signifikanter Effekt der Motivation gefunden worden.

Der beschriebene Befund könnte zu der praktischen Empfehlung führen, bei den erwähnten negativen Bedingungen nicht zu versuchen, sie durch besonders hohen persönlichen Einsatz doch noch umzukehren, sondern eher nach einer inneren Distanzierung zu streben. [In der Tat hat sich die Distanzierungsfähigkeit (Frage XXI.11) als starker Gesundheitsfaktor erwiesen.] Auf der betrieblichen Seite ergibt sich natürlich die Empfehlung, überhaupt auf die Motivation, aber nicht nur auf sie zu achten, sondern auch darauf, ob sie auf ein Umfeld trifft, das ihre positive Wirkung nicht in ihr Gegenteil verkehrt.

Multidisziplinäre Interventionsepidemiologie

3.1 Wissenschaftliche Vorteile und Neuigkeitswert des dargestellten Forschungsprogramms

1. In dieser Arbeit wurde nicht eine wissenschaftlich begrenzte Fragestellung erforscht, sondern ein komplexes interaktives Forschungsprogramm entwickelt. Interaktiv heißt, dass sich die Methode (z. B. Voruntersuchung, Datenerfassung, Randomisierung, usw.), die Intervention und die Forschungsergebnisse in einem Wechselwirkungsprozess befinden und dabei synergetische Beziehungen aufweisen (d. h., ein Bereich benötigt die anderen Bereiche zur optimalen Funktion). Nur mit einer spezifischen Methode (z. B. der Datenerfassung durch Interviewer) können bestimmte Hypothesen nachgewiesen werden, die dann wiederum als Bedingungen für erfolgreiche Interventionen fungieren. Die erfolgreiche Intervention bestätigt wiederum die Methode und wirkt auf die Glaubwürdigkeit der Ergebnisse.

   Hier erscheint also die Forschungsprozedur nicht als ein isoliertes Bündel von unterschiedlichen Maßnahmen, sondern als ein interaktives Funktionieren eines sinnvoll gestalteten Netzwerks zur Erkenntnisoptimierung.

2. Aufgrund des interaktiven Forschungsprogramms wurden sowohl hoch signifikante Vorhersagen als auch effektive präventive Maßnahmen möglich. Auch hier zeigt sich eine Wechselwirkung zwischen den erzielten Forschungsergebnissen, die Vorhersagen ermöglichen, und den Interventionseffekten. Letztere sind nur möglich, wenn Risikokonstellationen und die Gesundheit konstituierende Faktoren identifiziert werden.

3. Trotz interaktiver Komplexität bei Krankheitsentstehung und Aufrechterhaltung der Gesundheit bis ins hohe Alter, bei der eine große Anzahl unterschiedlicher Faktoren aus unterschiedlichen Bereichen zusammenwirkt, konnten wir aufgrund unterschiedlicher Auswertungen zeigen, dass es relativ einfache emotional-kognitive Steuerungsfaktoren gibt, die zentrale interaktive Prozesse beeinflussen. Die Identifikation von Steuerungsfaktoren hat uns ermöglicht, sogar in gewissen Bereichen das sog. Spezifitätsproblem (die Annnahme, dass unterschiedlichen chronischen Erkrankungen unterschiedliche psychosoziale Prozesse zugrunde liegen) zur Diskussion zu stellen. Hier verweisen wir auf das Problem Brustkrebs, das in dieser Arbeit abgehandelt wird.

4. Wir versuchen in dieser Arbeit ebenfalls, eine Integration zwischen der nomothetischen und ideografischen Methode zu erreichen, d. h. dass der Einzelfall aus der statistischen Analyse von großen Bevölkerungsgruppen in seiner Psychodynamik erkennbar wird und dass die statistische überindividuelle Auswertung einen Überbegriff aufweist, in dem jeder Einzelfall inhaltlich identifizierbar erscheint. Die Integration der beiden Methoden wurde in der Geschichte der Psychologie der letzten einhundert Jahre immer wieder versucht, jedoch letztlich als unlösbar aufgegeben.

5. In dieser Arbeit wird eine äußerst enge Interaktion von physischen Risikofaktoren mit emotional-kognitiven und sozialen Faktoren aufgezeigt. Eine Gruppe von Faktoren benötigt die andere, um Krankheiten oder Gesundheit hervorzurufen. Die Diskussion um die sog. »Krebs auslösende Persönlichkeit« zeigt nur, wie schnell monokausale Auffassungen in wissenschaftliche Inkompetenz münden können (unabhängig davon, ob es sich um Gegner oder Befürworter handelt).

6. Es konnte gezeigt werden, dass die interaktive Veränderung von Risikofaktoren in der Intervention, die zu hoch signifikanten präventiven Effekten geführt hat, genau jene Faktoren verändert, die sich in Längsschnittstudien als Risikokonstellationen erwiesen haben.

7. Die Ergebnisse zeigen, dass eine enge Wechselwirkung zwischen Faktoren aus der frühen Kindheit (z. B. kontinuierliche oder unterbrochene Mutter-Kind-Beziehung) mit beruflichen, erzieherischen und Persönlichkeitseinflüssen besteht. Diese interaktiven Faktoren bestimmen in hohem Maße die Ausprägung von unterschiedlichen Suchtfaktoren wie z. B. Alkohol, Zigaretten oder Fehlernährung. Wenn präventive Interventionen nur an den Suchtfaktoren anknüpfen und die emotional-kognitiven Motivationen nicht erkennen und

beeinflussen, dann greifen die Präventionsmaßnahmen zu kurz.

8. Die multivariate statistische Methode steht in idealem interaktiven Prozess mit dem Wissenschaftler: Einerseits sind vorgefasste, sehr spezifische Hypothesen exakt überprüfbar, andererseits liefert die statistische Auswertung in unterschiedlichen Bereichen höchst sinnvolle und für die Praxis extrem wertvolle Ergebnisse, die sich auch durch mehrere Studien mit gleicher Ergebnisrichtung bestätigen lassen.

9. Außerdem sind multivariate statistische Ergebnisse (z. B. der multiple Regressionskoeffizient) bei Berücksichtigung einer großen Anzahl unterschiedlicher Faktoren in Anbetracht millionenfach möglicher Wechselwirkungen fälschungssicher, und zwar dann, wenn immer wieder sinnvolle und vorher nicht absehbare Ergebnisse auftreten und es keine Widersprüche in der Konsistenz der Daten gibt.

Zusammenfassend lässt sich sagen, dass in dieser Arbeit eine große Anzahl von koordinierten wissenschaftlichen Aktivitäten unternommen wurde, die einerseits das Zustandekommen der hervorragenden Ergebnisse erklären und andererseits zeigen, dass sich die Arbeit sowohl auf dem methodischen Felde als auch in Bezug auf die praktische Bedeutung zur Entwicklung effektiver Präventionen an der vordersten Front der internationalen Spitzenforschung im Bereich der multidisziplinären Interventionsepidemiologie befindet.

Die multidisziplinär erzielten Ergebnisse in diesem Buch sind extrem vielfältig und für die Spitzenforschung unterschiedlicher Fachbereiche extrem interessant. Es erscheint aber unmöglich (da es den Umfang dieses Buches um ein Vielfaches übersteigen würde), die gesamte, relevante internationale Literatur zu den einzelnen Themen darzustellen und zu diskutieren. Es wird erwartet, dass diesen Schritt die einzelnen Disziplinen leisten, die an der Integration unserer Ergebnisse in ihr eigenes Fachgebiet interessiert sind.

Die Relevanz unserer Forschung für die einzelnen Gebiete wird durch zahlreiche Kooperationsbereitschaften anderer Fachdisziplinen dokumentiert.

3.2 Praktische Umsetzung der Ergebnisse

In diesem Buch befindet sich eine große Anzahl von unterschiedlichen Ergebnissen und Zusammenhängen in Bezug auf die Entstehung chronischer Erkrankungen und Aufrechterhaltung der Gesundheit bis ins hohe Alter. Die Ergebnisse sind mit multivariaten statistischen Methoden untermauert. Die Ergebnisse sind sowohl im Hinblick auf die Methodologie der Datenerfassung als auch inhaltlich von großem wissenschaftlichem Interesse, indem nachgewiesen wird, dass Faktoren aus unterschiedlichen Lebensbereichen in komplexen Wechselwirkungen stehen. Nun stellt sich die Frage, auf welche Weise solche Ergebnisse für die praktische Präventivmedizin umgesetzt werden können:

Die Messinstrumente und Ergebnisse dienen der Entwicklung eines Expertensystems. Dieses System wird nach Auswertung weiterer empirischer Daten so funktionieren, dass jede Person Fragebögen beantworten und dann mit einer großen Anzahl weiterer Personen verglichen wird. Die Vergleichspersonen sind entweder bis ins hohe Alter gesund geblieben oder litten schon relativ jung an schweren chronischen Krankheiten. Mit Hilfe der multivariaten statistischen Methoden werden dann Risiko- und Positivfaktoren kontextabhängig ermittelt. So kann beispielsweise ein bivariat ermittelter Risikofaktor multivariat als Positivfaktor erscheinen und umgekehrt.

Das Expertensystem wird nicht nur allgemein bekannte Risiko- und Positivfaktoren ermitteln, sondern auch ganz spezifische, individuelle Wirkungszusammenhänge erkennen. Aufgrund der Erfahrungen des Autonomietrainings werden zur Reduktion von Risikokonstellationen der Person Trainingsmethoden zur Verfügung gestellt.

Viele im Buch dargestellte Zusammenhänge können in der praktischen, therapeutischen Arbeit als Orientierung und Anregung dienen. So können beispielsweise bestimmte Beschreibungen von Dys- oder Eustress in Bezug auf ihre Auswirkungen als Orientierung in der wissenschaftlichen oder therapeutischen Arbeit genutzt werden.

Für das Erreichen von präventiv therapeutischen Effekten ist es notwendig, dass sich für

Personen mit erheblichen multiplen Risiken ein ganzes interaktiv-psychophysisches System von Risikofaktoren verändert.

Nun stellt sich die Frage, wie solche Veränderungen präventiv-therapeutisch erreicht wurden, da es schwer vorstellbar ist, dass für jeden Risikofaktor eine Interventionsmaßnahme entwickelt wird. Die Erfahrung aus dem Autonomietraining zeigt, dass unterschiedliche Menschen unterschiedliche Probleme haben, die ihr zentrales Leid ausmachen. In der Regel handelt es sich um eine chronische Fehlerwartung. Das heißt, es werden Verhaltensaktivitäten entwickelt, von denen positive Folgen erwartet werden, obwohl permanent negative Folgen auftreten. Diese können letztlich zur völligen emotional-körperlichen Dekompensation führen (z. B. in Form von seelisch-körperlicher Erschöpfung).

Generell hat der Mensch fähigkeitsorientierte Verhaltensweisen, die in der Lage wären, lustbetont das Verhalten aufzuheben, das zu Fehlerwartungen führt, und Verhaltensweisen mit positiv erlebten Folgen einzuleiten. Wenn das geschieht (und solche Veränderungen leistet die Methode des Autonomietrainings), entwickelt sich nicht nur Wohlbefinden, Lust und Sicherheit in Bezug auf den Abbau von lästigen Verhaltensweisen, sondern es kommt gleichzeitig auch zur Reduktion einer großen Anzahl von anderen Risikofaktoren und Mehrung von Positivfaktoren (z. B. mehr Bewegung, Wohlbefinden erzeugende Ernährung, Verbesserung der Partnerbeziehung etc.).

Die Methode des Autonomietrainings kann durch Schulung von Ärzten und Therapeuten und sogar in Selbstanleitung von Personen mit psychophysischen Risikofaktoren zu ganz erheblichen präventiv-medizinischen Effekten im Rahmen der Volksgesundheit führen.

Die schnell wirksame und effektive Methode des Autonomietrainings – in der Regel 1–3 Stunden in der Gruppe (ca. 20–30 Personen in der Gruppe) – ist enorm günstig in Bezug auf das Kosten-Nutzen-Verhältnis.

Die Ergebnisse können auch einen wesentlichen Beitrag zur Standardisierung der heute auf dem Markt existierenden unterschiedlichen therapeutischen Ansätzen leisten, deren Effektivität in der Regel wissenschaftlich durch randomisierte Experimente noch nicht bewiesen ist.

Die Ergebnisse in diesem Buch können zur Korrektur und Erweiterung einer großen Anzahl von monokausal und monodisziplinär konzipierten Forschungsvorhaben anregen, wenn dort erkannt wird, wie komplexe Systeme interaktiv wirken und in welchem Maße die monokausal erfassten Faktoren in ihrer Wirkung doch kontextabhängig sind. So mancher monokausal orientierte Epidemiologe und Naturforscher müsste erkennen, dass die Welt nicht so einfach ist, wie sie in ihren wissenschaftlichen Vorstellungen existiert. Fragestellungen wie z. B., ob trüber Apfelsaft gesünder als der nichtgetrübte ist oder aber ob Tomaten vor Krebs schützen oder ob es eine Krebs auslösende Persönlichkeit gibt, erscheinen im Rahmen einer multidisziplinären Interaktionsforschung als Nonsens. Gerade die Diskussion um die sog. Krebs auslösende Persönlichkeit ist bei der Berücksichtigung unserer multidimensionalen Zusammenhänge so naiv, als würden Autobauer ernsthaft diskutieren, ob ein Automotor ohne Karosserie und Räder fahren kann. Gerade weil in den modernen Wissenschaften immer häufiger monokausale Fragestellungen formuliert werden, habe ich beschlossen zu demonstrieren, welche praktischen Vorteile eine multidisziplinär konzipierte Forschung bietet.

Die höchste wissenschaftliche Entwicklung im Rahmen der Grundlagenforschung ist dann gegeben, wenn die praktische Anwendung eine hohe Vorhersagbarkeit und signifikante Präventionseffekte durch Interventionen aufweisen kann. Im Hinblick auf einen derartigen Anspruch an die Praxis scheut unsere multidisziplinäre Interventionsepidemiologie keinen weltweiten Vergleich mit allen Forschungsgruppen, die bemüht sind, durch monokausale und monodisziplinäre Forschungsarbeit einen Beitrag zur Präventivmedizin zu leisten.

Teil II Grundlagen und Forschungsansätze

Überblick

4.1   Grundlagen unserer Forschungsarbeit

Unsere multidisziplinäre Forschung entspricht auch meiner wissenschaftlichen Laufbahn. Meine medizinische Ausbildung führte zur Berücksichtigung einer großen Anzahl von *physischen Risikofaktoren*. Meine intensive Kooperation mit *Persönlichkeits- und Familienforschern* sowie die persönlichen Erfahrungen mit dem *Autonomietraining* führte zur Berücksichtigung persönlichkeits- und familienbezogener Variablen. Als promovierter *Medizinsoziologe* berücksichtigte ich in dieser Studie auch besonders die Bedeutung der Faktoren aus der beruflichen Kommunikation (allerdings in permanenter Interaktion mit Faktoren aus anderen Bereichen). Ergebnisse aus meinen früheren prospektiven Interventionsstudien sind in der ausführlichen Literaturliste zu finden.

❶ Unsere gesamte Forschungsarbeit dient zur Etablierung eines neuen wissenschaftlichen Faches: der multidisziplinären Interventionsepidemiologie als Basis für eine synergetische Präventivmedizin!

Hier wird nicht nur die Bedeutung der einzelnen Risikofaktoren für die Genese bestimmter Erkrankungen erforscht, sondern es werden aufgrund von multiplen psychophysischen Risiken Personen identifiziert, die ein sehr hohes Risiko für die Entstehungen unterschiedlicher chronischer Erkrankungen aufweisen. Ebenso wurde eine Interventionsmethode für diese Hochrisikogruppen entwickelt, deren Wirksamkeit empirisch nachgewiesen werden konnte.

Wissenschaft wird im Rahmen der multidisziplinären Epidemiologie in ihrer Effektivität an zwei Ergebniskomplexen gemessen: erfolgreiche Vorhersagbarkeit (▶ Kap. 14) und erfolgreiche präventive Intervention (▶ Kap. 15 und 17). Ein relativ großer Erkenntnispool über unterschiedliche Wechselwirkungen und Bedeutungen der einzelnen Risikofaktoren im Gesamtkomplex (▶ Kap. 11 und 12) dient einerseits zur Erkenntniserweiterung, andererseits zur Planung erfolgreicher Interventionsstrategien.

❶ Die multidisziplinäre Präventivmedizin wird von der monodisziplinären Forschung inspiriert und soll dazu dienen neue Anregungen und Impulse zu setzen, sowohl für die Forschung als auch für die Praxis.

Unsere Konzeption hat sowohl eigene methodische Grundlagen (Teil IV), als auch eigene theoretische Konzepte und Interventionen entwickelt (Teil III). Somit handelt es sich um ein eigenes, in sich abgeschlossenes Forschungsprogramm, aufgrund dessen z. B. eine differenzielle Prädiktion für unterschiedliche chronische Krankheiten und die Aufrechterhaltung der Gesundheit bis ins hohe Alter möglich ist.

Dieses Programm ist heute so weit entwickelt, dass langfristige Kooperationen mit unterschiedlichen Fachgebieten möglich sind.

In dieser Arbeit wird auch die Bedeutung der Wechselwirkungen zwischen berufsbezogenen, familiendynamischen, persönlichkeitsbezogenen und physischen Faktoren und deren Auswirkungen auf den Erhalt der Gesundheit, durch den u. a. die nachhaltige Berufsfähigkeit gesichert werden kann, dargestellt. Es kann gezeigt werden, dass die Arbeitsvariablen in ihren gesundheitsrelevanten Wirkungen von Faktoren aus anderen Bereichen modifiziert werden. Im Ergebnisteil wird eine große Anzahl von solchen interaktiven Beziehungen dargestellt (▶ Kap. 16, 19 und 20).

Außerdem zeigen die angeführten Ergebnisse, dass *hoch signifikante differentielle Vorhersagen* von Herzinfarkt, Bronchialkarzinom, M. Alzheimer, Pankreaskarzinom und Gesundheit bis ins hohe Alter möglich sind (z. B. Kap. 14). Solche Ergebnisse könnten auf dem Stand der heutigen Forschung mit keinen monodisziplinär ausgerichteten Instrumenten erreicht werden, die beispielsweise nur die Ernährung, Zigarettenrauchen, das Burnout-Syndrom oder arbeitssoziologischen Stress berücksichtigen.

Außerdem kann anhand der Ergebnisse der multidisziplinären Interventionsepidemiologie nicht nur gezeigt werden, dass spezifische Wechselwirkungen von Faktoren aus unterschiedlichen Lebensbereichen dem Ausbruch chronischer Erkrankungen vorausgehen (▶ Kap. 12), sondern auch, dass die systematische Veränderung von spezifischen Risikofaktoren einen spezifischen Krankheitsausbruch zeitlich verzögern oder verhindern können (▶ Kap. 15). Dabei sind sehr präzise Aussagen darüber möglich, welche konkreten Risikofaktoren sich in welchen spezifischen Risikokonstellationen verändern müssen, um tatsächlich präventive Effekte zu erzielen.

Die Konzepte und Ergebnisse basieren auf den Heidelberger prospektiven Interventionsstudien (Grossarth-Maticek 1998, s. auch Teil IV).

Ein Schwerpunkt unserer Forschung ist die Selbstregulation des Menschen (also die eigenaktive Herstellung von Bedingungen in der Kommunikation, die die Erreichung von attraktiven Zielen ermöglichen). Davon ausgehend, dass Menschen mit einer guten Selbstregulation zum Beispiel eher zu Eustress neigen und dadurch wesentlich gesünder/länger leben, ist eines der Ziele, (beruflichen) Dysstress zu verringern (Krankheiten zu vermeiden) – möglichst über die Eigenaktivierung zur Erreichung von Eustress-Zuständen. Wir sprechen von Selbstregulation im Sinne einer erlernten, aktiven Beeinflussung und Herbeiführung von Zuständen, die für das Individuum problemlösend und bedürfnisbefriedigend sind, sodass sich Wohlbefinden einstellt.

Die von uns entwickelte Interventionsmethode ist das *Autonomietraining*. Hier wird die eigenaktive, fähigkeits- und bedürfnisorientierte Gestaltung der Kommunikation zwischen dem Individuum und seiner Umwelt stimuliert. Die Ergebnisse zeigen, dass in der eigenaktiven, fähigkeits- und ressourcenbezogenen Anregung der individuellen Fähigkeiten ein großes und kaum zu überschätzendes Sozialkapital liegt. Im Autonomietraining wird davon ausgegangen, dass unterschiedliche Faktoren aus unterschiedlichen Bereichen sich in individuellen Symptomen und emotional-kognitiv erlebten Problemen verdichten. Wenn neue Kommunikationsformen kreiert werden, dann können sich individuelle Aktivitäten und Reaktionen entwickeln, die zu symptomauflösenden Verhaltensänderungen führen können. Wenn sich spezifische interagierende Systeme in unterschiedlichen Lebensbereichen verändern, dann können präventive Gesundheitseffekte erzielt, kreative Problemlösungen im Arbeitsleben angeregt sowie Unfälle, Frühberen-

tungen und die Arbeitslosigkeit reduziert werden. Die Intervention kann nur dann erfolgreich sein, wenn sie interagierende Systeme aus unterschiedlichen Bereichen gleichzeitig verändert und nicht, wenn sie nur einen Bereich erfasst und verändert (▶ Kap. 6–8 und 15).

In Bezug auf die Anwendungsmöglichkeiten einer multidisziplinären Dysstress- und Eustressdiagnostik im Arbeitsleben und die Anregung der eigenaktiven Problemlösung mit Hilfe des Autonomietrainings wurden Kooperationsschritte mit den Führungskräften eines Unternehmens eingeleitet (▶ Kap. 24).

Der multidisziplinäre Forschungsansatz impliziert systemische Wechselwirkungen auf unterschiedlichen Ebenen. So ist beispielsweise selbst die multidisziplinäre Forschungsmethodologie ein Teil des multikausalen wissenschaftlichen Interaktionssystems (▶ Kap. 21.4).

Als *zentrale Methode* der Beweisführung wird die prospektive Interventionsstudie angewandt, d. h., Längsschnittstudien und experimentelle Interventionen werden interaktiv kombiniert.

In den prospektiven Interventionsstudien, die in dieser Arbeit vorgestellt werden, werden relevante physische Risikofaktoren, Persönlichkeitsfaktoren, familiendynamische Einflussgrößen sowie eine große Anzahl berufsrelevanter Variablen erfasst. (Ergebnisse aus unseren früheren prospektiven Interventionsstudien sind in der ausführlichen Literaturliste zu finden). Alle erwähnten Faktoren sind bivariat für die Entstehung chronischer Erkrankungen und Aufrechterhaltung der Gesundheit hoch relevant, sie stehen aber in einem komplexen Interaktionssystem, d. h., es besteht eine gegenseitige Beeinflussung und Abhängigkeit. Die berufsbezogenen Variablen sind von großer Bedeutung.

Die erzielten Ergebnisse in den randomisierten, präventiven Experimenten weisen Ähnlichkeiten mit den Ergebnissen aus der praktischen Anwendung zur Stressreduktion in einem Unternehmen auf. Somit besteht die Hoffnung, eine effektive Methode entwickelt zu haben, die zur Reduktion des Dysstresses beiträgt, effektive präventive Maßnahmen in Arbeitsorganisationen fördert und einen wesentlichen Beitrag zur Aufrechterhaltung der Gesundheit bis ins hohe Alter leistet.

Unseren Forschungsergebnissen nach ist der interaktive Dysstress (in Wechselwirkung mit physischen Faktoren) der mitursächliche Krankheitsfaktor Nr. 1. Wir definieren den Dysstress derart breit, dass damit eine Basis entsteht, die nicht nur für die medizinische Ursachenforschung und Prävention von höchster Relevanz ist, sondern auch ökonomische und politische Probleme in adäquater Weise analysieren und beeinflussen kann.

> **Definition**
>
> *Dysstress* ist jede Folge von innerer und/oder äußerer Belastung, die durch aktivierte Ressourcen (z. B. Fähigkeiten) nicht beseitigt oder reduziert werden kann, sodass es zur Entwicklung von unterschiedlichen Symptomen kommt. *Eustress* ist die Folge von jeder erfolgreichen Aktivierung von Ressourcen in Richtung Aufhebung von inneren oder äußeren Belastungen, verbunden mit angenehmen Gefühlen von Wohlbefinden, Lust, Sicherheit.

Dysstress entsteht immer dann, wenn ein bestimmtes Ziel oder ein inneres Bedürfnis nach Verwirklichung bzw. Befriedigung drängt und diese Tendenz mit inneren oder äußeren Barrieren konfrontiert ist, die die Zielerreichung blockieren. Wenn dieser Zustand eintritt, versucht der Mensch seine Ressourcen im soziopsychobiologischen System zu aktivieren, mit dem Ziel, die Barriere zu beseitigen. Darauf kann sich Misserfolg einstellen und er versucht, andere Ziele zu erreichen, wobei sich erneut Barrieren in den Weg stellen können und die Ressourcen erneut versagen. Wenn der Mensch am Horizont kein Licht mehr sieht und sich eine Hoffnungslosigkeit einstellt, dann kann es zu unterschiedlichen Symptomen kommen, i. d. R. aber zu seelisch-körperlicher Erschöpfung. Hier sprechen wir von einem interaktiven Burnout. Darunter verstehen wir nicht nur unterschiedliche Blockaden von unterschiedlichen wichtigen Zielsetzungen, sondern auch die Rückwirkung der seelisch-körperlichen Erschöpfung im Sinne einer Verminderung der Motivation, neue Zielsetzungen zu erreichen.

Erkenntniserweiternde Ergebnisse zum Thema Dys- und Eustress sind in allen Kapiteln zu finden.

4.2   Allgemeine Orientierung: Ziele – Daten – Ergebnisse

Das Ziel unserer multidisziplinären epidemiologischen Forschung ist es, der Analyse und Beeinflussung komplexer Systeme möglichst gerecht zu werden, indem eine große Anzahl von Faktoren aus unterschiedlichen Lebensbereichen erfasst wird und deren Wechselwirkungen empirisch (statistisch) nachgewiesen werden. Dabei werden Steuerungsfaktoren identifiziert, die dazu beitragen, dass komplexe Wechselwirkungen in bestimmte funktionale Richtungen gesteuert/kanalisiert werden können.

Ein weiteres Ziel ist die Absicht, aus einer großen repräsentativ ausgewählten Population extrem ausgeprägte Risikokonstellationen zu identifizieren.

Dabei soll es möglich werden, einer relativ kleinen Subgruppe mit hohem Risiko eine effektive Präventivtherapie zukommen zu lassen, mit der Annahme, dass die behandelte Gruppe in einem gewissen Beobachtungszeitraum signifikant seltener chronisch erkrankt als die nichtbehandelte Gruppe.

Gleichzeitig werden die Mortalität und die Inzidenz in der Gesamtpopulation gesenkt, weil die kleinen isolierten Subgruppen überdurchschnittlich häufig ohne Präventivtherapie erkranken werden.

Die etablierte extensive Präventivmedizin versucht, einer Gesamtbevölkerung (im Gegensatz zur intensiven Präventivmedizin) unterschiedliche »isolierte« gesundheitserhaltende Maßnahmen zukommen zu lassen, wie z. B. Raucherentwöhnung, Bewegungstraining und Ernährungsberatung. Das Problem bei der extensiven, auf freiwilliger Basis angebotenen Prävention ist, dass i. d. R. nur die Personen teilnehmen, die sowieso schon ein hohes Gesundheitsbewusstsein haben, und Menschen mit multiplen Risiken selten erscheinen.

> **!** **Die Ergebnisse der intensiven Präventivmedizin auf der Grundlage einer prospektiven Interventionsepidemiologie sollen auf breitester Basis repliziert und dann in der Gesamtbevölkerung systematisch eingesetzt werden.**

Die positiven Ergebnisse würden eine enorme Kostensenkung im Gesundheitswesen hervorrufen.

Es gelang uns aufgrund jahrzehntelanger Forschungsarbeiten folgende wesentlichen Aspekte *statistisch gesichert* aufzuzeigen:

1. Alle *Phänomene* (z. B. Aufrechterhaltung der Gesundheit bis ins hohe Alter, Entstehung einer chronischen Erkrankung, Entfaltung der individuellen Kreativität und Innovation) aus unterschiedlichen Lebensbereichen sind das *Ergebnis von Wechselwirkungen in äußerst komplexen soziopsychobiologischen Systemen.* (Aufgrund der enormen Kontextabhängigkeit von einzelnen Wirkfaktoren sind die Vorhersagefähigkeit und der Interventionserfolg bei monokausalen Denkansätzen sehr bescheiden.)

2. Eine große Anzahl von Faktoren tritt in komplexe Wechselwirkungen und alle einzelnen *Wirkfaktoren sind vom Wirkungskontext anderer Faktoren abhängig.* Die Ergebnisse beinhalten z. B., dass beruflicher Dysstress ein erhebliches Gesundheitsrisiko darstellt und dass er im komplexen Interaktionsfeld von Faktoren aus unterschiedlichen Bereichen (Familie, Persönlichkeit, physische Risikofaktoren) und durch Verhältnisse im Berufsleben entsteht. Die erfassten Faktoren zeigen zwischen den unterschiedlichen Bereichen *Synergieeffekte* in Richtung Gesundheit oder Krankheit.

3. Die in diesem Buch dargestellten Ergebnisse zeigen, dass der Stand unserer multidisziplinären Forschung eine sehr *hohe differentielle Vorhersage von chronischen Erkrankungen und Gesundheit bis ins hohe Alter* ermöglichen. Ebenso erscheint es möglich, den Grad der Gefährdung durch einzelne Risikofaktoren im Kontext anderer Risikofaktoren zu erkennen. Beim Einsatz unterschiedlicher Messinstrumente ist es möglich, entweder sehr präzise Aussagen über Krankheitsentstehung zu machen und eine Identifikation von unterschiedlichen beteiligten Risikofaktoren zu bestimmen oder pragmatisch vorzugehen und »nur« einige Risikofaktoren als Prädiktoren zu verwenden, im Wissen, dass diese auch mit anderen hier nicht erfassten Risikofaktoren korrelieren. So könnten wir z. B. mit dem Grossarthschen Typ I (Isolationsleid bei Hemmung einer Ich-bezogenen Expression) signifikant Krebs vorhersagen, dies aber im Wissen aufgrund anderer Auswertungen, die in diesem Bericht vorkommen, dass nämlich der Typ I nicht ein Krebsverursacher, sondern

mit vielen anderen relevanten Risikofaktoren gekoppelt ist.

4. Wenn unterschiedliche Risikofaktoren aus unterschiedlichen Bereichen gleichzeitig berücksichtigt werden (das schließt sowohl die psychosozialen als auch die physischen Risikofaktoren ein), dann können *Personen identifiziert werden, die hohe multiple Risiken haben.*

5. *Komplexe Wechselwirkungssysteme* sind i. d. R. *von relativ einfachen Steuerungsmechanismen aktiviert* und können in ihren funktionalen Auswirkungen koordiniert gesteuert werden. Bei Kenntnis von Steuerungsmechanismen wirkt eine Intervention, die in der Lage ist, die Dynamik der Steuerungsmechanismen zu erkennen, hervorragend effektiv.

6. Es konnte auch gezeigt werden, dass durch eine *Interventionsmaßnahme* (Autonomietraining), die die Selbstregulation des Individuums anregt und es zu einer Neugestaltung der Kommunikation befähigt (z. B. im Berufsleben oder in familiären Beziehungen), erhebliche *präventive Effekte in Richtung Aufrechterhaltung der Gesundheit* erzielbar sind. Wenn das Individuum in einem Bereich lustbetonte Problemlösung erfährt, dann verändert sich ein großer Bereich von interagierenden Risikofaktoren in Richtung Positivfaktoren. Dies geschieht unter permanenter Aktivierung der integrierenden Funktionsweise des *zentralen Nervensystems* und des Gehirns.

Um eine derartige Zielsetzung zu erreichen, mussten folgende Einzelschritte in der Forschung koordiniert in ein funktionsfähiges Interaktionssystem integriert werden:

- eine tragbare Methodologie zur Beweisführung von relevanten Zusammenhängen (prospektive Interventionsstudie),
- eine plausible Theorie über multidisziplinäre Krankheitsentstehung,
- eine effektive Interventionsmaßnahme
- und der rückwirkende Einsatz der erzielten Forschungsergebnisse in therapeutische Überlegungen.

Unsere Forschung zeigt sowohl in Bezug auf die *Vorhersagbarkeit* als auch in Bezug auf die *Ef-*

fektivität der präventiven Maßnahmen derart gute Ergebnisse, dass diese durch die theoretischen Grundlagen und den Inhalt der erfassten Daten erklärt werden müssen:

Wir haben in unseren prospektiven Interventionsstudien permanent harte (naturwissenschaftlich messbare) mit weichen (emotional-kognitiven) Daten verbunden.

Dabei wurde zunächst die folgende Annahme verfolgt (die sich durch die empirische Datenlage bestätigt hat): Die emotional-kognitiven Faktoren (z. B. ein anhaltendes Leid aufgrund der Abweisung durch einen Elternteil) wirken mit den objektiven Daten gegenseitig und bilden häufig Synergieeffekte. Emotional-kognitive Daten können harte Daten (z. B. die Auswirkung des Rauchens) extrem modifizieren.

Die harten Daten werden mit naturwissenschaftlichen Methoden gemessen und in ihrer Auswirkung rational erklärt (z. B. aufgrund der nachgewiesen Krebs erzeugenden Substanzen im Zigarettenrauch). Weiche Daten sind i. d. R. das Ergebnis der interaktiven Verarbeitung von Impulsen aus der Umwelt und dem Organismus durch das zentrale Nervensystem. Unser Computer im Kopf arbeitet aber nicht rational begründet, sondern ist weitgehend an irrationalen, bzw. emotionalen Vorgängen orientiert. Das liegt daran, dass der Mensch noch weitgehend von seinen emotionalen Impulsen, u. a. aus dem lymbischen System, in seiner erlebten Motivation bestimmt ist. Die irrationalen Ergebnisse der Gehirnaktivitäten, die durch erlebte kognitiv-emotionale Zustände erfassbar sind, müssen nun durch den Wissenschaftler rational erklärt werden und in den Zusammenhang mit den harten Daten gebracht werden.

❗ Auch wenn die Gehirnforschung im naturwissenschaftlichen Sinn Fortschritte macht, wird es immer wichtig bleiben, die emotional kognitiv erlebten Auswirkungen zu erfassen, weil diese nachweislich einen direkten Einfluss auf Krankheitsentstehung und das Sozialverhalten ausüben.

Nun ist es selbstverständlich sehr schwierig, die weichen Daten so zu erfassen (zu operationalisieren), dass ihre objektive Wirksamkeit naturwissenschaftlich nachweisbar ist (z. B. indem sie bestimm-

te chronische Erkrankungen mit verursachen). Um ein solches Ziel zu erreichen, mussten bei unserer Forschungsarbeit zunächst sehr relevante emotional-kognitive Prozesse von einer großen Anzahl irrelevanter Faktoren getrennt werden. Dies war möglich, indem wir immer wieder mit einer großen Anzahl von Personen mit unterschiedlichen Erkrankungen im Vergleich zu Personen, die bis ins hohe Alter gesund geblieben sind, gesprochen haben. Dabei zeigte sich, dass sich bei chronisch kranken Menschen in der Reflexion ihrer Biografie immer wieder sehr ähnliche Zustände beschrieben wurden (z. B. Leid durch Abweisung und Verständnislosigkeit eines Elternteils, hilflose Aufregung durch störende und bedrohliche Mitmenschen). Nach einer großen Anzahl von Einzelbeobachtungen wurden unterschiedliche Klassifikationen vorgenommen und die theoretische Grundlage erarbeitet, aufgrund der z. B. ein gesundes von einem krankheitserzeugenden Erleben/Verhalten erklärbar wurde. Dabei wurde die Theorie des Lust-Unlust-Verhältnisses entwickelt. Die Berücksichtigung der erlebten Lust-Unlust-Quellen in der Datenerfassung ist aus zwei Gründen sehr nützlich: zum einen besteht eine gute Erinnerung an Lust/Unlust erzeugende Erlebnisse, zum anderen sind die erfassten Daten von sehr großer prädiktiver Relevanz, d. h. dass sie z.B. mit emotional-kognitiven Daten bestimmte Krebsarten besser vorhersagen können als mit physischen Variablen, wobei aber durch die gleichzeitige Erfassung beider Variablen eine noch bessere Vorhersage möglich ist (▶ Kap. 14).

Das Geheimnis der hervorragenden Vorsagbarkeit und präventiven Intervention unserer Studie liegt darin, dass zum einen sehr relevante psychosoziale Daten erfasst wurden und zum anderen, dass sie mit sehr relevanten physischen Faktoren in ihren Wechselwirkungen kombiniert eingesetzt wurden.

❗ Die Botschaft an die Naturwissenschaft heißt: Die Berücksichtigung der emotional-kognitiven Daten ermöglicht eine bessere Vorhersagbarkeit von Phänomenen und effektivere Interventionen als die bloße Berücksichtigung der »harten« Daten.

Es sei aber auch ausdrücklich darauf hingewiesen, dass unterschiedliche wissenschaftliche Einzeldisziplinen wichtige Beiträge zur Erfassung von Risiko- und Positivfaktoren leisten, wobei in der Regel die Kontextabhängigkeit und die interaktive Wirkung der einzelnen Faktoren mit anderen Konstellationen keine zentrale Berücksichtigung erfährt.

4.3 Physische Risikofaktoren – Attraktoren – attraktive Ziele

Es werden einerseits unterschiedliche physische Risikofaktoren berücksichtigt, die eine Relevanz bei der Entstehung chronischer Erkrankungen oder zur Erhaltung der Gesundheit haben (z.B. Erbanlagen, Zigarettenrauchen, Alkoholkonsum, Bewegungsmangel, Fehlernährung usw.). Andererseits werden Dysstress und Eustress als zentral wichtige Variablen berücksichtigt. Hier deckt sich unsere theoretische Konstruktion, die in den 60er Jahren entwickelt wurde, mit der modernen Chaosforschung. Ein zentraler Begriff in der Chaosforschung ist der des Attraktors. Um die Bedeutung von der allergrößten Anzahl unserer Variablen und theoretischen Annahmen, die auch der Intervention (Autonomietraining) zugrunde liegt, plastisch zu erklären, werden wir uns hier an der modernen Chaosforschung orientieren (obwohl wir den Begriff des Attraktors etwas modifiziert haben).

❯ Definition

   Attraktoren sind systemimmanente (den Systemen innewohnende), informationsgesteuerte Verhaltens- und Kommunikationsprogramme, also Vorgaben, bzw. Determinanten, die attraktive Ziele (erstrebenswerte Ziele, Zielausrichtungen, Bewegungen in Richtung eines Ziels) aktivieren, bzw. anregen.
   Attraktoren sind vom jeweiligen Zustand eines Systems abhängig und durch Veränderung der Kommunikation des Systems mit seiner Umwelt beeinflussbar.

Im Rahmen der präventiven Gesundheitsforschung (Ursachen und Interventionen) bedeutet die Einbeziehung unserer Attraktoren eine erhebliche Abkehr von der klassischen Ursachenforschung, die sich nur auf materielle Risikofaktoren beschränkt, und eine Zuwendung hin zu attraktiven Zielen, die immer eine Orientierung auf die Zukunft be-

inhalten. Wenn attraktive Ziele, die von größter emotionaler Bedeutung und aus dem jeweiligen System vorgegeben sind, erreicht werden, dann kann ein interaktiver Prozess in Richtung Selbstorganisation, Erhaltung und Wiederherstellung der Gesundheit angeregt werden. Wenn hingegen attraktive Ziele in der Wechselwirkung mit der physischen und sozialen Umwelt blockiert werden, dann kann die Basis für Krankheit und schlechten Krankheitsverlauf mitbestimmt werden.

Attraktive Ziele (z.B. das Ziel abzunehmen, den Zigarettenkonsum einzuschränken oder aufzugeben usw.) können nur zu einem sehr geringen Teil willentlich aktiviert werden. In der Regel sind sie die Folge einer neu gestalteten Kommunikation mit sich und der Umwelt.

Das von uns entwickelte Autonomietraining ist eine Methode zur Aktivierung von Attraktoren, die zielgerichtete und realisierbare Verhaltensweisen anregen und zwar durch Neugestaltung der Kommunikation. Im Autonomietraining liegt die Kunst darin, eine Kommunikation zu aktivieren, die attraktive Ziele nicht nur entstehen lässt, sondern auch erreichbar macht. Im Autonomietraining lernt die Person, sich selbst im vergangenen Verhalten besser zu verstehen und für die Zukunft neue Attraktoren zu entwickeln, die zu mehr Wohlbefinden, Lust und Sicherheit führen.

Traumatisch bedingte Blockaden von Attraktoren

Beim Zusammentreffen von emotional intensivsten Bedürfnissen nach Nähe, Liebe sowie Anerkennung mit einer extremen Verhinderung (Frustration) dieser Wünsche (attraktive Ziele) entsteht die Basis für traumatische Erlebnisse mit nachhaltiger Wirkung. Dabei kann es zu unterschiedlichen Reaktionen und Entwicklungen kommen:

1. Das traumatische Erlebnis führt zur generalisierten Blockierung der Entstehung von Attraktoren und attraktiven Zielsetzungen, sodass sich beispielsweise chronische Anregungslosigkeit oder Apathie entwickeln. Menschen können traumatisch bedingte Blockierungen ihres gesamten Attraktorensystems (Attraktoren und attraktive Ziele) über Jahrzehnte in sich tragen, möglicherweise ohne dass dies jemand in der näheren Umwelt beobachten kann.

2. Das traumatische Ereignis, z. B. in der Kindheit durch Separation oder Abweisungserlebnisse durch ein Elternteil oder eine gesamte Traumata auslösende Beziehungsstruktur, entwickelt im System Attraktoren, also attraktive Ziele, in Richtung »Reparaturwunsch« und zwar durch Gestaltung einer Kommunikationsstruktur im Erwachsenenalter, die an die Ursprungssituation, in der das Traumata entstanden ist, erinnert.

Wenn eine Person z. B. von der Mutter in der Kindheit abgewiesen worden ist, weil sich diese einem Mann zugewandt hat (und dies gerade, als die emotionalen Erwartungen des Kindes am stärksten ausgeprägt waren), dann wird diese Person hypersensibel auf ähnliche Beziehungsmuster reagieren. Sie wird auch erwarten, dass sich die symbolische Bezugsperson dann der eigenen Person intensiv zuwendet, in der Hoffung auf Heilung von den ursprünglich traumatischen Erlebnissen.

Geschieht dies nicht, können die negativen Erlebnisse erneut mit voller Wucht auftreten und es kann auch hier zur generalisierten Blockade der Ausbildung von weiteren Attraktoren und attraktiven Zielen kommen.

3. Eine dritte Möglichkeit ist das Ausweichen vor der negativen Wirkung von traumatischen Erlebnissen z. B. durch Verdrängung, Idealisierung, usw. Dabei schützt sich die Person zwar vor emotionalem Schmerz, es kommt jedoch zu einer anhaltenden Anregungslosigkeit, weil die wichtigsten Gefühlsregungen blockiert sind. Dabei entwickelt sich in der Regel eine starke Suchttendenz. Die Abhängigkeit von Substanzen führt letztendlich wiederum zur Beeinträchtigung der Gesundheit und somit zum seelischen und körperlichen Schmerz.

Die Folge von nicht verarbeiteten traumatischen Erlebnissen ist neben der Suchtentwicklung eine regelmäßig eintretende chronisch seelisch-körperliche Erschöpfung.

Hier soll plakativ der Zusammenhang von blockierten Attraktoren zur Entstehung von chronischen Erkrankungen und zum Krankheitsverlauf am Beispiel von Brustkrebs dargestellt werden.

Zunächst geschehen häufig massive Abweisungs- und Separationserlebnisse von der Mutter. Schon in der frühen Kindheit und im Erwachsenenalter kommt es zum Bruch einer kontinuierlichen, gegenseitig liebevollen und anerkennenden Beziehung. Die Person erlebt die Isolation von der erstrebten Mutter als traumatisch und als entgültig nicht überwindbar.

Im Erwachsenenalter kommt es zum Versuch der Reparatur, z. B. in der Hoffnung, dass eine geliebte Person auf Dauer Zuwendung zeigt. Nach erneuten Enttäuschungen kommt es zum Zusammenbruch aller attraktiven Zielsetzungen. Dieser Zustand führt zu seelisch-körperlicher Erschöpfung und möglicherweise zur Verstärkung unterschiedlicher physischer Risikofaktoren, z. B. Alkoholkonsum, Fehlernährung, chronische Entzündungen usw. Die Person ist auf Dauer nicht in der Lage, ihre Frauenrolle als attraktiv zu erleben, sie erlebt sich eher in der enttäuschten Kindrolle.

Bei der Entstehung aller chronischen Erkrankungen gibt es eine extrem enge Wechselwirkung zwischen blockierten Attraktoren und Kompensationstendenzen durch physische Risikofaktoren. Dabei spielt in der Regel ein entgültiger Zusammenbruch aller Attraktoren im System, die nicht mehr als Vorgaben für attraktive Ziele fungieren, eine zentrale interaktive Rolle. Es ist hier zu ersehen, dass sich die komplexe interaktive Attraktorenforschung von dem äußerst naiven und monokausalen Konzept einer Krebs auslösenden Persönlichkeit meilenweit abhebt (es gibt keine Persönlichkeit, die nicht mit ihrer physischen Umwelt in engster Wechselwirkung steht).

Attraktoren können sowohl einen humanen und sozialen Inhalt haben, d. h. sie motivieren Zielsetzungen, können aber auch einen selbst- und fremddestruktiven Inhalt haben, z. B. als Antwort auf extreme Frustrationen in der Kindheit oder im Berufsleben. Häufig stehen unterschiedliche Attraktoren im Gegensatz, d. h. sie schließen sich gegenseitig aus. Dann kommt es entweder zu einer resultierenden Entwicklung, bei der sich ein Attraktor durchsetzt, oder es kommt zu einer Blockierung des eindeutigen Verhaltens, weil beide Attraktoren sich gegenseitig hemmen (z. B. indem sich Hass und Liebe in Bezug auf ein Elternteil gegenseitig beeinflussen).

Auch die Gesundheit und Genesung ist mit Attraktoren im System, die attraktive Ziele anregen, aufs engste verbunden. Selbstverständlich unter der Bedingung, dass die attraktiven Ziele erreicht werden und sich dabei Lust, Wohlbefinden, Sicherheit, Sinnerfüllung und Entwicklung einstellen.

Der Mensch als soziopsychobiologisches und auf das erlebte Gottesbild bezogene Interaktionssystem ist permanent nach Wohlbefinden, Lust, Sicherheit und Entwicklung ausgerichtet. Leider werden häufig attraktive Ziele blockiert oder erweisen sich als vollkommen irreführend und krankheitserzeugend, z. B. in Richtung Sucht. Auch attraktive gesundheitsfördernde Ziele können häufig aus erlebtem Leid und einem Wohlbefinden suchenden Gegenentwurf entstehen.

Die systemimmanenten Attraktoren entwickeln sich nicht zufällig, sondern sind ebenfalls Produkt von lebensgeschichtlich bestimmten Kommunikationsformen. Wenn Kinder in einer gesunden Familienstruktur aufwachsen, in der sie z. B. in den ersten vier Jahren eine ununterbrochen liebevolle Mutter-Kind-Beziehung erlebten und dazu einen liebevollen und unterstützenden Vater hatten sowie zusätzlich gestillt wurden, dann entwickelt sich die Basis für Attraktoren, die attraktive Ziele erstreben und die auch mit hoher Selbstsicherheit und Flexibilität erreicht werden.

Wenn das Kind beispielsweise nicht gestillt, in den frühen Lebensjahren traumatisch von der Mutter z. B. durch mehrtägigen Krankenhausaufenthalt separiert wurde und erfahren musste, dass die Eltern ernsthaft überlegten, es abzutreiben, dann entwickeln sich selbstverständlich andere Attraktoren und die attraktive Zielerreichung wird erschwert sein. Hinzu kommen aber auch wichtige soziale Erfahrungen, z. B. ob das Kind und die Person im Erwachsenenalter in Schule, Ausbildung und Beruf angenommen, fähigkeitsgerecht gefördert, akzeptiert oder durch Mobbing negiert, abgewiesen und verhindert wurde. Hier kommen weitere Determinanten hinzu, wie z. B. ausgeprägte vertrauliche Gottesbeziehung etc.

Der große Vorteil der modernen statistischen multivariaten Auswertung ist es, dass die Gewichte von allen erfassten Faktoren sowohl einzeln als auch in ihren Wechselwirkungen mathematisch exakt berechenbar sind. Auf der Basis der empirischen Datenerfassung können auch die Erfolge des von uns entwickelten Autonomietrainings als eine effektive Präventionsmaßnahme dargestellt werden.

Stand der Forschung und Kritik aus multidisziplinärer Sicht[1]

---

[1] Die deutsche und internationale Literatur zu unterschiedlichen Aspekten aus der monodisziplinären Medizin- und Arbeitssoziologie, der naturwissenschaftlichen Epidemiologie sowie der Persönlichkeits- und Familienforschung wird in dieser Arbeit, da als weitgehend bekannt vorausgesetzt, nur kurz umrissen.

5.1 Medizinische Ansätze

Risikofaktoren für Pankreas- und Bronchialkarzinom, Herzinfarkt

Die internationale epidemiologische Literatur hebt hauptsächlich das Zigarettenrauchen als Risikofaktor für das Pankreaskarzinom hervor. Ebenfalls wird der insulinbehandelte Diabetes als Risikofaktor in Betracht gezogen (Luigina 1996). Das fortgeschrittene Alter ist ebenfalls ein wichtiger Prädiktor. Achtzig Prozent aller Pankreaskarzinome treten zwischen dem 60. und 80. Lebensjahr auf. Auch genetische Faktoren scheinen eine Rolle zu spielen. Als weniger strenge Risikofaktoren werden Alkohol- und Kaffeekonsum interpretiert. Alkohol in Kombination mit Zigarettenrauchen wird möglicherweise als ein Risikofaktor diskutiert (Keith 2000).

Aus der Sicht der multidisziplinären Epidemiologie wird der Versuch unternommen, monokausale Risikofaktoren, wie z. B. Zigarettenrauchen, im multidimensionalen Wirkungsfeld mit einer großen Anzahl anderer Risikofaktoren zu erfassen. Dabei sollen eher komplexe Interaktionen als die Wirkung eines einzelnen Faktors unter statistischer Berücksichtigung und dem Konstanthalten anderer Faktoren erforscht werden.

Das Zigarettenrauchen ist ein allgemeiner Risikofaktor, sowohl für Lungenkrebs als auch für Herzinfarkt und Pankreaskarzinom. Nur relativ wenige Studien haben bisher die Wechselwirkungen zwischen psychosozialen Faktoren und dem Zigarettenrauchen in Bezug auf das Bronchialkarzinom nachgewiesen. Im Jahre 1996 konnten Knekt den synergistischen Effekt zwischen Zigarettenrauchen und Depression bei Entstehung des Bronchialkarzinoms im Rahmen einer groß angelegten finnischen prospektiven Studie zeigen.

Die Wechselwirkungen und Zusammenhänge zwischen Zigarettenrauchen und psychosozialen Faktoren konnten auch in unseren frühen prospektiven Studien gezeigt werden (Grossarth et al. 1995). Zusammenhänge zwischen physischen und psychosozialen Faktoren in Bezug auf Entstehung des Herzinfarktes wurden in einer umfangreichen internationalen Literatur erforscht (z. B. Stansfeld 2002).

Im Rahmen der multidisziplinären Forschung rückt die Bemühung in den Vordergrund, Wechselwirkungen zwischen einer großen Anzahl psychophysischer Faktoren nachzuweisen und weniger die Überprüfung der bekannten Hypothesen und Ergebnisse im Rahmen der monokausalen Epidemiologie (z. B. die Bedeutung des Zigarettenrauchens für Lungenkrebs und Pankreaskarzinom). Ebenfalls setzen wir die Literatur, die die von uns erfassten medizinischen Risikofaktoren in Bezug auf die Entstehung unterschiedlicher chronischer Erkrankungen abhandelt, weitgehend als bekannt voraus (z. B. die Bedeutung von Gesamtcholesterin oder von Bluthochdruck in Bezug auf Herzinfarkt) und verzichten hier – auch aus Platzgründen – auf die Darstellung.

Zudem besteht nur ein begrenztes Interesse daran, schon bekannte Ergebnisse aus der Medizin und arbeitssoziologischen Literatur zu replizieren.

Wir werden uns trotzdem bemühen, allerdings in begrenztem Umfang, einige Brücken zwischen unseren Ergebnissen und der internationalen Literatur zu schlagen.

Vor allem ist es interessant zu erforschen, inwieweit bekannte Risikokonstellationen, z. B. das Modell »beruflicher Gratifikationskrisen« in ihrer krankheitserzeugenden Wirkung von einem System anderer Risiko- und Schutzfaktoren abhängig sind.

Es ist also möglich, einerseits das Modell in Bezug auf ihre krankheitserzeugende Wirkung empirisch zu replizieren und gleichzeitig interaktive Konstellationen von Risiko- und Schutzfaktoren zu benennen, unter denen entweder ein sehr hohes oder ein minimales Risiko durch das oben genannte Modell besteht.

5.2 Psychoneuroimmunologie und Hirnforschung

In diesem Abschnitt soll ein Teil der Literatur betrachtet werden, der sich mit dem Einfluss der Psyche auf körperliche Funktionen beschäftigt. Das Forschungsgebiet der Psychoneuroimmunologie ist hoch entwickelt und durch eine enorme Anzahl von Veröffentlichungen gekennzeichnet. Der Hauptteil dieser Studien bezieht sich auf Korrelationen zwischen bestimmten gut definierten psychosozialen Variabeln und bestimmten neurobiologischen Funktionen. Im Bereich der Psychoneuroimmunologie gibt es noch sehr viele offene Fragen, die es nicht erlauben, bestimmte Hypothesen und Ergebnisse als absolut hinzunehmen, z. B. den Zusammenhang zwischen dem Immunsystem und dem zentralen Nervensystem (Bellinger et al. 1994).

Das Ziel unserer Darstellungen ist es nicht, den modernen Stand der gesamten Psychoneuroimmunologie darzustellen, sondern nur mit einigen ausgewählten Ansätzen die Wechselwirkungen zwischen dem Gehirn als Kommunikationsorgan mit biologischen und sozialen Faktoren anzudeuten.

In den verschiedensten medizinischen Feldern wurde untersucht, wie sich psychische Prozesse, z.B. Schmerz, auf das Hormonsystem auswirken, wie Stress in Interaktion mit personenbezogenen Faktoren (z. B. der Empfindung von Angst bzw. einer großen Belastung) steht und wie das Gehirn mit dem Immunsystem interagiert. Anhand dieser ausgewählten Beispiele soll gezeigt werden, wie wichtig es ist, nicht nur monokausale Wirkweisen bestimmter Einflussfaktoren zu berücksichtigen, sondern die Wirkweise von Stoffen, Prozessen usw. im Zusammenhang mit den sie beherbergenden komplexen Systemen zu sehen.

5.2.1 Psyche und endokrines System

Durch das endokrine System werden die Stoffwechselprozesse der Zellen reguliert. So sind z. B. der Basalstoffwechsel der meisten Körperzellen, Aktivitätsniveau, sexuelle Aktivität, Stressreaktionen usw. durch das endokrine System gesteuert. Wichtige Funktionen dieses Systems können durch psychische Prozesse beeinflusst werden, z. B. durch Stress, Schmerz, Stimmungen usw., durch die bestimmte Hormone freigesetzt werden, die zwar auch autonom funktionieren, aber eben auch durch äußeren Einfluss in ihrer Aktivität beeinflusst werden können. Störungen dieses Systems bzw. an der Funktion beteiligter Organe können an der Entstehung psychosomatischer Erkrankungen beteiligt sein.

Rossi (1991) befasst sich beispielsweise mit der psychischen Modulation des endokrinen Systems und dem damit verbundenen Einfluss auf die Gene. Das heißt, sein Fokus liegt auf dem Einfluss der Psyche (engl. »mind«) auf die Gene über das Vehikel des endokrinen Systems. Er verfolgt das Ziel, hypnotherapeutische Methoden zu entwickeln, mit denen die Genaktivität moduliert werden kann und somit Gesundheit erreicht werden soll. Basis der zugrunde liegenden Annahmen ist der Zellstoffwechsel, an dem das im Zellkern fixierte Genmaterial insofern beteiligt ist, als die Neurotransmitter und Hormone im Austausch mit der DNS (z. B. über die Bildung von Messenger-RNA) den genetisch-zellulären Austausch modellieren. Rossi postuliert ein Drei-Phasen-Modell, das beschreibt, wie der Umsetzungsprozess stattfindet. Zentral ist die dritte Phase, in der die Hormone zum Zellkern vordringen, um dort die Genprozesse auszulösen. »Die Gene liefern die Informationen, die zum Aufbau neuer Proteine benötigt werden, die ihrerseits die Bausteine der Zellen oder Enzyme sind, die die biochemischen Prozesse der einzelnen Zellen fördern« (Rossi 1991, S. 175). Die in den Zellkernen gebildete Messenger-RNA gibt im Zytoplasma Informationen an die Ribosomen weiter, welche Art von Peptiden, Proteinen o. Ä. synthetisiert werden soll. Ausgelöst wird dieser Prozess ursächlich von Hormonen, deren Produktion wiederum von psychischen Prozessen ausgelöst werden kann; so löst Stress beispielsweise die Produktion von Aldosteron in der Nebenniere aus. Rossi schließt daher, dass die Psyche die Genaktivität über die »kortikal-limbisch-hypothalamisch-hypophysäre Achse« (ebd.) steuert. Dass und in welcher Art Stress krank machen kann, beschreibt Selye (1974) in Form einer Reihe von Adaptationskrankheiten, die auf erhöhten Stress zurückzuführen sind (wie z. B. hoher Blutdruck, Herz- und Gefäßkrankheiten, Nierenerkrankungen, sexuelle Störungen, Verdauungs- und Stoffwechselkrankheiten, Krebs etc.). Für diese Krankheiten jedoch liefert Rossi keine Erklärung der Verbindung zwischen der Psyche und den Genen, sondern er fordert Spezialisten aus Medizin und Psychologie dazu auf, die Zusammenhänge zu erforschen, damit daraus hypnotherapeutische Methoden abgeleitet werden können.

Es sprechen also einige Fakten dafür, dass die Psyche mittelbar am Entstehen von Gesundheit oder Krankheit insofern beteiligt ist, als zum Beispiel Stressreaktionen durch das endokrine System gesteuert werden, dieses wiederum aber von der Psyche mit geleitet wird.

5.2.2 Dialog zwischen Gehirn und Immunsystem

So stellt sich mit dem Aufkommen der Psychosomatik u. a. auch die Frage der Regulation des Immunsystems neu. Vorher ging man von der Annahme aus, dass das Immunsystem ein sich selbst regulierendes System war, das relativ autark reagierte. Die Psychoneuroimmunologie hat jedoch mit molekularbiologischen Methoden immer mehr Klarheit in die Wirkweise des Immunsystems bringen können. Sie hat gezeigt, dass die kommunikativen Organsysteme, zentrales/peripheres Nervensystem, Endokrinum und Immunsystem mit einer »gemeinsamen Sprache vernetzt sind, d. h. sich gemeinsamer Signalträger (Mediatoren) und deren Rezeptoren bedienen« (Schauenstein 2000).

Die Forschung der letzten Dekade hat weiter gezeigt, dass alle höheren Zentren des Gehirns in den Dialog des Gehirns mit dem Immunsystem miteinbezogen sind. Insbesondere spielt das limbische System eine Rolle in der Immunabwehr, in der auch gleichzeitig Lernen, also die Verarbeitung extero- und interozeptiver Reize stattfindet und die affektiven und emotionalen Prozesse geregelt werden.

Mit dem Betrachten der Psychosomatik haben auch die Begriffe der Gesundheit und der Salutgenese neue Aufmerksamkeit auf sich gezogen.

5.2.3 Gesundheit als dynamisches Gleichgewicht

Gesundheit ist nach Ivars Udris »ein transaktional bewirktes dynamisches Gleichgewicht zwischen den physischen und psychischen Schutz- und Abwehrmechanismen des Organismus einerseits und den potentiell krank machenden Einflüssen der physikalischen, biologischen und sozialen Umwelt andererseits (...). Gesundsein ist ein konstruktiver Prozess der Selbstorganisation und Selbsterneuerung. Gesundheit muss vom Organismus ständig hergestellt werden: als immunologisch verstande-ne Abwehr sowie Anpassung oder zielgerichtete Veränderung der Umweltbedingungen durch das Individuum. Dieses dynamische Gleichgewicht ist abhängig von der Verfügbarkeit und der Nutzung von gesundheitsschützenden (protektiven) bzw. -wiederherstellenden (restaurativen) Faktoren in der Person und in der Umwelt, die als innere (personale) und äußere (situative) Ressourcen bezeichnet werden« (Rimann u. Udris in Schüffel 1998, S. 353).

Unter diese prozessorientierte Definition von Gesundheit fallen viele moderne Konzeptionen, die z. B. Aspekte der Salutogenese betrachten (vgl. Antonowsky 1997; Wydler et al. 2000; Schüffel et al. 1998; Franke u. Broda 1993). Hier werden der Gesundheits- und der Krankheitsprozess auf einem Kontinuum von »health-ease/dis-ease« (gesund/krank) beschrieben und Aspekte des Gesundseins und -werdens betrachtet.

Belastung und Stress spielen in diesen Modellen eine wesentliche Rolle (z. B. Belastungs-Beanspruchungs-Modell, »job strain«, »person-environment fit« usw.). Betont wird vor allem der eigenaktive (proaktive) Anteil der Person bei der Aufrechterhaltung der Gesundheit (für empirisches Material Mussmann et al. 1993; Faltermaier et al. 1998). Zu den personalen Ressourcen, die eine Person zur Aufrechterhaltung ihrer Gesundheit aktivieren kann, zählen kognitive Überzeugungssysteme (z. B. Kontrollüberzeugungen, SOC (»sense of coherence« nach Antonowsky)), allgemeine und gesundheitliche Handlungskompetenzen (Coping-Fähigkeiten) und psychophysiologische Faktoren (z. B. Kondition, genetische Disposition etc.). In diesem Zusammenhang steht auch die Konzeption der Selbstregulation, wie sie z. B. von Grossarth-Maticek (1999, 2000, 2001) konzipiert wird.

In der Eigenaktivität der Person liegt die größte Ressource zur Aufrechterhaltung der Gesundheit, da hier die individuelle Interaktion zwischen der Person, der körperlichen und der sozialökonomischen Umwelt stattfindet. Auch Kriegesmann schreibt: »Erst ,eigene Erfahrungen' schaffen die Basis für sicherheits- und gesundheitsorientiertes Verhalten. Lebensstiländernde Maßnahmen werden aber in der Regel erst umgesetzt, wenn der Einzelne seine persönliche Lebensgestaltung auch selbst verändern will« (Kriegesmann 2005, S. 48)

5.2.4 Stress – Gehirn

Mit den Chancen und Gefahren von Stress befasst sich unter anderen (vgl. Wydler 2000; Schüffel 1998; Franke 1993) der Biologe Gerald Hüther, der auf einer neurobiologischen Ebene beschreibt, unter welchen Umständen Stress ein förderlicher Faktor sein kann und unter welchen Umständen Stress eher schadet. Kurz gesagt postuliert Hüther, dass Stress die neuronale Verschaltung verändert im Sinne einer Neubildung von Verbindungen oder von einer Neuorganisation der bestehenden Verbindungen zur Anpassung an die neuen Bedingungen. Die neuronalen Verschaltungen steuern das Denken, Fühlen und Handeln; die Veränderungen der neuronalen Verbindungen bewirken u. U. auch den Verlust von bisherigen Strukturen des Denken, Fühlen und Handelns (Hüther et al. 1996).

Eine Stressreaktion ist eine komplexe Reaktion des zentralen und peripher noradrenergenen Systems (Lachuer 1991), des limbischen Systems, des präfrontalen Kortex und des neuroendokrinen Systems, die in der vermehrten Ausschüttung von Cortisol, dem »Stresshormon«, gipfelt (Moore 1979). Zur Bewältigung der Reaktion werden passende neuronale Verschaltungen aktiviert, die je häufiger sie aktiviert werden, umso mehr ausgebaut werden und bei zukünftigem Bedarf immer leichter zur Verfügung stehen. Gibt es keinerlei Belastungen von außen, werden solche neuronalen Verschaltungen weder aufgebaut noch stabilisiert und eine Anpassung des damit verbundenen Denkens, Fühlens und Handelns ist nicht möglich. Wenn der Cortisolspiegel zu lange erhöht ist (z. B. weil keine adäquaten Methoden der Stressreduktion stattfinden, oder, wie Hüther betont, eine unkontrollierbare Reaktion stattfindet), kann es zur Destabilisierung bereits entstandener neuronaler Netzwerke kommen und das Nervenwachstum wird vermindert (Tsuda u. Tanaka 1985).

Der etablierten Formel »Stress macht krank« stellt Hüther ein Modell entgegen, das erklären soll, warum Stress nicht immer krank machen muss, und wenn er krank macht, warum. Ob Stress zu negativen Konsequenzen führt, liegt nach Hüther daran, ob die empfundene physische Belastung zu Angst, also zu einer Stagnation der Problem-bewältigung mit den bisher erfolgreichen Methoden führt. Er nennt diese Art von Stressreaktion eine unkontrollierbare seelische Belastung. Hüther unterscheidet also Situationen, in denen die aktuelle Belastung kontrollierbare Herausforderungen darstellt, von unkontrollierbaren Belastungen, die jeweils unterschiedliche Effekte (Stabilisierung und Weiterentwicklung vs. Stabilisierung und Stagnation) auf das neuronale Netzwerk im Gehirn haben. Er weist darauf hin, dass die Tatsache, ob eine Belastungssituation in der einen oder anderen Weise wirkt, von den Coping-Strategien abhängt, also von der Selbstregulation der Person, nämlich der Art und Weise, wie sie mit psychosozialen Stresssituationen umgeht, Ziele und Bedürfnisse integriert etc.

5.2.5 Die Lust-Unlust-Theorie von Grossarth-Maticek

Diese Theorie versucht u. a. die Frage zu beantworten, in welchem funktionalen Zusammenhang bestimmte Hirnregionen im Kontext der sozialen und physischen Kommunikation des Individuums stehen. Dabei wird angenommen, dass das Gehirn als Kommunikationsorgan Impulse aus dem Organismus und der Umwelt registriert und diese in einem Lust-Unlust-System kodiert.

Wenn sich unterschiedliche Lustquellen emotional als dominant durchsetzen, dann entsteht eine integrierende Organisation unterschiedlicher körperlicher Funktionen und eine hohe Motivation in Richtung lustbetontes Leben. Wenn sich umgekehrt ein bestimmtes Quantum an Unlust durchsetzt, das stärker als die Lustquellen ausgeprägt ist, und die Hoffnung auf Lust schwindet, werden unterschiedliche physiologische Prozesse in Mitleidenschaft gezogen und die menschliche Motivation, leben zu wollen, verringert sich. Hier wird angenommen, dass die kortikalen Funktionen (komplexes Denken, Entwicklung einer strategischen Problemlösungsfähigkeit etc.) letztlich im Dienste der Zentren stehen, in denen emotionale Erlebnisse gespeichert werden (z. B. das limbische System).

Auch soziale Organisationen funktionieren nach demselben Prinzip, d. h. wenn die soziale

Kommunikation und die Arbeitsorganisation ein unerträgliches Maß an Unlust produzieren, dann kommt es eher zu Auflösungserscheinungen als wenn Lustpotentiale angelegt werden.

Aus diesem Grund ist eine gute Integration zwischen emotionalen und rationalen Faktoren äußerst wichtig, d. h. beispielsweise harmonische Interaktion zwischen dem kortikalen und limbischen System. Wenn sich die Ratio sozial gerecht in den Dienst der emotionalen Erlebnisse stellt und umgekehrt, wenn die emotionalen Ansprüche die Ratio modifizieren, dann entsteht die Basis für eine gute Selbstregulation (also eigenaktive Herstellung von Wohlbefinden erzeugenden Zuständen)!

In der Lust-Unlust-Theorie wird angenommen, dass aus dem Lust-Unlust-Verhältnis nicht nur die zentralen Motivationen für das menschliche Verhalten, sondern auch ein äußerst wichtiges Organisationsprinzip der körperlichen Funktionen in Richtung Krankheit oder Gesundheit entstehen. Die multidisziplinäre medizinische Forschung erfasst eine sehr große Anzahl objektiv wirkender Faktoren und befasst sich gleichzeitig mit der Frage, wie diese im Lust-Unlust-Verhältnis umkodiert werden. Es ist denkbar, dass eine Person optimale Arbeitsbedingungen, physische und familiäre Voraussetzungen aufweist, aber aus irgendeinem Grund dennoch nicht in der Lage ist, diese in das Lustsystem zu integrieren. Hier zeigen die Aktivierungen von Unlustreaktionen im Gehirn eine Dominanz, z. B. aufgrund der permanenten Aktivierung eines nicht verarbeiteten Kindheitserlebnisses. Ebenfalls ist es möglich, dass eine Person mit relativ hohen Belastungen und negativen soziobiologischen Faktoren dennoch eine gute Umsetzung im Lustsystem aufweist. (Tatsächlich besteht eine i. d. R. statistisch nachweisbare Korrelation zwischen negativen Kommunikationsfaktoren und einem ausgeprägten Unlustpotential und umgekehrt).

Die Lust-Unlust-Theorie betrachtet das zentrale Nervensystem und seine Funktionen als ein permanentes Kommunikationsorgan, d. h., es werden soziale Faktoren, persönliche Reaktionen und Aktivitäten und physiologische Prozesse (z. B. Aktivierung der interaktiven Lustzentren) berücksichtigt (Grossarth-Maticek et al. 1991).

5.3 Integrative Ansätze – psychophysische Wechselwirkungen

Knekt (1996) findet in einer groß angelegten epidemiologischen Studie synergistische Effekte zwischen Zigarettenrauchen und dem emotionalen Zustand in Bezug auf die Entstehung des Bronchialkarzinoms. Die mit Abstand häufigsten Studienergebnisse zum Thema psychophysische Wechselwirkungen bei Entstehung chronischer Erkrankungen auf epidemiologischer und interventionsepidemiologischer Ebene wurden von Grossarth-Maticek und seinen zahlreichen Koautoren publiziert (s. Literaturverzeichnis).

In den meisten Publikationen wurden Synergieeffekte zwischen unterschiedlichen physischen und psychosozialen Risikofaktoren dargestellt. In dieser Arbeit wurde eine erheblich größere Anzahl von psychophysischen Wechselwirkungen aus unterschiedlichen Lebensbereichen ausgewertet. Hier zeigt sich das generelle Ergebnis, dass viele signifikante Risikofaktoren nicht isoliert, sondern in sehr komplexen Wechselwirkungen im soziopsychobiologischem System wirken. Nur bei monodisziplinärer Einengung auf einzelne Risiko- oder Positivfaktoren entsteht die Illusion, dass diese unabhängig von ihrem interaktiven System wirken. Auch in Bezug auf die Beurteilung von Interventionsmaßnahmen ist es wichtig zu erkennen, dass die Veränderung von einzelnen Risikofaktoren nur in sehr begrenztem Maße präventive Effekte hervorruft und dass sich ein ganzes interaktives System verändern muss, das unterschiedliche Lebensbereiche betrifft und dabei Lust/Wohlbefinden und das Sicherheitssystem anregt. Die multidisziplinäre Forschung endet also nicht in einer Diffusion von zahlreichen Korrelationen, sondern ist in der Lage aufzuzeigen, wie unterschiedliche Veränderungen in unterschiedlichen Lebensbereichen letztlich über das System von Krankheit oder Gesundheit entscheidet.

Unsere *Kritik* am Stand der Forschung in Bezug auf die Relevanz sozialer, arbeitsbezogener sowie persönlichkeitsbezogener Variablen und physischer Risikofaktoren zur Entstehung chronischer Erkrankungen und Aufrechterhaltung der Gesundheit leitet sich aus der Konzeption einer multidisziplinären, multikausalen und synergistischen Konzeption ab. Die hochrelevanten Einzelfaktoren, die in den einzelnen Disziplinen erforscht wurden, stehen häufig isoliert im Raum, sodass der Eindruck entsteht, sie hätten eine eigenständige Wirkung auf Krankheitsentstehung, einerlei, ob diese als positiv, negativ oder neutral interpretiert wird.

In der Realität besteht offensichtlich eine starke Verbindung von relevanten Bereichen, sodass eine Integration von einzelnen Disziplinen und erfassten Variablen in ein Gesamtkonzept notwendig erscheint. In methodischem Sinne handelt es sich bei vielen Einzelstudien, die spezifische Faktoren erfassen, im besten Fall um prospektive Studien. In diesen Studien sind Ursachen von Wirkungen nicht eindeutig identifizierbar. Es bedarf prospektiver Studien mit experimentellen Interventionen.

Die multidisziplinäre Forschung und Intervention hat sich in einigen Bereichen theoretisch und inhaltlich durchgesetzt, sodass es zu einem Paradigmawechsel von der Monodisziplinarität zur Multidisziplinarität gekommen ist. Hier können beispielsweise die multidisziplinäre Sportwissenschaft (Huber 1996) oder die moderne Gerontologie genannt werden (Kruse 1996, 1993; Lehr 1996, 2003).

So entwickelt Lehr (2003) ein interaktionistisches Modell der Bedingungen für Langlebigkeit bei psychophysischem Wohlbefinden, indem sie theoretische Faktoren berücksichtigt, wie z. B. Aktivität, Ernährung, körperliche Bewegung sowie biologische Faktoren, und auf die Interdependenz dieser Faktoren hinweist. Gleichzeitig betont Lehr, dass es noch verfrüht erscheint, Theorien über längere Lebenserwartungen daraus abzuleiten (obwohl die Ergebnisse empirischer Forschung für ein Zusammenwirken vieler Faktoren sprechen).

Selbstverständlich sind die psychosomatische Medizin und die moderne Psychiatrie u. a. an multidisziplinären Konzepten orientiert. Auch Begriffe wie »Selbstregulation« bekommen in der modernen Verhaltenstherapie zunehmend eine zentrale Rolle und öffnen sich von da her ebenfalls der Multidisziplinarität.

Die hochspezialisierten Forschungsdisziplinen konzentrieren sich auf strukturelle und funktionale Probleme (z. B. welche organische Struktur und welche Funktionsstörung führt zur Entstehung eines Krankheitsbildes, oder welche sozialökonomische Struktur und Funktion führt zu Phänomenen wie das der Arbeitslosigkeit).

In der Regel werden die Interdependenzen von unterschiedlichen Strukturen und Funktionen, die zur Entstehung eines Problems führen, ungenügend analysiert und beeinflusst.

Die moderne naturwissenschaftliche Forschung konzentriert sich in der Ursachenforschung auf immer kleinere Ausschnitte. In diesem Zusammenhang sprechen wir von einer reduktionistischen Forschung, weil relevante Faktoren aus unterschiedlichen Lebensbereichen, die auf die komplexen Systeme einwirken, ungenügend berücksichtigt werden. In der multidisziplinären Forschung werden Faktoren berücksichtigt, die sich in messbare interaktive Konstellationen verdichten lassen. Diese Konstellationen sind vorhersagefähig, beobachtbar, beeinflussbar und in gewissem Maße sinngesteuert.

Dadurch, dass die multidisziplinäre Forschung interaktive Konstellationen mit dem Ziel erforscht nachzuweisen, dass erst eine Integration von hochspezialisiertem Wissen aus unterschiedlichen Wissensbereichen in die Lage kommt, soziale Probleme besser verstehen und eher lösen zu können, regt sie einen Paradigmenwechsel an. Dieser Paradigmenwechsel, der eine Integration von monodisziplinären Konzepten in multidisziplinäre Konzepte voraussetzt, ist keineswegs ein einfacher Weg, da seine Verwirklichung äußerste Kreativität voraussetzt, die in der Lage ist, einzelne relativ problemlösungsunfähige Bereiche interaktiv und multidisziplinär in funktionsfähige interaktive Strukturen zu integrieren.

Die multidisziplinäre Forschung zeigt Kompetenz in der Erforschung von interagierenden Faktoren aus unterschiedlichen Lebensbereichen in Hinblick auf Entstehung und Ursache unterschiedlicher Phänomene.

Im Allgemeinen reicht die Kompetenz der Monodisziplinen nicht aus, praktische Probleme zu lösen sowie erfolgreiche Vorhersagen und effektive präventive Interventionen zu erreichen. In diesem Moment werden die Vertreter der Monodisziplinen verführt, bei gleichzeitigem Ignorieren von Fachdisziplinen, die interaktiv zur Problemlösung nötig wären, eine nicht vorhandene praktische Problemlösungsfähigkeit zu suggerieren (so könnten beispielsweise Politiker, die ausschließlich mit wirtschaftspolitischen Argumenten argumentieren, oder auch Professoren aus den Wirtschaftswissenschaften den Eindruck erwecken, als würden ihre Maßnahmen große Wirkungen in Bezug auf die Senkung der Arbeitslosigkeit erzielen). Naturwissenschaftliche Krebsforscher können den Eindruck hinterlassen, als würden sie mit der Entdeckung eines molekularbiologischen oder biochemischen Faktors die Krebszelle zum Absterben bringen etc. . Das Erwecken von Hoffungen im Hinblick auf die Effektivität von Interventionen, die die monodisziplinäre Potenz in der praktischen Problemlösung weit überfordern, steht einer multidisziplinären Integration von Fachdisziplinen im Wege, die zur Problemlösung beitragen könnten (z. B. indem man die Mentalität, die Berücksichtigung des zentralen Nervensystems, die Psychosomatik interaktiv mit einbezieht). Wenn spezialisierte Monodisziplinen Hoffnungen auf praktische Problemlösungen wecken, die sie in Wirklichkeit ohne multidisziplinäre Integration nicht erreichen können, dann entsteht ein äußerst ernstes gesellschaftliches Problem, weil sich eine zunehmende Problemlösungsunfähigkeit durch die monokausale Denkfalle, die häufig durch exzellente monodisziplinäre Forschungsansätze aufgebaut und aufrecht erhalten wird, entwickelt. Hier setzt das Ziel der multidisziplinären Integration an, um zu zeigen, dass die komplexen Probleme in der Realität nur dann lösbar sind, wenn die aus ihr entstandenen interagierenden Faktoren und Konstellationen erfasst und beeinflusst werden.

Auch die hochspezialisierten medizinsoziologischen Ansätze im Rahmen der Stressforschung und Stressprävention am Arbeitsplatz müssen, um ihre analytische und therapeutische Potenz zu steigern, eine Integration mit anderen interagierenden Faktoren und Konstellationen aus anderen Disziplinen erreichen.

Die monodisziplinäre Forschung zeigt hohe spezialisierte Kompetenz in der Erforschung eines isolierten Ausschnittes von Zusammenhängen und neigt dazu, generalisierende Annahmen und Erklärungen abzuleiten, die in der Regel dann extrem inkompetent werden, wenn sie sich bemühen, andere Fachdisziplinen zur Erklärung heranzuziehen.

5.4   Arbeits- und medizinsoziologische Ansätze

Die Entwicklung der Arbeitswelt in Richtung einer zunehmenden Flexibilisierung und dem tendenziellen Bedeutungsverlust des »Normalarbeitsverhältnisses« stellt sich für die Erwerbstätigen ambivalent dar. Größeren Chancen (im Hinblick auf individuelle Zeit- und Handlungsspielräume) stehen steigende Risiken (z. B. Verlust von Sicherheit, wachsende Eigenverantwortlichkeit) gegenüber. Damit treten Anforderungen an Selbstorganisation und Selbstregulation seitens der Erwerbstätigen gegenüber institutionellen und rechtlichen Regelungen der Arbeits- und Beschäftigungsbedingungen in den Vordergrund.

Nach Kriegesmann (2005) wird ein Paradigmenwechsel eingeleitet, nach dem es kaum ausreichen wird, sich nur auf einen risikoorientierten Gesundheitsschutz zu orientieren, der Aufforderungen zur Vermeidung von Gesundheitsgefahren beinhaltet. Vielmehr wird eine offensive Perspektive in den Vordergrund treten, die den Aufbau eigener gesundheitlicher Ressourcen betont, die u. a. eine wichtige Bedingung für eine Beschäftigungsfähigkeit in wechselnden Berufsfeldern ist.

Auch im Sinne der Salutogeneseforschung sind eher die Potentiale von Gesundheit zu betonen, anstatt sich ausschließlich an Risikokonzepten zu orientieren [»... alternativ wurde die Suche nach spezifischen prekären Kernen und auch gelungenen Konstellationen im Sinne von Prävention und Salutogenese vorgeschlagen« (Pröll u. Gude 2003, S. 173)]. Ebenso scheinen die eher reduktionistisch angelegten Forschungsdesigns, die auf die unmittelbare Organisationsumwelt fokussiert sind, der ständig wachsenden Vielfalt der Arbeitsbedingungen nicht mehr gerecht zu werden; sie lassen mögliche »Fernwirkungen« von Belastungen und Beanspruchungen auf den Gesundheitsstatus außer acht und beziehen beispielsweise das familiäre Umfeld nicht mit ein. Auch wird im staatlichen Arbeitsschutz beklagt, dass elementare Fragen moderner Prävention leicht zu kurz kommen (s. oben).

Abgesehen davon, dass psychisch bedingte Krankheiten immer häufiger vorkommen, gehen Experten davon aus, »... dass sieben von acht Herzinfarkten im mittleren Lebensalter bei entsprechender Lebensführung vermeidbar wären, (...) Herz-/Kreislauferkrankungen könnten nach Schätzungen durch entsprechende vorbeugende Maßnahmen um 30–50% reduziert werden« (BAuA 2004b, S. 32). Das bedeutet, Prävention kann reell den Gesundheitsstatus heben und gleichzeitig könnten 30–40% der krankheitsbedingten Ausfallzeiten vermieden werden (BAuA 2004a, S. 20).

Die vorliegende Studie von Grossarth-Maticek und Vetter greift die oben angeführten Aspekte insofern auf, als dass sie durch jahrelange Forschungsarbeiten (u. a. durch zahlreiche Längsschnittsstudien) sowohl eine Basis für den geforderten Paradigmenwechsel bietet, indem sie statistisch gesicherte weitreichende Erkenntnisse für eine verbesserte Prävention darstellt, als auch durch das eigene theoretische Konzept Umsetzungsmöglichkeiten in der Praxis vorstellt.

Die internationale medizinsoziologische Forschung variiert in unterschiedlichen Themen immer wieder das Verhältnis von Belastung und Ressourcen. Unter Belastung sind beispielsweise Leistungsanforderungen und Hindernisse im Arbeitsleben zu verstehen. Unter Ressourcen werden Schutzfaktoren verstanden wie z. B. die Erholungsfähigkeit (Ertel et al.1998).

Andere Studien sprechen von Dysstress im Arbeitsleben, wenn es zu einer fehlenden Übereinstimmung von Person und Arbeitsumgebung kommt (Theorie des »person-environment fit«; French et al. 1982). Darunter wird beispielsweise der Grad der Übereinstimmung zwischen Fähigkeiten und Fertigkeiten mit den Erfordernissen im Arbeitsleben erfasst.

Dysstress wird allgemein in den modernen medizinsoziologischen und arbeitspsychologischen Studien aus der Interaktion von hoher Belastung und geringen Ressourcen erklärt.

So stellen Karasek und Theorell (1996) ein Interaktionsmodell zwischen zwei Variablen dar, nämlich den Kontrollmöglichkeiten und den Anforderungen am Arbeitsplatz. Die Kombination von beispielsweise hohen Anforderungen und großer Kontrolle wird als aktiv bezeichnet und reduziert den Dysstress. Dysstress bedeutet hohe Arbeitsanforderungen mit geringen Kontrollmöglichkeiten.

Johannes Siegrist und seine Arbeitsgruppe haben in den letzten 20 Jahren das stresstheoretische Modell beruflicher Gratifikationskrisen entwickelt und in umfangreichen epidemiologischen und experimentellen Studien getestet. Wie in seinem Buch »Soziale Krisen und Gesundheit« (1996) ausführlich dargestellt, liegt der Schwerpunkt dieser stresstheoretischen Konzeption in der Verbindung grundlegender Funktionen positiver Selbstregulation von Personen mit ihrer sozialen Umwelt im Medium sozialer Rollen.

Drei zentrale Funktionen der Selbstregulation betreffen die Erfahrung der Selbstwirksamkeit, die Erfahrung der Selbstbewertung bzw. des Selbstwertgefühls sowie die Erfahrung der Selbsteinbindung in eine Gruppe/Gemeinschaft. Siegrists Kernthese besagt, dass erfolgreiche Selbstregulation diese drei Funktionen aufgrund der sozialen Natur des Menschen in einem sozial-kommunikativen Feld vermittelt erfährt und somit über das Handeln in sozialen Rollen realisiert wird. Das ungleiche Verfügen über soziale Rollen wird durch die makrosoziale Schichtungs- und Ungleichheitsstruktur einer Gesellschaft vermittelt. Zentrale soziale Rollen im Erwachsenenleben sind die Partner- und Familienrolle, die Erwerbsrolle, Mitgliedschaftsrollen in Organisationen etc. Am Beispiel der Erwerbsrolle wird postuliert, dass mit ihr im günstigen Fall Optionen positiver Erfahrungen von Selbstwirksamkeit, von Selbstwertgefühl und von stressphysiologisch bedeutsamen Auswirkungen auf den Organismus bestehen, vermittelt über positive Emotionen und neuroendokrine bzw. neuroimmunvermittelte Prozesse. Das Modell beruflicher Gratifikationskrisen setzt an diesem Punkt an. Die Erwerbsrolle bildet das Paradebeispiel einer sozialen Austauschbeziehung, die auf dem Prinzip der Reziprozität beruht: Geforderte Leistung wird gegen Belohnung erbracht. Das Modell beruflicher Gratifikationskrisen postuliert, dass im Erwerbsleben bei bestimmten Berufsgruppen bzw. unter bestimmten Bedingungen diese soziale Reziprozität verletzt wird: Es entsteht ein Ungleichgewicht zwischen hoher Verausgabung einerseits und nicht angemessener Belohnung andererseits. Damit werden zumindest die Aspekte positiver Selbstwirksamkeit und positiven Selbstwertgefühls betroffen. Dieses Ungleichgewicht wird unter drei

Bedingungen aufrechterhalten: erstens, wenn der Arbeitende keine Alternative zu dieser ungünstigen beruflichen Situation hat, zweitens, wenn diese ungünstige Situation aus strategischen Gründen für eine bestimmte Zeit aufrechterhalten wird, und drittens, wenn ein bestimmtes psychisches Einstellungsmuster (übersteigerte berufliche Kontrollbestrebungen) aufgrund von Leistungsstreben und Anerkennungsbedürfnis die Wahrnehmung (und damit die realistische Einschätzung von Anforderungen und Belohnungschancen) beeinträchtigt. Gute Übersichten sind bei Tsutsumi (2004) und von Vegchel (2005) zu finden.

In vier prospektiven Untersuchungen und ca. 30 weiteren epidemiologischen und experimentellen Studien (z. T. als Fallkontrollstudien, z. T. als Querschnittserhebungen, z. T. als Interventionsstudien) wurde das Modell der beruflichen Gratifikationskrisen im Hinblick auf verschiedene Erkrankungsrisiken bisher international getestet. Generell lässt sich sagen, dass bei Erwerbstätigen, die unter entsprechenden Stressbelastungen leiden, das Risiko der Herz-Kreislauf-Erkrankungen, das Auftreten kardiovaskulärer Risikofaktoren, depressiver Erkrankungen, gastrointestinaler Störungen – je nach Population und Krankheitsbild – um zwischen 50 und 300% erhöht ist. Ebenfalls erhöhte relative Risiken ergaben sich bezüglich selbst eingeschätzter ungünstiger Gesundheit, psychosomatischer und muskuloskelettaler Beschwerden sowie hinsichtlich Burn-out-Symptomen. Experimentelle Studien zeigen ferner erhöhte systolische Blutdruck- und Herzfrequenzwerte sowie erniedrigte Herzfrequenzvariabilitätswerte während der Arbeit bei Personen, die unter beruflichen Gratifikationskrisen leiden (ambulantes Monitoring).

Erste Hinweise auf erhöhte Ausscheidungen von Stresshormonen im Speichel liegen ebenfalls vor. Eine Übersicht über die wichtigsten bisher vorliegenden Forschungsergebnisse zum Modell befindet sich in Siegrist u. Theorell (2001), Marmot (1999) oder Siegrist (2001).

Neuerdings ist dieses medizinsoziologische Konzept auf außerberufliche soziale Rollen übertragen bzw. erweitert worden, in erster Linie auf Partner- und Elternrollen sowie auf andere soziale Rollen im zivilen Leben. Ergebnisse zu möglichen gesundheitlichen Auswirkungen liegen zurzeit noch nicht vor. Insgesamt stellt die Arbeit einen theoretisch begründeten Beitrag zur sozialepidemiologischen Erforschung gesellschaftlich ungleich verteilter Erkrankungsrisiken in modernen Gesellschaften dar. Mit dem wissenschaftlichen Brückenkonzept sozialer Belohnungskrisen (»social reward deficiency«, siehe hierzu Siegrist 2000) will Siegrists Forschung einen Beitrag zur Verknüpfung der psychobiologischen und der soziologischen Ebene menschlichen Krankheitsgeschehens und Gesundheitsförderung leisten. Aus diesem integrativen, an einem biopsychosozialen Modell von Gesundheit und Krankheit orientierten Forschungsansatz ergeben sich für die Prävention wichtige neue Impulse, hauptsächlich im Bereich betrieblicher Gesundheitsförderung, aber auch in dem immer wichtiger werdenden Gebiet der Schaffung von Voraussetzungen für gesundes Älterwerden.

Studien, die nur Belastungen mit Ressourcen in Beziehung bringen, sind zwar interessant und relevant, aber ungenügend differenzierend, weil sie andere wesentliche Aspekte nicht mit einbeziehen.

Eine wichtige Ausdifferenzierung des Modells »Stress am Arbeitsplatz« unternehmen Pröll et al., indem sie das weitgehend von Grossarth-Maticek entwickelte Modell der Selbstregulation mit einbeziehen. Hier wird die Selbstregulation als anforderungsbezogene, kognitiv-emotional gesteuerte Eigenaktivität begriffen, die sowohl die Belastungen als auch die Ressourcen interaktiv beeinflusst (Pröll et al. 2003).

Als Grundorientierung für das theoretische Gerüst und die spezifischen wissenschaftlichen Zielsetzungen unserer Arbeit dient zunächst das aktuelle Belastungs-Beanspruchungs-Modell (Ertel et al. 2004).

❯ Definition

Unter psychischer Belastung ist die Gesamtheit aller erfassbaren Einflüsse zu verstehen, die von außen auf den Mensch zukommen und psychisch auf ihn einwirken (Definition nach der DIN EN ISO 10075-1, 2000).

Im Bereich der Arbeitsbedingungen ergeben sich unterschiedliche Bereiche der psychischen Belastung, z. B. Arbeitsaufgaben, Art und Umfang der Tätigkeit, Arbeitsumgebung (physisch-chemische

Einwirkungen), Arbeitsorganisation (Regelung der Arbeitszeit etc.).

Unterschiedliche Einflüsse wirken auf einen Menschen ein und lösen bei ihm psychische Vorgänge aus, wobei es immer schwierig ist zu erfassen, welche psychodynamischen Prozesse den Menschen steuern, sodass er auf bestimmte Belastungen unterschiedlich reagiert.

> **Definition**
> Unter psychischer Beanspruchung ist die unmittelbare Auswirkung der psychischen Belastung im Individuum in Abhängigkeit von seinen jeweiligen überdauernden und augenblicklichen Voraussetzungen einschließlich der individuellen Bewältigungsstrategien zu verstehen (Definition nach der DIN EN ISO 10075-1, 2000).

Die psychische Beanspruchung wird durch unterschiedliche individuelle Eigenschaften, Verhaltensweisen und psychodynamische Prozesse beeinflusst (z. B. Fähigkeiten, Erfahrungen, Motivationen, Bewältigungsstrategien). Ebenso spielen andere Voraussetzungen wie der Gesundheitszustand, Alter, Ernährungsverhalten usw. eine Rolle. Weiterhin bestimmen psychische, körperliche, genetische und soziale Voraussetzungen die psychische Beanspruchung. Sie wird auch durch individuelle Bewältigungsstrategien, mit denen eine Person gezielt bestimmte Verhaltensweisen einsetzt, um Probleme zu lösen, beeinflusst (Scheuch 1997).

Die Auswirkungen der psychischen Belastungen im Individuum in Abhängigkeit von seinen überdauernden und augenblicklichen Voraussetzungen und der individuellen Verhaltensstrategien können kurzfristige und langfristige positive und negative Folgen haben. Unter positiven Folgen sind beispielsweise Wohlbefinden, Aktivierung, Übung, Weiterentwicklung körperlicher und geistiger Fähigkeiten sowie Gesundheiterhaltung zu verstehen.

Unter negativen Folgen einer Belastung in Bezug auf Beanspruchung sind beispielsweise Ermüdung, seelisch-körperliche Erschöpfung, Stress, Beeinträchtigung des Gesundheitszustandes usw. zu verstehen.

Aus dem theoretischen Belastungs-Beanspruchungs-Modell folgen sinnvolle Hinweise zur Gestaltung der Arbeit im Hinblick auf Reduktion der psychischen Belastung und positives Beanspruchungsmanagement, indem z. B. die menschlichen Ressourcen optimal ausgeschöpft bzw. beeinflusst werden.

Zwei weitere Begriffe, die für die Arbeitssoziologie von zentraler Bedeutung sind, sind Stress und Ressourcen.

> **Definition**
> Unter Ressourcen sind unterstützende Faktoren bei der Bewältigung der Arbeitsanforderungen zu verstehen, also als Schutzpotentiale gegenüber über- und unterfordernden Belastungen, sodass potentielle Stressoren zurückgedrängt werden (Richter 2000). Die Europäische Kommission versteht unter Stress einen Zustand, der durch hohe Aktivierungs- und Belastungsniveaus gekennzeichnet ist und oft mit dem Gefühl verbunden ist, man könne die Situation nicht bewältigen (Generaldirektion V, 1997).

Unter dem Aspekt, dass die sich extrem wandelnde Arbeitswelt zu völlig neuen Belastungen/Herausforderungen führt (z. B. mit dem Umgang von ambivalenten Zielkonflikten), fordert Kriegesmann u. a., dass das bisher vernachlässigte Feld der Gesundheitspolitik, die Potentiale von Gesundheit, mehr berücksichtigt wird (Kriegesmann 2003c). Dies ist nicht nur unter dem Aspekt der sich wandelnden Arbeitsformen von Bedeutung, sondern auch in Anbetracht der demographischen Entwicklung erhält diese Forderung nach einer grundsätzlichen Neuorientierung ihre Berechtigung. »Volkswirtschaftlich gesehen werden Unternehmen ,gezwungen' sein, Bedingungen zu schaffen, die es den Erwerbstätigen ermöglichen, gesünder älter zu werden bzw. lebenslang (zu lernen), mit den eigenen Ressourcen umzugehen« (Siegrist 2002, S. 10).

Trotz der Erfolge der arbeitsschutz- und medizinischen Ansätze, gerade im Bereich der traditionellen Arbeitsverhältnisse und deren Belastungen, die bisher weitestgehend auf die Vermeidung von Risiken ausgerichtet waren, steigt zum Beispiel der Anteil der Frühverrentungen, der durch psychische Krankheiten bedingt ist; ebenso wiesen die Weltgesundheitsorganisation (WHO) und die Internationale Arbeitsorganisation (ILO) darauf hin, dass sich in den zurückliegenden 10 Jahren, bedingt durch Globalisierung, Automatisierung und fortschreitende Technisierung, arbeitsbedingter Stress und seelische Befindlichkeitsstörungen unter den Beschäftigten epidemisch verbreitet haben (Ertel u. Pröll 2004).

Bisherige Konzepte konnten dieser Entwicklung offensichtlich nicht Einhalt gebieten, so merkt Kriegesmann an: »Bündelt man die Fallstudienergebnisse, zeichnen sich deutlich Widersprüche zwischen dem expliziten Wissen über Sicherheit und Gesundheit und den tatsächlichen Handlungsmustern von Individuen ab« (Kriegesmann 2005, S. 48).

In Anlehnung an das Salutogenesekonzept (Antonowsky 1979) rücken Faktoren, die eine gesunde Lebensführung im Sinne von nachhaltiger Gesundheitskompetenz beinhalten, in den Fokus; der Einfluss der Lebensführung auf die Gesundheit ist zunehmend offenkundiger. »So nimmt man heute an, dass etwa 30–50% der Krebserkrankungen im Zusammenhang mit einer Fehlernährung oder einem Suchtmittelgebrauch stehen (vgl. Hankey 1999; World Cancer Research Fund 1997), ein ungesunder Lebensstil wird für etwa 60% aller kardiovaskulärer Neuerkrankungen verantwortlich gemacht« (Kriegesmann 2005, S. 18). Und »hinzu tritt die offensichtliche Perspektive des Aufbaus gesundheitlicher Ressourcen, die – in einer eher potentialorientierten Betrachtungsweise – eine Beschäftigungsfähigkeit in wechselnden Berufsfeldern erst ermöglicht« (Kriegesmann 2005, S. 11 u. a. in Anlehnung an Udris 1999).

»Gesundheit und Krankheit sind nie eindimensionale Folgen von Belastungen, sondern als dynamisches Gleichgewicht zwischen Anforderungen und der Verfügbarkeit über passende Ressourcen als Leistungsvoraussetzung zu betrachten« (vgl. Brödner 2002). Kriegesmann merkt in Bezug auf Ressourcen Folgendes an: »… Das Niveau personell verfügbarer Ressourcen stellt damit einen wichtigen offensichtlichen Hebel (betrieblicher) Gesundheitspolitik dar, der weit über auf Risikovermeidung ausgerichtete Ansätze hinausgeht« (Kriegesmann 2005, S. 33).

Als Ansatzpunkt wird die einzelne Person betrachtet, die lernen muss, mit den veränderten Bedingungen umzugehen und nach Ertel u. Pröll (2004) das individuelle Bewältigungsrepertoire ent-

sprechend verändern/erweitern sollte, wobei Kriegesmann zu Recht fragt, inwiefern die Kompetenzen des Einzelnen zur Selbststeuerung ausreichen, um mit den veränderten Anforderungen auch umgehen zu können (Kriegesmann 2005, S. 14). Die einfache Vermittlung von »Wissen über« genügt nicht, um zu anhaltenden Verhaltensänderungen zu führen, vielmehr muss eigenkompetentes Verhalten vorausgesetzt werden (Kriegesmann 2005, S. 19).

Die Schwierigkeit liegt zum einen allerdings darin, dass Verhaltensänderungen im Gesundheitsverhalten eine besonders schwere Hürde darstellen, da der Handlungsdruck von den Betroffenen oftmals nicht als groß genug angesehen wird (Kriegesmann 2005), andererseits sind gesundheitsschädigende Verhaltensweisen »tief im Menschen verankert und lassen sich nur schwer ändern« (Decker u. Decker 2001, S. 49). »Handlungsbereitschaft zu sicherheits- und gesundheitsorientiertem Verhalten ist mithin nicht Ergebnis einer rationalen Bewertung objektiv erwartbarer Konsequenzen, … sondern unterliegt zahlreichen Subjektivismen und Verzerrungen, die sich aus der Interaktion von individueller Motivstruktur und Situationswahrnehmung sowie -bewertung ergeben« (Kriegesmann 2005, S. 4).

Ebenso werden im Zusammenhang mit der Gesundheitskompetenz bzw. im Rahmen der Ressourcen u. a. folgende Faktoren/Aspekte genannt: »Tiefenstrukturelle« Steuerungsgrößen der individuellen Handlungskompetenz (Kriegesmann 2005), kognitive Kontrollüberzeugungen (z. B. Optimismus, Selbstwertgefühl; Kriegesmann 2005), Handlungsmuster (Richter u. Hacker 1998), aber auch die sozialen Ressourcen spielen selbstverständlich neben den physischen Risikofaktoren eine Rolle (u. a. Illmarinen u. Tempel 2002).

Das sog. Burn-out-Syndrom stellt eine Risikokonstellation dar, die offensichtlich mit einem Zusammenbruch der Selbstregulation zusammenhängt. Es scheint im Flexibilisierungsprozess der modernen Arbeitswelt, in der eine extreme Arbeitsintensität mit unscharfen Kompetenzerwartungen verbunden ist, dramatisch zuzunehmen (Pöll u. Gude 2003). Burn-out wird in der medizinsoziologischen Literatur als ein krankheitswertiger psychophysischer Zustand beschrieben, in dem unterschiedliche Symptome vorkommen, z. B. emotionale Erschöpfung, stark eingeschränkte Arbeits- und Leistungsfähigkeit, gekoppelt mit subdepressiven Symptomen wie Überreizung, Rückzugsverhalten usw. (Maslach u. Schaufeli 1993). Es kommt zu einem schleichenden Ressourcenverzehr, wobei ausgebrannt immer zunächst ein »Brennen« voraussetzt. Die Symptomatik ist gekoppelt mit unterschiedlichen Verhaltens- und Erlebniselementen, wie z. B. zunehmende Distanzierungsunfähigkeit von negativen und belastenden Zuständen und Verhaltensweisen, Erholungsunfähigkeit (z. B. Schlafstörungen), Angstgefühle usw. Hinzu kommt die subjektive Erfahrung einer schweren persönlichen Krise, die nicht mehr eine Fortsetzung der bestehenden Bewältigungspraxis erlaubt, sodass es zu einem Zusammenbruch der arbeitsbezogenen Ressourcen und des eigenen Effizienz- und Kompetenzbewusstseins kommt.

Siegrist betrachtet das Burn-out-Syndrom als das Endstadium einer problematischen Verausgabungskarriere (1996). Folgende Faktoren, die vom Fragebogen »RGM Selbstregulation und Gesundheit« erfasst wurden, beschreiben Variablen, die im Zusammenhang mit einem Burn-out-Syndrom stehen: seelisch-körperliche Erschöpfung, Erholungsunfähigkeit, Trennungsunfähigkeit von Faktoren im Berufsleben mit negativen Folgen, erlebte Überforderung im Berufsleben, geringes Wohlbefinden im Berufsleben, geringe Lust, ausgeprägte Unlust sowie unkontrollierbare Angst. Sowohl in der Studie B als auch im randomisierten Experiment korrelieren diese Faktoren mit der Entstehung chronischer Erkrankungen positiv. Im randomisierten Experiment der Studie B und im Unternehmensmodell (s. unten) konnten aufgrund der Messungen vor und nach der Intervention gezeigt werden, dass sich u. a. auch Faktoren signifikant reduziert haben, die das Burn-out-Syndrom beschreiben.

»Gesundheitsorientierte Verhaltensänderungen, die nicht lediglich temporär bis zur (vermeintlichen) Linderung von Beschwerden vorhalten, sondern quasi in das Routine-Verhaltensrepertoire internalisiert werden, resultieren erst aus einer Reflexion der Wirkungen des eigenen Lebensstils. Das heißt: ,mit sich selbst im Dialog bleiben', die Beurteilung der eigenen Verhaltensweisen etc. sind wichtige Grundlagen für ein dauerhaft sicherheits- und gesundheitsorientiertes Verhalten« (Kriegesmann 2005, S. 50).

Der Inhalt der vorliegenden Studie setzt genau an den hier nur sehr kurz umrissenen Konzepten an: Mit den vorliegenden Daten wird der Boden für ein konkretes Konzept geboten, anhand dessen die Faktoren, die die Ursache für u. a. mangelnde Handlungskompetenz sind, identifiziert werden (und dadurch »behandelbar« sind). Sofern diese, beispielsweise durch das Autonomietraining, gezielt verändert werden können, setzt sich eine Art Schneeballsystem in Gang, das fast gezwungenermaßen auf sehr breiter Basis in Richtung Ressourcenstärkung, Stressbewältigungsmechanismen und Aufrechterhaltung der Gesundheit zusteuert.

5.5 Familiendynamische und persönlichkeitsbezogene Ansätze

Persönlichkeitsbezogene, standardisierte Testsysteme, die meistens auf Selbstbeantwortung basieren, haben in der internationalen Literatur relativ schwache Ergebnisse zum Thema Persönlichkeit und Krankheit erbracht. So wenden Amelang et al. (1997) in einer prospektiven Studie unterschiedliche standardisierte Messinstrumente aus der internationalen Literatur an und kommen zu dem Schluss, dass ihr prädiktives und differentielles Potential zur Vorhersage chronischer Erkrankungen (vor allem Krebs und Herz-Kreislauf-Erkrankungen) eher schwach ist. In den Jahren 1965 bis 1972, als die Messinstrumente der Heidelberger Studien entstanden sind, war Grossarth-Maticek ebenfalls der Überzeugung, dass die standardisierte Form von unterschiedlichen Fragebögen zur Prädiktion chronischer Erkrankungen und Aufrechterhaltung der Gesundheit bis ins hohe Alter relativ unbrauchbar sind (z. B. weil sich Missverständnisse und unterschiedliche emotionale Zustände während der Befragung nicht kontrollieren lassen). Ebenfalls erfassten die meisten standardisierten Fragen nur bestimmte Teilaspekte und keine psychodynamischen Prozesse aufgrund intensiver Befragung zur Eigenkonstruktion von Persönlichkeitsvariabeln und der Art ihrer Erfassung im Interviewerprozess. Trotzdem decken sich viele Variablen inhaltlich mit später entstandenen Studien und theoretischen Konzepten. Einige Fragenkonstrukte wurden auch in Anlehnung an schon bestehende psychodynamische Konzepte entwickelt (z. B. wurde das Konzept von Ausstoßung und Bindung in Kooperation und Anlehnung an die Modelle von Stierlin (1982) entwickelt.)

5.6   Neuigkeitswert der multidisziplinären Forschung

Zusammenfassend lässt sich sagen, dass der wichtigste Neuigkeitswert der multidisziplinären Studien von Grossarth-Maticek der *wissenschaftliche Nachweis* ist, dass die in der Realität beobachtbaren Phänomene Ergebnisse von komplexen interaktiven Wirkungen sind, in denen sich monokausale Wirkungen häufig kontextabhängig auflösen oder verringern, sodass diese nicht mehr isoliert, sondern im interaktiven Kontext zu betrachten sind.

In diesem Abschnitt soll die implizite Kritik an monokausal-monodisziplinären Forschungskonzeptionen in Bezug auf die ungenügende Berücksichtigung von Kontextabhängigkeiten durch die Darstellung der eigenen Konzeption verdeutlicht werden, ebenso wie die Möglichkeit einer Integration der bestehenden wissenschaftlichen Ansätze in multidisziplinären Forschungs- und Interventionssystemen.

Die sog. etablierte monodisziplinäre Gesundheitsforschung erfasst in der Regel einen Risikofaktor (z. B. Zigarettenrauchen, Bewegungsmangel, Fehlernährung) oder einen psychodynamischen Prozess (z. B. familiäre Ausstoßung, Bindung, nachhaltige Schockerlebnisse, mangelhaftes Zugehörigkeitsgefühl) oder einen Verhaltenskomplex, der in Form einer zusammengefassten Variable mehrere Elemente beinhaltet (z. B. Erfassung des Burn-out-Syndroms oder des Verhaltenskomplexes hohe Verausgabung und geringe Belohnung). Sie kontrollieren eine begrenzte Anzahl konkurrierender Risikofaktoren mit dem Ziel nachzuweisen, dass der von ihnen erfasste Faktor von hoher gesundheitlicher Relevanz ist. Diesen Zustand betrachtet die multidisziplinäre Forschung, wie sie Grossarth-Maticek durchführt, als Illusion (monokausale Fata Morgana) und zwar aus folgendem Grund:

Wenn nicht nur einzelne, sondern zahlreiche konkurrierende Faktoren in die Analyse einbezogen werden, d. h. wenn komplexe Kontextabhängigkeiten berücksichtigt werden, dann wird die Wirkung von einzelnen monodisziplinär erfassten Wirkfaktoren häufig insignifikant, obwohl sie bivariat oder auch bei der Kontrolle einer begrenzten Anzahl von Risikofaktoren als hochsignifikant identifiziert wurde. Manchmal zeigt sich sogar ein Repressoreffekt, der die Wirkung des Risikofaktors umkehrt (von signifikantem Risikofaktor sogar in Richtung signifikanter Positivfaktor). Solche Effekte wurden in dieser Arbeit nachgewiesen am Beispiel der Belohnung im Arbeitsprozess (▶ Kap. 18).

Viele weitere Analysen, die in dieser Arbeit nicht dargestellt sind, zeigen dasselbe Ergebnis, z. B. dass die Wirkung des Burn-out-Syndroms, die familiären Belastungen und chronischen Krankheiten (die für bestimmte Krebsarten relevant sind) ihre monokausale Funktion im Prozess der Krankheitsentstehung verlieren und extrem abhängig werden vom Kontext anderer Risiko- und Positivfaktoren.

Während einzelne, monokausal und monodisziplinär definierte Risikofaktoren in ihrer spezifischen Wirkung bei Berücksichtigung einer großen Anzahl anderer relevanter Risiko- und Positivfaktoren in der Regel ihre Signifikanz erheblich verringern oder einbüßen, steigt die signifikante Vorhersagfähigkeit bei Berücksichtigung des gesamten erfassten interaktiven Systems (je mehr Variablen berücksichtigt werden, desto besser die Vorhersagefähigkeit).

Die präventive Intervention zeigt ebenfalls, dass sich bei erzielten präventiven Effekten eine große Anzahl unterschiedlicher Variablen aus unterschiedlichen Bereichen in der Intervention verändert hat. (Während Veränderungen in einzelnen Bereichen, die nicht imstande sind, andere Bereiche mit sich zu ziehen, keine große Wirkung aufweisen.)

Der Neuigkeitswert dieser Ergebnisse bedeutet: Monodisziplinen müssten zur Integration motiviert werden, um ihre wertvollen Einzelergebnisse im gesamten interaktiven Kontext mit anderen Disziplinen in Beziehung zu setzen. Es müssen multidisziplinäre Interventionsmaßnahmen entwickelt werden.

Im Hinblick auf die Methodologie ist der Neuigkeitswert die sog. prospektive Interventionsstudie (s. Teil IV) und die Bedingungen der Datenerfassung im Interviewerprozess (Vorgespräch, Erklärung der Fragen usw.; ▶ Kap. 21.4).

In den vorliegenden Studien zeigen sich interessante Ergebnisse im Vergleich zu Forschungsprojekten anderer Autoren, die in der Regel nicht in der Lage sind, Faktoren auch aus anderen Bereichen (die nicht unmittelbar in ihre Disziplin gehören) zu identifizieren, die ihre Risikofaktoren kompensieren oder verstärken. Das betrifft gleichermaßen wissenschaftliche Arbeiten aus der Medizinsoziologie, wie z. B. das Stressmodell von Karasek und Theorell oder das Modell der beruflichen Gratifikationskrisen von Siegrist, wie auch die sonstige Risikofaktorenforschung, die sich beispielsweise auf die gesundheitsschädliche Auswirkung des Rauchens bezieht. Die medizinsoziologischen Stressmodelle sind in der Regel durch prospektive oder retrospektive Studien erfasst und in ihrer gesundheitsrelevanten Wirkung ausgewertet worden, wurden aber nur äußerst selten mit experimentellen Interventionen gekoppelt, z. B. indem der erfasste Stress durch gezielte Interventionen in randomisierten Experimenten verringert wurde. Erstaunlicherweise gilt dieser methodische Mangel nicht nur im Hinblick auf medizinsoziologische Untersuchungen, sondern auch in Bezug auf die Erforschung so relevanter Risikofaktoren wie das Zigarettenrauchen. Bei fehlenden experimentellen Interventionen und bei der Erkenntnis, dass eine große Anzahl konkurrierender Risikofaktoren in komplexen Systemen wirksam ist, kann in der internationalen Epidemiologie wohl nur schwerlich von nachgewiesenen Ursachen gesprochen werden, vielmehr sollten die Ergebnisse eher als eindrucksvolle Korrelationen bezeichnet werden.

Im Rahmen des Autonomietrainings ist der Neuigkeitswert u. a. die Erkenntnis, dass die Symptomatik von der Kommunikationsform abhängig und beeinflussbar ist und dass Trainingseffekte somit nur dann möglich sind, wenn alternative Kommunikationsformen definiert und praktiziert werden.

Aufgrund dieser Annahmen werden die relevanten arbeitssoziologischen und arbeitsmedizinischen Risiko- und Positivfaktoren nicht kontextunabhängig analysiert und dargestellt, sondern in ihrer Wechselwirkung mit anderen Faktoren betrachtet und durch Interventionen beeinflusst.

Anmerkung. Eine inhaltlich genau definierte Trennung z. B. zwischen Belastung und Ressourcen, die in der medizin- und arbeitssoziologischen Literatur deutlich beschrieben ist und in vieler Hinsicht zu Klarheit in der Analyse beiträgt, zeigt sich in den multidisziplinären statistischen Analysen nicht als ohne weiteres möglich, weil große interaktive Abhängigkeiten auftreten (da auch Ressourcen und Belastung in einem interaktiven Verhältnis stehen). Auch aus diesem Grund wurde der Schwerpunkt auf Wechselwirkungen und gegenseitige Abhängigkeiten zwischen Berufsvariablen mit Variablen aus anderen Bereichen gelegt, in denen die Involvierung beruflicher Faktoren im Gesundheitsprozess nicht nur statistisch nachgewiesen wurde, sondern auch gezeigt werden konnte, dass die Wirkung einiger scheinbar objektiv wirkender Faktoren durch die Analyse ihrer interaktiven Kontextabhängigkeiten relativiert wird.

Selbstverständlich besteht ein Bewusstsein darüber, dass auch die von Grossarth-Maticek erfassten Variablen in Anbetracht der enormen Komplexität interaktiver Systeme weniger als ein Bruchteil der realen Wirkungszusammenhänge darstellen. Allerdings ist durch die Tatsache, dass mit den vorliegenden Daten eine effektive Vorhersage und Intervention zu erreichen ist, immerhin ein großer Schritt in Richtung Optimierung getan.

Die angeführten Argumente verdeutlichen das Verhältnis der multidisziplinären Interventionsepidemiologie und präventiven Verhaltensmedizin Grossarth-Maticeks zu sog. »etablierten« Forschungsrichtungen.

Dabei zeigt sich, dass das hier angeführte Konzept keineswegs eine wissenschaftliche Außenseiterrolle beansprucht, indem »nur« ein alternatives Konzept angeboten wird, sondern selbst einen Anspruch auf eine Führungsrolle im Bereich der multidisziplinären Interventionsepidemiologie stellt, die von allergrößter wissenschaftlicher Bedeutung und höchster praktischer Dringlichkeit ist. Hier wird ein Integrationsansatz von Monodisziplinen erreicht, ohne den so manche praktische Zielsetzung und wissenschaftliche Erkenntnis nicht möglich ist.

Teil III   Eigenes theoretisches Konzept

Offensichtlich können bestehende monokausale Ansätze unterschiedliche Phänomene und deren komplexe Entstehungsgeschichten nicht ausreichend erklären.

Als eine der primären Aufgaben, nicht nur von der epidemiologischen Wissenschaft, verstehen wir, Phänomene vorhersagen zu können und entsprechende Möglichkeiten bereitzustellen bzw. sie gegebenenfalls zu beeinflussen.

Die theoretische Grundlage der multidisziplinären Epidemiologie besteht zum einen aus einem festen Grundgerüst (z. B. die Theorie des Lust-Unlust-Managements) und zum anderen aus einem variablen Teil, der je nach spezifischer Analyse neu aufgestellt wird (z. B. der Frage danach, welche Rolle Stress bei der Entstehung von Krankheit spielt oder bei der Erklärung der Wechselwirkungen im Zusammenhang mit der Entstehung bestimmter Krebsarten).

Die Ausgangsfrage der Forschung lautete: Welche Faktoren spielen bei der Entstehung von Krankheit und Gesundheit eine Rolle, wobei davon ausgegangen wird, dass sowohl Krankheit als auch Gesundheit Phänomene äußerst komplexer Wirksysteme sind, die besser verstanden werden können, sofern ihre Entstehungsgeschichte betrachtet wird.

Nachdem Grossarth-Maticek in frühen Jahren seiner Forschung die Wechselwirkungen von bestimmten psychischen Dispositionen mit physischen Risikofaktoren im Zusammenhang mit spezifischen Krankheiten (z. B. Herzinfarkt, Krebs) feststellte, entwickelte er sowohl ein theoretisches Gerüst als auch Messinstrumente (s. beispielsweise die Fragebögen im Anhang »RGM Selbstregulation und Gesundheit« und »RGM Berufsleben, Persönlichkeit, Familie«), die ihm zum einen eine immer speziellere Beschreibung der psychischen Dispositionen und des Dysstress ermöglichten und zum anderen in Bezug auf Vorhersagen von Krankheitsentstehungen gute Ergebnisse lieferten. Das Besondere dabei ist, dass der Fokus der multidisziplinären Epidemiologie, deren Methode unmittelbar mit dem Namen Grossarth-Maticek in Verbindung steht, auf die Wechselwirkungen unterschiedlichster Systeme gerichtet ist mit dem Hauptziel, eine effektive Präventivmedizin zu entwickeln.

Gleichzeitig entwickelte er die schon oft erprobte Interventionsmethode des Autonomietrainings, in dem er gezielt bestimmte Faktoren, die aufgrund seiner Forschungsergebnisse von Bedeutung waren, veränderte.

Dass u. a. die Bereiche/Faktoren Gesundheit, Krankheit, Psyche und Körper, Stress, Erfolg, nachhaltige Arbeitsfähigkeit, Persönlichkeit sowie soziales Umfeld untereinander in Verbindung stehen und sich gegenseitig beeinflussen, ist schwer zu bestreiten.

Im Folgenden wird ein Konzept vorgestellt, das eine Möglichkeit anbietet, *wie* diese Bereiche untereinander in Beziehung stehen können und auf welche Art und Weise sie interagieren.

Dabei stehen vier große Bereiche im Mittelpunkt der Untersuchungen: Arbeit, Familie/Persönlichkeit, Physis und Gesundheit/Krankheit.

Theorie der interaktiven Bereiche

Wir gehen von einer Wechselwirkung der Bereiche Arbeit, Familie, Persönlichkeit und Physis aus. Sowohl innerhalb der einzelnen Bereiche als auch die Bereiche untereinander interagieren und bilden komplexe Wechselwirkungssysteme. Durch die spezifische Art der Interaktionen werden bestimmte Phänomene hervorgerufen.

Interaktiver Bereich: Ursprungsfamilie

In der Kommunikation des Individuums mit seiner Ursprungsfamilie sind einige zentrale Aspekte und ihre Wechselwirkungen relevant.

Eine wichtige Bedeutung kommt der subjektiven Erinnerung an die Kommunikation in der Kindheit zwischen dem Individuum und seinen Eltern zu. Hier wird in Anlehnung an Helm Stierlin, ein Interaktionsmodell mit den Faktoren erlebte Ausstoßung (die Person fühlt sich von den Eltern nicht angenommen, anerkannt oder akzeptiert) und erlebte übermäßige Bindung (an die Person werden sehr große Erwartungen gestellt und sie wird von den Eltern emotional gebunden, d. h. nicht losgelassen) unterschieden.

Ein weiterer bedeutender Erinnerungsfaktor ist, ob Körperkontakt zwischen dem Kind und seinen Eltern stattgefunden hat (z. B. liebevolles Tragen auf dem Arm, lange Stillzeiten).

Auch die erlebte Eltern-Kind-Beziehung in der Gegenwart spielt eine bedeutende Rolle (z. B. ob die Kindheit in der Gegenwart als lustbetont und sicherheitsspendend erlebt wird oder als Unlust erzeugend und Unsicherheit hervorrufend).

Die erwähnten Faktoren stehen gegenseitig in Wechselwirkung. So wird z. B. angenommen, dass eine liebevolle, Autonomie stimulierende Kommunikation im Elternhaus mit liebevollem Körperkontakt und angenehmer Erinnerung an die Kindheit ein interaktiver Faktor für die Aufrechterhaltung der Gesundheit ist (und umgekehrt).

Die familiären Wirkfaktoren (besonders die aus der frühen Kindheit) sind daher von großer und besonders nachhaltiger Bedeutung, weil das Kind in der Kommunikation mit seinen Eltern Emotionen von größter Intensität erlebt, aber rational noch ungenügend entwickelt ist, um z. B. Abweisungserlebnisse situativ zu begreifen. Somit können Bedürfnisse von höchster emotionaler Bedeutung ein

Leben lang blockiert bleiben. So kann eine äußerst enge Bindung des Kindes an die Eltern nachhaltige affektive Probleme erzeugen, die bis ins Berufsleben einwirken. Auch gelernte Flexibilität und Autonomie im familiären Bereich kann Ressourcen im Berufsleben verstärken.

Interaktiver Bereich: Arbeit

In dieser Studie werden unterschiedliche Faktoren erfasst, die in direktem Zusammenhang mit Dysstress stehen. Es sind Variabeln wie beispielsweise negative Kommunikation am Arbeitsplatz (z. B. Erwartungs- und Arbeitsdruck, nicht transparenter Informationsfluss im Unternehmen, mangelnde Belohnung/Anerkennung, mangelhaft erlebte Gestaltungsmöglichkeiten und Einflussnahmen im Arbeitsprozess) oder ein Burnout-Syndrom (z. B. seelisch-körperliche Erschöpfung, Erholungsfähigkeit bzw. -unfähigkeit, Trennungsunfähigkeit von Faktoren im Berufsleben mit negativen Folgen, erlebte Überforderung im Berufsleben, geringes Wohlbefinden im Berufsleben).

Eine positive Kommunikation am Arbeitsplatz ist dadurch charakterisiert, dass z. B. Stärken der Mitarbeiter anerkannt und Schwächen kompensiert werden. Wenn sich positive Kommunikation mit individuellem Verhalten koppelt, das z. B. durch eine hohe Integration von aktivierten Fähigkeiten mit beruflichen Anforderungen charakterisiert ist, dann kommt es zu angenehmen Gefühlen, wie beispielsweise Wohlbefinden im Berufsleben oder ausgeprägtem Zugehörigkeitsgefühl. In einem solchen System entwickelt das Individuum eine eigenaktive Berufsgestaltung, es bekommt ausreichend Gestaltungsmöglichkeiten und erlebt Belohnungen.

Wenn in diesem interaktiven Bereich von Belastungen gesprochen wird, meinen wir damit primär die subjektiv erlebten Einflüsse, die von außen (z. B. durch die Kommunikation mit Kollegen) auf das Individuum einwirken; es werden aber auch Faktoren berücksichtigt, die in der arbeitssoziologischen Terminologie unter den Begriff »Verhältnisse« fallen.

Die *subjektiven Reaktionen* auf Belastungen lassen sich in zwei Bereiche einteilen:
a) Reaktionen der Überforderung – Dysstress – und

b) Reaktionen aufgrund der im Individuum liegenden Potenziale (z. B. Fähigkeiten). Diese Potenziale werden als Ressourcen bezeichnet. Unter diesen Bereich fallen Faktoren wie z. B. bedürfnisorientiertes Berufsleben, ausgeprägte Flexibilität, fähigkeitsorientiertes Berufsleben oder hohe Arbeitsmotivation. Die einzelnen Faktoren stehen in enger Wechselwirkung und beeinflussen sich gegenseitig.

Dysstress beinhaltet Faktoren wie Überforderung im Berufsleben, seelisch-körperliche Erschöpfung, mangelhafte Erholungsfähigkeit, erlebte Überforderung im Berufsleben etc.

In der statistischen Auswertung der Daten wird entweder von dem Zusammenwirken von erlebten Einflüssen von außen (Belastungen) und den subjektiven Reaktionen auf Arbeitsverhältnisse (Ressourcen und Dysstress bzw. Eustress) ausgegangen oder es kommt zu einer zusätzlichen Aufteilung, bei der die subjektiven Reaktionen weiter in Eustress/Dysstress und Ressourcen aufgeteilt werden, sodass in diesem Fall von der Wechselwirkung von drei Faktoren ausgegangen wird (Belastung – Ressourcen – Stress), wohingegen bei der ersten Aufteilung von zwei Faktoren ausgegangen wird (Belastungen und subjektive Reaktion).

Bei der Krankheitsentstehung und der Aufrechterhaltung der Gesundheit ist das Zusammenspiel von Belastung und subjektiven Reaktionen im Berufsleben von Bedeutung und die Bereiche können sich gegenseitig kompensieren, wie gezeigt werden konnte.

Verhältnis-Verhaltens-Änderungen. Ob die beruflichen Entfaltungsmöglichkeiten einer Person gehemmt oder gefördert werden, hängt von zwei Faktoren ab:

- Von den subjektiven Reaktionen auf Belastungen (s. oben) und
- den betrieblichen Verhältnissen und Zuständen. Hier sind Faktoren wichtig, wie beispielsweise transparenter oder nicht transparenter Informationsfluss. Bestimmte Verhältnisse können eine hohe Arbeitsmotivation blockieren, dem Individuum keine Gestaltungsmöglichkeiten geben, es nicht ausreichend belohnen und trotzdem einen hohen Arbeits- und Erwartungsdruck ausüben. Negative Verhältnisse im Unternehmen und in der sozialen Kommunikation sind dadurch charakterisiert, dass Schwächen gesucht/unterstrichen (z. B. in Form einer demotivierenden Kritik etc.) und Stärken übersehen/negiert werden.

Wie oben dargestellt, kommt es zur permanenten Wechselwirkung zwischen dem eigenaktiven Verhalten im Berufsleben, den vorgefundenen Zuständen und Verhältnissen im Betrieb und der subjektiven Reaktion auf beides.

Es lässt sich statistisch nachweisen, dass bei Verhaltensinterventionen eher die verhaltensabhängigen Variablen veränderbar sind, während die Verhältnisfaktoren, wie z. B. unzureichender Informationsfluss am Arbeitsplatz oder unzureichende Belohnungssysteme, eher unbeeinflussbar bleiben. Dies setzt voraus, dass im Rahmen einer optimalen Intervention sowohl Verhaltens- als auch Verhältnisänderungen angestrebt werden müssen.

Interaktiver Bereich: Persönlichkeit

Hier wirken typische Verhaltensmuster mit Erlebnisstrukturen, individuellen Fähigkeiten/Kompetenzen und von außen wirkenden Faktoren zusammen.

Als *typische Verhaltensmuster,* die sich in unterschiedlichen Formen wiederholen, können z. B. Neigung, in der Isolation zu leiden, Distanzierungsunfähigkeit von störenden Objekten, egozentrische Selbstbezogenheit, innere Autonomie (Unabhängigkeit von Fremdbestimmungen usw.), Fähigkeit zur Selbstregulation (z. B. Fähigkeit, rationale und emotionale Anteilen so zu integrieren, dass sich aus der Konfrontation von beiden Regungen nicht permanent unüberwindliche Konflikte entwickeln) sowie rational-antiemotionales oder emotional-antirationales Verhalten bezeichnet werden [▶ Kap. 7.5 oder Grossarthsche Typologielehre (2000)].

Individuelle Fähigkeiten und Kompetenzen sind z. B. die Fähigkeit zur Stressbewältigung, lustvoll genießen zu können, aber auch Verzicht zu üben, Blockaden in der Korrektur von Verhaltensweisen mit negativ erlebten Folgen oder die Fähigkeit, durch Eigenaktivität Wohlbefinden erzeugende Zustände zu erreichen.

Persönlichkeitsbezogene Erlebnisstrukturen sind z. B. die Fähigkeit Lust/Wohlbefinden, Liebe und Selbstliebe in bestimmten Intensitäten zu erleben, sowie Anregung/Hemmung von Lebenslust oder chronisch emotionaler Schmerz.

Von *außen einwirkende Faktoren* auf das persönliche Verhalten können Schockerlebnisse oder soziale Isolation sein.

Auch andere Verhaltensdispositionen (Persönlichkeitsfaktoren) wirken interaktiv mit den oben beschriebenen Bereichen, z. B. die Liebesfähigkeit (Selbstliebe, Liebe zu den Eltern, dem Partner, zu Gott) und Formen der Religiosität. Personen, die ihre liebevollen Gefühle äußern können und eine liebevoll-tragende Beziehung zum erlebten Gottesbild aufweisen, sind auch in der Stressbewältigung erfolgreicher (s. »Relevanz religiöser Einstellungen«, ► Kap. 21.2).

Interaktiver Bereich: physische Risikofaktoren

In diesem Bereich sind folgende Faktoren erfasst:
- Genussmittel- und Medikamentenkonsum (Zigaretten, Alkohol, Kaffee, stimulierende/hemmende Psychopharmaka, Aspirin)
- Physiologische Daten (Blutdruck, Gesamtcholesterin)
- Ernährung und körperliche Betätigung
- Organvorschädigung/chronische Erkrankungen zum Zeitpunkt der Befragung (z. B. Diabetes mellitus, Leberzirrhose)
- Familiäre Belastung für chronische Erkrankungen

Die erwähnten Faktoren wirken in Bezug auf Entstehung schwerer chronischer Erkrankungen zusammen und bekommen hinsichtlich der Entstehung bestimmter Erkrankungen eine spezifische Funktion (z. B. ist die chronische obstruktive Bronchitis im Zusammenspiel mit Lungentuberkulose und Zigarettenrauchen eine spezifische Risikokonstellation für das Bronchialkarzinom).

6.1   Zur Bedeutung der Wechselwirkungen

Die einzelnen interaktiven Bereiche, die schon in sich bedeutende Wechselwirkungen aufweisen, stehen untereinander in komplexen, aber empirisch (statistisch) erfassbaren und mannigfaltigen Wechselwirkungen, wie in Studie B und in Teilen der Studie A nachgewiesen werden konnte.

Obwohl Einflüsse aus dem Berufsleben für Gesundheit und Krankheit hoch relevant sind, kann keineswegs angenommen werden, dass diese unabhängig von anderen relevanten Faktoren aus Familie, Persönlichkeit und physischen Risikofaktoren wirken.

So bilden bestimmte Erfahrungen und Erlebnisse aus der Ursprungsfamilie spezifische Persönlichkeitsdispositionen, die häufig ein Leben lang anhalten. Wenn sich die Person von einem Elternteil, z. B. der Mutter, isoliert und ausgestoßen fühlt und das Gefühl hat, nie die erwünschte Nähe zu erreichen, so kann ein derartiges Gefühl häufig im Privatleben, z. B. in der Partnerbeziehung, als Neigung zum Leid in der Isolation und der Abweisung potenziert werden. Es kann Ausdruck in persönlichen Verhaltensdispositionen finden, wie z. B. im sog. Typ-I-Verhalten im Rahmen der Grossarthschen Typologie (Leid in der Isolation von erstrebten, ersehnten, aber nicht erreichbaren Objekten, sodass sich das Gefühl einstellt, trotz größter Anstrengung die gewünschte Zuwendung nicht zu bekommen und sie durch das aktivierte Verhalten nicht erreichen zu können). Familiäre Dispositionen in Wechselwirkung mit Persönlichkeitsfaktoren (Verhaltensdispositionen) können direkt in das Verhalten und Erleben im Berufsleben übertragen und von bestimmten Abweisungserlebnissen im Berufsleben aktiviert werden, sodass es beispielsweise im Berufsleben dazu kommt, dass Isolationserlebnisse besonders stark aktiviert werden. Wenn sich beispielsweise eine Person von einem Elternteil abgewiesen und nicht anerkannt fühlt, dann wird sie möglicherweise von einem abweisenden Vorgesetzten eine noch höhere psychische Belastung erfahren als eine Person, die abweisende Erfahrungen in der Familie nicht gemacht und gelernt hat, Kommunikationsprobleme anzusprechen. (s. dazu beispielsweise ► Kap. 20 »Einfluss der Herkunftsfamilie auf die Verhältnisse im Berufsleben«).

Eine Person mit Diabetes wird unter ungünstigen Arbeitsbelastungen eher psychophysisch erschöpft sein als eine Person ohne Diabetes und regelmäßigem körperlichen Training.

Wenn eine Person viel raucht, eine chronische Bronchitis entwickelt, zusätzlich Alkohol trinkt, an Bewegungsmangel leidet und permanent eine Fehlernährung aufweist, dann wirken solche Risikofaktoren nicht nur auf den Organismus (z. B. indem sie Arteriosklerose fördern oder eine Krebserkrankung anregen), sondern auch massiv auf das psychosoziale System, z. B. indem Unlust erzeugt wird, Unwohlsein- und Angstgefühle verstärkt werden oder die Arbeitsmotivation sinkt. Diese psychosozialen Faktoren wirken wiederum motivierend auf die Ausprägung von Risiko- oder Positivfaktoren. So kann beispielsweise Glück in der Partnerschaft oder lustbetonte Verarbeitung familiärer Konflikte die Motivation zu Bewegung, Reduktion des Zigarettenrauchens oder Umstellung der Ernährung anregen. Unsere Ergebnisse zeigen eine sehr enge Wechselwirkung zwischen physischen und psychosozialen Faktoren (► Kap. 12). Es kann als sehr wahrscheinlich angenommen werden, dass physische Risikofaktoren eine psychische Belastung im Berufsleben verstärken können und Ressourcen abschwächen (wie auch umgekehrt).

Aufgrund der komplexen Wechselwirkung von Berufsleben, familiären und Persönlichkeitseinflüssen in Kombination mit physischen Risikofaktoren ist für die präventive Intervention ein hohes und effektives Potenzial vorhanden, und zwar, weil eine präventive Intervention, u. a. im Sinne des Autonomietrainings, an unterschiedlichen Faktoren denkbar ist, die für das Individuum von zentraler Bedeutung sind. So kann z. B. bei einem Menschen eine lustbezogene und kreative Veränderung der Kommunikation mit dem Vorgesetzten, bei einem anderen eine höhere Konzentration auf die eigenen Fähigkeiten, bei einem dritten eine Aufarbeitung und kreative Veränderung der Kommunikation mit einem Elternteil und bei einem weiteren eine körperliche Aktivierung sowie die Umstellung der Ernährung von derartiger Bedeutung sein, dass sich ein ganzes System in Richtung Gesundheit verändert (indem die Ressourcen im Berufsleben so gestärkt werden, dass sie eine belastungsreduzierende Funktion bekommen).

Theorie des Lust-Unlust-Managements

Der menschliche Organismus als äußerst kompliziertes Interaktionssystem entwickelt eine enorme Anzahl von Bedürfnissen auf den unterschiedlichen biologischen, psychischen und sozialen Ebenen (z. B. um die ständigen Spannungen zwischen Ist- und Soll-Zustand zu minimieren).

Wir gehen davon aus, dass es das Ziel eines soziopsychobiologischen Individuums ist, ein *Höchstmaß einer interaktiven, zu Lust und Wohlbefinden führenden Bedürfnisbefriedigung (in unterschiedlichen Systemen)* zu erreichen, sodass letztlich erlebbares Wohlbefinden entsteht. Ebenfalls versucht der Organismus immer wieder Quellen, die akut oder auf lange Sicht zu Hemmungen von Bedürfnisbefriedigungen führen, zu beseitigen bzw. zu umgehen.

Das zentrale Nervensystem registriert systematisch Quellen von Unlust und Lust und verlässt sich besonders auf emotional-kognitiv gespeicherte Informationen (z. B. im limbischen System). Dabei werden die *als höchste erlebten Lustqualitäten in der individuellen Lebensgeschichte* (aus der Erinnerung heraus) *immer wieder aktiviert* und es wird der Versuch unternommen, sie zu wiederholen oder sie in ähnlicher Weise wiederherzustellen (z. B. mit ähnlichen oder mit als ähnlich assoziierten Objekten, die ursprünglich starke Lustreaktionen hervorgerufen haben). Ebenso werden Quellen von höchster Unlust in der Erinnerung gespeichert, wobei hier der Versuch unternommen wird, diesen künftig auszuweichen.

Die Art und Weise, wie eine Person diese Ziele zu verwirklichen versucht (z. T. durch sehr kompliziert gestaltete emotional-kognitiv gesteuerte Verhaltensweisen) charakterisiert die Persönlichkeit in sehr hohem Maße, da die Personen auf den unterschiedlichsten Wegen ihre Lust-/Unlustquellen suchen bzw. vermeiden. So, wie der Fingerabdruck einmalig für eine Person ist, ist das Lust-Unlust-Management einmalig, weil es in grundsätzlich unterschiedlichen Kommunikationsbedingungen gelernt ist und dementsprechend individuell gelebt wird.

Die Lust-Unlust-Theorie bezieht sich nicht bloß auf die Erklärung der Folgen von Lust-Unlust-Erlebnissen (z. B. Depression oder gute Selbstregulation), sondern analysiert den Menschen in seinem sozial-kommunikativen System. Lust- oder Unlustquellen entstehen sowohl in der primären familiären Kommunikation als auch in Schule, Ausbildung, am Arbeitsplatz oder in der öffentlichen Tätigkeit des Menschen. Von daher ist es für Problemlösungen aller Art von zentraler Bedeutung, in welchen Kommunikationssystemen Menschen Lust, Wohlbefinden, Sicherheit und Entwicklung anstreben und erreichen und in welchen Systemen es zu Blockaden kommt.

> **!** Das interaktive Zusammenspiel von unterschiedlichsten Faktoren repräsentiert sich im zentralen Nervensystem, bzw. dort wird in lust- und unlustvolle Erlebnisse umkodiert. Diese Erlebnisse werden ihrerseits kognitiv interpretiert.
> Das spezifisch erlebte Lust-Unlust-Verhältnis ist ein zentraler Antrieb für das menschliche Verhalten und erlaubt die Erklärung von Motivationen und vollzogenen Handlungsweisen.

Lust-Unlust-Verhältnis im dynamischen Erlebnisbild

Auch im dynamischen Erlebnisbild ist das Lust-Unlust-Verhältnis repräsentiert. Bei erlebter Hoffnung auf Befriedigung sind mehr Lustqualitäten impliziert, während in der Resignation Unlust vorherrscht. Eine arbeitslose Person, die z. B. hohe Erwartungen im Berufsleben hat, aber permanent Abweisungen ausgesetzt ist, weist höhere Unlustpotenziale auf als eine arbeitslose Person, die in anderen Bereichen Lustquellen erschließt.

Unterschiedliche Erfahrungen aus der Vergangenheit, Situationen in der Gegenwart und die antizipierte Zukunft repräsentieren sich im emotional-kognitiven Erleben, das eine entsprechende dynamische Komponente aufweist.

Ein unangenehmes, leidvolles Erlebnisbild, das nicht durch Verhaltensstrategien korrigierbar erscheint, kann sich interaktiv mit physischen Faktoren im organischen Bereich repräsentieren.

Lust-Unlust-Verhältnis als Ausdruck einer interaktiven Bilanzierung von Risiko- und Positivfaktoren

Ob eine Person massiv an Unlustquellen ohne lustvolle Kompensation leidet oder ob sie überwiegend Wohlbefinden und Lust erlebt, ist weitgehend auch von der interaktiven Wirkung und Existenz unterschiedlicher Risikofaktoren (die mit dem Ausbruch chronischer Erkrankungen im Zusammenhang stehen) und Positivfaktoren (die mit Gesundheit bis ins hohe Alter korrelieren) abhängig. Im erlebten Lust-Unlust-Verhältnis kommt es zu einer Art resultierender Bilanzierung zwischen Risiko- und Positivfaktoren sowohl in der erlebten Qualität als auch in Bezug auf die erlebte Intensität. Diese Zusammenhänge sind statistisch nachweisbar. So konnten wir beispielsweise zeigen, dass Reaktionen (wobei Faktoren wie Wohlbefinden und Lusterlebnisse eine zentrale Rolle spielen) hochgradig von Bedingungen (Verhältnissen) und Risikofaktoren abhängig sind.

Diese generelle Theorie ist für die Analyse der Auswirkungen in den unterschiedlichen oben dargestellten Bereichen von Bedeutung. So kann gezeigt werden, dass negative Kommunikation am Arbeitsplatz mit einer Anhäufung von Unlust zusammenhängt, während positive Kommunikation und hohe Ressourcen mit Wohlbefinden im Berufsleben zusammenhängen. Auch eine Reduktion von physischen Risikofaktoren, eine Verbesserung der familiären Kommunikation oder der individuellen Selbstregulation wirkt sich im Endeffekt immer als Steigerung des Lustpotenzials aus.

Das Lust-Unlust-Verhältnis ist auch für die Diagnostik und die therapeutischen Trainingsmaßnahmen von hoher Relevanz, weil es die *Schnittstelle von Wirkfaktoren*, wie z. B. mangelnde Belohnung im Arbeitsleben, und subjektiver Umsetzung in emotional-kognitive Erlebnisbereiche darstellt.

Das Lust-Unlust-orientierte Verhalten kann auch zur Quelle von erheblichem Dysstress werden. So ist z. B. eine chronisch aktivierte und gleichzeitig blockierte Lusterwartung in Bezug auf Objekte von größter emotionaler Bedeutung nicht nur ein extrem ausgeprägter Dysstress, sondern auch empirisch nachweisbar und eine wichtige interaktive Quelle in Bezug auf die Entstehung chronischer Erkrankungen. Ein solches Verhalten ist i. d. R. beim Typ I der Grossarthschen Verhaltenstypologie vorzufinden (▶ Kap. 7.5).

Lustverirrungen

Häufig werden individuelle Aktivitäten in der Erwartung entwickelt, das Lust-Wohlbefinden- und Sicherheitsgefühl zu steigern, aber das Gegenteil tritt ein: massive Unlust. Hier sprechen wir von individuellen Lustverirrungen. Es kommt häufiger vor, dass die Personen sich dieses oft schleichenden Mechanismus erst spät bzw. manchmal überhaupt nicht gewahr/bewusst werden.

Im Lust-Unlust-Management spielen u. a. familiäre Einflüsse in der frühen Kindheit eine Rolle. Wenn sich eine Person in Bezug auf ihre Äußerung emotional intensiver Bedürfnisse in der Kindheit ausgestoßen und nicht angenommen fühlt, kann sie ein Leben lang auf Erlebnisse von Ausstoßung emotional bedeutender Personen hypersensibel reagieren und derartige Angst vor Abweisungen entwickeln, dass sie um jeden Preis mitmenschliche Harmonie anstrebt.

Wer sich an einen Elternteil übermäßig gebunden fühlt und zu diesem Elternteil eine (über) starke Loyalität aufweist, kann ein Leben lang bemüht bleiben, zu anderen Personen keine enge emotionale Bindung und Loyalität aufkommen zu lassen (um nicht eine Konkurrenz zur elterlichen Loyalität aufzubauen, die für den Betroffenen wie ein Bruch mit dem Elternteil erlebt werden würde). In diesem Zusammenhang sprechen wir von einer Bindungs-Loyalitäts-Fixierung, während bei Ausstoßungserlebnissen von einer Abweisungsfixierung die Rede ist. (Häufig treten beide Formen dieser Fixierungen in Kombination auf.)

Während traumatische Ausstoßungserlebnisse und/oder übermäßige loyale Bindungen in Bezug auf ein Elternteil eine Person über einen langen Lebenszeitraum beeinträchtigen können, bewahrt eine autonome Kommunikation in der frühen Kindheit (liebevolle Anerkennung ohne Anspruch auf übermäßige Bindung und Loyalität) weitgehend vor diesen Formen der Fixierungen und bildet die Basis für eine autonome, gesundheitsfördernde Selbstregulation. Nur die autonome Kommunikation ermöglicht eine erfolgreiche und liebevolle Ablösung von beiden Elternteilen.

Bei nicht überwundenen Abweisungs- und/oder Bindungserlebnissen hat die erwachsene Person grundsätzlich zwei Verhaltensmöglichkeiten:

1. Traumatische Abweisungserlebnisse:
   In der gegenwärtigen Kommunikation mit emotional bedeutenden Personen (im Privat- oder Berufsleben) wird der Konflikt aus der

Kindheit wieder aktiviert. Dabei werden erneut z. B. Abweisungen durch einen Partner oder Vorgesetzten aktiv hergestellt, auf die – wie in der Kindheit gelernt – emotionales Leid folgt. Wenn dies geschieht, ergeben sich wiederum zwei Reaktionsmöglichkeiten: Die Person verfällt in unkontrollierbares Leid und es kommt zur Aktivierung massiver Unlust (z. B. in Form von Angst, Verzweiflung) oder (und das ist die »positive Variante«) die Person erreicht Zuwendung und kann die eigenen Gefühle wie z. B. Angst und Liebe äußern. In diesem Fall können sich ausgeprägte Lustgefühle einstellen. (Das bedeutet aber noch lange nicht, dass alle Abweisungserlebnisse aus der Kindheit nicht mehr nachwirken und es nicht zu erneuten Projektionen anderer kindlicher Traumata in die Gegenwart kommen kann.)

Personen, deren Verhalten stark durch Abweisungserlebnisse motiviert ist, sind eher bemüht, Harmonie zu unterschiedlichen Personen, zu denen sie loyal sind, herzustellen, auch gerade dann, wenn diese im gegenseitigen Konflikt stehen (z. B. zwischen Ehepartner und Schwiegermutter). Hier sprechen wir von einem *harmonisierenden Loyalitätskonflikt*.

2. Personen mit *starker Loyalität und Bindung* an ein Elternteil weisen eine ausgesprochene Tendenz auf, alle Objekte/Personen, die sie in der Gegenwart anregen, zu entwerten, um gefühlsmäßig nicht in Konkurrenz mit dem zentralen elterlichen Objekt zu geraten. Diesen Mechanismus, bei dem jedes mit dem Elternteil verglichene Objekt/jede Person permanent negativ abgewertet/abgewehrt wird, nennen wir den *polarisierenden Loyalitätskonflikt*. (z. B. Ehepartnerinnen können *nie* die Qualität der Mutter erreichen).

Es besteht auch eine andere Möglichkeit mit nicht verarbeiteter Abweisung oder/und übermäßiger Bindung in der Gegenwart umzugehen, nämlich die *Vermeidung*: Mit der Strategie der Vermeidung werden alle Personen, die starke Emotionen hervorrufen, vermieden und stattdessen Beziehungen eingegangen, die weder Abweisungserlebnisse aktivieren, noch eine Herausforderung für die emotionale Loyalität für ein Elternteil bedeuten können.

Mit solchen Verhaltensweisen gehen z. B. häufig Anregungslosigkeit, negative Lustdifferenz oder kompensatorisches Suchtverhalten einher, wobei nach außen hin völlige Normalität und soziale Anpassungsfähigkeit vorgetäuscht werden. Innerlich ist diese Person aber nicht glücklich, weil sie auf die Äußerung ihrer wichtigsten Bedürfnisse zum großen Teil verzichtet bzw. es nicht schafft, ihren zentralen Konflikt aufzulösen.

Dabei kommt es immer wieder zu einem Zustand, den wir ambivalente Lustblockade (s. unten) nennen, d. h., die Person ist weder mit einer engen Bezugsperson, noch ohne diese in der Lage, positive Gefühle zu entwickeln. Beispiel: Eine Ehefrau assoziiert mit ihrem Partner (negative) Eigenschaften der eigenen Mutter. Nun steht sie zu ihm in einem hoch ambivalenten Verhältnis: Einerseits liebt sie ihn, andererseits ist er für sie eine Art »Repräsentant der eigenen Mutter«. Jetzt entwickelt sich ein Zustand, in dem die Frau weder lustbetont Abstand von dem mütterlichen Repräsentanten nehmen kann, noch in der Lage ist, mit diesem lustvoll (als Ehemann) zusammenzuleben. Ein solcher Zustand kann depressive Reaktionen auslösen.

Die Art und Weise, wie eine Person ihre Bindungs-, Ausstoßungs- und Autonomieerlebnisse verbindet, ist ein höchst individueller Prozess. Wir sprechen hier von der individuellen Lust-Unlust-Verhaltensstrategie.

So kann z. B. eine Person immer wieder Abweisungen manipulieren, um sich dann von der abweisenden Person radikal zu trennen, während eine andere Person bei der erreichten Abweisung zwar leidet, dann aber wieder aktiv wird, um z. B. neue Partner kennen zu lernen.

Im Rahmen des Autonomietrainings wird die individuelle Lust-Unlust-Verhaltensstrategie analysiert (indem u. a. herausgefunden wird, ob jemand eher an Abweisungserlebnissen oder an überstarken Loyalitätsbindungen leidet), um dann optimale Lust erzeugende Kommunikationsformen zu finden, durch die beispielsweise vorhandene Ambivalenzen aufgelöst werden können.

❶ Die multidisziplinäre Epidemiologie ist dadurch charakterisiert, dass sie das Zusammenwirken von einerseits strukturellen

Einflüssen (z. B. familiäre Kommunikationsformen, Zustände am Arbeitsplatz) und andererseits von individuellen Erlebnis- und Verhaltensmechanismen (z. B. den Abweisungs- oder Bindungserlebnissen) berücksichtigt.

Korrekturblockade

Normalerweise ist zu erwarten, dass Verhaltensweisen die zu negativen Folgen führen, durch das Eigenverhalten (Selbstregulation) korrigiert und/oder aufgegeben werden. Im Rahmen der sog. Lustverirrungen, bei denen permanent positive Folgen von Verhaltensweisen erwartet werden, die reell aber zu negativen Folgen führen, treten immer wieder massive Korrekturblockaden auf. Das heißt, *die Person hat eine ausgeprägte und durchgehende Unfähigkeit, Verhaltensweisen mit negativen Folgen aufzugeben.*

Je ausgeprägter die sog. negative Lustdifferenz ist (frühere Lustgefühle waren intensiver als die gegenwärtigen und in der Gegenwarte überwiegt ein Unlustgefühl) und je ausgeprägter die Hemmung einer Lust erzeugenden Selbstregulation, desto eher ist die Person auf die Kompensation der Unlust durch Sucht ausgerichtet. Dabei manifestiert sich die Korrekturblockade in besonderer Intensität.

Lebenstendenz als Folge von Lustquellen und Todestendenz als Folge von unerträglicher Unlust – Relevanz für Gesundheit/Krankheit

Das Lust-Unlust-Verhältnis drückt nicht nur Faktoren einer guten oder schlechten Lebensqualität aus, sondern es hat aus folgendem Grund eine höchste gesundheitsrelevante Bedeutung (aufgrund unserer Forschung konnten wir folgende Tendenzen beobachten):

Wenn sich die interaktiv erlebte Unlust emotional unerträglich ausbreitet (z. B. durch negative, unerträgliche Emotionen) und keine Hoffnung auf Lusterreichung entsteht, dann kann sich ein Gefühl einstellen, nicht mehr leben zu wollen bzw. zu können, wobei dies i. d. R. bei fortgeführter sozialer Anpassung geschieht.

Wenn die interaktive Lust und die Lusthoffnung dominieren, dann entwickeln sich ein Lebensbedürfnis und eine erhöhte soziopsychobiologische Integrität mit positiven gesundheitlichen Auswirkungen. Aus derart erlebten emotional-kognitiven Prozessen entstehen dann wieder neue Reaktionen, die eine Verhaltensrichtung bestätigen oder modifizieren.

Aber auch hier wirkt das Lust-Unlust-System nicht monokausal (z. B. in dem Sinne, dass unerträgliche Emotionen automatisch zur neurobiologisch bedingten Selbstvernichtung führen). Gehemmte und blockierte Lust führen in der Regel zunächst zur kompensatorischen Aktivierung des Suchtpotenzials (z. B. Rauchen, Alkohol, Drogen, Medikamente, Fehlernährung). Die negativen organischen Folgen der Sucht wirken sich mit der gehemmten Lust aus der sozialen Kommunikation synergistisch in Richtung Entstehung chronische Erkrankungen aus. Ein durch Sucht geschwächtes Individuum wird die Lustlosigkeit noch verstärken.

7.1 Modelle zur Krankheitsentstehung

Dysstress-Sucht-Modell. Für die Identifikation von Risikokonstellationen und für präventive Interventionen konnte ein empirisch getestetes Dysstress-Sucht-Modell der Krankheitsentstehung (sowohl durch Mehrfachmessungen in zeitlichen Abständen als auch durch prospektive Interventionsstudien) entwickelt werden:

In Studien mit Verlaufsdaten, die in jährlichen Abständen gemessen wurden, konnte ein Modell der Krankheitsentstehung, z. B. in Bezug auf Bronchialkarzinom oder Herzinfarkt statistisch hoch signifikant bestätigt werden (▶ Kap. 21.4). Dieser Schritt war notwendig, weil eine große Anzahl unterschiedlicher Risikofaktoren pathogen wirksam ist, sodass sich eine Theorie u. a. über die zeitliche Abfolge von den Risikofaktoren als nützlich erwies.

- Hier zeigt sich z. B. dass am Anfang extremer Dysstress – z. B. von nachhaltigen Schockeinwirkungen und negativer Lustdifferenz (Fixierung der Lusterwartung auf ein erstrebtes aber nicht erreichbares Objekt) – steht,
- danach kommt es zur Verstärkung und Neubildung von unterschiedlichen Abhängigkeiten (z. B. Verstärkung der Ess-, Alkohol-, Zigarettensucht) und Intensivierung anderer Risiko-

faktoren wie z. B. Bewegungsmangel, Fehlernährung.

- Im Anschluss kommt es zu unangenehm erlebten Suchtkonsequenzen, wie z. B. Übelkeit bei Fehlernährung oder körperliche Symptome aufgrund der Verstärkung des Zigarettenrauchens. Hier setzt nun eine Hemmung/Blockade der Korrekturfähigkeit des Verhaltens ein.
- Darauf entwickeln sich erste organische Konsequenzen, wie z. B. chronische Bronchitis, permanenter Anstieg des Körpergewichts, des Gesamtcholesterins oder der Blutdruckwerte. Im finalen Stadium können Synergieeffekte zwischen verstärktem psychosozialen Stress und nicht mehr reduzierbaren physischen Risikofaktoren in Richtung Entstehung chronischer Erkrankungen auftreten.

Anhand der Genese der Entstehung des Bronchialkarzinoms und des Herzinfarktes sollen zwei Beispiele dargestellt werden.

- *Bronchialkarzinom:* Zunächst taucht in der Lebensgeschichte ein massiver Dysstress auf, in Form des sog. Typ-I-Verhaltens. Der Betroffene leiden an der Isolation von erstrebten, aber nicht erreichbaren Objekten. Um die Isolation zu mindern und die Alltagskommunikation zu erleichtern, beginnt die Person zu rauchen, i. d. R. mit steigendem Konsum. Wenn sie Passivrauchen ausgesetzt ist, protestiert sie selten und raucht eher stillschweigend mit. Auf die Sucht des Zigarettenrauchens folgt die Suchtkonsequenz, z. B. in Form einer chronischen obstruktiven Bronchitis. Die Schädigung der Lunge kann noch mit anderen Kofaktoren verstärkt werden, wie z. B. der Lungentuberkulose. Es folgt eine chronische Korrekturblockade, d. h., die Person ist durch ihr Verhalten weder in der Lage, ihren Dysstress zu verringern, noch das Rauchen zu verringern, trotzt massiver negativer Konsequenzen (z. B. starker Husten mit Auswurf). Im Zustand des permanenten Dysstresses und organischer Schädigung kommt es zu anhaltender seelisch-körperlicher Erschöpfung mit geringer Erholungsfähigkeit. Dies hat zur Folge, dass sich sowohl der Dysstress als auch die körperliche Symptomatik in Richtung Unwohlsein entwickelt, die zur Ver-

ringerung der Lust am Leben führen kann. Statistisch konnte von uns nachgewiesen werden, dass Personen, die gleichzeitig an Dysstress leiden, aktiv oder passiv rauchen, an chronischer obstruktiver Bronchitis leiden sowie früher Lungentuberkulose oder eine andere Lungenerkrankung hatten und im Zustand einer chronisch seelisch-körperlichen Erschöpfung leben, wobei es zu regelmäßiger Steigerung des Konsums von Zigaretten kommt, hochsignifikant eher Lungenkrebs bekommen, als Personen, die nur einen der oben genannten Faktoren aufweisen.

- *Herzinfarkt:* Auch beim Herzinfarkt entsteht zuerst Dysstress in Form von hilfloser Aufregung durch ein störendes Objekt, von dem die Person keine Distanz erreichen kann (Typ-II-Verhalten). Anschließend an den Dysstress entwickelt sich ein Suchtverhalten, z. B. in Form des Zigarettenrauchens und Fehlernährung. Es entwickeln sich Suchtkonsequenzen, wie Verkalkung der Arterien, Übergewicht, erhöhte Cholesterinwerte, Bewegungsmangel.
Der Betroffene ist weder in der Lage den Dysstress, noch das Sucht fördernde Verhalten zu korrigieren. Es kommt zur Verstärkung von negativ erlebten Folgen durch Dysstress und Sucht, die die Fähigkeit, Wohlbefinden erzeugende Verhaltensweisen zu entwickeln, verringern. Zu diesem Interaktionszyklus können weitere Risikofaktoren hinzukommen, die nur z. T. durch Dysstress bedingt sind, wie z. B. Diabetes mellitus. Auch hier kann statistisch gezeigt werden, dass die Wechselwirkung zwischen den oben genannten Faktoren eher zu Herzinfarkt führen, als wenn nur ein oder kein Faktor wirksam ist.

Dysstress-Askese-Modell. Auch ein zweites krankheitserzeugendes Modell konnte aufgrund unserer Forschung ermittelt werden: das sog. Dysstress-Askese-Modell:

Hier verhält sich die Person mit massivem Dysstress so, dass sie auf jedes Suchtverhalten verzichtet und mit aller Kraft versucht, nur gesundheitsrelevante Verhaltensweisen auszuüben (z. B. regelmäßige Bewegung, gesunde Ernährung, Verzicht auf Alkohol und Zigarette).

Familiäres genetisches Modell. Ein drittes Modell der Krankheitsentstehung nennen wir das familiäre genetische Modell: Hier erkranken Personen häufiger, wenn sie familiär extrem belastet sind.

Weitere, in dieser Arbeit noch nicht dargestellte statistische Auswertungen, werden die Relevanz und den prozentualen Anteil der drei Modelle der Krankheitsentstehung darstellen.

Das Modell der Aufrechterhaltung der Gesundheit (suchtlose Lust), beschreibt ein Verhaltensmuster, das durch immer wieder erreichtes Wohlbefinden und lustbetonte Befriedigung charakterisiert ist, ohne Suchtverhalten, mit ausgeprägter Korrekturfähigkeit, von Verhaltensweisen, die kurzfristig zu Unlust oder Sucht führen. Es besteht eine ausgeprägte Fähigkeit zu seelisch-körperlicher Erholung. Die Lust am Leben und das Bedürfnis zu leben, sind stark ausgeprägt.

Die empirischen Ergebnisse bestätigen in starkem Maße die hier vorgestellten interaktiven Verhaltensmodelle in Richtung Krankheit oder Gesundheit.

7.2 Interaktive Steuerungsprozesse in komplexen Systemen

In lebenden, also höchst komplexen soziopsychobiologischen Systemen wirken zentrale Steuerungsprozesse, die unterschiedliche Funktionen ausüben, z. B. die Koordination von psychobiologischen Faktoren, um ein erstrebtes Ziel zu erreichen.

Steuerungsprozesse sind sowohl auf biologischer, sozialer als auch auf psychischer Interaktionsebene im soziopsychobiologischen System identifizierbar.

Die Steuerungsmechanismen sind einerseits das Produkt von Wechselwirkungen von Faktoren aus unterschiedlichen Lebensbereichen, andererseits wirken sie aktiv auf die funktionale Neugestaltung von zielgerichteten Prozessen.

Im Autonomietraining, einer Methode zur kreativen Problemlösung durch Neugestaltung der Kommunikation, werden zunächst durch Analysen Steuerungsfaktoren identifiziert, um dann hemmende Steuerungsmechanismen zu inaktivieren und erstrebte zu aktivieren.

Für die Aufrechterhaltung der Gesundheit und kreativen Problemlösungen in unterschiedlichen Lebensbereichen scheinen emotional-kognitiv erlernte Steuerungsmechanismen von zentraler Bedeutung. Diese sind i. d. R. das Produkt von Hirnfunktionen aufgrund von interaktiven Kommunikationen des zentralen Nervensystems mit seiner Umwelt.

Zur Verdeutlichung ein Beispiel aus der multidisziplinären Interventionsepidemiologie der Krebserkrankungen: Das von Grossarth-Maticek beschriebene Typ-I-Verhaltensmuster scheint ein zentraler Steuerungsfaktor zu sein, der interaktiv andere Risikofaktoren beeinflusst: Personen, die in der Isolation von erstrebten und nicht erreichten Objekten leiden, rauchen mehr, trinken mehr Alkohol und weisen eher eine lang anhaltende seelisch-körperliche Erschöpfung auf. Wenn solche Personen im Autonomietraining lernen, ihr Isolationsleid aufzulösen und gleichzeitig Antidepressiva bekommen, dann ist ein interaktiver Steuerungsfaktor in Richtung Aufrechterhaltung der Gesundheit aktiviert worden.

Solche Personen geben eher das Rauchen auf, trinken weniger Alkohol und reduzieren ihre seelisch-körperliche Erschöpfung.

Der Analyse zur Identifikation von Steuerungsmechanismen (individuelle und soziale) und deren multifaktoriellen Beeinflussung kommt in unserer multidisziplinären Präventivmedizin und in der prospektiven Interventionsepidemiologie eine zentrale Bedeutung zu. Ohne diese Identifikation ist eine effektive Präventivmedizin nicht möglich.

7.3 Individuelle und berufliche Selbstregulation

Unter Selbstregulation verstehen wir jede individuelle Aktivität, bezogen auf die physische und soziale Umwelt, ebenso wie auf den eigenen Organismus und die eigene Person, die zum Ziel hat, Zustände zu beeinflussen und Wohlbefinden zu vermehren und Unlustquellen zu vermindern oder abzubauen.

Der Mensch ist ein eigenaktives System mit der Fähigkeit, aktiv auf die Umwelt und den eigenen

Organismus einzuwirken, sodass es zu Veränderungen und Wirkungen kommt, die zu Bedürfnisbefriedigung führen. Wenn ein Individuum in der Lage ist, durch die Eigenaktivität Zustände zu erreichen, die ein hohes Maß an eindeutigen und langfristig erlebbaren Lustquellen aktivieren, dann sprechen wir von einer gelungenen Selbstregulation. (Wenn Aktivitäten entwickelt werden, die Unlustquellen aktivieren und Lustquellen blockieren, sprechen wir von einer gehemmten Selbstregulation.)

Eine erfolgreiche Selbstregulation impliziert u. a. die Entwicklung von komplexen Verhaltensstrategien, die in unterschiedlichen Kommunikationssystemen zu Bedürfnisbefriedigung und Auslösung von Lusterlebnissen führen.

Der Mensch erscheint als ein Lust, Wohlbefinden, Sicherheit, Sinnerfüllung und Entwicklung anstrebendes Kommunikationssystem, das aber auch immer wieder in Situationen gerät, in denen sich Unlust und Unwohlsein massiv entwickeln. Bei solchen Prozessen ist immer wieder die menschliche Selbstregulation involviert.

Die Selbstregulation wird in unterschiedlichen Phasen der Sozialisation erlernt. Die ersten Einwirkungen sind in der frühen Kindheit (möglicherweise intrauterin) vorhanden, aber mit Sicherheit in den ersten Lebensjahren in der Kommunikation mit einem Elternteil, der die stärksten Emotionen hervorruft. Hier können Erlebnisse wie systematische Ausstoßung und Nichtannahme des Kindes eine große und lebenslang hemmende Funktion auf die Selbstregulation ausüben. Wenn z. B. bestimmte emotionale Bedürfnisse in der Kindheit nicht befriedigt wurden, können diese ein Leben lang persistieren und die Person hindern, lustbetonte Eigenaktivitäten in anderen Lebensbereichen zu entfalten.

Auf die Selbstregulation nehmen auch Schockerlebnisse in der Kindheit und im Erwachsenenalter einen erheblichen Einfluss, weil sie z. B. durch Präokkupation mit einem traumatischen Ereignis andere Bereiche der Eigenaktivität blockieren.

Auch religiöse Erfahrungen können entweder hemmend auf die Selbstregulation einwirken (wenn diese mit unlustvollen Erlebnissen assoziiert werden, z. B. mit einer unnachvollziehbar strengen religiösen Erziehung) oder die Selbstregulation enorm anregen, wenn sie beispielsweise mit einem lustvoll erlebten Gottesbild zusammenhängen (z. B. Gott als Liebesquelle und Quelle der kreativen Intelligenz).

Unterschiedliche soziale Zustände (wie soziale Isolation) und Erlebnisquellen, wie Wohlbefinden, innere Autonomie sowie Konfliktsituationen innerhalb der Person (z. B. schlechte Integration zwischen rationalen und emotionalen Elementen) sind sowohl das Ergebnis einer bestimmten Form von Selbstregulation als auch ihre Ursache im komplexen Interaktionssystem.

Wenn sich eine chronische Hemmung der Selbstregulation zeigt, dann können sich besonders negative emotionale Zustände mit einer gewissen individuellen Hilflosigkeit stabilisieren, sodass sie als nicht mehr veränderbar erlebt werden (z. B. im Zustand der sog. negativen Lustdifferenz, in dem die Unlustquellen dominant erscheinen und als nicht mehr beeinflussbar wahrgenommen werden).

Die individuelle Selbstregulation bezieht sich hauptsächlich auf den Umgang mit der eigenen Familie, mit den physischen Risiko- oder Gesundheitsfaktoren und die Aktivierung oder Hemmung bestimmter Persönlichkeitspotenziale. Ebenso gehören in die individuelle Selbstregulation der Umgang des Menschen mit dem erlebten Gottesbild und die eigenaktive Auseinandersetzung mit sozialen und kulturellen Normen.

Die berufliche Selbstregulation bezieht sich auf den eigenaktiven Umgang des Menschen im Kommunikationsprozess Arbeit und Beruf. In der Arbeitsorganisation wird der Mensch zum sozialen Wesen, indem er in einer arbeitsteiligen Gesellschaft Leistungen erbringt und Belohnungen und v. a. soziale Zugehörigkeit erwartet. Im Berufsleben werden Rollen und Erwartungen formuliert (z. B. hoher Arbeitsdruck) und es kommt permanent zu Möglichkeiten der Wechselwirkung zwischen Strukturen am Arbeitsplatz und eigenaktiven Einwirkungen des Individuums auf den Arbeitsprozess. Auch hier spielt die berufliche Selbstregulation eine zentrale Rolle. Sie kann zwischen extremer Hemmung und extremer Aktivierung, zwischen erfolgreich und erfolglos schwanken. Eine Person kann beispielsweise unter stärkstem Arbeitsdruck leiden, für die Eigenleistung nicht belohnt werden, Stör- und Isolationsquellen ausgesetzt sein, außerberufliche Mehrbelastung ertragen, mit Aufgaben überfordert und nicht in der Lage sein, eine dabei entstandene seelisch-körperliche Erschöpfung im Berufsleben durch Erholung kompensieren zu können. Solche Zustände sprechen beispielsweise für eine schlechte berufliche Selbstregulation, unabhängig davon, ob sie durch ungünstige Bedingungen am Arbeitsplatz und z. B. durch Angst vor dem Verlust des Arbeitsplatzes oder durch eine blockierte individuelle Selbstregulation entstanden sind.

Für eine erfolgreiche berufliche Selbstregulation spricht beispielsweise eine gute Integration von Fähigkeiten und Anforderungen im Berufsleben, Neigung zur eigenaktiven Berufsgestaltung, bedürfnisorientierte Arbeitsaktivität, Entwicklung von Berufsvisionen, eine ausgeprägte Trennungsfähigkeit von negativen und nicht beeinflussbaren Faktoren.

Im Berufsleben kommt es permanent zu Wechselwirkungen von positiven und negativen Zuständen in der beruflichen Kommunikation [z. B. transparenter Informationsfluss, nicht zu bewältigender Arbeitsdruck, mangelhafte Belohnungen für Leistungen, blockierende Arbeitsmotivation (z. B. durch demotivierende Kritik), erlebte soziale Unsicherheit (z. B. Angst vor Arbeitsplatzverlust)] mit Elementen einer gelungenen oder gehemmten Selbstregulation, also einer eigenaktiven Einwirkung auf die berufliche Kommunikation. Im komplexen soziopsychobiologischen System Individuum kann aus didaktischen Gründen nur zwischen den einzelnen Bereichen der Selbstregulation unterschieden werden (z. B. individuell und beruflich). In Wirklichkeit kommt es zu einer permanenten Interaktion aller Bereiche, in denen Selbstregulation manifestiert wird, d. h. dass beispielsweise in der Familie erlernte Verhaltensweisen und Motivationen auf die berufliche Sphäre übertragen werden können und umgekehrt. Dabei können sich bestimmte Bereiche einer gehemmten Selbstregulation synergistisch potenzieren oder sich auch gegenseitig kompensieren (sodass ein Bereich, in dem gelungene Selbstregulation vorkommt, einen anderen Bereich mit schlechter Selbstregulation in Richtung verbesserte Selbstregulation beeinflussen kann).

❗ Gelungene Selbstregulation äußert sich letztlich in einer Vermehrung von interaktiv erlebter Lust, Wohlbefinden und Sicherheit, während gehemmte Selbstregulation Quellen von Unlust hervorruft.

Die Selbstregulation ist also nicht als ein monokausal wirkender Alleinverursacher für Lust oder Unlust anzusehen, vielmehr ist die individuelle Eigenaktivität immer mit strukturellen, sozialen, organischen und physischen Strukturen konfrontiert. In der individuellen und beruflichen Selbstregulation liegt aber ein enormes Veränderungspotenzial, das, kreativ eingesetzt, immer wieder überraschende Ergebnisse hervorrufen kann.

7.4 Selbstregulation – Stressprävention – Gesundheit

Gesundheit bezeichnet ein funktionales Gleichgewicht, in dem sich unterschiedliche körperliche und emotional-kognitive Funktionen interaktiv unterstützen und kompensieren. Sie befähigt das Individuum dazu, sich an seine physische und soziale Umwelt anzupassen und auf diese aktiv einzuwirken. Gesundheit bedeutet auch permanente Kompensation und wenn möglich Reparatur von entstandenen Schäden im Organismus und im emotional-kognitiven Erlebnisbereich.

Wenn entstandene Schäden nicht mehr interaktiv repariert oder kompensiert werden können und diese in ihren Wechselwirkungen die interaktive Funktionsfähigkeit des Organismus hemmen/blockieren, dann entsteht die Basis für chronische Erkrankungen. Hier zeigt sich die Beziehung zwischen chronischer Erkrankung und Dysstress, da dieser als emotional-kognitives Leid beschrieben wird, das durch das Eigenverhalten des Individuums nicht mehr reduzierbar ist (dieses Leid kann interaktiv mit unterschiedlichen physischen Schädigungen (z. B. Zigarettenrauchen) wirken). Auch das Burnout-Syndrom beschreibt ein Syndrom, das chronisch wirkt (z. B. als psychophysische Erschöpfung) und vom Individuum nicht reduzierbar ist. Im Gegensatz dazu bezieht sich die Erholungsfähigkeit auf Fähigkeiten zur Regeneration im emotional-kognitiven Bereich sowie der Fähigkeit des Körpers, sich zu erholen und zu regenerieren. Die Aufrechterhaltung der Gesundheit bis ins hohe Alter scheint ein interaktives Phänomen zu sein, in dem sich permanente Erholungs- und Regenerationsfähigkeiten aktivieren und somit das Gegenteil vom Burnout-Syndrom darstellen (interaktive Blockade der Erholungsfähigkeit).

Selbstverständlich interagiert die funktionale Fähigkeit des Organismus, sich zu erholen und zu reparieren, sowohl mit Verhaltensaktivitäten als auch mit Umwelteinflüssen und strukturellen Eigenschaften des Organismus (z. B. Erbanlagen).

Für die Stressprävention sowohl individuell als auch im Berufsleben spielt die Aktivierung der Selbstregulation in Richtung Abbau von Unlustquellen und Anregungen von Lustquellen eine zentrale Rolle. Das sog. Autonomietraining ist darauf spezialisiert, die individuelle und berufliche Selbstregulation kreativ zu aktivieren, sodass Veränderungen entstehen, die dem Individuum mehr Lust-Wohlbefinden-Sicherheit ermöglichen mit gleichzeitigem Abbau von Quellen der Unsicherheit und Unlust. Im Autonomietraining spielen Flexibilisierung und kreative Problemlösung eine große Rolle, weil angenommen wird, dass das Individuum mehr als nur eine Verhaltensoption in unterschiedlichen Konfliktsituationen aufweist und dass es sich häufig aufgrund fehlerlernter Kommunikation und Annahmen in der Problemlösung selbst im Wege steht. Sämtliche Variablen in der Studie A und B beziehen sich entweder auf direkte Eigenschaften der individuellen oder beruflichen Selbstregulation oder auf ihre interaktiven Voraussetzungen und Auswirkungen.

So ist z. B. die Fähigkeit zur individuellen Selbstregulation (eigenaktive Herstellung und Modifikation von Kommunikationsweisen die zu Wohlbefinden, Lust, Bedürfnisbefriedigung und Sicherheit führen) mit Sicherheit ein Faktor, der Einfluss nimmt auf die Verringerung der Belastung und auf Erhöhung von Ressourcen im Berufsleben.

Der Zusammenhang zwischen gehemmter Selbstregulation und Manifestation unbeherrschbarer Unlust ist eine zentrale Motivation für ein kompensatorisches Suchtpotenzial (z. B. Zigaretten, Alkohol, Medikamente, Fehlernährung etc.). Auch körperliche Funktionen werden beeinflusst (z. B. Bluthochdruck). Aus der Wechselwirkung von Suchtauswirkungen, beeinträchtigten Körperfunktionen und schwer erträglicher Unlust kommt es zu einem erhöhten Risiko chronischer Krankheiten (dieser Zustand wird noch durch familiäre Disposition für bestimmte chronische Erkrankungen verstärkt).

Eine erfolgreiche Selbstregulation im Zusammenhang mit aktiviertem Wohlbefinden und Lust ist nicht nur durch relative Suchtfreiheit charakterisiert, sondern auch durch eine Aktivierung, Stimulierung und Koordinierung körperlicher Funktionen (z. B. weniger Diabetes, normaler Blutdruck, normales Blutcholesterin). Die Wechselwirkungen zwischen Wohlbefinden, Suchtfreiheit, Mangel an körperlichen Risiken, motivierter Bewegung, Wohlbefinden erzeugender Ernährung etc. haben eine positive Auswirkung auf die Aufrechterhaltung der Gesundheit bis ins hohe Alter.

7.5   Grossarthsche Verhaltenstypologie

Grossarth-Maticek unterscheidet grundsätzlich sechs unterschiedliche Verhaltensmuster, die als die Grossarthsche Typologie bezeichnet werden.

Es handelt sich um Verhaltensmuster aus der psychodynamischen Persönlichkeitsanalyse, die Grossarth-Maticek aufgrund seiner jahrelangen Beobachtungen beschrieben hat. Die Typologie ist nicht isoliert zu betrachten, vielmehr steht sie in direktem Zusammenhang mit zahlreichen anderen Variablen aus unterschiedlichen Bereichen.

- *Typ 1: Leid in der Isolation:*
  Die Person leidet in der Isolation von einem erstrebten, aber nicht erreichbaren Objekt (z. B. Personen, Zielverwirklichung) und zwar ohne Kompensationsmöglichkeiten (kompensierende Kompetenz), sodass sie dem Leid dauerhaft hilflos ausgeliefert ist. Es kommt zu einer erlebten Ausweglosigkeit, d. h. die Person findet keinen Weg, sich von Unlustquellen (z. B. seelisch-körperliche Erschöpfung) zu lösen und in anhaltendes Wohlbefinden zu kommen.
- *Typ 2: Leid in der Nähe störender Objekte:*
  Die Person lebt in der Nähe eines störenden, negativ bewerteten Objektes (z. B. Ehegatten),

das vom erstrebten (z.B. hoch bewerteten) Objekt negativ abgegrenzt wird, und ist nicht fähig, sich von diesem zu distanzieren, sodass sie sich den negativ erlebten Objekten gegenüber hilflos ausgeliefert fühlt. Es kommt zu dauerhaft erlebter Ausweglosigkeit, aufgrund des Gefühls, sich von störenden Objekten nicht befreien zu können und Wohlbefinden erzeugende Situationen zu erreichen.

– *Typ 3: Abwechselnde Phasen mit unangepasster Kompetenz (narzisstische Ambivalenz):*
Die Person zeigt Phasen, in denen intensives Isolationsleid in den Vordergrund tritt, die sich mit Phasen der Isolationsangst und Ersatzbindungen sowie mit Phasen von abrupter Trennung und Distanzierung von Objekten mit starker emotionaler Bedeutung abwechseln. Zwischenzeitlich kommt es zu Phasen kurzfristig anhaltender Gefühle von extremer Lust und Wohlbefinden. Die Person reagiert nicht lang anhaltend hilflos auf chronisches Leid, sondern sie findet immer wieder Wege für neue Inspirationen, Anregungen und kurzfristige Überwindungen von leidvollen Erlebnissen (um im Anschluss wieder in neue leidvolle Situationen zu kommen). Es kommt immer wieder zu erlebten Hoffnungen, zum Gefühl der Realisierbarkeit von erstrebter Lust und Wohlbefinden und dies in der Regel durch egozentrisches und wechselhaftes, teils extrem unangepasstes und teils extrem angepasstes Verhalten.

– *Typ 4: Wohlbefinden durch autonome Selbstregulation:*
Die Person zeigt ein autonomes (keine übertriebene Abhängigkeit von Objekten), sich selbst regulierendes und Wohlbefinden erzeugendes Verhalten mit ausgeprägter Kompetenz, im Bereich des sozial angepassten Verhaltens. (Sie ist in der Lage, sich selbst und ihre Mitmenschen positiv anzuregen.) Es kommt immer wieder zu erlebten Hoffnungen, zum Gefühl der Realisierbarkeit von erstrebter Lust und Wohlbefinden und dies in der Regel durch sozial angepasstes Verhalten, in dem gleichermaßen die persönlichen Bedürfnisse und die der Mitmenschen berücksichtigt werden. Die Person ist weitgehend eigenaktiv und erreicht

somit eine lang anhaltende Wohlbefinden erzeugende Kommunikation (d.h. wenig abhängig von sie störenden, isolierenden oder Ambivalenz erzeugenden Objekten, z.B. aufgrund einer guten Regulation von wohltuender Nähe und Distanz).

– *Typ 5: Rational-antiemotionales Verhalten:*
Ausgeprägte emotionale Blockaden in der Äußerung von Gefühlen mit extrem ausgeprägten Kompensationstendenzen durch (fast ausschließlich) rationale, vernunftgeleitete Verhaltensweisen. Emotionale Zufriedenheit und Anregung kann i.d.R. nur dann erreicht werden, wenn rational begründete Zusammenhänge positive Emotionen auslösen, während rational unbegründete Emotionen völlig ausgeblendet und eher als Bedrohung erlebt werden.

– *Typ 6: Emotional-antirationales Verhalten:*
Blockade der emotionalen Wahrnehmung eigener, von sich abgewiesener Bereiche (z.B. schwere Traumatisierungen in der Kindheit) mit einem dauerhaften Kompensationsversuch durch emotional-antirationales Verhalten, das sich z.B. durch unbegründete Aggressivität, abwegige Interpretationen von Situationen oder Verkennen der eigenen Wirkung auf die Umwelt auszeichnet. Wohlbefinden und Lust stellen sich dann ein, wenn es zu Zuwendungen oder aggressivem Ausleben kommt, die dem momentanen und emotionalen Zustand entsprechen.

Eine Person zeigt in der Regel unterschiedliche Anteile der einzelnen Verhaltensmuster.

So korrelieren Typ 1 und Typ 2 positiv miteinander, andere Kombinationen negativ. Außerdem weisen die einzelnen Verhaltensmuster Korrelationen im interaktiven Zusammenhang mit physischen Risikofaktoren auf. Beispielsweise zeigen sich synergistische Effekte zwischen dem Typ 1 und physischen Dispositionen für bestimmte Krebserkrankungen. Typ 2 verstärkt physische Risikofaktoren in Richtung Herzinfarkt/Hirnschlag, Typ 3 korreliert mit chronischen Angstzuständen, aber weniger mit der Entstehung chronischer Erkrankungen. Typ 4 ist eine Eigenschaft von Personen, die bis ins hohe Alter gesund bleiben. Typ 5 und 6 sind dann krankheitserzeugend, wenn sie

sich mit Typ 1 und Typ 2 verbinden (s. zur Typologie auch RGM-Fragebogen Selbstregulation und
Gesundheit XVff)

Kommunikation im Berufsleben

Die menschliche Arbeit ist nicht nur soziologisch
als kooperative Tätigkeit zur Aufrechterhaltung
der individuellen Lebensbedingungen für Individuum und Gesellschaft von zentraler Bedeutung,
sondern bekommt auch für die Aufrechterhaltung der Gesundheit bis ins hohe Alter und für
die Entstehung von Krankheiten eine wichtige
Funktion.

Da die menschliche Arbeit u. a. durch den Inhalt der Kommunikation bei Bewältigung gemeinsamer Aufgaben charakterisiert ist, erscheint es lo-
gisch, arbeitsbedingte Gesundheit und Krankheit
unter dem Aspekt einer gestörten oder Bedürfnis
befriedigenden und Ziel erreichenden Kommunikation zu analysieren.

Die Kommunikation am Arbeitsplatz ist durch
eine große Anzahl Faktoren bestimmt, die sich
gegenseitig beeinflussen. Eine *positive Kommunikation* ist beispielsweise durch folgende Elemente charakterisiert: Belohnung für erbrachte
Leistungen, Möglichkeiten der Einflussnahme auf
Arbeitsabläufe, hoch ausgeprägte Arbeitsmotivation in Kombination mit dem Zugehörigkeitsgefühl am Arbeitsplatz, konstruktive Mitarbeiter
und Vorgesetzte, soziale Sicherheit oder gegebene
Möglichkeit, Fähigkeiten mit Anforderungen zu
verbinden etc.

Eine *negative Kommunikation* wäre u. a. charakterisiert durch nicht vorhandenen transpa-
renten Informationsfluss über Entscheidungen
im Unternehmen, kein Zugehörigkeitsgefühl bei
ausgeprägter Arbeitsmotivation, blockierte Arbeitsmotivation (innere Kündigung), permanentes
Ausgesetztsein einer destruktiven (demotivierenden) Kritik, hoher Arbeits- und Erwartungsdruck
(z. B. aufgrund von Stellenabbau durch Rationali-
sierung) etc.).

> **❗ Es wird angenommen, dass die positive
> Kommunikation einen erheblich gesund-
> heitsfördernden Einfluss ausübt (und um-
> gekehrt – selbstverständlich im Kontext
> anderer Wirkfaktoren).**

Berufsbezogene Ressourcen als Modifikatoren der
psychischen Belastung (der negativen Kommunikation): In der berufsbezogenen Kommunikation
ist das Individuum nicht einfach passiv Kommunikationsbedingungen ausgesetzt. Prinzipiell kann
es durch die Eigenaktivität Einfluss auf die Gestaltung von Verhältnissen in der Kommunikation
nehmen.

Eigenschaften wie Trennungsfähigkeit, die Fähigkeit, Arbeitskollegen mit den eigenen Ideen
zu begeistern, flexible Veränderungen von Verhaltensweisen, die nicht zum gewünschten Erfolg
führen, die Arbeitstätigkeit an den eigenen Fähigkeiten auszurichten können das Entstehen einer
positiven Kommunikation fördern.

7.6   Stress: Dysstress und Eustress

Die Definition der Generaldirektion V (1997) von
Stress beinhaltet Folgendes: Mit Stress wird ursprünglich jede Belastung bezeichnet, die eine gewisse Reaktion, z. B. eine Aktivierung, hervorruft.
Eine Komponente in der Stressdefinition der Europäischen Kommission ist das subjektive Gefühl,
man könne die Situation nicht bewältigen.

> **❯ Definition**
> Dysstress ist jedes kognitiv-emotional entstan-
> dene Leid, das vom individuellen Verhalten
> nicht aufhebbar, veränderbar oder beein-
> flussbar ist. Dysstress entsteht immer dann,
> wenn die Person kognitiv eine Belastung (z. B.
> Bedrohung, Isolation) wahrnimmt und keine
> Verhaltensweise aktivieren kann, von der eine
> Reduktion der Belastung angenommen wird.

Direkte *Variablen für Dysstress* sind z. B. die Spaltung zwischen negativen Erlebnissen/Problemen
und einem insuffizienten Verhalten, sodass z. B.
Isolationsleid oder hilflose Aufregung entstehen.

Auch die Blockade, Verhaltensweisen mit negativen Erlebnissen korrigieren zu können, ist sowohl
ein Produkt von Dysstress als auch eine Bedingung
für seine Aufrechterhaltung. Frühere Erlebnisse
mit nachhaltiger negativer Wirkung führen zur
Verstärkung von Dysstress in der Gegenwart (z. B.
Schockerlebnisse oder Erlebnisse von Ausstoßung
und Isolation in der Kindheit).

Personen, die eine Desintegration zwischen rationalen und emotionalen Regungen aufweisen und die häufig unter einer blockierten emotionalen Wahrnehmung leiden, sind besonders für Dysstress anfällig, da sie beispielsweise nicht in der Lage sind, auftretendes emotionales Leid durch emotional und rational gesteuertes Verhalten aufzuheben. Auch Schockerlebnisse mit über lange Zeiträume anhaltender Wirkung (z. B. nicht verarbeitete Erlebnisse im Berufsleben oder Ausstoßungserlebnisse aus der Familie) können das gesamte aktive, auf Problemlösung ausgerichtete Verhalten blockieren, was erneut zu verstärkten Dysstress-Erfahrungen führt.

Dabei entstehen negative Gefühle (Angst, Depressivität, Gereiztheit), die zusammen mit der Wahrnehmung der Bedrohung und der Ausweglosigkeit das Phänomen Dysstress bestimmen.

❗ **Man könnte auch sagen: Dysstress ist die Folge von Belastung, fehlenden Verhaltensressourcen (z. B. Bewältigungsstrategien) und einer negativ erlebten emotionalen Reaktion, sodass schädigende Auswirkungen nicht mehr beeinflussbar sind.**

Über die schädigende Auswirkung des Dysstresses auf das Individuum (und dessen Organismus) entscheiden drei Komponenten:
1. Intensität des Leidens,
2. Dauer (Chronifizierung) des immer wiederkehrenden Leidens,
3. Grad der Abwesenheit eines Dysstress reduzierenden Verhaltens- und Kommunikationssystems.

Wenn das Leid *extrem* ausgeprägt und wenn es chronifiziert ist (d. h. in längeren Zeiträumen nicht aufhebbar ist) und wenn die Person nicht in der Lage ist, durch ihr Verhalten Kommunikationen anzuregen, die das Leid aufheben und alternative Lust aktivieren, dann wirkt sich Dysstress schädigend in körperlichen Funktionen und möglicherweise auf organische Strukturen aus.

Es kann sogar dazu kommen, dass bestimmte Organsysteme über noch völlig unbekannte neurophysiologische Prozesse zum »symbolischen Schauplatz« ungelöster Probleme (z. B. blockierte Sehnsüchte) werden können, und zwar dann, wenn sie auf der Verhaltens- und Kommunikationsebene nicht bedürfnisgerecht gelöst werden können.

Falls der interaktive Dysstress ausgeprägter ist als die Fähigkeit, Dysstress zu bewältigen, kann dies zur Folge haben, dass sich die Lebenslust verringert und die Unlust (z. B. in Form von unkontrollierbarer Angst) so verstärkt, dass sich die Fähigkeit und der Wille zum Leben massiv verringern (▶ Abschnitt »Lust-Unlust-Theorie«).

Eine Dysstress erzeugende Belastung kann sich in unterschiedlichen Bereichen im soziopsychobiologischen System manifestieren, z. B. als Antwort auf eine chronische Erkrankung oder als Reaktion auf eine soziale Isolierung.

Dysstress bedeutet im emotional-kognitiven und Verhaltensbereich immer, dass sich ein negatives Erlebnis in seiner Wirkung verselbstständigt und vom aktiven Verhalten nicht mehr korrigierbar erscheint. Es kommt also zu einer Abkapselung bzw. einer Verselbstständigung einer Schädigung, die durch das aktive Verhalten des Individuums nicht mehr als beeinflussbar erscheint. Eine solche Schädigung kann z. B. im emotional-kognitiven Bereich entstehen oder im Rahmen einer organischen (funktionalen) Störung. Wenn Einflüsse und Verhaltensweisen gefunden werden, die eine fortwährende Schädigung des Individuums aufheben, dann ist eine Verringerung des Dysstresses die Folge.

Dysstress kann also durch Verhaltensänderung reduziert werden (Verhaltensänderung) oder durch Veränderung von Verhältnissen und Einflüssen, die den Dysstress hervorrufen (Verhältnisveränderung).

▶ **Definition**
Unter *Eustress* verstehen wir ebenfalls spezifische Antworten des Individuums auf Belastungen und Herausforderungen. Im Eustress werden Belastungen eher als Herausforderungen erlebt und durch die eigene Funktions- und Entwicklungsfähigkeit des Organismus Wohlbefinden erzeugend bewältigt.

Andere Faktoren wie regelmäßige Bewegung, gesunde Ernährung usw. sind Faktoren, die möglicherweise die Kompetenz für Eustress erhöhen. Psychosoziale Faktoren. wie z. B. Selbstregulation oder innere Autonomie. sind ebenfalls Faktoren, die den Eustress stabilisieren.

Ein großer Teil der erfassten Variablen (s. RGM-Fragebögen im Anhang) bezieht sich entweder direkt auf Dys-/Eustress oder auf direkte und indirekte Kompetenzen, Dysstress zu bewältigen und in Eustress umzuwandeln (oder umgekehrt: auf Faktoren, die Dysstress aufrecht erhalten und Eustress verhindern). Dies bezieht sich sowohl auf medizinische Risikofaktoren, die eine Möglichkeit zur Bildung von Dysstress vergrößern, z. B. erhöht das Zigarettenrauchen die Möglichkeit von chronischer obstruktiver Bronchitis oder Bronchialkrebs. Beide Erkrankungen können als massiver Dysstress bezeichnet werden, deren Wirkung auf den Organismus und dessen Funktionsfähigkeit so belastend ist, dass das aktive Verhalten dagegen nur noch wenig ausrichten kann.

Auch im Berufsleben spielen Dys-/Eustress eine große Rolle. Bestimmte Bedingungen am Arbeitsplatz sind geeignet, Eustress zu aktivieren und Dysstress zu verringern, z. B. Belohnung und Anerkennung, Herstellung von Möglichkeiten der betrieblichen Einflussnahme, transparenter Informationsfluss usw.

Bestimmte Variablen erfassen *Symptome* von Dysstress, z. B. seelisch-körperliche Erschöpfung, das Gefühl, im Berufsleben überfordert zu sein, blockierte Arbeitsmotivation, Leid an demotivierender Kritik, nicht beeinflussbares Gefühl der sozialen Unsicherheit oder fehlendes Zugehörigkeitsgefühl (wird negativ erlebt).

Bestimmte *individuelle Kompetenzen* und erlernte Eigenaktivitäten können in gewissem Maße dazu beitragen, dass Dysstress verringert und Eustress aktiviert wird. Hier ist z. B. die erlernte Integration von persönlichen Fähigkeiten mit beruflichen Anforderungen zu erwähnen oder die Neigung, bedürfnisorientiert zu arbeiten, Berufsvisionen zu entwickeln, flexibel zu sein usw.

Im Rahmen des *persönlichen Verhaltensmusters* gibt es ebenfalls eine Reihe von Eigenaktivitäten, die Eustress stabilisieren und Dysstress verringern können, z. B. die Fähigkeit Kindheitserlebnisse in die Gegenwart zu übertragen oder das eigene Verhalten an lustbetonten Zielsetzungen auszurichten. Es gibt auch eine Menge von Dysstress

erzeugenden und Dysstress aufrecht erhaltenden Zuständen und Verhaltensweisen, z. B. antagonistische Aktivierung von Gefühlen und rationalen Anteilen, Wiederholung von Erinnerungen, die zu Isolationserlebnissen führen, übertriebene Loyalität zu Personen, die die persönliche Autonomie einschränken.

Die Ergebnisse unserer Studie zeigen, dass Dysstress ein erheblicher Krankheitsfaktor ist und dass Eustress mit der Aufrechterhaltung der Gesundheit in enger Beziehung steht. Sie zeigen auch, dass breite Bevölkerungsteile weder gelernt haben, bei sich Phänomene und Auswirkungen von Dysstress zu erkennen, noch Verhaltensmethoden kennen, mit denen sie Dysstress beeinflussen können. So leidet ein hoher Prozentsatz der Bevölkerung bis ins hohe Alter an nicht bewältigten traumatischen Ausstoßungserlebnissen in der Ursprungsfamilie, ein anderer Teil leidet an Konflikten und nicht bewältigten Erlebnissen im Berufsleben. Hinzu kommt nicht beeinflussbares Leid durch Partnerbeziehungen, im Verhältnis zu den eigenen Kindern, aber auch Leid an der eigenen Persönlichkeit aufgrund Erlebnisse der Insuffizienz (z. B. mangelndes Selbstwertgefühl).

Im modernen Berufsleben, gerade im Rahmen der Globalisierung und Flexibilisierung, verstärken sich die sozialen Bedingungen zur Entwicklung von Dysstress, z. B. durch zunehmenden Konkurrenzkampf um immer weniger offene Stellen, Isolationsleid durch Abweisungen bei Bewerbungen, Gefühl der sozialen Unsicherheit und Ungerechtigkeit, Erschütterung des Zugehörigkeitsgefühls. Wenn Personen in ihrer familiären und beruflichen Sozialisation nicht gelernt haben, Eigenaktivitäten zu entwickeln, durch die sie Zustände im Berufsleben beeinflussen und kreieren können, dann vergrößert sich die Gefahr, unter Dysstress zu leiden, weil die Erlebnisse aus den unterschiedlichen Bereichen eine resultierende, in der Regel hoch individualisierte Tendenz entwickeln, in bestimmten Bereichen Lust/Eustress und in anderen Unlust/Dysstress zu erleben.

Es konnte gezeigt werden, dass die Eigenaktivierung des Individuums (z. B. durch das Autonomietraining) durch alternatives Modelllernen wesentliche Faktoren des Dysstresses reduzieren und des Eustresses aktivieren kann.

Fazit

Bei Dysstress und Eustress bildet *eine* Dimension das Verhältnis von Ressourcen und Belastungen. Je ausgeprägter die Belastungen und je geringer die entsprechenden Ressourcen, desto ausgeprägter der Dysstress. Und je ausgeprägter die Ressourcen in Bezug auf unterschiedliche Belastungen sind, desto ausgeprägter ist der Eustress.

Eine weitere Dimension bilden die individuell entstandenen Bedürfnisse von hoher emotionaler Bedeutung.

Wenn die Befriedigung und Zielerreichung blockiert oder gehemmt ist, dann entstehen negative Gefühle, z. B. Hoffnungslosigkeit, Angst. Auch dieser Zustand wird mit Dysstress bezeichnet.

Wenn Bedürfnisse von hoher emotionaler Bedeutung befriedigt werden und dabei Lust und Wohlbefinden entsteht, sprechen wir von Eustress.

Dysstress und Eustress scheinen für die moderne Medizin des 21. Jahrhundert Faktoren von großer Bedeutung zu sein, deren Relevanz sich mit der sozialökonomischen und sozialkulturellen Entwicklung verschärft.

Das Autonomietraining

Diese Interventionsmethode ist zum einen auf Forschungsergebnisse der multidisziplinären Epidemiologie gestützt (Grossarth-Maticek 2000), zum anderen wurde mit dem Autonomietraining seit 1972 ein diagnostisches und therapeutisches Verfahren entwickelt, das sich an *individuellen Bedürfnissen und emotional-kognitiven Verhaltenssteuerungen* ausrichtet und zwar in der Form, dass problematisches Verhalten erklärbar wird (indem z. B. auf die spezifische psychodynamische Motivation eingegangen wird) und dadurch eine nachhaltige *Verhaltensänderung in Richtung Gesundheit/ Wohlbefinden/Sinnerfüllung* initiiert werden kann. Grossarth-Maticek hat die Methode neben der Anwendung in wissenschaftlichen Experimenten auch vor großem Publikum und Fachexperten in unterschiedlichen Städten demonstriert.

Generelle Grundannahmen des Autonomietrainings lauten:

1. Wenn Probleme im Rahmen eines definierten Kommunikationsmusters auftreten und durch dieses Muster aufrechterhalten werden, dann kann *nicht* angenommen werden, dass dieselben Kommunikationsmuster Problem lösend wirken.

2. Der Mensch entwickelt bei privaten und beruflichen Problemen automatisch fähigkeitsbezogene Problemlösungen, kann sie meist aber nur dann realisieren, wenn unterstützende Kommunikationsformen gefunden werden, in deren Rahmen die Selbstregulationsprozesse aktiviert werden.

3. Probleme können nur dann gelöst werden, wenn Kommunikationsmuster, in denen sie entstanden sind, so verändert werden, dass aus der alternativen Kommunikation die Problemlösung (meist fast) automatisch resultiert.

4. Krankheit wird verstanden als ein Zusammenwirken mehrerer Faktoren: z. B. langfristig erlebtes innerliches Leid, weil mit einer emotional äußerst wichtigen Person keine Bedürfnis befriedigende Kommunikation stattgefunden hat (s. Loyalitätskonflikte, Fixierungen etc.). Solche ungelösten Probleme binden Kräfte, die zur körperlichen Erschöpfung führen. Wenn die Person keine Möglichkeit hat, die Kommunikationsmechanismen, die zu einer Problemlösung führen, zu aktivieren, entsteht ein wesentlicher Risikofaktor für chronische Erkrankungen (der mit physischen Risikofaktoren interaktive Beziehungen eingeht).

5. Bei der Intervention ist es äußerst wichtig, dass der Trainer sich *immer* auf der Kompetenzebene der Person bewegt.

6. Ebenso bedeutsam ist es, Schilderungen der Person nicht nur nicht zu bewerten, sondern als »gegebene Zustände« wahrzunehmen, aber auch, dass die Selbstwahrnehmung der Person stets im Mittelpunkt steht.

Im Autonomietraining wird die eigenaktive, fähigkeits- und bedürfnisorientierte Gestaltung der Kommunikation zwischen dem Individuum und seiner Umwelt stimuliert. Hier zeigen die Ergebnisse, dass in der eigenaktiven, fähigkeits- und ressourcenbezogenen Anregung der individuellen Potenzen ein großes und kaum zu überschätzendes Kapital liegt. Dies bezieht sich u. a. auf die Aufrechterhaltung der Gesundheit und kann langfristig, neben der Aktivierung kreativer Problemlösungen, auch eine Reduktion der Arbeitslosigkeit bewirken.

Es werden u. a. verhaltensdeterminierende und die Kommunikation bestimmende psychodynamische Prozesse, die in der Ursprungsfamilie erlernt wurden, analysiert und mit einem umfangreichem Interventionsinstrumentarium korrigiert.

In familiären Strukturen verlaufen sehr häufig Kommunikationen, die das Kind und den späteren Erwachsenen ein Leben lang hemmen und ihn sowohl daran hindern, zum eigenen lustvollen Selbst zu finden als auch bedürfnis- und fähigkeitsadäquate berufliche Leistungen zu erbringen (▶ Kap. 7, Lust-Unlust-Management). Dies heißt keineswegs, dass die aktuelle Berufssituation nicht von ebenso großer Bedeutung ist oder dass sie gar vollkommen aus der kindlichen Erfahrungswelt geprägt wird, es bedeutet aber, dass sich eine Analyse des Zusammenhangs von strukturellen Konflikten am Arbeitsplatz mit emotional-kognitiven Dispositionen aus der Kindheit lohnt, damit eine entsprechende Veränderung angeregt werden kann.

Trichtermodell

Obwohl das Autonomietraining eine systemische Intervention ist, die in der Analyse eine große Anzahl von Faktoren aus unterschiedlichen Bereichen berücksichtigt und in der Lage ist, ein ganzes interaktives System über lange Zeiträume hinweg zu verändern, orientiert sich das Gespräch zunächst an einem von der Person als zentral erlebtem Problem, das sie selbst nicht lösen kann.

Es wird angenommen, dass sich in einem subjektiv als unlösbar erlebtem Problem komplexe systemische Interaktionen (z. B. psychodynamische Konflikte und Motivationen) so verdichten, dass dieses *eine* zentrale Problem möglicherweise das gesamte Lustsystem blockiert. Wenn die dynamische Entstehungsgeschichte der Symptome in ihrer individuellen emotional-kognitiven Dynamik verstanden wird und wenn darauf Kommunikationsformen kreiert werden, in denen sich das Symptom auflösen kann, dann kommt es zur Aktivierung einer großen Anzahl von Faktoren, die interaktiv in Richtung Problemlösung wirken (solche Ergebnisse sind in der Auswertung von zwei Therapieexperimenten dargestellt, ▸ Kap. 15 und 17).

Es liegt auf der Hand, dass nur sehr wenigen Personen der Inhalt dieses zentralen Problems bewusst ist, zumal es häufig in der Kindheit entstanden ist und die Person ihr Leben lang insofern damit umzugehen versucht, als dass sie immer wieder unterschiedliche Kommunikationsformen anwendet, die letztlich aber insuffizient sind, weil sie den Kern des *einen* Problems nicht berühren.

Wenn diese Person aber durch alternative Kommunikation ihr zentrales Problem auflösen kann, lernt sie gleichzeitig ein *Verhaltensmodell*, das in sehr unterschiedliche Kompetenzbereiche eingreift und diese alle in Richtung lustvolle Bedürfnisbefriedigung verändert, d. h., dann neigt die Person auch in anderen Bereichen dazu, mit bestimmten Problemen und Konfliktsituationen anders umzugehen.

8.1 Ziele

Die Ziele des Autonomietrainings sind:
- Im Autonomietraining werden Problemlösungen durch Aufhebung (Umwandlung) von Fixierungen im Lust-Unlust-Management und durch Aktivierung von Ressourcen und Bewäl-

tigungsstrategien im interaktiven System durch bedürfnisadäquate Neugestaltung der Kommunikation angestrebt.
- »Dort wo sich das System sensibel und kreativ an den eigenen, lebensgeschichtlich gewachsenen Bedürfnissen ausrichtet und gleichzeitig die Bedürfnisse der Umwelt berücksichtigt und eine kreative Integration von sozialen und individuellen Bedürfnissen erreicht, herrscht auch mehr Autonomie, innere Kreativität und Flexibilität« (Grossarth-Maticek 2003, S. 83).
- Möglichst durch die Analyse des einen zentralen Problems, das bei den meisten Personen zumindest eine sehr bedeutende Ursache ist, dessen Auflösung herbeizuführen damit sich das gesamte System in Richtung erlebte Lust/Wohlbefinden und Sicherheit bewegen kann.
- Zentrale Quellen von Hemmung so auflösen, dass sich die Person in Richtung einer höheren eigenaktiven Problemlösungsfähigkeit entfalten kann.

8.2 Theoretische Annahmen

Herstellung einer bedürfnisadäquaten Kommunikation. Der Mensch und soziale Gruppen sind in ihrem Verhalten abhängig von der spezifischen Kommunikation, also von Einflussgrößen von Systemen, in denen sie interaktiv integriert sind. In bestimmten Kommunikationsformen sind bestimmte individuell erlernte Verhaltensweisen geradezu determiniert und nicht korrigierbar, trotz negativ eingetretener Folgen, die häufig chronisch sind (s. Lust-Unlust-Theorie). Erst wenn sich die Kommunikationsform neu gestaltet und an den erlernten Reaktionen und Bedürfnissen orientiert ist, können Bedürfnis befriedigende Reaktionen ausgelöst werden. Hier sprechen wir von einer bedürfnisadäquaten Kommunikationsform; so hat z. B. jemand ein besonderes Bedürfnis, in der Kommunikation für die eigene Kreativität stark belohnt zu werden, während ein anderer eher Bedingungen für einen geordneten Arbeitsablauf benötigt. Oder: Wenn eine Person z. B. von einem Elternteil emotional gleichzeitig angezogen und abgewiesen ist und sie ihre ambivalenten Gefühle ausleben muss, dann benötigt sie eine andere Form der Kommunikation mit dem Partner als eine abgewiesene Person, die permanent Harmonie erstrebt.

Im Autonomietraining werden Kommunikationsformen, die der erlernten Bedürfnis- und Verhaltensstruktur nicht entsprechen, durch kreative Neugestaltung der Kommunikation ersetzt. Dabei wird die neu gestaltete Kommunikation so konstruiert, dass sie einerseits den emotional-kognitiven Bedürfnissen entspricht und andererseits vom Individuum realisiert und aufrechterhalten werden kann. Wenn dies geschieht, dann werden nicht nur Bedürfnis befriedigende Reaktionen ausgelöst, das Individuum lernt auch in künftigen Konfliktsituationen die eigenaktive Neugestaltung der Kommunikation als Methode zu benutzen.

Auflösung von ambivalenten Konflikten. Ein weiteres Problem, das für die Analyse im Autonomietraining von zentraler Bedeutung ist und das darüber hinaus ein zentrales Problem der menschlichen Kommunikation darstellt, sind emotional-kognitiv gesteuerte Verhaltensweisen und Motivationen und deren Auswirkungen auf Gesundheit und Verhalten. Der Mensch strebt ein eindeutiges auf Lust/Wohlbefinden und Problemlösung ausgerichtetes Verhalten an, aber häufig ist er durch ambivalente Konflikte in seiner Zielerreichung/ Problemlösungsfähigkeit blockiert.

Ambivalenzen sind dadurch charakterisiert, dass es zu gleichzeitiger Aktivierung von Emotionen und Bewertungen in Bezug auf ein Objekt kommt (z. B. Person, Gruppe), die sich gegenseitig ausschließen (z. B. Liebe/Hass, hohe Bewertung und Entwertung). Die Ambivalenz wird schon in der Kindheit aktiviert (z. B. indem ein Elternteil geliebt und durch erlebte Enttäuschungen gehasst wird). Ambivalente Verhaltensweisen äußern sich in der Partnerbeziehung, im Arbeitsleben, in der Familie und nicht zuletzt in Bezug auf die eigene Person (s. Loyalitätskonflikte).

Im Autonomietraining werden hocheffektive Methoden entwickelt, die die Ambivalenz auflösen und eindeutiges menschliches Verhalten ermöglichen, die sowohl gesundheitlich relevant sind als auch die gesellschaftliche Problemlösungsfähigkeit anregen.

Orientierung am Lust-Unlust-Verhältnis. Ein weiteres Element des Autonomietrainings ist die Orientierung der Diagnostik und Intervention am emotional-kognitiv erlebten Lust-Unlust-Verhältnis. Unterschiedliche Lebenserfahrungen und Beeinflussungen (z. B. Arbeitsatmosphäre, Ernährungsqualität, Partnerbeziehung) bekommen häufig in sehr individuell spezifischer Form eine resultierende Repräsentanz im Lust-Unlust-System.

Die Person lernt, sich im Autonomietraining auf Quellen von Lust/Unlust im Rahmen ihrer subjektiv erlernten Dispositionen zu konzentrieren und ebenso Wechselwirkungen von unterschiedlichen Faktoren, die sich im Lust-Unlust-System manifestieren, zu berücksichtigen.

❶ Im Autonomietraining werden spezifische Lustquellen, die sozial vertretbar sind, aktiviert und Quellen von Unlust erkannt und inaktiviert. Ebenfalls werden Quellen von Unlust, die nicht vermeidbar sind, toleriert und langfristige Strategien zu ihrer Aufhebung entwickelt.

Stimulierung der Eigenaktivität

Der Mensch ist ein aktives, auf seine Umwelt einwirkendes und kreativ gestaltendes System, das permanent bemüht ist, Zustände (z. B. in der sozialen Kommunikation, im eigenen Organismus und in Bezug auf die physische Umwelt) herzustellen, die Bedürfnis befriedigende und Ziel erreichende Reaktionen auslösen. Häufig werden in unserer Kultur die eigenaktiven und gestaltenden individuellen Tendenzen nicht beachtet, nicht gefördert und sogar blockiert. Dies kann krankheitserzeugende Anpassung und Fremdorientierung zur Folge haben, die mit den eigenen Bedürfnissen nicht mehr korrespondieren.

Im Autonomietraining wird das eigenaktive Potenzial in der erstrebten Problemlösung aktiviert. Somit entfaltet das Individuum nicht nur gesundheitsrelevante Eigenaktivitäten, sondern auch solche, die im Arbeitsleben oder in der Befreiung der eigenen Kreativität von fehlerlernten Anpassungen eine Rolle spielen.

Integration von Ratio und Emotion

Viele Menschen haben das Problem, ihre emotionalen Regungen und rationalen Einsichten nicht in Einklang bringen zu können (dass z. B. die Gefühle vor der Rationalität verteidigt werden und die rationalen Entscheidungen gefühlsmäßig getragen werden).

Eine Desintegration von Gefühl und Rationalität hemmt z. B. die intuitive Fähigkeit und die menschliche Kreativität. Dieser Zustand ist auch ein erheblicher interaktiver Risikofaktor für Krankheitsentstehung.

Im Autonomietraining werden Methoden eingesetzt die eine Integration von rationalen und emotionalen Anteilen stimulieren und ermöglichen.

Umwandlung von traumatischen Erlebnissen

Menschen erfahren in ihrer Lebensgeschichte i. d. R. traumatische, emotional äußerst negativ wirkende Situationen, aber auch äußerst angenehme, Wohlbefinden erzeugende Situationen.

Im Autonomietraining werden Methoden eingesetzt, die in der Lage sind, unangenehme, traumatische Erlebnisse und Ereignisse *umzuinterpretieren* (z. B. indem ihre Sinnhaftigkeit erkannt wird) und durch Herstellung neuer Kommunikationsformen Elemente aus den traumatischen Erlebnissen in Bedürfnis befriedigenden Beziehungen so zu integrieren, dass sich die negative Wirkung auflöst und sogar als Basis für positive Erlebnisse dienen kann.

Orientierung des Autonomietrainings an Forschungsergebnissen

Ein Spezifikum im Autonomietraining ist die extreme Orientierung der Diagnostik und Intervention an wissenschaftlichen Studien, die im Rahmen der prospektiven Interventionsexperimente stattfanden. Wissenschaftliche Ergebnisse dienen z. B. dazu, gesundheitsrelevante Risiken zu identifizieren und Veränderungen aufgrund der Intervention zu erforschen, mit denen langfristig erstrebte Effekte vorhersagbar erscheinen (z. B. Gesundheit bis ins hohe Alter). So können beispielsweise bestimmte sehr intensive Dysstressreaktionen mit bestimmten Charakteristika wissenschaftlich sogar als gesundheitsfördernd identifiziert und von äußerst krankheitsverursachenden Dysstressformen abgegrenzt werden (wenn z. B. intensiver, auch mit viel Leid verbundener Dysstress in der Kommunikation zur Aufhebung der Ambivalenz führt, dann hat dieser Zustand weitgehend weniger gesundheitsschädliche Auswirkungen als wenn es zu einer chronischen Aufrechterhaltung der Ambivalenz kommt).

> ❗ Im Autonomietraining werden interaktive Interventionseffekte dadurch angestrebt, dass gleichzeitig Ambivalenzen aufgehoben, die Lustquellen aktiviert, die eigenaktive Problemlösung stimuliert sowie traumatische Erlebnisse möglichst durch Uminterpretation und Neukonstruktion von Erlebniselementen aufgelöst werden, eine Integration von Ratio und Emotion erreicht wird – all dies durch eine kreative und bedürfnisadäquate Neugestaltung der Kommunikation. Dabei besteht eine enge Orientierung an den Forschungsergebnissen von den prospektiven Interventionsstudien.

»Die besondere und hoch effektive Wirksamkeit des Autonomietrainings beruht auf einer sich selbst organisierenden, fähigkeitsorientierten Integration unterschiedlicher Bereiche, die früher desintegriert waren (zum Beispiel in Widerspruch standen). Es werden dabei innerhalb einer sehr kurzen Zeitspanne unter anderem folgende Bereiche integriert:

a) vertrauensvolles Sich-Mitteilen,
b) Erfahrung von Erkenntnissen (zum Beispiel über die eigenen Motive des Handelns),
c) erlebte absolute Anerkennung der Person durch den Trainer,
d) Faszination in Bezug auf die sich eröffnenden Verhaltensalternativen in Richtung Problemlösung,
e) Lust an der Integration von emotionalen Wünschen, Regungen und rational begründeten Verhaltensweisen,
f) das aufkommende, Sicherheit spendende Gefühl, zentral wichtige Probleme lustbetont auflösen und dabei attraktive Ziele erreichen zu können,
g) Gefühl, die neu entwickelte Verhaltens- und Kommunikationsstrategie mit den eigenen Fähigkeiten erreichen zu können, verbunden mit der inneren Überzeugung, dass die erstrebte Problemlösung und damit verbundene Verhaltensstrategie den tiefsten inneren Bedürfnissen entspricht.

Wenn die interaktive Integration gelingt, dann erzeugt sie ein weitaus höheres Lustniveau als der

Zustand, in dem nicht-integrierte Bereiche in Richtung gegenseitiger Hemmung interagieren. Somit wird der interaktiv integrierte Zustand aufrechterhalten und in die Selbstregulation und Selbstorganisation individuumsspezifisch eingebaut (zum Beispiel indem bestimmte Bereiche stärker als andere betont werden, usw.).«

8.3 Vorgehensweise

Kennzeichnend für das methodische Vorgehen ist neben einer ausgeprägten persönlichen, empathischen Kompetenz des Trainers ein dialektisches Prinzip, das durch ein stetes Erzählen der Person – Nachfragen des Trainers – gemeinsames Entwickeln von Annahmen gekennzeichnet ist. Das gemeinsame Entwickeln von Annahmen, die später in Hypothesenformen übergehen, geschieht dadurch, dass der Trainer eine Vermutung äußert und diese so lange präzisiert, bis die Person der formulierten Annahme rückhaltlos zustimmen kann. Selbstverständlich werden die Annahmen weitgehend auf der Basis der Grossarthschen Theorie (z. B. Lust-Unlust-Theorie) formuliert.

Häufig erkennt der Betroffene sein zentrales Problem (s. Trichtermodell) zunächst nicht und formuliert ein oder mehrere Probleme, die psychodynamisch eher als nebensächlich erscheinen. Die Kunst des Trainers besteht darin, durch gezieltes Fragen ein möglicherweise virulentes Problem möglichst schnell zu identifizieren, um dann mit der Person gemeinsam alternative Kommunikationsformen zu erarbeiten. Sofern diese von der Person ganz akzeptiert werden, wird sie angewiesen, sie in der Praxis auszuprobieren. In der Regel findet 15–30 Tage nach dem Autonomietraining ein erstes Nachgespräch statt, in dem geprüft wird, ob die besprochenen Trainingseinheiten umgesetzt werden konnten, und in dem gegebenenfalls nach weiteren Alternativen gesucht wird. Die weitere Regelung – wie oft, in welchen Abständen und ob überhaupt weitere Treffen stattfinden – obliegt keinem festen Rahmenplan, dies wird ganz individuell entschieden.

Das Besondere am Autonomietraining ist allerdings, dass vielen Personen schon nach der ersten, meist zwischen 30 und 60 Minuten dauernden Sitzung wesentlich geholfen werden konnte.

Die *Kritik* könnte lauten: Bei so viel Wechselwirkungen ist es nicht möglich, eine erfolgreiche Intervention zu erzielen, die einen erwünschten Zustand hervorruft. Diese Argumentation konnten die Ergebnisse aus dem Autonomietraining widerlegen, indem gezeigt wurde, *dass sich vielfältige Wechselwirkungen aus unterschiedlichen Bereichen beim einzelnen Individuum auf eine spezifische Weise in einem Symptom verdichten* (mit dem man in der Regel erfolglos kämpft und das eine wichtige Quelle von Unlust darstellt). Wenn die tatsächliche interaktive Konstellation gefunden und ein chronisch wirkendes System identifiziert wird, dann können alternative Kommunikationssysteme aktiviert werden, die nicht nur das Symptom aufheben oder mildern, sondern das ganze interaktives System in erwünschter Richtung in Bewegung setzen.

Dadurch, dass das Autonomietraining durch eine problem- und potenzialbezogene Multidisziplinarität charakterisiert ist und weitere Kooperationen mit unterschiedlichsten Fachdisziplinen angestrebt werden, eignet es sich beispielsweise dazu, im Rahmen von Netzwerken für die Primäre Prävention angewandt zu werden.

Konkrete Falldarstellungen (mit Kommentaren) finden sich im Anhang.

8.4 Menschenbild

❗ Der Mensch versucht als soziopsychobiologisches System nicht nur, die Funktionsfähigkeit seines Organismus aufrecht zu erhalten und zu stabilisieren, sondern er ist darüber hinaus ein Lust, Wohlbefinden, Sicherheit, Sinnerfüllung, soziale Zugehörigkeit, Problemlösung und Entwicklung suchendes, ein eigenaktiv Bedingungen, Anregungen und Zustände interaktiv herstellendes, auch zu Lustverirrungen neigendes und sowohl hinsichtlich der Familiendynamik als auch der aktuellen sozialen Zugehörigkeit und dem erlebten Gottesbild wesentlich mitbestimmtes System.

Der Mensch ist ein interaktiv kommunizierendes System, in dem Kreativität und eigenaktive Problemlösung eine große Rolle spielen. Wenn Probleme auftauchen, entwickelt dieses System alternative Problemlösungen, die aber erst dann realisiert werden können, wenn die dazu nötigen Kommunikationsweisen aktiviert sind. In dieser Interaktion gelangt der Mensch zur erlebten Eigenidentität (zum Selbsterlebnis). Wenn die soziopsychobiologische Interaktion zur Auflösung von Spannungen und zur Befriedigung von Bedürfnissen führt, kann sich erlebtes Wohlbefinden einstellen. In diesem Zusammenhang sprechen wir vom *lustvollen Selbst.*

Der Mensch ist zwar ein aktives, nach Lust/ Wohlbefinden/Sicherheit etc. strebendes System, das aber auch immer wieder in Verirrungen kommt und große Probleme in der Korrektur des eigenen Verhaltens aufweisen kann. Somit ist der Mensch auch ein permanent lernendes System, das in Richtung Entwicklung oder Stagnation ausgerichtet ist. Unterschiedliche Reize und Signale aus dem Körper sowie aus der sozialen und physischen Umwelt bekommen eine subjektive, emotional-kognitiv erfahrbare Repräsentanz im individuellen Erleben.

Subjektive Realitäten entstehen auf der Basis von emotionalen Erlebnisqualitäten, die sich mit Kognitionen verbinden (die vom Individuum erlebte Realität setzt sich also u. a. aus Gefühlen und deren Interpretationen zusammen).

Wenn eine derartige Realität ein für das Individuum katastrophales oder sehr optimistisches Ergebnis vorwegnimmt, dann entstehen ganz unterschiedliche neurobiologische Steuerungen, die auch emotional-kognitiv erlebt werden (s. dazu auch ▸ Kap. 5.2, »Psychoneuroimmunologie und Hirnforschung).

Das menschliche Gehirn spielt dabei als ein integratives Kommunikationsorgan eine zentrale Rolle und es stellt sich die wissenschaftliche Frage, nach welchen Prinzipien es funktioniert bzw. nach welchen Programmen es Informationen verarbeitet. Wir verstehen das Gehirn einerseits als ein aktives Daten verarbeitendes Programm, andererseits als ein passives System, das von der Kommunikation und den bestehenden Reizen aus der Umwelt und dem Organismus abhängig ist (d. h., es ist nur dann funktionsfähig, wenn es mit entsprechenden emotional-kognitiven Reizen bedient wird).

Eine adäquate Analyse des Menschen kann, gerade in Bezug auf die Fragestellung, wie dessen Verhalten verändert werden kann, nur unter der Berücksichtigung der Interaktionen der subjektiven Erlebnisse und der objektiv messbaren Einflüsse und deren Wechselwirkungen geschehen.

Die multidisziplinäre Epidemiologie (um Grossarth-Maticek) hat es sich zur Aufgabe gemacht, diese Interaktionen zu erforschen und in der Praxis anzuwenden.

Teil IV   Methodologie

Prospektive Studie mit experimenteller Intervention

Da ein Ziel der multidisziplinären Epidemiologieforschung der empirische Nachweis von synergetischen und additiven Wechselwirkungen innerhalb der präventiven Medizin ist, bedarf es einer besonderen Methodologie insofern, als dass dieser Nachweis nur dann geführt werden kann, wenn biologische, soziologische und psychologische Daten erfasst und ausgewertet werden.

Die multidisziplinäre Interventionsepidemiologie ist an der Identifikation und Beschreibung von bestimmten Wechselwirkungen interessiert, die entweder Gesundheit bis ins hohe Alter aufrechterhalten oder spezifischen chronischen Erkrankungen vorausgehen, sowie an der Frage, inwieweit spezifische Interventionen präventive Funktionen bekommen. Sie ist nur am Rande daran interessiert, in welchem Ausmaß die gefundenen Risiko- oder Positivkonstellationen in einer repräsentativen Bevölkerung vorhanden sind. Allerdings besteht für jeden Menschen die Möglichkeit, die vorhandenen Testsysteme zu nutzen, um sein individuelles Risiko im Vergleich zu allen befragten Personen zu ermitteln.

Um die Bedeutung von soziopsychobiologischen Wechselwirkung bei der Entstehung chronischer Krankheiten und der Gesundheit bis ins hohe Alter nachzuweisen, rücken drei Methoden in den Vordergrund:
- Durchführung von prospektiven Studien mit selektiver Auswahl
- Durchführung von repräsentativen prospektiven Interventionsstudien
- Durchführung von prospektiven, randomisierten Interventionsexperimenten

Diese drei Methoden stehen nicht nebeneinander, sondern bilden eine gemeinsame interaktive Methode, wobei sich die Schwächen und Stärken der jeweiligen Methoden optimal ergänzen:

In den *prospektiven Studien mit selektiver Auswahl* suchten wir systematisch aus einer großen Studienpopulation Personen mit erheblichem psychosozialen und/oder psychophysischem Risiko, die bereit waren, sich unterschiedlichen Befragungen über längere Zeiträume hinweg zu unterziehen (s. Gewinnung der Stichproben Studie B). Hier werden Personen mit unvollständigen Datensätzen systematisch aus der Studie eliminiert, um in die

Lage zu kommen, spezifische Hypothesen zu überprüfen, die sich auf die Wechselwirkungen von massiv auftretenden Risikofaktoren beziehen.

In den *prospektiven randomisierten Interventionsstudien* kann gezeigt werden, ob Personen mit erheblichem psychophysischem Risiko präventive Effekte erzielen können und unter welchen Bedingungen bzw. Veränderungen.

Hierbei wird überprüft, ob eine therapeutische Reduktion von bestimmten Risikofaktoren und die Stärkung von Schutzfaktoren Langzeiteffekte in der Verhinderung chronischer Erkrankungen aufweisen können. Wenn solche Ergebnisse erzielbar sind, dann werden die selektiven Ergebnisse aus dem ersten Studientypus wesentlich erhärtet.

In den *repräsentativen prospektiven Studien* kann die Frage beantwortet werden, ob die Zusammenhänge, die in der selektiven Auswahl gefunden wurden (möglicherweise in abgeschwächter Form), auch hier gelten.

Auch im Rahmen von repräsentativen Studien wurden (prospektiv) *randomisierte Experimente* durchgeführt, erneut bei Personen mit höchstem Risiko. Dabei können die Ergebnisse von randomisierten Experimenten in der selektiven und repräsentativen Gruppe verglichen werden.

Die *Stärke* der selektiven Auswahl besteht darin, dass aus einer repräsentativen Auswahl nur Personen mit vollständigen Daten in die Studie integriert werden, die für die einzelnen Hypothesen die entsprechenden Daten in *starker Ausprägung* aufweisen.

Die *Schwäche* dieses Studientyps ist es, dass viele Personen aus der Studie ausgeschlossen werden, sodass unklar bleibt, ob die Zusammenhänge auch im Rahmen von repräsentativen Studien Gültigkeit haben.

In unserer repräsentativen Studie können nun auch solche Fragen beantwortet werden, allerdings besteht hier der Zwang, auch Personen in die Studie aufzunehmen, die relativ unvollständige Daten aufweisen.

Im *randomisierten Experiment* kann der *stärkste Nachweis* über mitursächliche Zusammenhänge erbracht werden, weil sowohl prospektive Zusammenhänge in der Kontrollgruppe erforscht werden als auch die Effekte der Intervention als Beweis über den mitursächlichen Charakter der

Zusammenhänge genutzt werden können. Dabei soll überprüft werden, ob eine therapeutische Reduktion von bestimmten Risikofaktoren und die Stärkung von Schutzfaktoren Langzeiteffekte in der Verhinderung chronischer Erkrankungen aufweisen kann.

Die *Schwäche des randomisierten Experiments* bezieht sich auf die Frage, ob die tatsächliche Veränderung von Risikofaktoren im Rahmen der Intervention geholfen hat, länger gesund zu bleiben, oder ob es andere Faktoren waren (z. B. die persönliche Ausstrahlung des Trainers). Solche Schwächen werden wiederum in den prospektiven repräsentativen und selektiven Studien kompensiert.

Wenn alle drei Methoden in der Nachuntersuchung zum selben oder sehr ähnlichen Ergebnis über Zusammenhänge führen, dann können die Vorteile der jeweiligen Methode genutzt werden, weil die Nachteile durch die anderen Methoden kompensiert werden. Dann kann von wissenschaftlich »harten Methoden« gesprochen werden.

Ein weiteres Charakteristikum der Epidemiologie ist der Aspekt, dass auch *innerhalb der Datenerhebung mitunter unterschiedliche Methoden bei der Erfassung der gleichen Variablen* angewandt wurden. So wurden beispielsweise bei der Erhebung der Grossarthschen Verhaltenstypologie sowohl Aussagen der Befragten als auch Aussagen von nahe stehenden Personen des Befragten und Beobachtungen des Interviewers in Bezug auf die Person erfasst. Somit kann die subjektive Gefühlswelt mit der außen stehenden Beobachtung korreliert werden.

9.1 Zur Geschichte der Datenerfassung im Zusammenhang mit der Entstehung einer multidisziplinären prospektiven Interventionsepidemiologie

Charakteristisch für unsere Datenerfassung bzw. Methodologie ist die permanente Weiterentwicklung in langen Zeiträumen von Erhebungsmethoden, Hypothesen, Theorien und Interventionsmaßnahmen, indem stets retrospektive Studien (Befragung von bereits erkrankten Personen) und

prospektive Studien (Befragung von Personen, die klinisch noch nicht als krank diagnostiziert wurden) abwechselnd und in gegenseitiger Ergänzung durchgeführt wurden.

So verlief die Datenerfassung im gesamten Rahmen unserer Forschungsprogramme immer in einer Kombination von zunächst retrospektiven und dann prospektiven Erhebungen, wobei an die prospektiven Studien immer wieder experimentelle Interventionen gekoppelt werden. Während der prospektiven Datenerfassung werden Hypothesen erstellt, die statistisch überprüft werden. Dort, wo keine Hypothesen vorhanden waren und statistisch doch Ergebnisse erzielt werden, kann von retrospektiven Auswertungen innerhalb der prospektiven Datenerfassung gesprochen werden. Damit ergibt sich immer ein interaktiver Zyklus von retrospektiven, prospektiven Datenerfassungen in Kombination mit experimentellen Interventionen.

Dieser interaktive Zyklus soll hier im zeitlichen Ablauf näher beschrieben werden:

Der erste Schritt ist immer eine retrospektive Untersuchung von bestimmten Populationen, um Hypothesen zu gewinnen (z. B. wird eine Anzahl von Pankreaskarzinompatienten mit Herzinfarktpatienten und mit Gesundgebliebenen bis ins hohe Alter verglichen). Hierzu werden intensive Gespräche mit dem Ziel geführt, bestimmte spezifische Zusammenhänge zu entdecken und es werden Beobachtungen angestellt.

Fallbeispiel

Ein Beispiel aus der Praxis: Bevor die erste prospektive Studie im ehemaligen Jugoslawien im Jahre 1965 begonnen hat, wurde in den Jahren 1963–1965 eine gewisse Anzahl von Herzinfarkt-, Krebs- und psychiatrisch diagnostizierten Patienten und bis ins hohe Alter gesund Gebliebene intensiv interviewt, mit dem Ziel, Risikofaktoren und differenzielle Prädiktoren zwischen den vier Gruppen zu finden. Diese erzielten Beobachtungsdaten wurden zur Grundlage der ersten prospektiven Studie. Nach der Endauswertung im Jahre 1976 wurden neue Erkenntnisse gesammelt, die in die Heidelberger prospektiven Studien eingeflossen sind.

In den Jahren 1968–1971, also nach Beendigung der Datenerfassung der ersten prospektiven Studie, wurden in Heidelberg erneut retrospektive Studien durchgeführt, um neue Hypothesen zu gewinnen und neue Methoden zu entwickeln (z. B. die Einführung von experimentellen Interventionen, die im ehemaligen Jugoslawien nicht stattfanden).

Im Jahre 1972 wurde die erste Heidelberger Prospektive Studie durchgeführt, mit erweiterten Hypothesen- und Datensätzen (aus der jugoslawischen Studie). Diese Studien beinhalteten eine große Anzahl von Personen, die schon zu Beginn Krebs, Herzinfarkt oder andere Krankheiten hatten und deswegen nicht in die prospektive Studie aufgenommen wurden. Es bot sich aber die Möglichkeit, in retrospektiven Gesprächen das Hypothesenpotenzial auszuweiten. Diese Erkenntnisse flossen dann in die groß angelegte zweite prospektive Interventionsstudie, die von 1973–1978 durchgeführt wurde und deren Endauswertung auf das Jahr 1998 datiert ist. In der Endauswertung werden aus einer großen Population relativ kleine Gruppen identifiziert, die sowohl vollständige Daten aufweisen und an bestimmten chronischen Erkrankungen nach der Erstbefragung litten oder bereits daran verstorben sind. So können z. B. 138 Personen mit Pankreaskarzinom identifiziert werden. Diese können mit Subgruppen von Personen, die später ein Bronchialkarzinom oder einen Herzinfarkt bekamen, verglichen werden. Hier werden aus prospektiven Studien wieder kleinere Gruppen identifiziert und als prospektive Fall-Kontroll-Studien ausgewertet (sowohl im Hinblick auf vorhandene Hypothesen als auch aus Erkenntnissen der nachträglichen statistischen Auswertung).

Es folgt ein Beispiel über die Erkenntnisausweitung in dem permanenten retrospektiv – prospektiv – retrospektiven Forschungsprozess:

🔘 Fallbeispiel

In der ersten jugoslawischen prospektiven Studie wurde eine kleine Personengruppe von ca. 60 aus 1553 Personen identifiziert, die aufgrund schwerer Verlusterlebnisse in apathische Depressionen gefallen sind (Hoffungslosigkeit, Verzweiflung, Schock usw.). Davon bekam eine große Anzahl innerhalb der nächsten Jahre Krebs, eine andere jedoch nicht.

In nachträglichen retrospektiven Befragungen konnte festgestellt werden, dass die Personen, die Krebs bekamen und die ebenso wie die Personen, die keinen Krebs bekamen, unter extremem psychosozialen Dysstress litten, im Vergleich bedeutend mehr rauchten, eine höhere Belastung für Krebs aufwiesen, mehr an chronischen Entzündungen litten usw. Dabei wurden die Hypothesen über psychophysische Synergieeffekte geboren, die dann in die Heidelberger prospektiven Studien eingeflossen sind.

In einem zweiten Schritt, nach ausführlichen retrospektiven Untersuchungen, werden die Beobachtungsdaten aus der retrospektiven Studie operationalisiert, d. h., es werden Messinstrumente entworfen und ein Datenerfassungssystem konstruiert (z. B. Labordaten, Befragungsdaten, Beobachtungsdaten usw.). Dabei werden auch so weit wie möglich bestimmte Hypothesen aufgestellt.

Anschließend werden prospektive Studien durchgeführt, d. h., die Daten werden mit den entworfenen Messinstrumenten vor dem Eintritt einer Erkrankung, die vorhergesagt werden soll, erfasst.

Nach der Endauswertung der prospektiven Studie (z. B. nach Erfassung der Mortalitätsdaten und der Morbidität) werden die aufgestellten Hypothesen überprüft (z. B. mit deskriptiven oder multivariaten statistischen Methoden).

In der Regel ergeben sich in der statistischen Auswertung auch Zusammenhänge, über die bisher noch keine Hypothesen bestanden.

An diesem Punkt beginnt eine erneute retrospektive Auswertung der prospektiv erfassten Daten (z. B. werden aus der prospektiven Studie mit unterschiedlichen statistischen Methoden Zusammenhänge »entdeckt«, die für die Ursachenforschung sehr interessant sein können). Aufgrund solcher Auswertungen können erneute prospektive Studien durchgeführt werden und zwar mit erweiterten und neu gewonnenen Hypothesen. Somit ist eine äußerst hohe Effizienz von Erkenntnisgewinnung und -erweiterung gewährleistet.

9.2 Konstruktion der Messinstrumente

Die in dieser Arbeit angewandten Fragebögen wurden ausschließlich vom Autor entwickelt, und zwar anhand folgender Vorgehensweise: Zunächst wurden intensive Gespräche (offene Interviews) mit unterschiedlichen Personen geführt, die zu unterschiedlichen Gruppen gehörten (z. B. Personen, die im hohen Alter noch gesund und aktiv geblieben sind, im Vergleich zu Personen, die z. B. vor dem 55. Lebensjahr an Krebs erkrankt sind). In dieser Phase wurden Faktoren gesucht, die zwischen beiden Gruppen optimal differenzieren und erste Hypothesen wurden aufgestellt.

In der *zweiten* Phase wurden halbstandardisierte Interviews durchgeführt, in denen die Themen systematisch angesprochen wurden, bei deren Differenzen, charakteristische Verhaltensweisen und Wirkfaktoren vermutet wurden. Bei erneuter Bestätigung wurden die Personen gefragt, wie sie sich ausdrücken würden, um die Faktoren optimal zu erfassen und sie verständlich zu machen.

Erst in der *dritten* Stufe wurde das standardisierte Interview, auf der Basis der ersten beiden Stufen, entworfen. Mit diesem Instrument wurden dann die standardisierten Befragungen durchgeführt. So eine Prozedur dauerte zwischen drei und zehn Forschungsjahre. Auch die standardisierten Fragebögen wurden im Anschluss noch einmal unterschiedlichen Gruppen vorgelegt und teilweise vor der endgültigen Anwendung modifiziert. Ein solches Vorgehen hatte zur Folge, dass nur hoch relevante und extrem trennungsscharfe Instrumente entstanden sind.

Der Psychologe Professor Norbert Bischof beschreibt den oben beschriebenen sog. Dreistufenplan von Grossarth-Maticek. Bischof beschreibt nicht nur die Methode und belegt die Prozedur mit zahlreichen Beispielen, sondern zeichnet auch ein Bild, wie Messinstrumente gewöhnlich in der sozialpsychologischen Praxis entwickelt werden:

»Um deren (Grossarth-Maticeks) besonderen Charakter angemessen beurteilen zu können, muss man die Praxis sozialpsychologischer Befragungen kennen. Wer einen Fragebogen konstruiert, verwendet in der Regel – es gibt rühmliche Ausnahmen – erstaunlich wenig psychologische Phantasie auf die inhaltliche Formulierung seiner ‚Items‘, wie man die einzelnen Frageeinheiten nennt. Hier, wo Kreativität, Intuition und nicht zuletzt sorgfältige empirische Vorabklärung nötig waren, trifft man oft genug auf eine sonderbare Art von methodologischem Darwinismus. Die einzelnen Items kommen mehr oder weniger als Zufallsmutanten zur Welt; man hat sie sich irgendwo zusammengehackt, wie und warum ist schnell vergessen. Das wissenschaftliche Heil wird erst im Nachhinein von einem statistischen Selektionsprozess erwartet: Mit ausgeklügelten Methoden prüft man die Items auf formale Merkmale wie Trennschärfe oder Reliabilität und validiert schließlich die ganze Mittelmäßigkeit an irgend einem Außenkriterium, das vor allem objektiv sein muss; Relevanz ist dann schon wieder eher Glückssache. Dabei fällt, wie zu erwarten, der größte Teil der Fragen heraus; aber einige bleiben im Netz hängen und sind dann also statistisch gültig. Warum gerade sie es sind, vermag man zwar oft nicht mehr einzusehen, aber wissenschaftsgläubigen Vertretern des Faches erscheint diese Kapitulation des gesunden Menschenverstandes ohnehin als Vorzug. (...) Der Autor (Grossarth-Maticek) verwendet die Hauptarbeit der Testkonstruktion nicht nur darauf, seine Items formal abzusichern, sondern vielmehr darauf, sie inhaltlich zu vertiefen. Hierzu entwickelte er ein Verfahren, das er als seinen ‚Dreistufenplan‘ bezeichnete. (...) In dieser ‚dritten Stufe‘ steckt nun der ganze Ertrag der aufwendigen Vorarbeit: Solche Fragen hätte man sich am grünen Tisch kaum mehr ausdenken können« (Bischoff 1996, S. 689).

Verlauf der Datenerfassung für die Studien A und B

Zunächst wurde telefonisch oder schriftlich geklärt, ob die Personen mit einem Interview einverstanden sind. Anschließend ging es in einem ersten, ca. 1- bis 1,5-stündigem Gespräch darum, Personen zu finden, die eine gewisse Affinität zu diesem Thema (psychosoziale Faktoren) haben und die sich bei der Beantwortung engagieren. Das Engagement konnte dadurch abgeschätzt werden, dass die Personen zunächst gebeten wurden, über Erlebnisse, die für sie besonders angenehm oder besonders unangenehm waren, zu berichten. Außerdem wurden sie gefragt wie sie sich in diesen Situationen gefühlt und verhalten haben und ob sie auch bereit sind, über medizinische Faktoren Auskunft zu geben und sich von Laborärzten untersuchen lassen (auch über einen längeren Zeitraum hinweg).

Je nach Gesprächsverlauf wurden jetzt erste Fragen zu physischen Risikofaktoren (Rauchen, Alkohol- und Kaffeekonsum, Ernährung, chronische Erkrankungen) und weitere psychosoziale Fragen gestellt (z. B. auf die Grossarthsche Typologie bezogen – v. a. Typ I, II und IV).

In der Regel wurden männliche und weibliche Personen, die im selben Haushalt wohnten (z. B. Ehegatten) durch zwei Interviewer gleichzeitig befragt. Den Interviewern wurde vorher mitgeteilt, dass für die Datenerfassung besonders Personen interessant sind, die

- sowohl physische Risikofaktoren als auch psychosoziale Risikofaktoren aufweisen oder
- nur in einem dieser Bereiche auffällig sind oder die
- in keinem Bereich Risikofaktoren aufweisen.

Demzufolge sollten sie bei diesem Interview v. a. Personen dieser Personengruppen bitten, sich weiteren Untersuchungen zu stellen. Personen, die beim ersten Interview schon an einer der chronischen Erkrankungen litten, die prospektiv vorhergesagt werden sollte (Krebs, Herzinfarkt), wurden aus der prospektiven Studie ausgeschlossen, da diese ja zum Ziel hatte, solche Erkrankungen vorherzusagen. Diese schon erkrankte Person wurde dann allerdings in einen zweiten Studientyp eingegliedert: in die Krankheitsverlaufsforschung.

Sofern der Interviewer nach diesem ersten Gespräch das Gefühl hatte, dass die Person auch für weitere, ausführlichere Befragungen bereit war,

wurden weitere Gesprächstermine vereinbart. Diese folgenden Gespräche dauerten zwischen 1 und 4 Stunden. Sofern die Person sich für medizinische Mehrfachmessungen bereit erklärte, waren die Untersuchungen nach einem Jahr abgeschlossen.

Auch im zweiten, längeren Gespräch wurde mit der Frage nach besonders schönen/unschönen Erlebnissen im Leben der befragten Personen begonnen (und wie sie sich typischerweise verhalten haben), um Vertrauen aufzubauen und um die Aufmerksamkeit auf die Beantwortung der psychosozialen Fragen zu lenken (innere Standardisierung). Erst danach wurden die psychosozialen Fragen gestellt. Abschließend wurden die medizinischen Daten erhoben.

Anmerkung. Aus experimentellen Gründen (etwa die Frage, ob die Prädiktionsstärke bei zwei unterschiedlichen Vorgehensweisen der Datenerfassung unterschiedlich ist) wurde bei ca. jedem 13. Interview umgekehrt verfahren: Ohne einführendes und vertrauensbildendes Gespräch wurden zuerst die medizinischen Daten erhoben und dann die psychosozialen (▶ Kap. 22.4).

10.1   Auswahl der Interviewer

Die sechs Leiter der Interviewer wurden vom Projektleiter ausgewählt und über mehrere Monate hinweg intensiv geschult. Diese haben dann die anderen Interviewer rekrutiert, von denen 95% Studenten waren.

Drei der Leiter waren für je ca. 37 Interviewer zuständig. Alle Interviewer erhielten eine zweistündige Grundinstruktion. Interviewer mit gesteigertem Interesse wurden besonders intensiv geschult und führten so gut wie alle Interviews durch, in denen die gesamten Daten (psychosoziale und medizinische) erfasst wurden.

10.2   Überblick über die Auswertungen und Stichproben in diesem Projekt

Das Hauptziel der in dieser Studie vorliegenden Auswertungen war es nachzuweisen, dass der Gesundheitsstatus und sogar spezifische chronische

Erkrankungen (dabei konzentrieren wir uns auf das Bronchialkarzinom, Pankreaskarzinom, Herzinfarkt/Hirnschlag und Morbus Alzheimer) ebenso wie die Aufrechterhaltung der Gesundheit bis ins hohe Alter mit nachhaltiger Berufsfähigkeit das Ergebnis von Wirkungen und Wechselwirkungen aus unterschiedlichen Bereichen sind, v. a. der physischen Risikofaktoren, der Einflüsse von Familie/Persönlichkeit und dem Berufsleben.

Im Unterschied zu monokausalen und -disziplinären Forschungsansätzen (die die Bedeutung eines Faktors erforschen, indem sie andere Faktoren zwar berücksichtigen, diese aber statistisch konstant halten) soll in unserem multidisziplinären Ansatz gezeigt werden, dass es auf die Wechselwirkung der Faktoren ankommt und auf die Berücksichtigung ihrer jeweiligen Anteile im multivariaten Geschehen.

In diesem Zusammenhang war es notwendig, eine sehr große Anzahl Variabeln aus den oben genannten Bereichen zu erfassen. Ein solches Vorgehen muss einerseits methodisch und theoretisch begründet werden, andererseits bedarf es einer adäquaten statistischen Auswertung.

Im Rahmen der Methode wurde die prospektive Interventionsstudie bevorzugt. Hier spielt das randomisierte Experiment eine zentrale Rolle, weil nicht nur die Interventionseffekte erforscht werden, sondern auch durch Mehrfachmessungen die Relevanz der Veränderungen von Faktoren berücksichtigt wird.

Bei der prospektiven Studie wurde die Studie A als repräsentativer Ansatz in dieser Arbeit ausgewertet. Hier sollte zunächst der Zusammenhang zwischen Berufsleben, Familie/Persönlichkeit und physischen Risikofaktoren in Bezug auf den Gesundheitsstatus, Frühberentung, Unfälle und der nachhaltigen Berufsfähigkeit erforscht werden (Messinstrument: Fragebogen »RGM Berufsleben, Familie, Persönlichkeit«). Ebenso wurden hier Personen gefunden, die bereit waren, sich einer weiteren ausführlichen Untersuchung mit dem »RGM Selbstregulation und Gesundheit« zu stellen (22% der Ursprungspopulation). Ein Teil dieser so gefundenen Personen nahm an dem randomisierten Experiment teil. (Dabei handelt es sich um eine Replikation in Bezug auf das randomisiertes Experiment aus der Studie B.)

In die prospektiv/selektive Auswertung der *Studie B* wurden nur Personen einbezogen, die bis zum Stichtag 1998 entweder eine gesicherte Diagnose an Lungen- bzw. Pankreaskarzinom, Morbus Alzheimer oder Herzinfarkt/Hirnschlag aufwiesen (Klinik und Todesschein) oder ein sehr hohes Alter in Gesundheit erreichten. Bewusst wurden in die Auswertung keine Personen mit ungesicherten Todesursachen oder Personen mit anderen Todesursachen einbezogen, weil die primäre Fragestellung lautet: Unterscheiden sich die oben erwähnten Krankheiten untereinander so, dass sie differenziell vorhergesagt werden können, und gibt es einen bedeutenden Unterschied zu Personen, die bis ins hohe Alter gesund und aktiv geblieben sind (s. dazu Ergebnisse im Anhang).

Nur durch den Vergleich von deutlich definierten und voneinander gut abgrenzbaren Gruppen kann ein differenzieller Erfolg erwartet werden, weswegen diese Population hoch selektiv ausgewählt wurde.

In der statistischen Auswertung wird die selektive Stichprobe auch als eine weitere nicht randomisierte Kontrollgruppe für die randomisierten Experimente angesehen.

Die Kombination von selektiv ausgewählten Stichproben mit randomisierten Experimenten, in denen ähnliche Risikofaktoren erfasst werden, ist im Hinblick auf Ursachenforschung dann aussagekräftig, wenn beide Studienergebnisse dieselbe Richtung aufweisen.

Da in der repräsentativen Studie A in den Subpopulationen dieselben Variablen erfasst wurden wie in Studie B, kann ein weiterer Hinweis auf mitursächliche Faktoren gefunden werden.

Im Hinblick auf die Komplexität der Fragestellungen wurden hier statistische Auswertungen vorgenommen und dargestellt, die im Rahmen der monokausalen Epidemiologie nicht üblich sind. So wurden in Bezug auf unterschiedliche Themen unterschiedliche Auswertungen gemacht und diese jeweils getrennt dargestellt.

Außerdem wurden an unterschiedlichen Stellen bivariate Korrelationen mit einzelnen Variablen dargestellt.

Dieses Vorgehen erscheint im Rahmen der multidisziplinären Epidemiologie insofern angebracht, als dabei verdeutlicht wird, wie unterschiedliche

Faktoren aus unterschiedlichen Bereichen ihre jeweilige Relevanz in Bezug auf Gesundheit oder Krankheit erhalten. Die Auswertungen von thematisch zusammengefassten Variabeln zeigt dann die Bedeutung der einzelnen Bereiche innerhalb des Gesamtgeschehens.

Die dargestellten Ergebnisse in dieser Studie sind nur ein relativ kleiner Prozentsatz von den gesamten Auswertungsmöglichkeiten.

Gewinnung der Stichprobe der Studie A und B

Gewinnung der Stichprobe *Studie A*: siehe
▶ Kap. 16.3.

Die *Studie B* ist eine Subgruppe aus den Heidelberger Prospektiven Interventionsstudien (Datenerfassung 1973 bis 1978).

Die Recherchen über Todesursachen wurden Ende 2004 abgeschlossen und zwar bis auf den Stichtag 1998, wobei für die noch lebenden Gesundgebliebenen von vornherein eine Recherchenmöglichkeit bis Ende 2008 vorgesehen war.

Aus einer repräsentativen Auswahl von 16.523 Männern (aus 64.000 Einwohnermeldeamt) wurden 15.848 Männer im Rahmen eines Erstgesprächs kontaktiert, ebenso 2959 Personen aus dem Bekannten- und Angehörigenkreis der kontaktierten Männer (Ziel war es, Personen mit hohem psychophysischem Risiko zu ermitteln).

Insgesamt wurden 18.807 Personen kontaktiert und gefragt, ob sie sich ausführlichen Befragungen/Untersuchungen in Bezug auf psychische und physische Variablen unterziehen wollen.

- 5471 Personen verweigerten.
- 8372 Personen haben sich den Untersuchungen zwar gestellt, aber es konnten nicht alle Daten vollständig erfasst werden. (Diese Daten wurden im Rahmen anderer Publikationen ausgewertet.) In diese Studie wurden nur 86 Personen aufgenommen, bei denen in der Nachuntersuchung bis 1998 ein Pankreaskarzinom diagnostiziert wurde.
- Bei 3221 konnten vollständige Daten erfasst werden (mindestens 80%). In dieser Population wurde der Gesundheitsstatus bis 1998 recherchiert:
  - 424 Personen erreichten ein gesundes, aktives und hohes Alter (zwischen 70 und 90 Jahre).
  - 52 Personen verstarben an Pankreaskarzinom.
  - 390 Personen verstarben an Herzinfarkt.
  - 86 verstarben an Hirnschlag.
  - 128 Personen verstarben an Bronchialkarzinom.
  - Bei 17 Personen wurde M. Alzheimer auf dem Totenschein identifiziert (hatten sich zu Lebzeiten einem Labor- und psychologischem Test zur Diagnosestellung unterzogen).
  - 496 Personen verstarben an anderen Todesursachen.
  - 406 Personen verstarben an anderen Krebsarten/Mortalität.
  - 474 Personen lebten chronisch krank (bei 296 wurde die Erkrankung durch Herzinfarkt oder Hirnschlag ausgelöst).
  - 428 wurden in ein randomisiertes Experiment aufgenommen.
  - 320 Personen waren nicht mehr zu ermitteln.

Aus den Personen mit vollständigen Daten wurden zunächst Personen für ein *randomisiertes Experiment* identifiziert, und zwar mit besonderer Konzentration auf ausgeprägte psychophysische Risikofaktoren. Dabei wurden besonders Personen gesucht, die laut Theorie ein Risiko für Pankreas, Lungenkrebs oder Herzinfarkt aufwiesen.

Zusätzlich wurden aus der Auswertung der vollständigen Daten Subgruppen gebildet und diese als eine Art ausgeweitete Kontrollgruppe für das randomisierte Experiment angesehen, und zwar als eine *selektive prospektive Studie*:

Zunächst wurden alle 128 Todesfälle an Bronchialkarzinom und alle 17 an Morbus Alzheimer Verstorbenen berücksichtigt. Von 424 Personen, die ein gesundes und aktives hohes Alter erreicht haben, wurden 170 Personen isoliert, die sowohl das höchste Alter erreicht haben als auch gesund, aktiv und nachhaltig berufsfähig waren.

Von den 390 an Herzinfarkt und 86 an Hirnschlag verstorbenen Personen wurden 130 Personen berücksichtigt, bei denen entweder ein Obduktionsbericht oder eine gesicherte Diagnose vorlag (die in einem Krankenhaus vor dem Erstellen des Todesscheins gestellt wurde).

Die 52 Personen mit Todesursache Pankreaskarzinom (s. oben) wurden mit 86 Personen mit Todesursache Pankreaskarzinom aus dem Pool mit z. T. vollständigen Daten kombiniert, sodass insgesamt 138 Pankreastodesursachen vorlagen (von den 86 Personen, die an einem Pankreaskarzinom verstorben sind, wurden bei 41 Personen nach der Ermittlung der Todesursache die Angehörigen mit der Bitte um Zusatzinformationen kontaktiert).

Studie B wurde mit 211 Personen aus Studie A, die ebenfalls den RGM-Fragebogen »Selbstregulation und Gesundheit« beantwortet haben, kombiniert ausgewertet.

Im ursprünglichen Auswertungsplan sollte ermittelt werden, ob die Ergebnisse der selektiven und repräsentativen Studie in Bezug auf die Beantwortung des RGM-Fragebogens »Selbstregulation und Gesundheit« ähnliche Richtungen aufweisen (☐ Abb. 11.1).

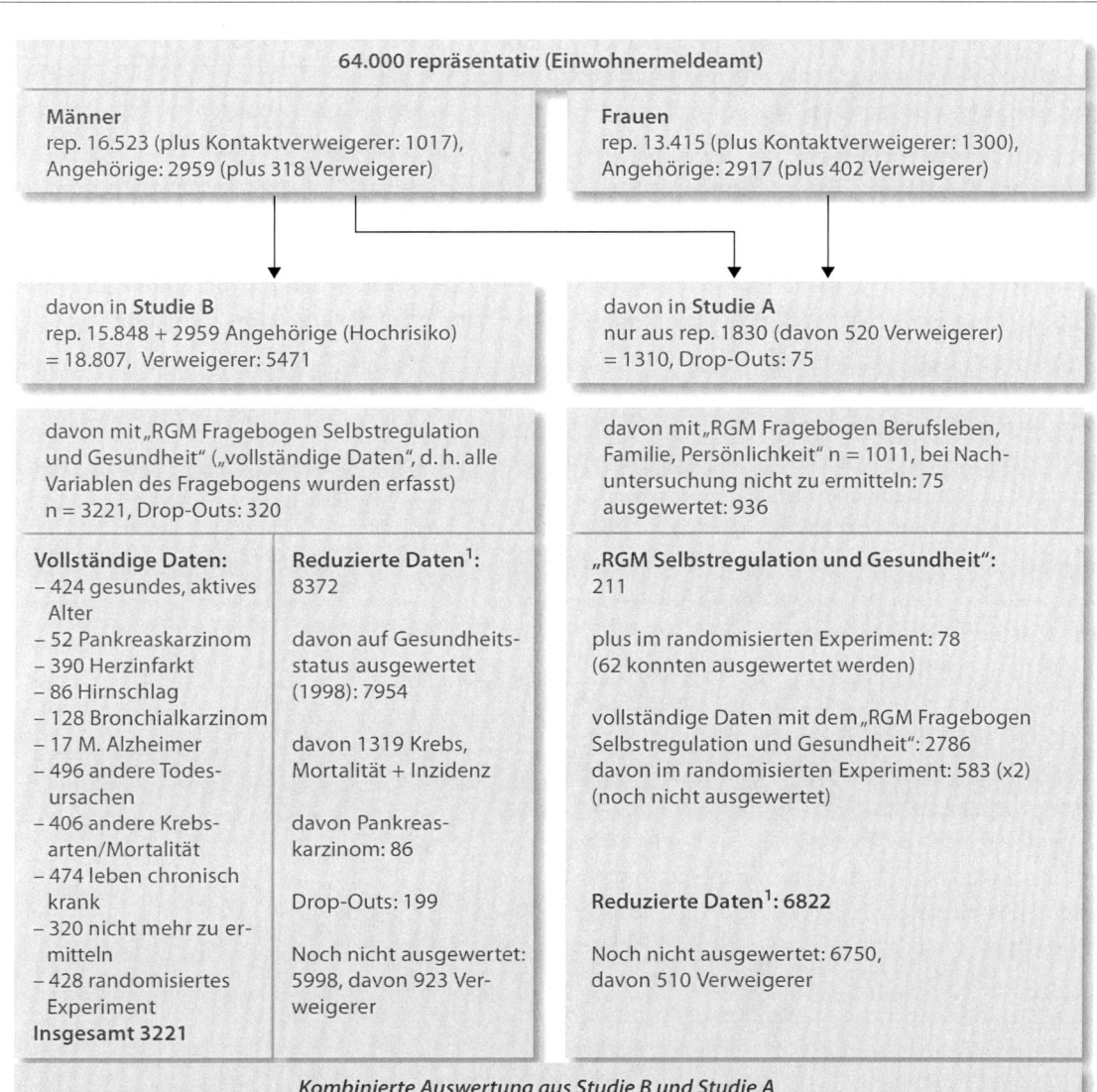

64.000 repräsentativ (Einwohnermeldeamt)

Männer
rep. 16.523 (plus Kontaktverweigerer: 1017),
Angehörige: 2959 (plus 318 Verweigerer)

Frauen
rep. 13.415 (plus Kontaktverweigerer: 1300),
Angehörige: 2917 (plus 402 Verweigerer)

davon in **Studie B**
rep. 15.848 + 2959 Angehörige (Hochrisiko)
= 18.807, Verweigerer: 5471

davon in **Studie A**
nur aus rep. 1830 (davon 520 Verweigerer)
= 1310, Drop-Outs: 75

davon mit „RGM Fragebogen Selbstregulation
und Gesundheit" („vollständige Daten", d. h. alle
Variablen des Fragebogens wurden erfasst)
n = 3221, Drop-Outs: 320

davon mit „RGM Fragebogen Berufsleben,
Familie, Persönlichkeit" n = 1011, bei Nachuntersuchung nicht zu ermitteln: 75
ausgewertet: 936

Vollständige Daten:	Reduzierte Daten[1]:	„RGM Selbstregulation und Gesundheit":
– 424 gesundes, aktives Alter	8372	211
– 52 Pankreaskarzinom	davon auf Gesundheits-	plus im randomisierten Experiment: 78
– 390 Herzinfarkt	status ausgewertet	(62 konnten ausgewertet werden)
– 86 Hirnschlag	(1998): 7954	
– 128 Bronchialkarzinom		vollständige Daten mit dem „RGM Fragebogen
– 17 M. Alzheimer	davon 1319 Krebs,	Selbstregulation und Gesundheit": 2786
– 496 andere Todes-	Mortalität + Inzidenz	davon im randomisierten Experiment: 583 (x2)
ursachen		(noch nicht ausgewertet)
– 406 andere Krebs-	davon Pankreas-	
arten/Mortalität	karzinom: 86	
– 474 leben chronisch		
krank	Drop-Outs: 199	**Reduzierte Daten[1]: 6822**
– 320 nicht mehr zu er-		
mitteln	Noch nicht ausgewertet:	Noch nicht ausgewertet: 6750,
– 428 randomisiertes	5998, davon 923 Ver-	davon 510 Verweigerer
Experiment	weigerer	
Insgesamt 3221		

Kombinierte Auswertung aus Studie B und Studie A

Aus Studie B integriert:
– 138 Pankreas-Fälle (52 mit vollständigen Daten (s. o.) plus 86 (s. links o.) mit z.T. vollständigen Daten
– 130 Herzinfarkt oder Hirnschlag
– 128 Todesfälle mit Bronchialkarzinom
– 17 M. Alzheimer (Todesschein plus Test u. Labor zu Lebzeiten)
– 170 Personen mit höchstem Alter (gesund geblieben)
Insgesamt 583

[1] Es wurde nicht der ausführliche „RGM Fragebogen Selbstregulation und Gesundheit" eingesetzt, sondern ein reduzierter Fragebogen (psychosoziale Faktoren plus Zigarettenrauchen, Alkoholkonsum Ernährung, Bewegung, Medikation) – Fragebogen im
Anhang nicht dargestellt, da bisher diesbezüglich noch keine Auswertung stattfand.

☐ **Abb. 11.1.** Grafische Darstellung der Gewinnung der Stichproben

Die *Studie B* ist ursprünglich aus einer repräsentativen Population von ca. 64.000 Bürgern selektiert worden (1973 repräsentativ ermittelt). Wenn die hohe Anzahl an Verweigerer berücksichtigt wird sowie die Tatsache, dass aus unterschiedlichen Mortalitätsgruppen erneut nur selektive Gruppen ausgewertet wurden, dass aus der Studie B Subgruppen für die präventiven Experimente gebildet wurden und dabei die autonomietrainierte Gruppe in der Studie B in die prospektive Auswertung nicht einbezogen wurde, dann wird deutlich, dass die Studie B plus A eine hochselektive und keineswegs repräsentative Auswahl ist.

Zu keinem Zeitpunkt lag die Absicht vor, repräsentative prospektive Studien durchzuführen. Hier wurden prospektive Studien mit experimentellen Interventionen durchgeführt. Die prospektiven Studien, so selektiv sie auch sein mögen, geben nur einen Hinweis auf Zusammenhänge zwischen den abhängigen und unabhängigen Variablen (die zunächst keineswegs als ursächlich interpretiert werden dürfen). Im Interventionsexperiment wurden dieselben Variablen wie in der prospektiven Auswertung benutzt. Wenn durch die veränderten Werte der Variablen im Experiment eine effektive Prävention erreicht wird und wenn es sich um dieselben Variablen handelt, die auch in der selektiv prospektiven Stichprobe einen prädiktiven Charakter haben, dann wird der dort gefundene Zusammenhang durch die experimentellen Ergebnisse derart bestätigt, dass der selektive Charakter der Stichprobe nicht mehr ins Gewicht fällt. Hier kompensieren die Ergebnisse des Experiments die Schwächen der selektiven Auswahl in der prospektiven Studie (Datenerfassung vor der später erfolgten Recherche des Gesundheitszustandes).

Ebenso kompensieren die Ergebnisse der selektiv prospektiven Studie mögliche Kritikpunkte des randomisierten Experiments. Die Kombination von selektiv prospektiven und experimentellen, randomisierten Interventionsstudien ist eine Methode, in der sich zwei Vorgehensweisen derart unterstützen, dass dabei Kritikpunkte an der selektiven Auswahl zum großen Teil aufgehoben werden.

Zusammensetzung der Stichprobe Studie B plus A: Es handelt sich um 691 = 87,0% Männer und 103 = 13,0% Frauen. Das Alter beim Interview lag zwischen 33 und 75 Jahren mit einem Mittel von 56,0 Jahren und einer Standardabweichung von 9,2 Jahren.

11.1   Statistische Programme

Die statistischen Auswertungen wurden mit gängigen Programmpaketen wie SPSS, STATISTICA, SAS, mit Einzelprogrammen verschiedener Autoren und gelegentlich mit selbst geschriebenen Programmen durchgeführt.

Die Autoren stehen für die Diskussion einzelner Auswertungsschritte zur Verfügung.

11.2 Erklärung der verwendeten statistisch-technischen Begriffe in alphabetischer Reihenfolge

Bivariat	s. multivariat
Chiquadrat-Test	Spezieller statistischer Test
Dichotom	Zweigeteilt: Eine dichotome Variable nimmt nur 2 Werte an, z. B. ja, nein oder männlich, weiblich
Diskriminanzanalyse	Verfahren, um zwischen einer Anzahl von quantitativen Variablen und einer Klassifikation (z. B. nach Todesursache) einen Zusammenhang herzustellen
Eigenwert	z. B. in der Faktorenanalyse der Varianzbeitrag eines Faktors
Faktorenanalyse	Verfahren, um eine Anzahl von quantitativen Variablen, die Gemeinsamkeiten aufweisen, auf eine möglichst geringe Anzahl maßgeblicher Dimensionen zu reduzieren. Eine abhängige Variable liegt nicht vor
Faktorenladung	In der Faktorenanalyse das Gewicht, mit dem ein »Faktor« an der Rekonstruktion einer empirischen Variablen beteiligt ist
Fehlklassifikationsrate	z. B. in der Diskriminanzanalyse die relative Häufigkeit der Fälle, bei denen aufgrund der quantitativen Variablen die wirkliche Klasse nicht richtig vorausgesagt wurde
Indikatorvariable	Ja-nein-Variable (1-0-Variable)
Interaktion	Nichtlinearer Zusammenhang zwischen zwei Variablen. Ein linearer Zusammenhang zwischen x und y kann durch eine Gleichung der Form $y = a + bx$ dargestellt werden. Nichtlineare Zusammenhänge sind z. B. solche, die durch eine krumme Kurve (z. B. eine quadratische Funktion: $y = a + bx + cx^2$) dargestellt werden. Von besonderem Interesse sind hier nichtmonotone Zusammenhänge, die ein Maximum oder ein Minimum durchlaufen, sodass y mit x zunächst ansteigt und dann wieder abfällt, oder umgekehrt.
»Interkorrelation«	Korrelationen zwischen mehreren gleichartigen Variablen.
Kommunalität	In der Faktorenanalyse das Ausmaß, in dem eine empirische Variable durch gemeinsame »Faktoren« rekonstruiert werden kann
Korrelation	Maß r dafür, wie stark die Werte zweier Variablen linear miteinander zusammenhängen. Ist der Zusammenhang nichtlinear, so wird durch die Korrelation gewissermaßen der lineare Anteil, falls vorhanden, herausgefiltert. Korrelationsmaße nehmen Werte zwischen +1 und –1 an, wobei positive Werte eine gleichsinnige Variation anzeigen (y steigt mit x) und negative eine gegensinnige (y fällt mit steigendem x). Bei $r = +1$ oder –1 ist der Zusammenhang exakt (fehlerlos) linear; bei $r = 0$ gibt es keinerlei linearen Zusammenhang (keine lineare Voraussagemöglichkeit), doch es könnte (sogar ein exakter) nichtmonotoner Zusammenhang vorliegen
Monoton	Möglicherweise nichtlinearer Zusammenhang zwischen zwei Variablen, bei dem aber die eine mit der anderen immer nur ansteigt (oder gleich bleibt) bzw. immer nur abfällt (oder gleich bleibt)
Multivariate Analyse	Es wird ein Zusammenhang zwischen mehreren »unabhängigen« und (meist einer) »abhängigen« Variablen hergestellt. Dabei zeigt sich, welchen Beitrag zur »Erklärung« (Rekonstruktion) der abhängigen Variablen eine unabhängige Variable bei rechnerischer Konstanthaltung aller übrigen leistet. Dieser Zusammenhang kann sich ganz erheblich von dem aus einer bivariaten Analyse (1 unabhängige und 1 abhängige Variable) unterscheiden: Dieser kann sich verstärken oder abschwächen, ganz verschwinden oder sogar seine Richtung umkehren
Multiple Korrelation:	Bei der multiplen Regression die Korrelation zwischen der abhängigen Variablen und der besten Voraussagefunktion aus allen unabhängigen Variablen

Multiple Regression	Multivariate Regression
Partielle Korrelation	Multivariate Korrelation (bei rechnerischer Konstanthaltung weiterer unabhängiger Variablen)
Partieller Regressions-koeffizient	s. Regression
Prädiktor	Unabhängige Variable, die zur »Erklärung« (Rekonstruktion) einer abhängigen Variablen verwendet wird
Randomisierung	Zuweisung von Personen zur Versuchs- und Kontrollgruppe in einem Experiment durch ein formelles Zufallsverfahren (z. B. durch Zufallszahlen). Dadurch wird erreicht, dass sich jede beliebige (auch unerkannte) Störvariable zwischen Versuchs- und Kontrollgruppe nur im Rahmen der berechenbaren Zufallsvariation unterscheidet
Regression	Herstellung eines (i. A. multivariaten) Zusammenhangs zwischen unabhängigen und einer abhängigen Variablen, der nicht linear sein muss. Der Regressionskoeffizient einer unab-hängigen Variablen gibt an, mit welchem Gewicht sie an der »Erklärung« (Rekonstruktion) der abhängigen Variablen beteiligt ist
Risikoverhältnis	Wenn die Sterblichkeit in einer Gruppe x% und in einer anderen y% beträgt, ist x/y das Risikoverhältnis
Rotation	In der Faktorenanalyse die Gewinnung eines veränderten Bezugssystems, das u. U. die Interpretation der »Faktoren« erleichtert
Signifikanz	Die »Fehlerwahrscheinlichkeit 1. Art« bei der Prüfung (dem Test) einer statistischen »Null-hypothese«, z. B. dass sich eine Häufigkeit zwischen zwei Gruppen nicht unterscheidet. Es ist die Wahrscheinlichkeit, ein empirisches Ergebnis, das auf einen Gruppenunterschied hinweist, trotz Geltung der Nullhypothese zu erhalten. Herkömmlich darf diese Fehler-wahrscheinlichkeit höchstens 5% betragen. Bei Durchführung zahlreicher statistischer Tests (z. B. bei der Berechnung der Interkorrelationen zwischen zahlreichen Variablen) steigt die Wahrscheinlichkeit, in irgendeinem Fall trotz Geltung der Nullhypothese ein scheinbar si-gnifikantes Ergebnis zu erhalten. Dieser Effekt kann durch ein schärferes Signifikanzniveau neutralisiert werden
Standardabweichung	Gebräuchlichstes Streuungsmaß für eine Verteilung quantitativer Einzelwerte, für das die quadrierten Abweichungen vom Mittelwert verwendet werden
Statistischer Test	Verfahren zur Prüfung von Nullhypothesen, s. Signifikanz
t-Test	Spezieller statistischer Test
Variable	Quantitative oder qualitative Eigenschaft z. B. von Personen (Geschlecht, Alter, Punktwert auf einem Fragebogen)
Varianz	Quadrat der Standardabweichung
Varianzanalyse	Verfahren zur Herstellung eines Zusammenhangs zwischen 1 oder mehreren Klassifikati-onen und einer quantitativen abhängen Variablen
Varianzbeitrag	Maß für die multivariate Relevanz einer unabhängigen Variablen. Verteilungsfrei ist ein statistischer Test, wenn er insbes. nicht die Normalverteilung für die beteiligten Variablen voraussetzt

Teil V   Ergebnisse der Studien A und B

Zusammenhang zwischen Korrelationen und Risikoverhältnissen

In unterschiedlichen Auswertungen werden zahlreiche (einfache und multiple) Korrelationen zwischen unabhängigen Variablen und dem Gesundheitsstatus mitgeteilt.

Der Gesundheitsstatus ist eine 3- bis 5-stufige Variable, die unabhängigen Variablen sind häufig 7-stufige Antwortskalen oder vielstufige Werte physischer Risikofaktoren.

Man kann sich nun alle beteiligten Variablen auch dichotomisiert vorstellen, etwa Gesundheits-status → Mortalität, 7 Stufen → unter/über Median.

Es ergeben sich dann Vierfelderkorrelationen, die nicht mit den mitgeteilten Korrelationswerten identisch sind, aber doch als Anhaltspunkt dienen können, um einen Zusammenhang mit dem Risikoverhältnis herzustellen.

Wir denken uns also eine Vierfeldertafel mit gleich großen Zeilen- und Spaltengruppen, betrachten gleichmäßig abgestufte Vierfelderkorrelationen und geben dafür die *Risikoverhältnisse* an:

	50 50	55 45	60 40	65 35	70 30	75 25	80 20	85 15	90 10	95 5
	50 50	45 55	40 60	35 65	30 70	25 75	20 80	15 85	10 90	5 95
Vierfelder-korrelation	0,0	0,1	0,2	0,3	0,4	0,5	0,6	0,7	0,8	0,9
Risikoverhältnis	1,00	1,22	1,50	1,86	2,33	3,00	4,00	5,67	9,00	19,00

Interaktion von psychosozialen und physischen Risikofaktoren bei Entstehung chronischer Erkrankungen – Studie B

Beispiel eines differenziellen Vergleichs zwischen Pankreaskarzinom, Bronchialkarzinom, Herzinfarkt, Morbus Alzheimer und Langlebigen

In diesem Kapitel wird das Zusammenspiel von physischen und psychosozialen Risikofaktoren erfasst, wodurch eine differenzielle Prädiktion von Herzinfarkt, Bronchialkarzinom, Pankreaskarzinom, Morbus Alzheimer und Gesundbleiben bis ins hohe Alter möglich wird.

Es zeigt sich, dass auch hier, neben den physischen Risikofaktoren, berufsbezogene Variablen sowie solche aus dem Bereich Familie und Persönlichkeit von Bedeutung sind.

Dabei werden zunächst bivariate Korrelationen in Bezug auf medizinische Risikofaktoren und andere psychosoziale Variablen berücksichtigt.

Zum Schluss soll aufgrund multivariater Verfahrensweisen die Frage beantwortet werden, mit wie hoher Fehlklassifikation eine Gruppeneinteilung vorgenommen werden kann, d. h. wie exakt es möglich war, häufig Jahre vor dem Ausbruch einer der oben erwähnten Erkrankungen richtig vorherzusagen.

12.1   Zusammenfassung

An 659 männlichen Personen wurde die Relevanz von 70 physischen und 94 psychosozialen Risikofaktoren für die Todesursachen Pankreas- und Bronchialkarzinom, Herzinfarkt/Hirnschlag und Morbus Alzheimer untersucht. Eine Voraussage der Gruppenzugehörigkeit ist mit Fehlklassifikationsraten in der Größenordnung von wenigen Prozenten bis unter 1% möglich.

Personengruppen

Hier liegen 6 ausschließlich männliche Personengruppen zugrunde, die aus den Studien A und B stammen (alle Studie B, außer Gr.1):

- Gruppe 0: 170 Personen, die 1998 durchschnittlich 83,4 Jahre alt waren und an keiner chronischen Krankheit oder erheblichen Behinderung litten;
- Gruppe 1: 76 Personen, die bis 2002 im durchschnittlichen Alter von 63,9 Jahren an verschiedenen Erkrankungen gestorben waren;
- Gruppe 2: 138 Personen, die bis 1998 im durchschnittlichen Alter von 67,6 Jahren an einem Pankreaskarzinom gestorben waren;

- Gruppe 3: 128 Personen, die bis 1998 im durchschnittlichen Alter von 67,7 Jahren an einem Bronchialkarzinom gestorben waren;
- Gruppe 4: 17 Personen, die bis 1998 im durchschnittlichen Alter von 78,9 Jahren am der Morbus Alzheimer gestorben waren;
- Gruppe 5: 130 Personen, die bis 1998 im durchschnittlichen Alter von 72,5 Jahren an Herzinfarkt oder Hirnschlag gestorben waren.

Variablen

Die an diesen Personengruppen erhobenen Variablen sind im Anhang/Fragebogen dokumentiert. Die römischen Zahlen I–XXIII bezeichnen die Abteilungen des Frageschemas. Es gibt dort 70 physische und 98 psychosoziale Risikofaktoren; von den Letzteren sind 4 (PS05-08) für männliche Personen nicht sinnvoll, sodass 94 psychosoziale Risikofaktoren verwendet wurden.

12.2   Hypothesen über Wechselwirkungseffekte in Bezug auf die Entstehung chronischer Erkrankungen und die Aufrechterhaltung der Gesundheit

Bei Entstehung des **Pankreaskarzinoms** spielen folgende Faktoren in additiven und synergistischen Wechselwirkungen eine Rolle:

1. chronische Entzündungen ohne Einnahme von nichtsteroidalen Antirheumatika (mit Ausnahme von Aspirin),
2. hohe Schwankungen zwischen Minimum und Maximum beim Gesamtcholesterin bei Mehrfachmessungen im Abstand von 2 Monaten,
3. Zigarettenrauchen mit Dosis-Wirkungs-Beziehung (je länger geraucht wird und je größer die Anzahl der Zigaretten, desto höher das Risiko für ein Pankreaskarzinom),
4. Ernährung: ungesunde Ernährung mit Verdauungsproblemen (chronischer Durchfall und/oder Verstopfung),
5. Alkoholkonsum (Dosis-Wirkungs-Beziehung zwischen Jahre des Konsums und Gramm Alkohol täglich),
6. Kaffeekonsum,

7. über relativ wenige Jahre insulinbehandelter Diabetes,
8. forcierte regelmäßige oder mangelhafte Bewegung,
9. chronische Pankreatitis, Leberzirrhose, Hepatitis B und Gallensteine,
10. Pankreaskarzinom in der Familie (gerade Linie),
11. erhöhte Werte von Lipase und Amylase sind Prädiktoren für das Pankreaskarzinom (in Interaktion mit anderen Risikofaktoren),
12. ZNS-hemmende Psychopharmaka in Kombination mit ZNS-stimulierenden Psychopharmaka,
13. atheistische Einstellung, gehemmte Selbstregulation, Desintegration zwischen Ratio und Emotion, Korrekturblockade, nachwirkende Schockerlebnisse, Isolationserlebnisse, negative Lustdifferenz usw. sind psychosoziale Risikofaktoren,
14. Differenz zwischen seelisch-körperlicher Erschöpfung im Berufsleben und Erholungsfähigkeit,
15. Dysstress im Berufsleben, vor allem außerberufliche Mehrbelastung, Überforderung, Isolationsleid, mangelhafte Anerkennung und hoher Arbeitsdruck,
16. gering ausgeprägte Selbstliebe, verbunden mit stark ausgeprägter Liebe zu den Eltern und Familienmitgliedern und geringerer Liebe zu Gott als zu sich selbst,
17. harmonisierender und polarisierender Loyalitätskonflikt,
18. in Bezug auf die Grossarthsche Typologie: Interaktion zwischen Typ V, I und II bei schwach ausgeprägtem Typ III, IV und VI.

Kein einzelner der oben genannten Risikofaktoren wirkt für sich alleine krankheitserzeugend, sondern nur im interaktiven Kontext mit anderen Faktoren. Beispielsweise ist chronische Pankreatitis für sich alleine kein Risikofaktor, sondern erst in Verbindung mit familiärer Belastung für das Pankreaskarzinom und mehrerer oben genannter Faktoren (z. B. gleichzeitig hoch ausgeprägter Typ V und I in Verbindung mit Cholesterinschwankungen).

12.3 Differenzielle Prädiktoren

Herzinfarkt

1. Steigende Cholesterinwerte bei Mehrfachmessungen,
2. Einnahme von großen Nahrungsmengen mit dem anschließenden Gefühl von Unwohlsein,
3. über viele Jahre anhaltender Diabetes,
4. systolischer und diastolischer Bluthochdruck,
5. ausgeprägte Sklerose im Augenhintergrund,
6. Angina pectoris,
7. familiäre Belastung für Herzinfarkt oder Hirnschlag,
8. ZNS-stimulierende Psychopharmaka,
9. langfristige Einnahme von Aspirin wirkt präventiv,
10. soziale Isolation,
11. ausgeprägtes Typ-II-Verhalten (latent aggressiv-hilfloses Ausgeliefertsein gegenüber der Wirkung von negativ erlebten Objekten ohne die Fähigkeit, sich von diesen zu distanzieren) in der Interaktion mit dem Typ-I-Verhalten [altruistische, Symbiose suchende Anpassung im Isolationsleid (ein ersehntes, erstrebtes Objekt wird nicht bedürfnisgerecht erreicht)],
12. übermäßige Bindung an eine Person aus der Ursprungsfamilie,
13. polarisierender Loyalitätskonflikt,
14. ausgeprägte Rigidität und geringe Flexibilität,
15. gering ausgeprägte Eigenkompetenz, hoher Erwartungsdruck bei geringer Belohnung und geringe Gestaltungsmöglichkeiten im Berufsleben,
16. negativ erlebte Störquellen im Berufsleben.

Bronchialkarzinom

1. Zigarettenrauchen mit steigendem Konsum,
2. chronisch obstruktive Bronchitis,
3. Lungen-Tbc,
4. familiäre Belastung für das Bronchialkarzinom,
5. ausgeprägte und nicht verarbeitete Schockerlebnisse,
6. ausgeprägtes Typ-I-Verhalten,
7. harmonisierender Loyalitätskonflikt.

12.4 Hypothesen für hohes und gesundes Alter

1. Konstante, relativ geringe Werte des Gesamtcholesterins
2. völlige Abstinenz vom Zigarettenrauchen (auch kein Ex-Raucher),
3. als wohltuend empfundene Ernährung,
4. gesunde Ernährung in eher geringer Mengen,
5. kein Kaffeekonsum,
6. kein Alkoholkonsum (auch kein Ex-Alkoholiker),
7. kein Diabetes,
8. niedriger bis normaler Blutdruck,
9. wohltuende körperliche Bewegung,
10. regelmäßige und mäßige oder mäßig-unregelmäßige Bewegung,
11. keine ausgeprägten Organvorschädigungen (z. B. geringer Ausprägungsgrad der Sklerose im Augenhintergrund, keine Leberzirrhose),
12. geringe familiäre Belastung für chronische Erkrankungen,
13. keine dauerhafte Medikation [auch Medikamente mit hoher präventiver Wirkung, wie z. B. NSR (nichtsteroidale Antirheumatika), wirken nur relativ und das heißt, bei schon vorhandenen Risikofaktoren lebensverlängernd und krankheitsverhütend],
14. ausgeprägtes Typ-IV-Verhalten (dabei schaden auch ein ausgeprägter Typ III und V nicht),
15. extrem geringe ausgeprägtes Typ-I- und -II-Verhalten,
16. spontane Gottesbeziehung,
17. gute soziale Integration,
18. ausgeprägtes privates und berufliches Wohlbefinden,
19. ausgeprägte innere Autonomie,
20. gute Integration von Ratio, Emotion und Intuition,
21. ausgeprägte Korrekturfähigkeit (Fähigkeit, Verhaltensweisen mit negativ erlebten Folgen so zu korrigieren, dass daraus Erlebnisse mit positiven Folgen entstehen),
22. fehlende Schockerlebnisse mit nachhaltiger Wirkung,
23. hohe angenehme Anregung,
24. Fähigkeit, negative in positive Gefühle umzuwandeln,
25. erlebte Autonomie in der Kindheit,
26. positive Lustdifferenz,
27. geringe Ausprägung von Dysstress-Faktoren im Berufsleben (z. B. geringes Wohlbefinden, hoher Erwartungsdruck, geringe Belohnung, außerberufliche Mehrbelastung, Überforderung im Beruf usw.),
28. ausgeprägte Erholungsfähigkeit bei geringer seelischer Erschöpfung,
29. gegenseitige Anregung zwischen angenehm erlebtem Berufsleben und Privatleben,
30. Fähigkeit, persönliche Interessen und Neigungen mit dem Berufsleben zu vereinen,
31. gleich stark ausgeprägte Selbstliebe mit erlebter Liebe zu Eltern, Familienmitgliedern und wichtigen Mitmenschen,
32. erlebte Liebe zu Gott ebenso stark oder stärker ausgeprägt wie die Selbst- und Fremdliebe,
33. ausgeprägte Fähigkeit zur Bewältigung von Dysstress,
34. ausgeprägte Eigenkompetenz.

12.5 Variablenbezeichnung

Physische Risikofaktoren

Nummerierte Variablen sind:
- ORGJ01-13: X organische Vorschädigungen des Befragten (Jahre)
- CAN01-14: XI verschiedene Krebsarten in der Verwandtschaft (Zahl der Personen)

Die weiteren physischen Risikofaktoren in der alphabetischen Reihenfolge der Variablennamen finden sich in ◘ Tabelle 12.1.

Psychosoziale Risikofaktoren

Hier gibt es ausschließlich außer SRA und SRB nur nummerierte Variablen (◘ Tabelle 12.2).

◻ Tabelle 12.1. Variablen physischer Risikofaktoren und deren Lokalisation im Fragebogen

AG	V.1	Alkoholkonsum (g pro Tag)
AJ	V.2	Alkoholkonsum (Jahre)
ALL	XX.5	Allergien (Jahre)
ALZ	XII.3	Morbus Alzheimer in der Verwandtschaft (Zahl der Personen)
ASPJ	XIII.3	Einnahme von Azetylsalizylsäure
AUI	XX.6	Autoimmunerkrankungen
AV	V.3	Alkoholkonsum, Veränderungstendenz (3 Stufen)
BDD	VIII	Blutdruck, diastolisch
BDS	VIII	Blutdruck systolisch
BWM	IX	Körperliche Bewegung, Quantität (5 Stufen)
BWSTIL	IX	Körperliche Bewegung, forciert (5 Stufen)
BWW	IX	Körperliche Bewegung, Wohlbefinden aufgrund von (3 Stufen)
CAN	(XI)	Summe CAN01-14 – Krebs in der Familie (Anzahl)
AN	(XI)	Summe CAN01-14 – Krebs in der Familie (Anzahl)
CBN	II	Blutcholesterol (Regressionsfunktion)
CH	II	Blutcholesterol, Mittelwert
CS	II	Blutcholesterol, Standardabweichung
DIN	VII.1	Diabetes mellitus, Jahre Insulinbehandlung
DOR	VII.2	Diabetes mellitus, Jahre orale Behandlung
ENTZJ	XX.2	Chronische Entzündungen (Jahre)
ENTZN	XX.1	Chronische Entzündungen (Anzahl)
ERNM	IV	Ernährung, Quantität (3 Stufen)
ERNQ	IV	Ernährung, Quantität (3 Stufen)
ERNW	IV	Ernährung , Wohlbefinden aufgrund der (3 Stufen)
FIEBG	XX.3	Fieber (Grad)
FIEBN	XX.4	Fieber (Häufigkeit)
GW	IX.9	Körpergewicht (RR)
HEMJ	XIII.1	Dämpfende Medikamente
HEN	XII.1	Herzinfarkt in der Verwandtschaft (Zahl der Personen)
HIN	XII.2	Hirnschlag in der Verwandtschaft (Zahl der Personen)
HN	(XII)	Summe von HEN und HIN
KAJ	VI.1	Kaffeegenuss (Jahre)
KAM	VI.2	Kaffeegenuss (Tassen pro Tag)
MEDJ	XIII.4	Andere Medikamente

▢ Tabelle 12.1. *Fortsetzung*

NSAR	XIII.5	Nichtsteroidale Antirheumatika
ORGJ	(X)	Summe von ORGJ (Organvorschädigung Jahre) 01–13
PARK	XII.4	Parkinson in der Verwandtschaft (Zahl der Personen)
STIJ	XIII.2	Stimulierende Medikamente
VDURCHF	IV.14	Chronischer Durchfall
VERDSTOE	IV.13	Chronische Verdauungsstörungen
VERSTO	IV.15	Chronische Verstopfung
ZJ	III.1	Zigarettenkonsum (Jahre)
ZM	III.2	Zigarettenkonsum (Anzahl pro Tag)
ZV	III.3	Zigarettenkonsum, Veränderungstendenz (3 Stufen)

▢ Tabelle 12.2. Variablen psychosozialer Risikoverfahren

privates Wohlbefinden-28	XIV Verhalten, Stress, Persönlichkeit (Privatleben)
TY1-6	XV–XVII Grossarthsche Verhaltensmuster
ARB01-13	XVIII Arbeit, Familie, Umwelt
PSS01-16	XIX Selbst-/Fremdliebe, Konflikte
ARBB01-20	XXI Eigenaktive Berufsgestaltung und -motivation
DYEU01-13	XXII Dysstress – Eustress
SRA	XXIII Selbstregulation, Mittel aus 16 Fragen
SRB	XXIII Selbstregulation, Mittel aus 16 Fragen , Wiederholungsmessung

12.6   Ergebnisse

Gruppenvergleiche

Zwischen den in 12.1 genannten Gruppen 0–5 werden folgende Vergleiche angestellt:

1. Vergleiche einer einzelnen Mortalitätsgruppe mit der überlebenden Gruppe 0. Diese werden zunächst auf der Basis der einzelnen Risikofaktoren angestellt; dazu werden diese mit den Indikatorvariablen für die Gruppen 1–5 korreliert.

   Anschließend werden die signifikanten Risikofaktoren gemeinsam eingesetzt, und die Regressionsfunktion ermöglicht eine Schätzung der Klassifikationsfehlerrate für die Diskrimination zwischen der betreffenden Mortalitätsgruppe und Gruppe 0.

2. Um eine Charakterisierung der langlebigen Gruppe 0 zu gewinnen, wird diese der Zusammenfassung aller verstorbenen Gruppen 1–5 gegenübergestellt.

3. Es wird auch versucht, anhand der signifikanten Risikofaktoren gleichzeitig zwischen allen Gruppen zu unterscheiden.

Physische Risikofaktoren

Einzelne Mortalitätsgruppen gegen Langlebige. Die ▢ Tabellen 12.3 bis 12.7 enthalten die Korrelationen der Risikofaktoren mit den Indikatorvariablen für die Gruppen, also die bivariate Relevanz der Risikofaktoren. Die Signifikanzgrenze liegt ungefähr bei einem Betrag der Korrelation von $|r| = 0{,}25$.

◻ Tabelle 12.3. Gruppe 1: Verschiedene (andere) Todesursachen

Steigender Alkoholkonsum (Veränderungstendenz: steigend, abfallend, gleich bleibend)	0,76
Wohltuende körperliche Bewegung (3 Stufen: wohltuend, neutral, Unwohlsein erzeugend)	−0,75
Zigarettenkonsum – Veränderungstendenz (steigender Konsum)	0,61
Wohlbefinden erzeugende Ernährung (3 Stufen: wohltuend, neutral, Unwohlsein erzeugend)	−0,61
Gesunde Ernährungsqualität (3 Stufen gesund, ungesund, gesund und ungesund)	−0,61
Hohe Schwankungen von Cholesterin bei Mehrfachmessungen, um den Mittelwert (Standartabweichung)	0,51
Alkoholkonsum (g pro Tag)	0,48
Summe von Hirnschlag und Herzinfarkt in der Verwandtschaft (Zahl der Personen)	0,47
Bluthochdruck diastolisch	0,46
Herzinfarkt in der Verwandtschaft (Zahl der Personen)	0,43
Körperliche Bewegung, forciert	0,40
Kaffeegenuss (Tassen pro Tag)	0,40
Regelmäßige und mäßige körperlich Bewegung – Quantität (5 Stufen)	−0,39
Hoher Blutcholesterol (Mittelwert aus Mehrfachmessungen)	0,38
Zigarettenkonsum (Anzahl pro Tag)	0,38
Organvorschädigung (Jahre): Sklerotisierungsgrad im Augenhintergrund	0,34
Hirnschlag in der Verwandtschaft (Zahl der Personen)	0,33→
Zigarettenkonsum (Jahre)	0,33
Organvorschädigung (Jahre): Angina pectoris	0,31
Bluthochdruck systolisch	0,29
Dämpfende Psychopharmaka	0,29
Diabetes mellitus (Jahre Insulinbehandlung)	0,27
Ernährungsquantität (3 Stufen: wenig, mittelviel, viel)	0,26

◻ Tabelle 12.4. Gruppe 2: Pankreaskarzinom

Hohe Schwankungen von Cholesterin bei Mehrfachmessungen, um den Mittelwert (Standartabweichung)	0,61
Wohltuende körperliche Bewegung (3 Stufen: wohltuend, neutral, Unwohlsein erzeugend)	−0,55
Zigarettenkonsum (Anzahl pro Tag)	0,51
Chronische Verdauungsstörung	0,49
Diabetes mellitus (Jahre Insulinbehandlung)	0,48
Chronischer Durchfall	0,47
Wohlbefinden erzeugende Ernährung (3 Stufen: wohltuend, neutral, Unwohlsein erzeugend)	−0,46
Organvorschädigung des Befragten (Jahre): Leberzirrhose	0,46
Zigarettenkonsum (Jahre)	0,44
Familiäre Belastung (Zahl der Personen) für Krebs (unter Berücksichtigung aller Krebsarten)	0,44
Zigarettenkonsum – Veränderungstendenz (steigender Konsum)	0,41

◻ **Tabelle 12.4.** *Fortsetzung*

Summe aller Organvorschädigungen	0,39
Alkoholkonsum (g pro Tag)	0,36
Gesunde Ernährungsqualität (3 Stufen: gesund, ungesund, gesund und ungesund)	−0,35
Herzinfarkt in der Verwandtschaft (Zahl der Personen)	0,35
Organvorschädigung (Jahre): Hepatitis B	0,34
Chronische Verstopfung	0,33
Summe von Hirnschlag und Herzinfarkt in der Verwandtschaft (Zahl der Personen)	0,32
Organvorschädigung (Jahre): Gallensteine	0,32
Krebs in der Familie (Zahl der Personen): Leberkarzinom	0,30
Körperliche Bewegung forciert	0,28
Kaffeegenuss (Tassen pro Tag)	0,28
Organvorschädigung (Jahre): chronische Pankreatitis	0,28
Regelmäßig und mäßige körperliche Bewegung – Quantität (5 Stufen)	−0,27
Steigender Alkoholkonsum (Veränderungstendenz: steigend, abfallend, gleich bleibend)	0,26

◻ **Tabelle 12.5.** Gruppe 3: Bronchialkarzinom

Hohe Schwankungen von Cholesterin bei Mehrfachmessungen, um den Mittelwert (Standartabweichung)	0,63
Zigarettenkonsum (Anzahl pro Tag)	0,55
Zigarettenkonsum (Jahre)	0,54
Zigarettenkonsum – Veränderungstendenz (steigender Konsum)	0,52
Organvorschädigung (Jahre): chronische obstruktive Bronchitis	0,50
Summe aller Organvorschädigungen	0,50
Familiäre Belastung (Zahl der Personen) für Krebs (unter Berücksichtigung aller Krebsarten)	0,49
Wohltuende körperliche Bewegung (3 Stufen: wohltuend, neutral, Unwohlsein erzeugend)	−0,45
Familiäre Belastung (Zahl der Personen): Bronchialkarzinom	0,45
Alkoholkonsum (Jahre)	0,42
Wohlbefinden erzeugende Ernährung (3 Stufen: wohltuend, neutral, Unwohlsein erzeugend)	−0,38
Alkoholkonsum (g pro Tag)	0,37
Gesunde Ernährungsqualität (3 Stufen: gesund, ungesund, gesund und ungesund)	−0,34
Dämpfende Psychopharmaka	0,31
Kaffeekonsum (Jahre)	0,31
Kaffeegenuss (Tassen pro Tag)	0,31
Organvorschädigung (Jahre): Lungen-TBC	0,30→
Organvorschädigung (Jahre): Sklerotisierungsgrad im Augenhintergrund (4 Stadien)	−0,30
Familiäre Belastung aller Krebsarten (Zahl der Personen)	0,27
Regelmäßige und mäßige körperliche Bewegung – Quantität (5 Stufen)	−0,25

◪ Tabelle 12.6. Gruppe 4: Morbus Alzheimer	
Alkoholkonsum (g pro Tag)	0,64
Morbus Alzheimer in der Verwandtschaft (Zahl der Personen)	0,63
Chronische Verstopfung	0,61
Wohltuende körperliche Bewegung (3 Stufen: wohltuend, neutral, Unwohlsein erzeugend)	−0,59
Bluthochdruck diastolisch	0,58
Chronische Entzündungen (Anzahl)	0,57
Diabetes mellitus (Jahre Insulinbehandlung)	0,49
Organvorschädigung (Jahre): chronische obstruktive Bronchitis	0,48
Chronische Entzündungen (Jahre)	0,47
Dämpfende Psychopharmaka	0,45
Familiäre Belastung (Zahl der Personen) für Krebs (unter Berücksichtigung aller Krebsarten)	0,44
Familiäre Belastung aller Krebsarten (Zahl der Personen)	0,41
Fieber (Grad)	−0,40
Organvorschädigung des Befragten (Jahre): Leberzirrhose	0,37
Zigarettenkonsum (Anzahl pro Tag)	0,37
Organvorschädigung (Jahre): Sklerotisierungsgrad im Augenhintergrund (4 Stadien)	0,37
Regelmäßige und mäßige körperliche Bewegung – Quantität (5 Stufen)	−0,36
Hoher Blutcholesterolwert (Mittelwert aus Mehrfachmessungen)	0,35
Wohlbefinden erzeugende Ernährung (3 Stufen: wohltuend, neutral, Unwohlsein erzeugend)	−0,35
Organvorschädigung (Jahre): chronische atrophische Gastritis	0,35
Fieber Häufigkeit	−0,34
Summe aller Organvorschädigungen	0,32
Blutcholesterol, Veränderung innerhalb des Messzeitraums (Regressionsfunktion)	0,32
Gesunde Ernährungsqualität (3 Stufen: gesund, ungesund, gesund und ungesund)	−0,32
Kaffeegenuss (Tassen pro Tag)	0,31
Organvorschädigung (Jahre): Angina pectoris	0,31
Zigarettenkonsum (Jahre)	0,30
Bluthochdruck systolisch	0,28
Allergien (Jahre)	−0,27
Organvorschädigung (Jahre): Hepatitis B	0,26
Familiäre Belastung (Zahl der Personen): Hodenkarzinom	0,26

◨ Tabelle 12.7. Gruppe 5: Herzinfarkt, Hirnschlag	
Organvorschädigung (Jahre): Sklerotisierungsgrad im Augenhintergrund (4 Stadien)	0,62
Bluthochdruck diastolisch	0,60
Herzinfarkt in der Verwandtschaft (Zahl der Personen)	0,52
Summe von Hirnschlag und Herzinfarkt in der Verwandtschaft (Zahl der Personen)	0,51
Bluthochdruck systolisch	0,50
Fieber (Häufigkeit)	−0,45
Wohltuende körperliche Bewegung (3 Stufen: wohltuend, neutral, Unwohlsein erzeugend)	−0,44
Organvorschädigung (Jahre): Angina pectoris	0,43
Hoher Blutcholesterolwert (Mittelwert aus Mehrfachmessungen)	0,43
Kaffeegenuss (Tassen pro Tag)	0,43
Allergien (Jahre)	−0,41
Gesunde Ernährungsqualität (3 Stufen: gesund, ungesund, gesund und ungesund)	−0,40
Regelmäßige und mäßige körperliche Bewegung – Quantität (5 Stufen)	−0,38
Zigarettenkonsum (Anzahl pro Tag)	0,37
Zigarettenkonsum (Jahre)	0,35
Organvorschädigung (Jahre): Ulcus ventriculi (resektiert)	0,35
Wohlbefinden erzeugende Ernährung (3 Stufen: wohltuend, neutral, Unwohlsein erzeugend)	−0,34
Kaffeekonsum (Jahre)	0,34
Zigarettenkonsum – Veränderungstendenz (steigender Konsum)	0,32→
Diabetes mellitus (Jahre Insulinbehandlung)	0,31
Blutcholesterol, Veränderung innerhalb des Messzeitraums (Regressionsfunktion)	0,30
Körperliche Bewegung, forciert	0,30
Hohe Schwankungen von Cholesterin bei Mehrfachmessungen, um den Mittelwert (Standardabweichung)	0,28
Stimulierende Psychopharmaka	0,26
Aspirineinnahme (Jahre)	−0,25

Psychosoziale Risikofaktoren

Die ◨ Tabellen 12.8 bis 12.12 enthalten die Korrelationen der Risikofaktoren mit den Indikatorvariablen für die Gruppen, also die bivariate Relevanz der Risikofaktoren. Für die Bezeichnungen der Variablen wird auf »Psychosoziale Risikofaktoren« verwiesen. Die Signifikanzgrenze liegt ungefähr bei einem Betrag der Korrelation von $|r| = 0,25$.

Eine positive Korrelation mit den Mortalitätsgruppen charakterisiert einen Risikofaktor, eine negative einen Gesundheitsfaktor.

❗ **Achtung! Die umgekehrte Punktbewertung (0 = äußerst stark, 7 = überhaupt nicht) bei ARBB14, 15, 17, 20 und DYEU01,08–11,13 ist offensichtlich nicht angewendet worden, die Vorzeichen der Korrelationen entsprechen den Inhalten.**

◨ Tabelle 12.8. Gruppe 1: Verschiedene Todesursachen

Selbstregulation, Mittel aus 16 Fragen, Wiederholungsmessung	−0,88
Selbstregulation, Mittel aus 16 Fragen	−0,80
Erholungsfähigkeit	−0,75
Grossarthsches Verhaltensmuster Typ IV	−0,74
Interaktive Stressbewältigung	−0,72
Integration von Ratio und Emotion	−0,71
Blockade emotionale Wahrnehmung	0,70
Typ II (Typ II: persistierende Aufregung (hilflos negativ erlebten Zuständen ausgeliefert, ohne Distanzierungsfähigkeit)	0,70
Negative Lustdifferenz (höhere Gefühlsintensität in der Vergangenheit als in der Gegenwart)	0,70
Interaktive Unlust (anhaltende Unlust durch das Zusammenwirken mehrerer Faktoren)	0,69
Schockerlebnisse (persistierende gefühlsmäßige Überforderung durch Schockerlebnisse)	0,69
Interaktive Lust (Lustgefühle durch Zusammenspielen von Faktoren aus unterschiedlichen Lebensbereichen)	−0,68
Innere Autonomie (Unabhängigkeit von Objekten, die zu negativen Folgen führen, z. B. Sucht)	−0,67
Liebe zu Gott	−0,67
Unfähigkeit, negative Gefühle in positive Gefühle in der sozialen Kommunikation umzuwandeln	0,67
Unfähigkeit, Probleme durch das eigene Verhalten aufzulösen	0,67
Privates Wohlbefinden	−0,66
Selbstregulation (Fähigkeit durch Eigenaktivität Bedürfnis befriedigende Zustände zu erreichen)	−0,64
Hilflose Überregung	0,62
Seelisch körperliche Erschöpfung im Berufsleben	0,62
Überforderung im Berufsleben	0,62
Korrekturblockade (Unfähigkeit, Verhaltensweisen zu verändern, die dauerhaft zu negativen Folgen führen)	0,61
Selbstliebe, Selbstachtung	−0,61
Übermäßige Bindung an die Ursprungsfamilie	0,60
Typ I: Separation von ersehnten Objekten mit persistierendem Leid in der Isolation	0,59
Polarisierender Loyalitätskonflikt (Spaltung zwischen negativer und positiver Bewertung Objekten gegenüber, zu denen sich die Person loyal fühlt)	0,58
Grundsätzliche Fähigkeit, negative Gefühle in positive umzuwandeln	−0,58
Religiosität (glaubt an Gott, fühlt die positive Wirkung des Heiligen Geistes etc.)	−0,57
Belohnung/Anerkennung im Berufsleben	−0,56
Sich geliebt fühlen	−0,55
Liebe zu wichtigen Mitmenschen	−0,55
Wohlbefinden im Berufsleben	−0,54→
Zerrbild Denunziation (traumatisch erlebte Entwertung der eigenen Person)	0,53
Isolationsleid	0,53
Keine Anerkennung/Würdigung im Berufsleben	−0,51

◘ Tabelle 12.8. *Fortsetzung*

Harmonisierender Loyalitätskonflikt (das Bedürfnis Harmonie zwischen unterschiedlichen Personen herzustellen, zu denen sich die Person loyal verbunden fühlt, die aber untereinander im unversöhnlichen Konflikt stehen)	0,51
Erlebte Autonomie (Anerkennung der eigenen Person) und liebevolle Akzeptanz in der Familie	−0,51
Flexibilität	−0,49
Interaktiver Dysstress (erlebte Überforderung durch das Zusammenwirken unterschiedlicher Faktoren aus verschiedenen Lebensbereichen)	0,49
Gestaltungsmöglichkeiten/Einflussnahme am Arbeitsplatz	−0,48
Isolation/Ausstoßung in der Ursprungsfamilie	0,47
Chronisch anregungslos (anhaltende Monotonie, Langeweile)	0,47
Störquellen im Berufsleben	0,46
Soziale Isolation	0,46
Ungebrochene Liebe zu Partnern, Ehegatten, Kindern usw.	−0,46
Integration von persönlichen Fähigkeiten mit beruflichen Anforderungen	−0,44
Schnelle Versöhnung in Ursprungsfamilie	−0,39
Rigidität	0,39
Schnelle Versöhnung mit dem Partner	−0,37
Typ VI: emotional gesteuertes antirationales Verhalten	0,36
Eigenkompetenz	−0,35
Eigenaktive Berufsgestaltung	−0,35
Außerberufliche Mehrbelastung	0,35
Typ III: ambivalente Anpassung, extreme Schwankungen zwischen Nähe und Distanz	−0,32
Isolationsleid im Berufsleben	0,28

◘ Tabelle 12.9. Gruppe 2: Pankreaskarzinom

Interaktive Unlust (anhaltende Unlust durch das Zusammenwirken mehrerer Faktoren)	0,72
Erholungsfähigkeit	−0,71
Interaktive Stressbewältigung (Fähigkeit, Dysstress zu bewältigen)	−0,71
Blockade emotionaler Wahrnehmung	0,70
Interaktive Lust (Lustgefühle durch das Zusammenspielen von Faktoren aus unterschiedlichen Lebensbereichen)	−0,69
Unfähigkeit, negative Gefühle in positive Gefühle in der sozialen Kommunikation umzuwandeln	0,69
Überforderung im Berufsleben	0,69
Unfähigkeit, Probleme durch das eigene Verhalten aufzulösen	0,68
Typ I: Separation von ersehnten Objekten mit persistierendem Leid in der Isolation	0,66
Negative Lustdifferenz (höhere Gefühlsintensität in der Vergangenheit als in der Gegenwart)	0,66
Schockerlebnisse (persistierende gefühlsmäßige Überforderung durch Schockerlebnisse)	0,65
Typ IV: Wohlbefinden durch Selbstregulation	−0,65
Integration von Ratio und Emotion	−0,64

◻ **Tabelle 12.9.** *Fortsetzung*

Seelisch-körperliche Erschöpfung im Berufsleben	0,63
Harmonisierender Loyalitätskonflikt (das Bedürfnis, Harmonie zwischen unterschiedlichen Personen herzustellen, zu denen sich die Person loyal verbunden fühlt, die aber untereinander im unversöhnlichen Konflikt stehen)	0,62
Übermäßige Bindung an die Ursprungsfamilie	0,61
Isolationsleid	0,61
Chronisch anregungslos (anhaltende Monotonie, Langeweile)	0,61
Korrekturblockade	0,59
Sich geliebt fühlen	−0,56
Innere Autonomie (Unabhängigkeit von Objekten, die zu negativen Folgen führen...)	−0,56
Polarisierender Loyalitätskonflikt (Spaltung zwischen negativer und positiver Bewertung Objekten gegenüber, zu denen sich die Person loyal fühlt)	0,55
Selbstliebe, Selbstachtung	−0,55→
Privates Wohlbefinden	−0,55
Keine Anerkennung/Würdigung im Berufsleben	0,54
Liebe zu Gott	−0,54
Flexibilität	−0,54
Belohnung/Anerkennung im Berufsleben	−0,53
Selbstregulation	−0,52
Gestaltungsmöglichkeiten/Einflussnahme am Arbeitsplatz	−0,52
Isolation/Ausstoßung in der Ursprungsfamilie	0,52
Grundsätzliche Fähigkeit, negative Gefühle in positive umzuwandeln	−0,52
Wohlbefinden im Berufsleben	−0,51
Typ II: persistierende Aufregung (negativ erlebten Zuständen ausgeliefert, ohne Distanzierungsfähigkeit)	0,51
Integration von persönlichen Fähigkeiten mit beruflichen Anforderungen	−0,47
Hilflose Überregung	0,46
Religiosität (glaubt an Gott, fühlt die positive Wirkung des heiligen Geistes etc.)	−0,45
Eigenaktive Berufsgestaltung	−0,44
Erlebte Autonomie (Anerkennung der eigenen Person) und liebevolle Akzeptanz in der Familie	−0,43
Rational antiemotionales Verhalten	0,42
Isolationsleid im Berufsleben	0,41
Interaktiver Dysstress (erlebte Überforderung durch das Zusammenwirken unterschiedlicher Faktoren aus verschiedenen Lebensbereichen)	0,40
Eigenkompetenz	−0,39
Außerberufliche Mehrbelastung	0,39
Ungebrochene Liebe zu Partnern, Ehegatten, Kindern usw.	−0,37
Rigidität	0,36
Typ III: ambivalente Anpassung, extreme Schwankungen zwischen Nähe und Distanz	−0,31
Liebe zu wichtigen Mitmenschen	−0,27
Schnelle Versöhnung in Ursprungsfamilie	−0,27

◘ **Tabelle 12.10.** Gruppe 3: Bronchialkarzinom

Harmonisierender Loyalitätskonflikt (das Bedürfnis, Harmonie zwischen unterschiedlichen Personen herzustellen, zu denen sich die Person loyal verbunden fühlt, die aber untereinander im unversöhnlichen Konflikt stehen)	0,83
Interaktive Unlust (anhaltende Unlust durch das Zusammenwirken mehrerer Faktoren)	0,76
Typ I: Separation von ersehnten Objekten mit persistierendem Leid in der Isolation	0,73
Interaktive Stressbewältigung (Fähigkeit, Dysstress zu bewältigen)	−0,72
Chronisch anregungslos (anhaltende Monotonie, Langeweile)	0,70
Liebe zu Gott	−0,67
Blockade emotionaler Wahrnehmung	0,66
Isolation/Ausstoßung in der Ursprungsfamilie	0,66
Typ II: persistierende Aufregung (negativ erlebten Zuständen ausgeliefert, ohne Distanzierungsfähigkeit)	0,66
Negative Lustdifferenz (höhere Gefühlsintensität in der Vergangenheit als in der Gegenwart)	0,65
Interaktive Lust (Lustgefühle durch das Zusammenspielen von Faktoren aus unterschiedlichen Lebensbereichen)	−0,65
Typ IV: Wohlbefinden durch Selbstregulation (Herstellung von bedürfnisadäquaten Zuständen)	−0,63
Seelisch-körperliche Erschöpfung im Berufsleben	0,63
Isolationsleid	0,62
Erholungsfähigkeit	−0,62
Integration von Ratio und Emotion	−0,61
Schockerlebnisse (persistierende gefühlsmäßige Überforderung durch Schockerlebnisse)	0,60
Überforderung im Berufsleben	0,60
Innere Autonomie (Unabhängigkeit von Objekten, die zu negativen Folgen führen, z. B. Sucht)	−0,59→
Übermäßige Bindung an die Ursprungsfamilie	0,58
Selbstregulation (Fähigkeit, durch Eigenaktivität Bedürfnis befriedigende Zustände zu erreichen)	−0,57
Hilflose Überregung	0,56
Unfähigkeit, negative Gefühle in positive Gefühle in der sozialen Kommunikation umzuwandeln	0,56
Belohnung/Anerkennung im Berufsleben	−0,56
Privates Wohlbefinden	−0,56
Sich geliebt fühlen	−0,55
Unfähigkeit, Probleme durch das eigene Verhalten aufzulösen	0,54
Korrekturblockade (Unfähigkeit, Verhaltensweisen zu verändern, die dauerhaft zu negativen Folgen führen)	0,54
Isolationsleid im Berufsleben	0,52
Flexibilität	−0,52
Religiosität (glaubt an Gott, fühlt die positive Wirkung des heiligen Geistes etc.)	−0,51
Soziale Isolation	0,50
Polarisierender Loyalitätskonflikt (Spaltung zwischen negativer und positiver Bewertung Objekten gegenüber, zu denen sich die Person loyal fühlt)	0,48

◨ **Tabelle 12.10.** *Fortsetzung*

Keine Anerkennung/Würdigung im Berufsleben	−0,48
Interaktiver Dysstress (erlebte Überforderung durch das Zusammenwirken unterschiedlicher Faktoren aus verschiedenen Lebensbereichen)	0,48
Erlebte Autonomie (Anerkennung der eigenen Person) und liebevolle Akzeptanz in der Familie	−0,48
Gestaltungsmöglichkeiten/Einflussnahme am Arbeitsplatz	−0,47
Grundsätzliche Fähigkeit, negative Gefühle in positive umzuwandeln	−0,47
Selbstliebe, Selbstachtung	−0,46
Eigenkompetenz	−0,43
Integration von persönlichen Fähigkeiten mit beruflichen Anforderungen	−0,43
Zerrbild Denunziation (traumatisch erlebte Entwertung der eigenen Person)	0,39
Typ III: ambivalente Anpassung, extreme Schwankungen zwischen Nähe und Distanz	−0,38
Wohlbefinden im Berufsleben	−0,38
Eigenaktive Berufsgestaltung	−0,37
Rigidität	0,36
Störquellen im Berufsleben	0,33
Außerberufliche Mehrbelastung	0,32
Angenehme Umwelt (Natur, Wohnen)	−0,32
Hoher Erwartungs- und Arbeitsdruck im Berufsleben	0,31

◨ **Tabelle 12.11.** Gruppe 4: Morbus Alzheimer

Mentales Training	−0,87
Anhaltender Körperkontakt mit dem Partner	−0,83
Permanentes Lernen im Berufsleben	−0,78
Stimulierung von Lebenslust	−0,78
Chronisch anregungslos (anhaltende Monotonie, Langeweile)	0,76
Erholungsfähigkeit	−0,75
Antagonistische Aktivierung von rationalen und emotionalen Regungen (Unfähigkeit, aktivierte Gefühle rational zu rechtfertigen und rationale Einsichten gefühlsmäßig zu begründen) – rationale und emotionale Regungen befinden sich im Widerspruch	0,72
Hemmung in der Regulation von Nähe und Distanz zu emotional wichtigen Objekten	0,72
Begeisterungsfähigkeit über Eigenleistung im Berufsleben	−0,66
An eigenen Fähigkeiten orientiertes Berufsleben	−0,65
Hohe Arbeitsmotivation im Berufsleben	−0,64
Interaktive Stressbewältigung (Fähigkeit, Dysstress zu bewältigen)	−0,64
Lustvolle Umwandlung von Kindheitserlebnissen in der Gegenwart	−0,64
Überforderung im Berufsleben	0,63

◻ Tabelle 12.11. *Fortsetzung*

Bedürfnisorientiertes Berufsleben	−0,62
Berufsvisionen	−0,62
Keine Anerkennung/Würdigung im Berufsleben	0,60→
Transparenter Fluss von Informationen im Berufsleben	−0,60
Belohnung/Anerkennung im Berufsleben	−0,58
Eigenaktive Berufsgestaltung	−0,57
Selbstregulation (Fähigkeit, durch Eigenaktivität Bedürfnis befriedigende Zustände zu erreichen)	−0,57
Typ IV: Wohlbefinden durch Selbstregulation (Herstellung von bedürfnisadäquaten Zuständen)	−0,57
Interaktive Lust (Lustgefühle durch das Zusammenspielen von Faktoren aus unterschiedlichen Lebensbereichen)	−0,56
Flexible Eigenaktivierung im Berufsleben	−0,56
Wohlbefinden durch Genuss und Verzicht	−0,56
Integration von persönlichen Fähigkeiten mit beruflichen Anforderungen	−0,54
Gestaltungsmöglichkeiten/Einflussnahme am Arbeitsplatz	−0,54
Innere Autonomie (Unabhängigkeit von Objekten, die zu negativen Folgen führen, z. B. Sucht)	−0,53
Typ I: Separation von ersehnten Objekten mit persistierendem Leid in der Isolation	0,52
Integration von Ratio und Emotion	−0,51
Flexibilität	−0,51
Hemmung von Lebenslust	0,50
Körperkontakt zu den Eltern	−0,50
Nichttransparenter Fluss von Informationen im Berufsleben	0,49
Trennungsfähigkeit im Berufsleben	−0,48
Negative Lustdifferenz (höhere Gefühlsintensität in der Vergangenheit als in der Gegenwart)	0,47
Seelisch körperliche Erschöpfung im Berufsleben	0,47
Selbstliebe, Selbstachtung	−0,47
Positive Kommunikation im Berufsleben	−0,46
Privates Wohlbefinden	−0,46
Flexibilität im Berufsleben	−0,44
Blockierte Arbeitsmotivation im Berufsleben	0,43
Positive Kommunikation im Berufsleben (gegenseitige Anerkennung von Fähigkeiten und Kompensation von Schwächen)	−0,43
Isolationsleid	0,42
Fähigkeit, Berufspartner zu begeistern	−0,42
Soziale Isolation	0,42
Unfähigkeit, Probleme durch das eigene Verhalten aufzulösen	0,41
Erlebte Autonomie (Anerkennung der eigenen Person) und liebevolle Akzeptanz in der Familie	−0,41

◻ **Tabelle 12.11.** *Fortsetzung*

Blockade emotionaler Wahrnehmung	0,40
Grundsätzliche Fähigkeit, negative Gefühle in positive umzuwandeln	−0,40
Unlustvolle Umwandlung der Kindheitserlebnisse in der Gegenwart	0,40
Sich geliebt fühlen	−0,40
Typ III: ambivalente Anpassung, extreme Schwankungen zwischen Nähe und Distanz	−0,39
Isolation/Ausstoßung in der Ursprungsfamilie	0,37
Harmonisierender Loyalitätskonflikt (das Bedürfnis, Harmonie zwischen unterschiedlichen Personen herzustellen, zu denen sich die Person loyal verbunden fühlt, die aber untereinander in unversöhnlichem Konflikt stehen)	0,37
Eigenkompetenz	−0,37
Unfähigkeit, negative Gefühle in positive Gefühle in der sozialen Kommunikation umzuwandeln	0,35
Wohlbefinden im Berufsleben	−0,34
Chronische unkontrollierte Angst	0,33
Interaktive Unlust (anhaltende Unlust durch das Zusammenwirken mehrerer Faktoren)	0,33
Angenehme Umwelt (Natur, Wohnen)	−0,32
Zugehörigkeitsgefühl im Berufsleben	−0,31
Positive Kommunikation vor beruflichen Vertragsabschlüssen	−0,30
Schnelle Versöhnung mit dem Partner	−0,26

◻ **Tabelle 12.12.** Gruppe 5: Herzinfarkt, Hirnschlag

Typ II: persistierende Aufregung (negativ erlebten Zuständen ausgeliefert, ohne Distanzierungsfähigkeit)	0,73
Antagonistische Aktivierung von rationalen und emotionalen Regungen (Unfähigkeit, aktivierte Gefühle rational zu rechtfertigen und rationale Einsichten gefühlsmäßig zu begründen) – rationale und emotionale Regungen befinden sich im Widerspruch	0,69
Typ IV: Wohlbefinden durch Selbstregulation (Herstellung von bedürfnisadäquaten Zuständen)	−0,69
Anhaltender Körperkontakt mit dem Partner	−0,66
Hemmung in der Regulation von Nähe und Distanz zu emotional wichtigen Objekten	0,65
Übermäßige Bindung an die Ursprungsfamilie	0,64
Liebe zu Gott	−0,64
Wohlbefinden durch Genuss und Verzicht	−0,63
Polarisierender Loyalitätskonflikt (Spaltung zwischen negativer und positiver Bewertung Objekten gegenüber, zu denen sich die Person loyal fühlt)	0,63
Hilflose Überregung	0,62
Erholungsfähigkeit	−0,62
Lustvolle Umwandlung von Kindheitserlebnissen in der Gegenwart	−0,60
Typ I: Separation von ersehnten Objekten mit persistierendem Leid in der Isolation	0,59

■ **Tabelle 12.12.** *Fortsetzung*

Chronisch anregungslos (anhaltende Monotonie, Langeweile)	0,58
Innere Autonomie (Unabhängigkeit von Objekten, die zu negativen Folgen führen, z. B. Sucht)	−0,58
Interaktive Unlust (anhaltende Unlust durch das Zusammenwirken mehrerer Faktoren)	0,57
Ungebrochene Liebe zu Partnern, Ehegatten, Kindern usw.	−0,56
Negative Lustdifferenz (höhere Gefühlsintensität in der Vergangenheit als in der Gegenwart)	0,56
Hemmung von Lebenslust	0,56
Positive Kommunikation im Berufsleben	−0,55
Blockierte Arbeitsmotivation im Berufsleben	0,55
Überforderung im Berufsleben	0,55
Körperkontakt zu den Eltern	−0,54
Lust-/unlustbetonte Umwandlung von Kindheitserlebnissen in der Gegenwart	0,54
Religiosität (glaubt an Gott, fühlt die positive Wirkung des heiligen Geistes etc.)	−0,53
Stimulierung von Lebenslust	−0,53
Zugehörigkeitsgefühl im Berufsleben	−0,53
Grundsätzliche Fähigkeit, negative Gefühle in positive umzuwandeln	−0,52
Unfähigkeit, negative Gefühle in positive Gefühle in der sozialen Kommunikation umzuwandeln	0,51
Seelisch körperliche Erschöpfung im Berufsleben	0,51
Chronische unkontrollierte Angst	0,51
Hohe Arbeitsmotivation im Berufsleben	−0,51
Selbstregulation (Fähigkeit, durch Eigenaktivität Bedürfnis befriedigende Zustände zu erreichen)	−0,51
Trennungsfähigkeit im Berufsleben	−0,50
Schockerlebnisse (persistierende gefühlsmäßige Überforderung durch Schockerlebnisse)	0,50
Interaktive Stressbewältigung (Fähigkeit, Dysstress zu bewältigen)	−0,50
Belohnung/Anerkennung im Berufsleben	−0,50
Privates Wohlbefinden	−0,50
Korrekturblockade	0,49
Isolationsleid	0,48
Interaktive Lust (Lustgefühle durch das Zusammenspielen von Faktoren aus unterschiedlichen Lebensbereichen)	−0,48
Chronische emotionale Schmerzen	0,48
Flexibilität	−0,47
Integration von Ratio und Emotion	−0,47
Religiöse Orientierung im Berufsleben	−0,47
Erlebte Autonomie (Anerkennung der eigenen Person) und liebevolle Akzeptanz in der Familie	−0,47
Unfähigkeit, Probleme durch das eigene Verhalten aufzulösen	0,47
Nichttransparenter Fluss von Informationen im Berufsleben	0,46

◗ **Tabelle 12.12.** *Fortsetzung*

Transparenter Fluss von Informationen im Berufsleben	−0,44→
Positive Kommunikation im Berufsleben (gegenseitige Anerkennung von Fähigkeiten und Kompensation von Schwächen)	−0,44
Keine Anerkennung/Würdigung im Berufsleben	−0,43
Liebe zu wichtigen Mitmenschen	−0,43
Isolation/Ausstoßung in der Ursprungsfamilie	0,42
Störquellen im Berufsleben	0,42
Sich geliebt fühlen	−0,40
Soziale Isolation	0,39
Mentales Training	−0,39
Soziale Unsicherheit im Berufsleben (Angst um den Arbeitsplatz)	0,37
Gestaltungsmöglichkeiten/Einflussnahme am Arbeitsplatz	−0,36
Selbstliebe, Selbstachtung	−0,36
Blockade emotionaler Wahrnehmung	0,35
Schnelle Versöhnung mit dem Partner	−0,35
Integration von persönlichen Fähigkeiten mit beruflichen Anforderungen	−0,35
Schnelle Versöhnung in Ursprungsfamilie	−0,34
Typ III: ambivalente Anpassung, extreme Schwankungen zwischen Nähe und Distanz	−0,34
Bedürfnisorientiertes Berufsleben	−0,33
Zerrbild Denunziation (traumatisch erlebte Entwertung der eigenen Person)	0,33
Flexible Eigenaktivierung im Berufsleben	−0,32
Typ VI: emotional gesteuertes antirationales Verhalten	0,31
Wohlbefinden im Berufsleben	−0,31
Harmonisierender Loyalitätskonflikt	0,31
An eigenen Fähigkeiten orientiertes Berufsleben	−0,30
Interaktiver Dysstress	0,30
Demotivierende Kritik im Berufsleben	0,28
Begeisterungsfähigkeit über Eigenleistung im Berufsleben	−0,28
Flexibilität im Berufsleben	−0,27
Eigenaktive Berufsgestaltung	−0,27
Isolationsleid im Berufsleben	0,26

Gemeinsamer Einsatz der physischen und psychosozialen Risikofaktoren

Fasst man für jede der Gruppen 1–5 die signifikanten Risikofaktoren zu einer Regressionsfunktion zusammen und versucht, mit deren Hilfe die Zugehörigkeit zur betreffenden Mortalitätsgruppe

◼ Tabelle 12.13.

Gruppe	Fehlklassifikationsrate (%)
0	2,7 s. unten (»Langlebige Gruppe gegenüber Mortalitätsgruppe«)
1	0,8
2	0,6
3	1,0
4	0,0
5	1,7

gegenüber der langlebigen Gruppe 0 vorauszusagen, so ergibt sich Folgendes (◼ Tabelle 12.13).

Langlebige Gruppe gegenüber allen Mortalitätsgruppen

Zur Charakterisierung der langlebigen Gruppe 0 wurde diese der Gesamtheit der Mortalitätsgruppen 1–5 gegenübergestellt. Die ◼ Tabellen 12.14 und 12.15 enthalten die Korrelationen der Risikofaktoren mit der Indikatorvariablen für Gruppe 0, also die bivariate Relevanz der Risikofaktoren, die hier als Gesundheitsfaktoren zu verstehen sind. Für die Bezeichnungen der Variablen wird auf den ▶ Abschnitt »Variablenbezeichnung« verwiesen. Die Signifikanzgrenze liegt ungefähr bei einem Betrag der Korrelation von $|r| = 0{,}25$.

Eine positive Korrelation mit Gruppe 0 charakterisiert einen Gesundheitsfaktor, eine negative einen Risikofaktor.

◼ Tabelle 12.14. Gesundheitsfaktoren, physisch

Fieber (Häufigkeit)	0,47
Wohltuende körperliche Bewegung (3 Stufen: wohltuend, neutral, Unwohlsein erzeugend)	0,43
Hohe Schwankungen von Cholesterin bei Mehrfachmessungen, um den Mittelwert (Standardabweichung)	−0,43
Allergien (Jahre)	0,42
Leichte Allergien (Jahre	0,41
Zigarettenkonsum (Anzahl pro Tag)	−0,40
Wohlbefinden erzeugende Ernährung (3 Stufen: wohltuend, neutral, Unwohlsein erzeugend)	0,40
Zigarettenkonsum (Jahre)	−0,38
Gesunde Ernährungsqualität (3 Stufen: gesund, ungesund, gesund und ungesund)	0,36
Zigarettenkonsum – Veränderungstendenz (steigender Konsum)	−0,32
Bluthochdruck diastolisch	−0,32
Alkoholkonsum (g pro Tag)	−0,29
Summe aller Organvorschädigungen	−0,28
Kaffeegenuss (Tassen pro Tag)	−0,27
Regelmäßige und mäßige körperliche Bewegung – Quantität (5 Stufen)	0,27
Körperliche Bewegung forciert	−0,26
Herzinfarkt in der Verwandtschaft (Zahl der Personen)	−0,26
Familiäre Belastung (Zahl der Personen) für Krebs (unter Berücksichtigung aller Krebsarten)	−0,26
Bluthochdruck systolisch	−0,26

◻ **Tabelle 12.15.** Gesundheitsfaktoren, psychosozial

Selbstregulation, Mittel aus 16 Fragen, Wiederholungsmessung (eigenaktive Wiederherstellung von Wohlbefinden erzeugende Situation)	0,88
Selbstregulation	0,80
Antagonistische Aktivierung von rationalen und emotionalen Regungen (Unfähigkeit, aktivierte Gefühle rational zu rechtfertigen und rationale Einsichten gefühlsmäßig zu begründen) – rationale und emotionale Regungen befinden sich im Widerspruch	–0,68
Anhaltender Körperkontakt mit dem Partner	0,68
Typ IV: Wohlbefinden durch Selbstregulation (Herstellung von bedürfnisadäquaten Zuständen)	0,65
Hemmung in der Regulation von Nähe und Distanz zu emotional wichtigen Objekten	–0,64
Wohlbefinden durch Genuss und Verzicht	0,64
Lustvolle Umwandlung von Kindheitserlebnissen in der Gegenwart	0,62→
Interaktive Dysstressbewältigung: Überwindung der Überforderung durch Einsatz unterschiedlicher Aktivitäten aus verschiedenen Lebensbereichen	0,59
Interaktive Lust (Lustgefühle durch das Zusammenspielen von Faktoren aus unterschiedlichen Lebensbereichen)	0,58
Interaktive Lust (Einsatz unterschiedlicher Aktivitäten zur Lusterreichung)	0,58
Innere Autonomie (Unabhängigkeit von Objekten, die zu negativen Folgen führen, z. B. Sucht in Erwartung positiver Erlebnisse)	0,57
Negative Lustdifferenz (Lustintensität in der Gegenwart ist geringer als in der Vergangenheit)	–0,57
Integration von Ratio und Emotion	0,56
Erholungsunfähigkeit	–0,56
Stimulierung von Lebenslust	0,56
Körperkontakt zu den Eltern	0,56
Selbstregulation (Fähigkeit durch Eigenaktivität Bedürfnis befriedigende Zustände zu erreichen)	0,56
Typ I: Separation von ersehnten Objekten mit persistierendem Leid in der Isolation	–0,56
Positive Kommunikation im Berufsleben	0,55
Hemmung von Lebenslust	–0,55
Privates Wohlbefinden	0,55
Chronisch anregungslos (anhaltende Monotonie, Langeweile)	–0,54
Typ II: persistierende Aufregung (hilflos negativ erlebten Zuständen ausgeliefert, ohne Distanzierungsfähigkeit)	–0,54
Übermäßige Bindung an die Ursprungsfamilie	–0,54
Liebe zu Gott	0,54
Hohe Arbeitsmotivation im Berufsleben	0,54
Unfähigkeit, negative Gefühle in positive Gefühle in der sozialen Kommunikation umzuwandeln	–0,53
Schockerlebnisse (persistierende gefühlsmäßige Überforderung durch Schockerlebnisse)	–0,53
Blockierte Arbeitsmotivation im Berufsleben	–0,53

◻ Tabelle 12.15. *Fortsetzung*

Blockade emotionaler Wahrnehmung	−0,52
Trennungsfähigkeit im Berufsleben	0,52
Unfähigkeit, Probleme durch das eigene Verhalten aufzulösen	−0,51
Hilflose Überregung	−0,51
Grundsätzliche Fähigkeit, negative Gefühle in positive umzuwandeln	0,51
Lust-/unlustbetonte Umwandlung von Kindheitserlebnissen in der Gegenwart	−0,51
Korrekturblockade (Unfähigkeit, Verhaltensweisen zu verändern, die dauerhaft zu negativen Folgen führen)	−0,50
Zugehörigkeitsgefühl im Berufsleben	0,50
Überforderung im Berufsleben	−0,49
Seelisch körperliche Erschöpfung im Berufsleben	−0,49
Isolationsleid	−0,49
Erlebte Autonomie (Anerkennung der eigenen Person), liebevolle Akzeptanz in der Familie	0,49
Chronische unkontrollierte Angst	−0,48
Transparenter Fluss von Informationen im Berufsleben	0,48
Nichttransparenter Fluss von Informationen im Berufsleben	−0,47
Religiosität (glaubt an Gott, fühlt die positive Wirkung des heiligen Geistes etc.)	0,47
Belohnung/Anerkennung im Berufsleben	0,46
Isolation/Ausstoßung in der Ursprungsfamilie	−0,46
Harmonisierender Loyalitätskonflikt (das Bedürfnis, Harmonie zwischen unterschiedlichen Personen herzustellen, zu denen sich die Person loyal verbunden fühlt, die aber untereinander im unversöhnlichen Konflikt stehen)	−0,46
Flexibilität	0,45
Positive Kommunikation im Berufsleben (gegenseitige Anerkennung von Fähigkeiten und Kompensation von Schwächen)	0,45
Sich geliebt fühlen	0,45→
Chronische emotionale Schmerzen	−0,44
Mentales Training	0,43
Keine Anerkennung/Würdigung im Berufsleben	0,42
Polarisierender Loyalitätskonflikt (Spaltung zwischen negativer und positiver Bewertung Objekten gegenüber, zu denen sich die Person loyal fühlt)	−0,42
Religiöse Orientierung im Berufsleben	0,42
Selbstliebe, Selbstachtung	0,42
Bedürfnisorientiertes Berufsleben	0,39
Gestaltungsmöglichkeiten/Einflussnahme am Arbeitsplatz	0,39
Soziale Isolation	−0,38
An eigenen Fähigkeiten orientiertes Berufsleben	0,37

◘ Tabelle 12.15. *Fortsetzung*

Integration von persönlichen Fähigkeiten mit beruflichen Anforderungen	0,37
flexible Eigenaktivierung im Berufsleben	0,36
Begeisterungsfähigkeit über Eigenleistung im Berufsleben	0,36
Wohlbefinden im Berufsleben	0,35
Soziale Unsicherheit im Berufsleben (Angst um den Arbeitsplatz)	−0,35
Typ III: ambivalente Anpassung, extreme Schwankungen zwischen Nähe und Distanz	0,33
Zerrbild Denunziation (traumatisch erlebte Entwertung der eigenen Person)	−0,32
Interaktiver Dysstress (erlebte Überforderung durch das Zusammenwirken unterschiedlicher Faktoren aus verschiedenen Lebensbereichen)	−0,32
Eigenkompetenz	0,31
Eigenaktive Berufsgestaltung	0,31
Flexibilität im Berufsleben	0,31
Permanentes Lernen im Berufsleben	0,31
Isolationsleid im Berufsleben	−0,30
Schnelle Versöhnung in Ursprungsfamilie	0,29
Berufsvisionen	0,27
Demotivierende Kritik im Berufsleben	−0,27
Störquellen im Berufsleben	−0,26
Schnelle Versöhnung mit dem Partner	0,26
Angenehme Umwelt (Natur, Wohnen)	0,25
Fähigkeit Berufspartner zu begeistern	0,25
Ungebrochene Liebe zu Partnern, Ehegatten, Kindern usw.	0,25

❗ Achtung! Die umgekehrte Punktbewertung (0 = äußerst stark, 7 = überhaupt nicht) bei ARBB14, 15, 17, 20 und DYEU01,08–11,13 ist offensichtlich nicht angewendet worden, die Vorzeichen der Korrelationen entsprechen den Inhalten.

Zur Veranschaulichung der Korrelationen wollen wir die konkrete Verteilung des wichtigsten Gesundheitsfaktors mitteilen. Sie lässt für jede seiner Stufen den Anteil der Nichtverstorbenen an der Gesamtgruppe erkennen (◘ Tabelle 12.16).

◘ Tabelle 12.16. Gruppe 0 (Langlebige vs. alle Todesursachen), 100-Mortalität, SRA (Selbstregulation)

	N	%
Keine Angaben	18	
1–3	51	2
4	31	58
5–7	60	98

Gleichzeitiger Vergleich aller Gruppen

Es wurde auch versucht, mit Hilfe der signifikanten physischen und psychosozialen Risikofaktoren alle Gruppen gleichzeitig im Rahmen einer Diskriminanzanalyse gegeneinander abzugrenzen. Dazu wurde Gruppe 1 ausgeschlossen, in der ja die spezifischen Todesursachen der Gruppen 2–5 alle und vermischt mit weiteren vorkommen. Das Ergebnis zeigt ◲ Tabelle 12.17.

Sogar die Differenzierung innerhalb der beiden Krebsarten gelingt mit einer Fehlklassifikationsrate von (20+6)/(20+6+113+114) = 10%. Fasst man die beiden Krebsarten zusammen (n = 266), so hat man noch 13 Fehlklassifikationen = 5% und liegt damit zwischen der Voraussagbarkeit der Herzinfarkt-Hirnschlag-Todesfälle (Fehlklassifikationsrate 8,5%) und der Langlebigen (3,5%). Bei der Morbus-Alzheimer-Gruppe gelingt die Voraussage fehlerlos.

◲ **Tabelle 12.17.** Gruppe: vorausgesagt

Tatsächlich	Lang-lebige 0	Pankreas-karzinom 2	Bronchial-karzinom 3	Morbus Alzheimer 4	Herz-Hirn 5	Total	Fehlklassi-fikationsrate (%)
0	164	0	3	0	3	170	3,5
2	2	113	20	0	3	138	18,1
3	2	6	114	0	6	128	10,9
4	0	0	0	17	0	17	0,0
5	1	1	8	1	119	130	8,5
Total	169	120	145	18	131	583	8,2

Gesundheit bis ins hohe Alter – ein empirischer Vergleich zwischen früh Verstorbenen und Langlebigen – Studie B

13.1   Zusammenfassung

Anhand der abhängigen Variablen Mortalität bzw. Gesundheit bis ins hohe Alter wird die Relevanz verschiedener psychosozialer Dimensionen (und zwar auf das Arbeitsleben, auf die Familienbeziehungen und auf die Persönlichkeit bezogener) sowie zahlreicher physischer Risikofaktoren untersucht.

Während die Arbeitsdimension für sich genommen ein hoch relevanter Risikofaktor ist, tritt sie in der multivariaten Konkurrenz mit den anderen Dimensionen etwas in den Hintergrund.

Es sind aber auch noch Interaktionen mit ihr nachweisbar, d. h. Modifikationen der Wirksamkeit der Arbeitsdimension durch die anderen Dimensionen oder – was jedenfalls im Rahmen der verwendeten Modelle dasselbe ist – Modifikationen von deren Wirksamkeit durch die Arbeitsbedingungen.

13.2   Hypothesen

Es wird erwartet, dass für die Mortalität bzw. Gesundheit bis ins hohe Alter auch auf das Arbeitsleben bezügliche Variablen relevant sind, und zwar speziell die Dimensionen »Belastungen«, »Ressourcen« und »Beanspruchung« (Genaueres ▶ Kap. 6).

Aber auch für weitere psychosoziale Bedingungen – auf die Familiensituation sowie auf die Persönlichkeit bezogen – sowie natürlich für physische Risikofaktoren wird eine Mortalitätsrelevanz erwartet. Schließlich wird erwartet, dass die relevanten Faktoren nicht unabhängig voneinander wirken, sondern sich gegenseitig in ihrer Wirksamkeit bedingen.

13.3   Personenstichprobe

Dieser Untersuchung liegen folgende ausschließlich männliche Personengruppen zugrunde:
- 170 Personen, die 1998 durchschnittlich 83,4 Jahre alt waren und an keiner chronischen Krankheit oder erheblichen Behinderung litten;
- 489 Personen, die bis 2002 an verschiedenen Erkrankungen gestorben waren.

Wir arbeiten mit der Indikatorvariablen MORT(alität) für die zweite gegenüber der ersten Gruppe.

13.4   Unabhängige Variablen

Auf das Arbeitsleben bezügliche unabhängige Variablen

Die römischen Zahlen bezeichnen die entsprechenden Abschnitte des Fragebogens im Anhang. Es stehen 13 Fragen aus XVIII sowie 20 Fragen aus XXI zur Verfügung, die mit ARB01-13 bzw. ARBB01-20 bezeichnet werden. Letztere wurden allerdings nur bei etwa 200 Personen gemessen. Aus diesen Fragen wurde als ihre multivariate Regressionsfunktion für MORT die Dimension ARB gebildet. Deren Zusammenhang mit den einzelnen Fragen in Form von deren einfachen Korrelationen zeigt ◻ Tabelle 13.1, geordnet nach dem Betrag der Korrelation.

Die Kürzel »bel«, »res« und »bea« bezeichnen eine inhaltliche Zuordnung zu den Dimensionen »Belastung aus der Arbeitssituation«, »Ressourcen des Individuums« und »Beanspruchung« im Sinne von Reaktion des Individuums auf die Belastungssituation aufgrund seiner Ressourcen. Ein positives Vorzeichen bezeichnet einen Risikofaktor, ein negatives einen Gesundheitsfaktor.

Die Vorzeichen der Korrelationen entsprechen durchweg den Erwartungen, wie sie sich bereits aufgrund der obigen Kurzbeschreibungen der Fragen ergeben. Die Unterdimensionen bel, res und bea sind unter den 6 höchstkorrelierenden Fragen alle vertreten; die Beziehungen zu res-Fragen scheinen sich eher unter den niedrigeren Korrelationen zu befinden.

Auf die Familienbeziehungen bezügliche unabhängige Variablen

Hierfür wurden a priori 11 Fragen aus XIV (»PS«), XIX (»PSS«) und XXII (»DYEU«) vorgesehen, und als ihre Regressionsfunktion für MORT wurde die Dimension FAM gebildet. ◻ Tabelle 13.2 zeigt deren Zusammenhänge mit den einzelnen Fragen:

Auch hier entsprechen die empirischen Vorzeichen durchweg den inhaltlichen Erwartungen.

◨ Tabelle 13.1. r mit ARB

−0,69	ARBB19 bea Arbeitsmotivation
0,69	ARB13 bea Erschöpfung
0,68	ARB11 Überforderung (hier sind Elemente von bel und bea enthalten)
−0,68	ARBB11 res Distanzierungsfähigkeit
0,67	ARBB20 bea Motivationsmangel
−0,65	ARB03 bel Belohnung/Anerkennung
−0,64	ARBB16 bel Transparenz
−0,61	ARB08 bel Anerkennung
−0,61	ARBB18 bea Zugehörigkeitsgefühl
0,60	ARBB17 bel mangelnde Transparenz
−0,59	ARBB10 positive Kommunikation → Anerkennung (hier sind Elemente von res und bel enthalten)
−0,57	ARB04 bel Gestaltungsmöglichkeit
−0,55	ARB05 Fähigkeiten sind integriert (hier sind Elemente von res und bel enthalten)
−0,55	ARBB07 res Gottesbeziehung im Berufsleben
−0,53	ARB01 bea Wohlbefinden
−0,52	ARBB01 bea Bedürfnisgerechtheit
−0,51	ARBB06 Fähigkeiten kommen zur Geltung (hier sind Elemente von res und bel enthalten)
−0,50	ARBB09 res Selbstanerkennung
−0,50	ARBB02 res Flexibilität
−0,46	ARB09 bel Gestaltungsmöglichkeit
0,46	ARBB15 bel Unsicherheit
−0,44	ARBB05 res Diversifikation
−0,39	ARBB04 res Kreativität
−0,39	ARBB08 res permanentes Lernen
0,39	ARBB14 bel fehlende Anerkennung
0,38	ARB07 bel ungerechte Zurückstellung
0,37	ARB06 bel Störungen
−0,34	ARBB13 res Kommunikationsfähigkeit
−0,33	ARBB12 res Fähigkeit, zu motivieren
0,28	ARB10 bel außerberuflichen Belastungen
0,16	ARB02 bel Arbeitsdruck
Signifikanzgrenze	
0,14	ARB12 bea Frustration
0,09	ARBB03 res Mobilität

◻ Tabelle 13.2. r mit FAM

–0,87	DYEU07	Angenehmer Körperkontakt
–0,81	DYEU12	Lustbetonter Zusammenhang zwischen Kindheit und Gegenwart
0,71	PS23	Übermäßige Bindung an die Ursprungsfamilie
–0,70	DYEU06	Versöhnender und Problem lösender Körperkontakt
–0,65	PS24	Autonomie mit liebevoller Akzeptanz in der Ursprungsfamilie
0,60	DYEU13	Unlustbetonter Zusammenhang zwischen Kindheit und Gegenwart
0,60	PSS07	Polarisierter Loyalitätskonflikt
0,58	PSS08	Nichtpolarisierter Loyalitätskonflikt
0,55	PS22	Isolation, Ausstoßung in der Ursprungsfamilie
–0,40	PS27	Versöhnungsfähigkeit in der Ursprungsfamilie
–0,35	PS28	Versöhnungsfähigkeit mit Partner

◻ Tabelle 13.3. Korrelationen der 4 gebildeten Dimensionen untereinander und mit MORT

	ARB	FAM	PERS	PH	MORT
ARB		0,74	0,76	0,65	0,72
FAM	0,74		0,82	0,65	0,77
PERS	0,76	0,82		0,71	0,85
PH	0,65	0,65	0,71		0,73
MOR	0,72	0,77	0,85	0,73	

Persönlichkeitsbezogene unabhängige Variablen und physische Risikofaktoren

Aus allen nicht unter die Familienbeziehungen fallenden Fragen aus XIV-XVII, XIX und XXII wurde als ihre Regressionsfunktion für MORT die Dimension PERS gebildet. Auf die gleiche Weise wurde aus 70 physischen Risikovariablen die Dimension PH gebildet. Für beide Dimensionen geben wir wegen der großen Zahl der beteiligten Fragen nicht die einzelnen Korrelationen an.

13.5   Beziehungen zur Mortalität

Einfache Korrelationen (◻ Tabelle 13.3): Man erkennt, dass die gebildeten Dimensionen erheblich miteinander korrelieren, am stärksten FAM mit PERS ($r = 0,82$), am schwächsten PH, das am stärksten mit PERS ($r = 0,71$), aber mit keiner anderen Dimension schwächer als mit $r = 0,65$ zusammenhängt. ARB hält bezüglich der Stärke seiner Beziehungen die Mitte. Die Beziehungen zur Mortalität sind für alle 4 Dimensionen stark und unterscheiden sich wenig, wobei PERS mit $r = 0,85$ die Spitzenstellung einnimmt (◻ Tabelle 13.4).

Der Zusammenhang ist gleichmäßig und sehr stark: in den Extremgruppen beträgt die Mortalität 0% bzw. 100%; in den letzten drei Gruppen (die mit n = 376 mehr als die Hälfte aller Fälle ausmachen) beträgt sie 97,6%. Zu beachten ist, dass die Basis für die Prozentsätze nicht einem Bevölkerungsquerschnitt entspricht, sondern nur aus den Extremgruppen der Verstorbenen und der bis ins hohe Alter Gesundgebliebenen besteht.

◘ **Tabelle 13.4.** Zusammenhang zwischen ARB und MORT

ARB	n	MORT (%)
K.Ang.	114	–
0	25	0
1	58	21
2	86	56
3	135	96
4	200	98
5	41	100

◘ **Tabelle 13.5.** Zusammenhang zwischen einzelnen ARB-Fragen und MORT

	Distanzierungs-fähigkeit		Transparenz	
	(ARBB11)		(ARBB16)	
Punkte	n	MORT (%)	n	MORT (%)
1	30	3	7	(0)
2	43	26	51	14
1–2			58	12
3	37	30	22	27
5	30	43	59	44
6	23	69	10	50
6	21	71	33	64
7	17	88	18	89
Summe	201		200	

◘ **Tabelle 13.6.** (Regressions-)Modelle

Unabhängge Variablen	p (ARB)
ARB, FAM, PH	0,03
ARB, PERS, PH	0,02
ARB, PERS, PH	0,01

Auch einzelne ARB-Fragen weisen bereits einen starken Zusammenhang mit der Mortalität auf. Wir stellen je eine Frage aus den Gebieten res und bel dar, die beide nur an etwa 200 Personen erhoben wurden (◘ Tabelle 13.5).

Auch hier ist der Zusammenhang gleichmäßig und sehr stark, und in den Extremgruppen beträgt die Abweichung von 0% bzw. 100% nirgends mehr als 12%.

Gleichzeitiger Einsatz der 4 Dimensionen

Unter multivariaten Bedingungen findet ein »Verdrängungswettbewerb« zwischen den unabhängigen Variablen statt, und es zeigt sich, dass sich die ziemlich geringen Unterschiede zwischen den einfachen Korrelationen nun massiv auswirken. Besonders die Dimension ARB ist in Gefahr, in die Insignifikanz gedrängt zu werden, vor allem, wenn FAM und PERS gleichzeitig eingesetzt werden.

Wir führen diejenigen (logistischen Regressions-)Modelle an, in denen sich ARB signifikant behaupten konnte, wobei jeweils neben PH nur entweder FAM oder PERS eingesetzt wurde (◘ Tabelle 13.6).

Abhängige Variable ist MORT, beschränkt auf die etwa 200 Personen, bei denen alle 33 ARB-Variablen gemessen wurden.

Die Effekte der anderen Dimensionen sind stets (und meist erheblich) stärker als die von ARB.

Das Ergebnis dieser Analyse lautet, dass familiäre, persönlichkeits- und physische Bedingungen die maßgeblichen Determinanten der Mortalität sind und die von ARB repräsentierten Bedingungen das Ergebnis nur marginal modifizieren.

Das gilt, obwohl ARB für sich allein, wie in 13.5 gezeigt, ein starker und hoch signifikanter Prädiktor der Mortalität ist, der den anderen Dimensionen kaum nachsteht.

Die Ursache für die andersartigen multivariaten Verhältnisse sehen wir darin, dass es für die vier Dimensionen einen großen gemeinsamen Anteil der erklärten Varianz gibt, so dass sich in der multivariaten Signifikanz nur der jeweils darüber hinausgehende, auf eine einzelne Dimension zurückführbare Teil der erklärten Varianz niederschlägt.

(Der Eindruck dass die Arbeitsvariablen im multivariaten Verfahren an den Rand gedrängt werden, entsteht deswegen, weil die Persönlichkeitsvariablen viel zahlreicher sind. Völlig andere multivariate Ergebnisse erscheinen dort, wo in Bezug auf Persönlichkeit mehrere zusammengefasste

Variablen gebildet werden. Hier zeigt sich, dass das Ergebnis von der Frage abhängig ist, in welcher Form Variablen zusammengefasst werden – s. gemeinsame Auswertung der Studie A und B.)

13.6   Interaktionen

Unter einer Interaktion zwischen zwei Risikofaktoren verstehen wir, dass der Effekt des einen vom Niveau des anderen abhängt und umgekehrt.

Wir haben Interaktionen zwischen ARB und den anderen Dimensionen untersucht, indem wir jeweils auch das Produkt von ARB mit der anderen Dimension in das logistische Regressionsmodell für MORT einführten.

Mit PS bezeichnen wir die Zusammenfassung von FAM und PERS. Diese Modelle mit jeweils drei Variablen ergaben die in ◗ Tabelle 13.7 genannten Ergebnisse.

Das Vorzeichen der Interaktion ist, soweit sie signifikant ist, negativ, d. h., die Risikofaktoren schwächen sich gegenseitig:

Je ungünstiger die Situation bezüglich eines Risikofaktors ist, desto schwächer wirken sich ungünstige Werte auf dem anderen Risikofaktor aus. Es tritt also eine Art Ceiling-Effekt auf.

Wenn man nun die beiden Dimensionen in entgegen gesetzter Richtung als Gesundheitsfaktoren definiert und die abhängige Variable ebenfalls in Gesundheit statt Mortalität umpolt, bleiben im Regressionsmodell, wie man leicht nachrechnet, die Vorzeichen der beiden Dimensionen positiv, während das Produkt ein entgegen gesetztes Vorzeichen bekommt, hier also das positive.

Das bedeutet: Als Gesundheitsfaktoren definiert, verstärken die beiden Dimensionen ihre Wirkung, während sie in Form von Risikofaktoren sich gegenseitig schwächen.

Das ist keine spezielle Eigenschaft der vorliegenden Daten, sondern eine mathematische Tatsache.

Als Beispiel dafür stellen wir die Interaktion zwischen ARB und PERS dar (◗ Tabelle 13.8), wobei um der Anschaulichkeit und Übersichtlichkeit willen die beiden Gesundheitsfaktoren dichotomisiert werden (die Werte 0 und 1 bedeuten »niedriger« und »höher«).

◗ Tabelle 13.7

Unabhängige Variablen	Produkt:	
	p	Vorzeichen
ARB, PH	0,005	–
ARB, PS	0,003	–
ARB, PERS	0,01	–
ARB, FAM	–	

◗ Tabelle 13.8. Interaktion zwischen ARB und PERS

PERS	ARB	N	Gesund %
0	0	372	1
0	1	80	2
1	0	49	37
1	1	158	92
Summe	659		

Die Interaktion ist (auch mit den dichotomisierten unabhängigen Variablen) im logistischen Regressionsmodell signifikant (p = 0,01). Sie besteht darin, dass bei ungünstigen Persönlichkeitsvoraussetzungen auch günstige ARB-Bedingungen so gut wie keinen Effekt haben (2–1 = 1%), während sie bei günstigen PERS-Voraussetzungen die Rate der Gesundgebliebenen um 92–37 = 55% erhöhen (Differenz 55–1 = 54%).

Ebenso gilt, dass bei ungünstigen ARB-Bedingungen PERS nur einen Effekt von 37–1 = 36% hat, während PERS bei günstigen ARB-Bedingungen 92–2 = 90% ausmacht (Differenz wieder 90–36 = 54%).

Die Persönlichkeitsvoraussetzungen haben also nicht nur ihren eigenen Effekt, sondern modifizieren auch entscheidend den Effekt der ARB-Bedingungen.

Dabei sollte freilich nicht vergessen werden, dass in ARB in Form der Unterdimension res auch persönliche Fähigkeiten eingehen und dass auch die Belastungssituation (bel) mit den Augen der befragten Person gesehen ist.

Differentielle Prädiktion von Gesundheit und verschiedenen Todesursachen – Studie B mittels physischer und psychosozialer Risikofaktoren

Es werden folgende ausschließlich männlich Personengruppen untersucht (Gesamtzahl: 583 Personen):

- Gruppe 0: 170 Personen, die 1998 durchschnittlich 83,4 Jahre alt waren und an keiner chronischen Krankheit oder erheblichen Behinderung litten;
- Gruppe 2: 138 Personen, die bis 1998 im durchschnittlichen Alter von 67,6 Jahren am Pankreaskarzinom gestorben waren;
- Gruppe 3: 128 Personen, die bis 1998 im durchschnittlichen Alter von 67,7 Jahren am Bronchialkarzinom gestorben waren;
- Gruppe 4: 17 Personen, die bis 1998 im durchschnittlichen Alter von 78,9 Jahren an der Alzheimer-Krankheit gestorben waren;
- Gruppe 5: 130 Personen, die bis 1998 im durchschnittlichen Alter von 72,5 Jahren an Herzinfarkt oder Hirnschlag gestorben waren.
- Anzahl der physischen Risikovariablen: 68
- Anzahl der psychosozialen Risikovariablen: 94

Aus beiden Gruppen von Variablen wurden durch schrittweise Regressionsanalyse die besten Prädiktoren für die jeweilige Todesursache gegenüber der Gruppe der Gesundgebliebenen ermittelt und aus ihnen die jeweilige Regressionsfunktion gebildet. Diese Regressionsfunktionen wurden im Rahmen einer parametrischen Diskriminanzanalyse zur Abgrenzung der Gruppen gegeneinander eingesetzt, und zwar

a) alle Gruppen mit Zusammenfassung der beiden Krebsgruppen (2, 3),
b) die beiden Krebsgruppen (2, 3) gegeneinander.

Diese Diskriminanzanalysen wurden mit folgenden Gruppen von Risikofaktoren durchgeführt:
1. nur mit den physischen,
2. nur mit den psychosozialen,
3. mit allen Risikofaktoren.

14.1 Ergebnisse

Siehe ◻ Tabellen 14.1 bis 14.7.

Die Fehlklassifikationsrate (FKR) kann auf verschiedene Weise berechnet werden.

- FKR1: Einfache Häufigkeitsermittlung. Hier werden die Häufigkeiten auf der Hauptdiagonale (die richtigen Klassifikationen) zusammengezählt und die Differenz gegen die Gesamtzahl 583 ergibt die Anzahl der Fehlklassifikationen. Deren relative Häufigkeit beträgt 13,6%.
- FKR2: FKR1 hat (wie auch die multiple Korrelation) einen positiven Bias. Dieser wird weitgehend ausgeschaltet mit der Methode FKR2 »1 gegen n-1«, bei der für jedes Stichprobenelement die Frage der richtigen oder falschen Klassifikation anhand von Diskriminanzfunktionen ermittelt wird, die nur aus den übrigen n-1-Fällen gebildet wurden. Auf diese Weise wird das erreicht, was man sonst mit Hilfe einer unabhängigen Prüfstichprobe erreicht, hier aber ohne dass sich durch die Einteilung in Eich- und Prüfstichprobe die Gruppengrößen halbieren.
Es errechnet sich hier FKR2 = 13,9%. Der Unterschied gegenüber der naiven FKR1 = 13,6% ist also (wegen der ziemlich großen Stichprobe) gering. Aus diesem Grunde beschränken wir uns im Folgenden auf die Mitteilung der FKR1.
- FKR3: Man kann auch eine geglättete FKR berechnen, bei der die Frage der richtigen oder falschen Klassifikation nicht mit ja oder nein, sondern aufgrund der Gruppenzugehörigkeitswahrscheinlichkeiten der Stichprobenelemente beantwortet wird. Diese Berechnungsweise führt zu einem etwas geringeren Stichprobenfehler der FKR. Wir verzichten hier auf die Mitteilung solcher FKR, zumal die Unterschiede gegenüber FKR1 und FKR2 gering sind.

☐ **Tabelle 14.1.** *1A:* Unterscheidung der Gruppen gesund, Krebs, Alzheimer, Herzinfarkt/Hirnschlag nur mit Hilfe physischer Risikofaktoren

Häufigkeit/ Zeilenprozente	Vorausgesagt				
	0	2	4	5	Total
0	162 95,29	2 1,18	0 0,00	6 3,53	170
2	13 4,89	231 86,84	3 1,13	19 7,14	266
4	0 0,00	1 5,88	14 82,35	2 11,76	17
5	23 17,69	8 6,15	2 1,54	97 74,62	130
Total	198	242	19	124	583

☐ **Tabelle 14.2.** *1B:* Unterscheidung der beiden Krebsarten voneinander nur mit Hilfe physischer Risikofaktoren (FKR1 = 3,4%)

Häufigkeit/ Zeilenprozente	Vorausgesagt		
	2	3	Total
2	134 97,10	4 2,90	138
3	5 3,91	123 96,09	128
Total	139	127	266

☐ **Tabelle 14.3.** *2A:* Unterscheidung der Gruppen gesund, Krebs, Alzheimer, Herzinfarkt/Hirnschlag nur mit Hilfe psychosozialer Risikofaktoren (FKR1 = 7,0%)

Häufigkeit/ Zeilenprozente	Vorausgesagt				
	0	2	4	5	Total
0	165 97,06	5 2,94	0 0,00	0 0,00	170
2	13 4,89	241 90,60	0 0,00	12 4,51	266
4	0 0,00	0 0,00	17 100,00	0 0,00	17
5	3 2,31	7 5,38	1 0,77	119 91,54	130
Total	181	253	18	131	583

☐ **Tabelle 14.4.** *2B:* Unterscheidung der beiden Krebsarten voneinander nur mit Hilfe psychosozialer Risikofaktoren (FKR1 = 13,5%)

Häufigkeit/ Zeilenprozente	Vorausgesagt		
	2	3	Total
2	116 84,06	22 15,94	138
3	14 10,94	114 98,06	128
Total	130	136	266

☐ **Tabelle 14.5.** *3A:* Unterscheidung der Gruppen gesund, Krebs, Alzheimer, Herzinfarkt/Hirnschlag mit Hilfe aller Risikofaktoren (FKR1 = 3,8%)

Häufigkeit/ Zeilenprozente	Vorausgesagt				
	0	2	4	5	Total
0	166 97,65	4 2,35	0 0,00	0 0,00	170
2	7 2,63	254 95,49	0 0,00	5 1,88	266
4	0 0,00	0 0,00	17 100,00	0 0,00	17
5	3 2,31	2 1,54	1 0,77	124 95,38	130
Total	176	260	18	129	583

☐ **Tabelle 14.6.** *3B:* Unterscheidung der beiden Krebsarten voneinander mit Hilfe aller Risikofaktoren (FKR1 = 1,5%)

Häufigkeit/ Zeilenprozente	Vorausgesagt		
	2	3	Total
2	136 98,55	2 1,45	138
3	2 1,56	126 98,44	128
Total	138	128	266

◨ Tabelle 14.7. Zusammenfassung der Ergebnisse		
FKR1(%)	Vier Gruppen	Zwei Krebsgruppen
phys,	13,6	3,4
Pssoz	7,0	13,5
Beide	3,8	1,5

◨ Tabelle 14.8. Varianzbeiträge zur Erklärung der Mortalität	
PH allein	0,53
PS allein	0,58
Beide gleichzeitig	0,66
Davon PH	0,11 (hoch signifikant)
PS	0,18 (hoch signifikant)
Gemeinsam	0,37 = 0,66–0,11–0,18

14.2 Varianzbeiträge zur Erklärung der Mortalität

Wenn man nur die Mortalität (verstorben an Pankreaskarzinom, Bronchialkarzinom, der Alzheimer-Krankheit, Herzinfarkt und Hirnschlag im Vergleich zu bis ins hohe Alter gesund gebliebenen Personen) ohne Berücksichtigung der Todesursachen ins Auge fasst, können die Verhältnisse in Form der Varianzbeiträge zur Erklärung der Mortalität noch kompakter dargestellt werden. Wir arbeiten mit der Zusammenfassung aller relevanten physischen (PH) und psychosozialen (PS) Prädiktoren (◨ Tabelle 14.8).

Bei den univariaten Varianzbeiträgen (0,53, 0,58) gilt ebenso wie bei den multivariaten (0,11, 0,18), dass derjenige von PS etwas höher ist als der von PH, doch die beiden multivariaten sind erheblich niedriger als die beiden univariaten. Sie sind so zu verstehen, dass die jeweils andere Variable rechnerisch konstant gehalten wird. Zu den beiden so fixierten Beiträgen (0,11 und 0,18, die immer noch hoch signifikant sind) kommt ein gemeinsamer Varianzbeitrag (0,37) hinzu, der darauf beruht, dass PH und PS mit r = 0,69 erheblich kovariieren. Es muss daher berücksichtigt werden, dass in der Realität mit der Variation einer Variablen auch eine solche der anderen verbunden ist; dieser Effekt lässt sich weder der einen noch der anderen Variablen allein zuordnen (Varianzbeitrag: 0,37). Physische und psycho-soziale Einflüsse sind aufs engste verbunden, das heißt, hinter der einen Wirkung verbirgt sich stets auch die andere.

14.3 Diskussion

Mit den physischen Variablen lassen sich die beiden Gruppen bereits gut unterscheiden, da es hier sehr spezifische Risikofaktoren gibt, wie etwa Rauchen und chronische Bronchitis für das Bronchialkarzinom oder Pankreatitis für das Pankreaskarzinom. Demgegenüber gelingt die Unterscheidung der vier Hauptgruppen (gesund, Krebs, Alzheimer, Herzinfarkt/Hirnschlag) weniger gut.

Sie gelingt erheblich besser mit den psychosozialen Risikofaktoren, in denen die Grossarthschen Typen 1 und 2 enthalten sind, die eine differenzielle Voraussage von Krebs gegen Herzinfarkt/Hirnschlag ermöglichen. Demgegenüber gelingt die Voraussage der Krebslokalisation weniger gut, für die man sich ja auch viel weniger leicht spezifische psychosoziale Bedingungen vorstellen kann.

Der gemeinsame Einsatz beider Gruppen von Risikofaktoren führt (notwendigerweise) zu einem besseren Voraussageerfolg als jede der beiden Gruppen allein.

Insgesamt ist anzumerken, dass es sich nicht um einen Bevölkerungsquerschnitt, sondern um eine Auswahl von Extremgruppen handelt, bei denen die Diskriminierung gut gelingt.

Ergebnisse des Autonomietrainings – randomisiertes Experiment – Studie B

Reduktion von psychophysischen Risikofaktoren und der Mortalität in einem Beobachtungszeitraum von 20 Jahren

15.1   Zusammenfassung

In einem Experiment wurde durch Autonomietraining eine Hebung des Gesundheitsstatus (hauptsächlich Senkung der Mortalität) erzielt. Der Zustand vor und nach dem Experiment wird durch 115 psychosoziale (davon 32 auf das Arbeitsleben bezügliche) und 24 physische Risikofaktoren beschrieben.

Im Rahmen einer generellen Hypothese wurde jeder dieser Variablen eine positive oder negative Gesundheitsrichtung (therapeutische Erwünschtheit) zugeschrieben.

Alle signifikanten und subsignifikanten Veränderungen dieser Variablen in der Versuchsgruppe erfolgten in therapeutisch wünschenswerter Richtung.

Die empirische Gesundheitsrelevanz der Variablen, soweit signifikant oder subsignifikant, hatte ebenfalls durchweg diese hypothetisch postulierte Richtung. Damit erscheint der Therapieerfolg auf die Veränderung zahlreicher psychosozialer und physischer Risikofaktoren zurückführbar.

Eine Kreuzvalidierung der Gesundheitsrelevanz der 1. und 2. Messung war allerdings erfolglos.

Die 2. Gesundheitsrelevanz stimmt aber sehr gut mit den Ergebnissen der Studie B überein.

Die Beziehungen der Risikofaktoren untereinander sind, soweit signifikant, durchweg hypothesenkonform.

15.2   Explizite Hypothesen

In diesem randomisierten Experiment bei Personen mit hohem physischem und psychosozialem Risiko (ungünstige Bedingungen im Berufsleben sowie im persönlichkeits-/familiärem Bereich) kann gezeigt werden, dass

1. durch das Autonomietraining die Mortalität durch unterschiedliche chronische Erkrankungen zumindest in einem Beobachtungszeitraum von ca. 20 Jahren reduziert werden kann,

2. die Effekte des Autonomietrainings auf die Reduktion von gesundheitsschädlichen Variablen aus allen drei Bereichen (physische Risikofaktoren, Familie/Persönlichkeit, Berufsleben) zurückzuführen sind,

3. je stärker die Ausprägung von psychophysischen Risikofaktoren vor dem Autonomietraining ist, desto effektiver ist das Training.

15.3   Gewinnung der Stichprobe zur primären Prävention von Pankreas- und Bronchialkarzinom sowie Herzinfarkt und Hirnschlag

In ein Experiment wurden 472 Personen einbezogen und per Zufall in 236 Vergleichspaare eingeordnet. Alle Personen hatten ein hohes Risiko (i. d. R. starke Raucher in Kombination mit anderen Risikofaktoren für Bronchialkarzinom, Herzinfarkt und Pankreaskarzinom).

Dabei konnten 11 Personen in den Nachuntersuchungen nicht mehr gefunden werden und weitere 11 Personen hatten sich zu Beginn (nach der Randomisierung) nicht bereit erklärt, an weiteren Gesprächen teilzunehmen. Somit mussten 22 Vergleichspaare aus der Auswertung ausgeschlossen werden.

Es konnten 428 Personen ausgewertet werden. Diese 428 Personen hatten aufgrund unserer Hypothesen und der erfassten Daten alle ein sehr hohes physisches und psychosoziales Risiko für eine der drei oben beschriebenen Erkrankungen. Besonderes Augenmerk wurde auf Personen mit einem Risiko für Pankreaskarzinom gelegt.

Die 428 Personen wurden in 214 Vergleichspaare randomisiert (Kontroll- und Vergleichsgruppe); danach wurde die Gruppe, die dem Training zugeordnet worden war, gefragt, ob sie bereit wäre, noch zusätzliche Auskünfte über ihr persönliches Leben zu geben und sich gegebenenfalls Ratschläge zur Krankheitsverhütung anzuhören. In dieser Studie wurden 88 bzw. 86 Personen ausgewertet (s. unten).

Um die generelle Erkenntnisgewinnung zu verdichten, wurden (in unterschiedlichen Experimenten) unterschiedliche Interventionen angewendet:

Entweder erhielten die Versuchsgruppen das Autonomietraining in Kombination mit anderen Methoden (z. B. Ernährungsberatung, Raucherentwöhnung durch Hypnose) oder sie wurden nur mit dem Autonomietraining behandelt.

Die Population der vorliegenden Studie sind Personen, die das »reine Autonomietraining« erhielten. Ursprünglich waren in dieser Gruppe 91 Paare. In der Kontrollgruppe konnten fünf, in der trainierten Gruppe drei Personen nicht mehr gefunden werden um sie auf den Gesundheitsstatus zu recherchieren, d. h., in der Versuchsgruppe Autonomietraining waren 88 Personen, in der Kontrollgruppe 86.

15.4 Einführung

Mit einer Versuchsgruppe (»Versuchsgruppe«) von 88 Männern und einer Kontrollgruppe (»Kontrollgruppe«) von 86 Männern wurde ein Trainingsexperiment durchgeführt (◘ Tabelle 15.1).

Als unabhängige Variablen stehen dieselben wie in Studie B zur Verfügung. Sie wurden in beiden Gruppen zweimal gemessen, in der Versuchsgruppe lag dazwischen die experimentelle Einwirkung.

Als abhängige Variable dient der Gesundheitsstatus, hier mit 5 Stufen von »verstorben« bis »völlig gesund«.

In beiden Gruppen wurde für jede Variable die Differenz zwischen 2. und 1. Messung berechnet.

In der Kontrollgruppe wurden bei 91 psychosozialen (einschließlich Arbeitssphäre) und 24 physischen Variablen keine signifikanten Veränderungen gefunden (Kriterium: $p < 0,05/91$ bzw. $p < 0,05/24$). Die Kontrollgruppe erweist sich also als völlig stabil, es gibt keine systematischen spontanen Veränderungen.

Daher ist es nicht nötig, die Versuchsgruppe mit der Kontrollgruppe zu vergleichen, sondern man kann die Veränderungen in der Versuchsgruppe gegen 0 testen. Das erbringt einen Vorteil bei der Teststärke: Würde man die Veränderung statt mit der Konstanten 0 mit dem Mittelwert in der Kontrollgruppe vergleichen, der mit einer Stich-

probenschwankung behaftet ist, so würden sich die Varianzen in den beiden Gruppen addieren.

15.5 Formulierung der Hypothesen

Die psychosozialen Variablen (einschließlich etlicher Lustreaktionsvariablen wie Wohlbefinden oder Erschöpfung) und der Gesundheitsstatus wurden in der gleichen Weise wie in Studie B als positiv (höhere Werte gehen in Gesundheitsrichtung) oder negativ klassifiziert und die negativen Variablen wie dort umkodiert.

Nur Typ 3, der sich in Studie B entgegen der Hypothese empirisch eindeutig als positiv gesundheitsrelevant erwiesen hatte, wurde hier hypothetisch als positiv klassifiziert.

Es ergibt sich also wider Erwarten, dass die Interkorrelationen aller so vereinheitlichten Variablen, sofern von 0 verschieden, positiv sind. Auch für die Nachher-Vorher-Differenzen in der Versuchsgruppe gibt es die Erwartung, dass sie, sofern von 0 verschieden, positiv sind.

Ein positiver Zusammenhang mit dem Gesundheitsstatus wird nicht unmittelbar, sondern für die 1. und stärker für die 2. Messung erwartet – stärker jedenfalls in der Versuchsgruppe, da dort ja ein experimentell veränderter Wert für die Folgezeit maßgebend ist.

15.6 Auswirkungen der experimentellen Behandlung

Der Gesundheitsstatus bei der Nachuntersuchung ist in der Versuchsgruppe (VG) höher als in der Kontrollgruppe (KG) (◘ Tabelle 15.2).

Veränderungen der unabhängigen Variablen

Von den 91 psychosozialen Variablen änderten sich 73 signifikant ($p < 0,05/91$), und zwar alle in Gesundheitsrichtung, ebenso weitere 6 Variablen, die noch $p < 0,01$ erfüllen.

Von den 24 physischen Variablen änderten sich 12 signifikant ($p < 0,05/24$), alle in Gesundheitsrichtung (z. B. weniger Alkohol, mehr Bewegung, niedrigerer Blutdruck), ebenso weitere 6 Variablen, die noch $p < 0,01$ erfüllen.

◘ Tabelle 15.1. Ergebnisse des Trainingsexperiments

	N	Geburtsjahr		
		Min	Max	Mittel
Versuchsgruppe	88	1907	1934	1918,3
Kontrollgruppe	86	1906	1937	1918,5

Tabelle 15.2. Gesundheitsstatus bei der Nachuntersuchung

	Ungeklärt	Verstorben	Krank			Gesund	Total
			schwer	mittel	leicht		
KG	0	82	2	0	1	1	86
%	–	95,35	2,33	0,00	1,16	1,16	
VG	2	53	4	5	4	20	88
%	–	61,63	4,65	5,81	4,65	23,26	
Total	2	135	6	5	5	21	174

Chi-Quadrat für geordnete Variablen: 28,3 (1 Freiheitsgrad)
Signifikanz: p = 1 {–7} (lies: 1-mal 10 hoch –7).

Es ist also festzustellen, dass das Experiment wirksam war und auf der ganzen Linie hypothesenkonform ausfiel.

Die Arbeitssphäre ist bei den Veränderungen gut vertreten. Unter den 73 signifikant veränderten psychosozialen Variablen haben die standardisierten Veränderungen der 24 A-Variablen den mittlere Rang 43, die der 49 Nicht-A-Variablen Rang 34.

Am Ende dieses Kapitels sind die standardisierten Veränderungen aller Einzelvariablen wiedergegeben, und zwar für die Originalversionen der Fragen, sodass es zahlreiche signifikante negative Veränderungen gibt.

Beziehung zwischen Ausgangswert und Veränderung

Bei den 27 am stärksten veränderten Variablen (darunter keine physische, also stets Antwortskala 1–7) beträgt die Korrelation zwischen der 1. Messung und der Veränderung zur 2. Messung durchschnittlich etwa –0,5.

Probanden, die beim Ausgangswert günstig lagen, profitierten also von der Behandlung weniger als Probanden, die ungünstig lagen. Zur Erklärung könnte man zunächst daran denken, dass es bei hohen Werten auf der Antwortskala weniger Raum für eine positive Veränderung gab als bei niedrigen. Doch wenn man sich die einzelnen Verteilungen der 2. Messung ansieht, könnte man sich so gut wie immer ohne weiteres vorstellen, dass die oberen Punktzahlen 5, 6, 7 erheblich häufiger vertreten wären und damit der Mittelwert der Variablen erheblich höher läge. Es sieht nicht

so aus, als wären die Veränderungen häufig »oben angestoßen«.

Es scheint also der inhaltliche Effekt vorzuliegen, dass therapiebedürftige Probanden mehr profitierten als weniger therapiebedürftige. Wie weit das an einer Ausrichtung des Trainings lag und wie weit an Dispositionen der Probanden, kann in diesem Rahmen natürlich nicht geklärt werden.

Gesundheitsrelevanz der unabhängigen Variablen

Für alle Variablen wurde auch ihre Korrelation mit dem Gesundheitsstatus ermittelt (2. Messung in der Versuchsgruppe). Auch hier gibt es keinen einzigen signifikanten oder subsignifikanten Zusammenhang in hypothesenwidriger Richtung.

Die Arbeitssphäre ist wiederum gut vertreten. Unter den 47 psychosozialen Variablen mit signifikanter Gesundheitsrelevanz haben die Relevanzen der 14 A-Variablen den mittleren Rang 25, die der 33 Nicht-A-Variablen Rang 24.

Aus der Hypothesenkonformität der Gesundheitsrelevanz der Einzelvariablen folgt, dass auch alle Untergruppen von Variablen (Bedingungen, Ressourcen, Lustreaktionen etc.) hypothesengemäß gesundheitsrelevant sind.

Die Gesundheitsrelevanzen der einzelnen Variablen stimmen mit denen aus Studie B sehr gut überein, wo wegen des wesentlich größeren Stichprobenumfangs der Stichprobenfehler geringer ist.

Tabelle 15.3 zeigt von der 2. Messung in der Versuchsgruppe die 12 relevantesten Variablen, dazu die Vergleichswerte aus Studie B, und zwar nicht für

◘ Tabelle 15.3. Korrelation mit dem Gesundheitsstatus

Exp.	St. B	Frage	
0,71	0,54	XIX 5	Liebe zu Gott
0,69	0,59	XIX 11	Allgemeine Lust und Wohlbefinden
−0,64	0,54	XVIII 13	Erschöpfung im Berufsleben
0,63	0,42	XXI 7	Gottesbezug im Berufsleben
−0,61	0,53	XXI 20	Demotiviertheit im Berufsleben
0,58	0,59	XIV 9	Autonomie
0,57	0,58	XIX 14	Erholungsfähigkeit
0,56	0,52	XXI 11	Distanzierungsfähigkeit im Berufsleben
−0,56	−0,58	XIV 25	Verschlechterung der Lustbilanz
0,56	0,39	XXI 1	Bedürfnisgerechtes Berufsleben
0,55	0,64	XXII 3	Synergie zwischen Genuss und Verzicht
−0,55	−0,45	III 2	Zigaretten pro Tag

die einheitlich in Gesundheitsrichtung kodierten, sondern für die Originalversionen der Variablen.

Von diesen 12 Variablen beziehen sich 5 auf das Berufsleben. Die Ähnlichkeit (Korrelation) zwischen den Relevanzwerten (der 12 Variablen) beträgt hier $r = 0{,}986$.

Am Ende dieses Kapitels sind die Gesundheitsrelevanzen aller Einzelvariablen wiedergegeben, und zwar für die Originalversionen der Fragen, sodass es zahlreiche signifikante negative Beziehungen gibt (▶ Abschnitt 15.11, ◘ Tabelle 15. 6 bis 15.9).

15.7 Zusammenhang zwischen Veränderung und Gesundheitsrelevanz

Zwischen dieser Gesundheitsrelevanz und der standardisierten Veränderung der betreffenden Variablen in der Versuchsgruppe besteht ein sehr enger Zusammenhang ($r = 0{,}94$).

Es ist also nachvollziehbar, wie es zu dem Gesundheitsunterschied zwischen Versuchsgruppe und Kontrollgruppe kommt: Die maßgeblichen Variablen wurden in der Versuchsgruppe fast genau in der Richtung und Stärke verändert, wie es ihrer Gesundheitsrelevanz entspricht.

Auch wenn man die Richtung außer Acht lässt und nur die Stärke betrachtet, beträgt die Ähnlichkeit zwischen Veränderung und Gesundheitsrelevanz der Variablen erstaunlicherweise noch $r = 0{,}78$.

Die Übereinstimmung der Richtung kann man sich insofern erklären, als dass die intendierte Richtung der Veränderung aufgrund therapeutischer Erfahrungen auch die tatsächlich gesundheitsrelevante war und dass die Intention weitgehend verwirklicht werden konnte.

Die Ähnlichkeit der Stärke von Veränderung und Gesundheitsrelevanz müsste man sich so erklären, dass auch die intendierte Stärke der experimentellen Beeinflussung von der Stärke der tatsächlichen Gesundheitsrelevanz gesteuert war und dass sie in eine entsprechende Stärke der Veränderung umgesetzt werden konnte.

Kreuzvalidierung der Gesundheitsrelevanz (1. und 2. Messung)

Geht man davon aus, dass die gleichen Gesundheitszusammenhänge für die unveränderten und die experimentell veränderten Variablen gelten, so müsste die Regressionsfunktion für den Gesundheitsstatus aus der 1. Messung, angewendet auf die 2. Messung, die erzielten Gesundheitseffekte voraussagen können. Doch sie versagte fast völlig; eine wesentlich andere war gültig. In der Tat zeigen auch die einfachen Korrelationen der Variablen der 1. und der 2. Messung mit dem Gesundheitsstatus keinerlei Ähnlichkeit. Es ist sogar so, dass die Werte der 1. Messung – auch bei gegebener (konstant gehaltener) 2. Messung – tendenziell im umgekehrten Sinne wie die der 2. Messung relevant sind.

Das gilt in etwas abgeschwächter Form auch für die Kontrollgruppe. Es ist also nicht nur der erreichte Endzustand für die weitere Entwicklung maßgebend, sondern auch die Frage, ob er mit einem größeren oder kleineren Sprung erreicht wurde. Wir wissen zwar aus ▶ Abschnitt 15.6 »Beziehung zwischen Ausgangswert und Veränderung«, dass Probanden mit ungünstigen Ausgangswerten mehr von der Therapie profitierten; doch das impliziert noch nicht, dass bei gegebenem Endzustand das Ergebnis umso besser ist, je ungünstiger der vorherige Zustand war.

In diesem Zusammenhang wurden die Test-Retest-Korrelationen von 53 psychosozialen Variablen (ohne Arbeitssphäre) untersucht und in der Versuchsgruppe im Mittel zu $r = 0,28$ gefunden. Dieser Wert (der kaum durch negative Selbstkorrelationen so niedrig gemacht wird) erscheint als überraschend niedrig. (Er darf aber auch nicht zu hoch sein, um genügend Spielraum für die tendenziell umgekehrte Gesundheitsrelevanz der 1. Messung zu lassen.) Natürlich ist zu berücksichtigen, dass zwischen den beiden Messungen eine experimentelle Einwirkung liegt. Offensichtlich war diese so gründlich, dass die Anfangswerte der Probanden für die Endwerte kaum noch eine Rolle spielen ($r = 0,28$). In der Kontrollgruppe, bei der es ja keine systematische Einwirkung gibt, beträgt die mittlere Test-Retest-Korrelation 0,59, was ebenfalls recht niedrig ist, aber den Wert 0,28 in der Versuchsgruppe als realistischer erscheinen lässt.

Vergleich mit der Gesundheitsrelevanz aus Studie B

In diesem Zusammenhang bietet es sich an, die Gesundheitsrelevanz der Variablen bei der 2. Messung mit der in Studie B gefundenen zu vergleichen. (Es werden also die Korrelationskoeffizienten von 115 Variablen mit dem Gesundheitsstatus im Experiment und in Studie B verglichen.)

Der Zusammenhang ist sehr eng ($r = 0,89$) und beschränkt auf die psychosozialen Variablen ($r = 0,90$).

Betrachtet man beim Experiment in der Versuchsgruppe nicht die 2. Messung, sondern deren Differenz zur ersten, so sind die Zusammenhänge noch etwas höher: $r = 0,90$; beschränkt auf die psychosozialen Variablen: $r = 0,92$.

Betrachtet man statt der 2. die 1. Messung in der Versuchsgruppe, so gibt es keinerlei Ähnlichkeit mit der Gesundheitsrelevanz in Studie B (was zu erwarten war, da ja, wie im vorigen Abschnitt mitgeteilt, zwischen den Gesundheitsrelevanzen der 1. und 2. Messung keinerlei Ähnlichkeit besteht).

Betrachtet man die Kontrollgruppe, so ist bei den psychosozialen Variablen die Ähnlichkeit der Gesundheitsrelevanz mit der in Studie B bei der 2. Messung erheblich, bei der 1. aber wieder nicht vorhanden, obwohl sich hier die beiden Messungen ja nur als Test und Retest ohne dazwischen liegende experimentelle Einwirkung unterscheiden.

15.8 Interkorrelationen der unabhängigen Variablen

Von den signifikanten Korrelationen der 91 psychosozialen Variablen untereinander (Versuchsgruppe, 2. Messung) ist keine einzige hypothesenwidrig (negativ).

Hier ist im Vergleich zu Studie B zu beachten, dass (wegen $n = 88$ gegenüber dort $n = 794$) erst $|r| > 0,44$ zur Signifikanz führt. Dies war immerhin in 1196 (von 4095 möglichen) Fällen gegeben.

Aus der Hypothesenkonformität der Einzelkorrelationen folgt, dass auch alle Untergruppen von Variablen (Bedingungen, Ressourcen, Lustreaktionen etc.) in hypothesengemäßen Beziehungen zueinander stehen.

15.9 Überblick über Ergebnisse auf der Grundlage der Variablenkategorien

Die unabhängigen Variablen sind dieselben wie in Studie B, und wir verwenden dieselben Kategorien:

A = Arbeitssphäre
P = Persönlichkeits- und Familiensphäre (F)
Ph = Physische Risiko- bzw. Gesundheitsfaktoren
B = Äußere Bedingungen
Rs = Ressourcen des Individuums
R = Lustreaktionen des Individuums

Jede dieser Kategorien definiert eine Teilmenge der verwendeten Variablen. In ▶ Abschnitt 15.5 »Formulierung der Hypothesen« (Studie B) wurde die Erwartung hergeleitet, dass (nach der einheitlichen Umkodierung der Variablen) positive Korrelationen zwischen bestimmten Variablengruppen bzw. ihren Mitgliedern bestehen, da es sich um ein Ursache-Wirkungs-Verhältnis handelt, wie zwischen Bedingungen und Ressourcen einerseits und Lustreaktionen andererseits oder zwischen den genannten Gruppen und dem Gesundheitsstatus.

Nur zwischen Bedingungen und Ressourcen besteht kein solches Verhältnis (trotzdem finden sich auch hier positive Korrelationen).

Ferner erwarten wir zwischen den Variablen innerhalb einer Kategorie positive Korrelationen wegen ihrer Ähnlichkeit, die die Subsummierung unter eine Kategorie rechtfertigt.

Beim Experiment kommt als wichtigste Erwartung hinzu, dass die Veränderungen in der Versuchsgruppe, sofern von 0 verschieden, positiv sind.

Das Ergebnis lautet, dass keine signifikanten negativen Veränderungen und keine signifikanten negativen Korrelationen zwischen den Variablen gefunden wurden. Was Letztere betrifft, so werden die angenommenen Kausalverknüpfungen bestätigt: Bedingungen und Ressourcen wirken auf Lustreaktionen und diese schließlich auf den Gesundheitsstatus. Ebenso wird die Ähnlichkeit der zu einer Kategorie gehörenden Variablen bestätigt (die Kategorisierung wurde nur inhaltlich und nicht aufgrund von Besonderheiten des Korrelationsmusters vorgenommen).

In der Versuchsgruppe gab es bei 97 von 115 Variablen signifikante Veränderungen, alle in therapeutisch erwünschter (hypothesenkonformer) Richtung. (Aus ▶ Abschnitt 15.10 »Explizite Verwendung zusammengefasster Variablen« geht hervor, dass daran alle Kategorien beteiligt sind.)

Die experimentelle Behandlung hat somit in der A- und der P-Sphäre die Bedingungen, die Ressourcen und die Lustreaktionen sowie letztlich den Gesundheitsstatus verbessert.

Das erscheint bei den Bedingungen vielleicht als problematisch, da die in der Lebensgeschichte des Individuums liegenden Bedingungen und die Bedingungen am Arbeitsplatz durch das Experiment ja nicht geändert werden konnten. Hier ist jedoch zu beachten, dass auch die Beschreibungen der Bedingungen auf den Aussagen der Probanden beruhen und somit durch ihre Brille gesehen werden. Diese Brille kann sich durch das Experiment verändert haben, sowohl was die eigene Lebensgeschichte als auch was die Verhältnisse am Arbeitsplatz betrifft.

Eine andere Sichtweise und ein anderer Umgang mit der – objektiv unverrückbaren – Lebensgeschichte (z. B. Konflikt mit dem Vater) ist ja in psychotherapeutischer Sicht gerade das Entscheidende. Und in der Arbeitssphäre kann sich je nach dem Abstand der Nachuntersuchung vom Ende des Experiments sogar objektiv etwas ändern, etwa wenn die Person diese oder jene Initiative ergreift oder die Vorgesetzten und Kollegen anders sieht und ihnen anders begegnet und dadurch andere Reaktionen auslöst.

Die Möglichkeit von Veränderungen in der Ph-Sphäre liegt auf der Hand: Die Probanden können Rauchen und Alkoholkonsum, Ernährung und Bewegung verändert haben, was sich in Wohlbefinden, verbesserten Blutdruck- und Cholesterinwerten u. Ä. niederschlagen kann.

Die Arbeitssphäre ist an den Ergebnissen (Lustreaktionen, Gesundheitsstatus) mit einem Gewicht beteiligt, das mit dem der Persönlichkeitssphäre vergleichbar ist. Das bedeutet: Wenn jemand mit schlechten Persönlichkeitsvoraussetzungen in das Arbeitsleben eintritt, kann doch noch ein befriedigendes Ergebnis erreicht werden, wenn die Bedingungen in der Arbeitssphäre günstig genug sind. Ebenso gilt: Wenn jemand mit besonders günstigen Persönlichkeitsvoraussetzungen in das Arbeitsleben eintritt, »verkraftet« er dort auch recht ungünstige Bedingungen.

15.10 Explizite Verwendung zusammengefasster Variablen

Die unabhängigen Variablen sind dieselben wie in Studie B und wir verwenden dieselben Kategorien (◼ Tabelle 15.4).

Die in ◼ Tabelle 15.4 definierten Variablenkategorien wurden in Form ihrer multivariaten Regressionsfunktion (Versuchsgruppe, 2. Messung) für den Gesundheitsstatus verwendet.

◼ Tabelle 15.5 zeigt ihre Gesundheitsrelevanz in Form der multiplen Korrelationen mit dem Gesundheitsstatus.

Alle zusammengefassten Variablen mit Ausnahme der Krankheiten in der Verwandtschaft weisen hoch signifikante multiple Korrelationen mit dem Gesundheitsstatus auf. (Die Richtung

◪ Tabelle 15.4. Definitionen der Variablenkategorien

	Alle Personen	232 Personen zusätzliche Variablen
Arbeitssphäre (A)	XVIII	XXI
Bedingungen (B)	XVIII 2-10	XXI 1, 6, 14-17
Ressourcen (Rs)		XXI 2-13
Reaktionen (R)	XVIII 1, 11, 13	XXI 18-20
Persönlichkeitssphäre (P):	XIV-XVIII, XIX	XXII
Bedingungen: Ursprungsfamilie	XIV 22-24	XXII 6, 12, 13
Ressourcen: Typologie Selbstregulation u.a. Religiosität	XV – XVII 1-6 XIV 4, 9-11, 13, 16, 21 / XIX 1 XIV 2 / XIX 5	XXI 7
Reaktionen (Lust/Unlust, Wohlbefinden)	XIV 1, 12, 14, 15, 17, 18, 25 XIX 11,12	XXII 1-3, 10, 11
Physische Sphäre (Ph)		
Eigene Vorerkrankungen	X, XII	
Krankheiten i d Verwandsch.	XI, XIII	
Lebensstil (Ernährung, Bewegung, Rauchen, Alkohol ...)	III, IV, V, VI, IX	

◪ Tabelle 15.5. Multiple Korrelationen der Variablenkategorien mit dem Gesundheitsstatus und standardisierte Mittelwertveränderungen in der Versuchsgruppe (2.–1. Messung)

	Gesundheitsrelevanz	Veränderungen
Arbeitssphäre (A)	0,74	0,8
Bedingungen (B)	0,61	0,78
Ressourcen (Rs)	0,63	5,8
Reaktionen (R)	0,66	7,7
Persönlichkeitssphäre (P):	0,79	8,9
Bedingungen: Ursprungsfamilie	0,49	8,9
Ressourcen: Typologie Selbstregulation u. a. Religiosität	0,52 0,62 0,66	6,2 8,3 6,6
Reaktionen (Lust/Unlust, Wohlbefinden)	0,72	8,1
Physische Sphäre (Ph)	0,68	0,58
Eigene Vorerkrankungen	0,50	3,6
Krankheiten in der Verwandtschaft	nicht signifikant	nicht berechnet
Lebensstil (Ernährung, Bewegung, Rauchen, Alkohol etc.)	0,56	5,9

ist wegen der Definition der zusammengefassten Variablen als Regressionsfunktionen notwendigerweise die richtige.)

Die A-Sphäre steht mit einer Gesundheitsrelevanz von 0,74 derjenigen der P-Sphäre (0,79) nur wenig nach und übertrifft die der Ph-Sphäre (0,68).

Alle zusammengefassten Variablen (mit Ausnahme der unbeeinflussbaren Krankheiten in der Verwandtschaft) wurden durch das Training hoch signifikant in Gesundheitsrichtung verändert. Die Korrelation zwischen Veränderung und Gesundheitsrelevanz beträgt 0,45, ist also niedriger als der mitgeteilte Wert von 0,78 auf der Ebene der Einzelvariablen für die absoluten Beträge (denen hier die vorzeichenlose multiple Korrelation entspricht); niedriger deshalb, weil sich die Gesundheitsrelevanzen und Veränderungen bei den Einzelvariablen stärker als bei den zusammengefassten Variablen unterscheiden.

Auf der Ebene der zusammengefassten Variablen können also die auf der Ebene der Einzelvariablen gewonnenen Ergebnisse durchweg bestätigt werden.

15.11 Betrachtung des Trainingserfolgs auf der Basis der Personen

Natürlich interessiert auch, in welchem Umfang die einzelnen Personen von dem Training profitiert haben.

Zu diesem Zweck wurde in der Versuchsgruppe für die A-, Ps- und Ph-Sphäre mit der für die 2. Messung gültigen Regressionsfunktion für den Gesundheitsstatus auch eine Voraussage aufgrund der Werte der 1. Messung erstellt und die Differenz zur Voraussage aufgrund der 2. Messung berechnet (◘ Tabelle 15.6).

Diese Differenz gibt an, in welchem Maße sich die Person im Mittel über alle gesundheitsrelevanten Variablen der betreffenden Sphäre verbessert hat.

Einheit ist der Maßstab der abhängigen Variablen Gesundheitsstatus: 0 = verstorben, 1–3 = krank in drei abnehmenden Schweregraden, 4 = gesund.

Die Relevanz der Voraussagefunktionen geht eindrucksvoll aus folgender Aufschlüsselung hervor (◘ Tabelle 15.7).

◘ Tabelle 15.6. Berechnung des Trainingserfolgs

		Sphäre		
		A	Ps	Ph
Mittlere Verbesserung durch das Training:		0,9	1,1	0,9
Veränderung der Voraussage:				
Verschlechterung:	mehr als 1 Einheit	9,1%	7,9%	10,2%
	0–1 Einheit	20,5%	20,5%	17,0%
Verbesserung:	0–1 Einheit	30,7%	22,7%	26,1%
	1–3 Einheiten	30,7%	36,4%	37,5%
	mehr als 3 Einheiten	9,0%	12,5%	9,1%

◘ Tabelle 15.7. Mittlerer tatsächlicher Gesundheitsstatus

	Sphäre		
Vorausgesagter Gesundheitsstatus (2. Messung)	A	Ps	Ph
Bis 1,5	0,33 (n = 57)	0,26 (n = 58)	0,47 (n = 54)
Über 1,5	3,00 (n = 31)	3,14 (n = 30)	2,46 (n = 34)

Anhang zum Bericht über das Experiment (s. ▶ Abschnitt 15.6 »Veränderungen der unabhängigen Variablen«)

◻ **Tabelle 15.8.** Veränderung der Variablen in der Versuchsgruppe von der 1. zur 2. Messung, geordnet nach Stärke der Veränderung, nur signifikante Variablen

Lfd. Nr.	Frage	Größe der standardi- sierten Veränderung	Variable
1	XIV_25	–8,02	Negative Lustdifferenz
2	XIV_13	–7,68	Blockade emotionaler Wahrnehmung
3	XXII_09	–7,49	Antagonistische Aktivierung/rationale und emotionale Anteile
4	XVIII_05	7,45	Integration von Fähigkeiten und beruflichen Anforderungen
5	XIV_04	7,17	Selbstregulation
6	XIV_12	–7,04	Spaltung zwischen negativen Gefühlen und der sozialen Kommunikation
7	XIV_10	6,99	Integration von rationalen, emotionalen und intuitiven Anteilen
8	XIV_09	6,97	Innere Autonomie
9	XXI_20	–6,97	Blockierte Arbeitsmotivation
10	XXII_03	6,95	Integration von Genuss- und Verzichtsfähigkeit
11	XIV_11	–6,93	Problemlösungsunfähigkeit durch Verhaltesinsuffizienz
12	XV_4	6,90	Typ-4-Verhalten/autonome Selbstregulation
13	XXII_07	6,82	Körperkontakt mit Partner
14	XIX_14	6,81	Allgemeine Erholungsfähigkeit
15	XIX_11	6,78	Interaktive Lust
16	XXI_11	6,67	Trennungsfähig von negativen Einflüssen im Berufsleben
17	XXI_18	6,62	Zugehörigkeitsgefühl im Berufsleben
18	XIX_10	6,61	Fähigkeit zur interaktiven Stressbewältigung
19	XXII_12	6,56	Lustvolle Verarbeitung der Kindheit in der Gegenwart
20	XXII_	–6,52	Hemmung der Regulation von Nähe und Distanz
21	XIV_20	–6,29	Allgemeine Anregungslosigkeit
22	XXII_13	–6,29	Unlustvolle Verarbeitung der Kindheit in der Gegenwart
23	XIV_15	–6,27	Isolationsleid
24	XIX_05	6,23	Liebe zu Gott
25	XIX_13	6,21	Eigenkompetenz in der Problemlösung
26	XVIII_13	–6,05	Seelisch-körperliche Erschöpfung im Berufsleben
27	XXII_10	–5,95	Chronisch emotionaler Schmerz
28	III_03	–5,95	Zigaretten, Zunahme
29	XIV_16	–5,86	Korrekturblockierung von Verhaltensweisen mit negativen Folgen
30	XXII_02	5,86	Stimulierung von Lebenslust

◘ Tabelle 15.8. *Fortsetzung*

Lfd. Nr.	Frage	Größe der standardisierten Veränderung	Variable
31	VI_03	−5,74	Kaffee, Tassen pro Tag
32	XIX_09	−5,74	Interaktiver Dysstress
33	XVIII_01	5,69	Wohlbefinden im Berufsleben
34	XV_3	5,69	Typ 3 – egozentrisch ambivalentes Verhalten
35	XV_1	−5,67	Typ 1 – Isolationsleid
36	XVIII_11	−5,67	Überforderung im Berufsleben
37	XXI_07	5,63	Religiöse Orientierung im Berufsleben
38	XIV_01	5,61	Allgemeines Wohlbefinden
39	V_03	−5,61	Alkohol, Zunahme
40	XXI_10	5,59	Positive Kommunikation im Berufsleben
41	XVIII_09	5,53	Eigenaktive Berufsgestaltung
42	XIX_12	−5,45	Interaktive Unlust
43	XXI_16	5,42	Transparenter Informationsfluss im Berufsleben
44	XXII_04	5,39	Allgemeine positive Kommunikation
45	XXI_06	5,36	Fähigkeitsorientierung im Berufsleben
46	XIV_02	5,23	Formen der Religiosität
47	XVIII_04	5,22	Einflussnahmemöglichkeit am Arbeitsplatz
48	XIV_17	−5,19	Störfaktoren, die Hilflosigkeit hervorrufen
49	XXI_15	−5,13	Soziale Unsicherheit im Berufsleben
50	XXII_01	−5,05	Hemmung von Lebenslust
51	XIX_01	5,03	Selbstliebe, Selbstachtung
52	XIX_06	5,03	Sich geliebt fühlen
53	XIX_04	4,99	Liebe zu wichtigen Mitmenschen
54	XVIII_07	−4,98	Isolationsleid im Berufsleben
55	XVIII_03	4,88	Belohnung, Anerkennung im Berufsleben
56	IV-13	−4,76	Verdauungsstörungen
57	XXI_01	4,75	Bedürfnisorientierung im Berufsleben
58	XIV_27	4,69	Versöhnungsfähigkeit mit der Ursprungsfamilie
59	IV_10	4,66	Ernährung, Wohlbefinden
60	XVIII_10	−4,61	Außerberufliche Mehrbelastung
61	V_02	−4,48	Alkohol, g pro Tag
62	III_02	−4,44	Zigaretten pro Tag →
63	XXI_05	4,42	Berufliche Flexibilität

◨ **Tabelle 15.8.** *Fortsetzung*

Lfd. Nr.	Frage	Größe der standardisierten Veränderung	Variable
64	IX_06	4,37	Bewegung, Wohlbefinden
65	XIV_24	4,35	Autonomie, liebevolle Akzeptanz in der Familie
66	XIX_08	–4,33	Harmonisierender Loyalitätskonflikt
67	IV_1-9	4,32	Ernährung, Qualität
68	XIX_16	4,30	Allgemeine Flexibilität
69	XVIII_08	4,29	Erlebte Anerkennung/Würdigung im Berufsleben
70	XXI_14	–4,27	Demotivierende Kritik im Berufsleben
71	IX_1-5	4,14	Bewegung, Quantität
72	IV_14	4,10	Durchfall
73	XVIII_06	–3,96	Störquellen im Berufsleben
74	XIV_28	3,94	Schnelle Versöhnung mit dem Partner
75	XIV_22	–3,94	Isolation/Ausstoßung in der Ursprungsfamilie
76	XIV_23	–3,86	Übermäßige Bindung an die Ursprungsfamilie
77	XIX_03	3,86	Liebe zu Familie/Partner
78	XV_5	–3,85	Typ 5 – rational/antiemotionales Verhalten
79	XXI_04	3,80	Berufsvisionen
80	XIV_21	3,75	Fähigkeit, negative in positive Gefühle umzuwandeln
81	XIX_07	–3,62	Polarisierender Loyalitätskonflikt
82	XXII_05	3,55	Fieber, Häufigkeit
83	XIV_26	3,54	Angenehme Umwelt
84	XXII_08	3,15	Autoimmunerkrankung
85	XXII_06	3,12	Allergien
86	IX_02,04	–3,03	Bewegung, forciert
87	XXI_17	–3,02	Nichttransparenter Informationsfluss im Berufsleben
88	XXII_11	–2,92	Chronisch unkontrollierbare Angst
89	XXI_12	2,87	Fremdbegeisterung im Berufsleben
90	XXI_02	2,84	Flexible Aktivierung im Berufsleben
91	XVIII_02	–2,84	Erwartungs- und Arbeitsdruck
92	IV_15	–2,77	Verstopfung
93	XXI_13	2,77	Positive Kommunikation im Vorfeld von arbeitsbezogenen Aktivitäten
94	XV_2	–2,73	Typ 2 – hilflose Aufregung
95	XIII_02	–2,72	Blutdruck, systolisch
96	IV_1-9	–2,72	Ernährung, Menge
97	XIV_03	–2,70	Soziale Isolation

5

Anhang zum Bericht über das Experiment (s. ▶ Abschnitt »Gesundheitsrelevanz der unabhängigen Variablen«)

◘ **Tabelle 15.9.** Gesundheitsrelevanz der Variablen nach Studie B – geordnet nach Stärke der Relevanz, nur signifikant veränderte Variablen

Lfd. Nr.	Frage	Größe der Korrelation mit dem Gesundheitsstatus	Variable
1	XXII_09	−0,68	Antagonistische Aktivierung von rationalen und emotionalen Anteilen
2	XXII_07	0,68	Körperkontakt mit Partner
3	XV_4	0,65	Typ-4-Verhalen/autonome Selbstregulation
4	XXII_08	−0,64	Hemmung der Regulation von Nähe und Distanz
5	XXII_03	0,64	Integration von Genuss und Verzichtsfähigkeit
6	XXII_12	0,62	Lustvolle Verarbeitung der Kindheit in der Gegenwart
7	XIX_10	0,59	Fähigkeit zur interaktiven Stressbewältigung
8	XIX_11	0,59	Interaktive Lust
9	XIV_09	0,59	Innere Autonomie
10	XIX_12	−0,59	Interaktive Unlust
11	XIX_14	0,58	Allgemeine Erholungsfähigkeit
12	XIV_25	−0,58	Negative Lustdifferenz
13	XIV_10	0,58	Integration von rationalen, emotionalen und intuitiven Anteilen
14	XV_1	−0,58	Typ 1 – Isolationsleid
15	XIV_04	0,56	Selbstregulation
16	XXII_02	0,56	Stimulierung von Lebenslust
17	XV_2	−0,55	Typ 2 – hilflose Aufregung
18	XIV_01	0,55	Allgemeines Wohlbefinden
19	XXII_04	0,55	Allgemeine positive Kommunikation
20	XXII_01	−0,55	Hemmung von Lebenslust
21	XIV_20	−0,55	Allgemeine Anregungslosigkeit
22	XIV_12	−0,54	Spaltung zwischen negativen Gefühlen und der sozialen Kommunikation
23	XIX_05	0,54	Liebe zu Gott
24	XVIII_13	−0,54	Seelisch-körperliche Erschöpfung im Berufsleben
25	XIV_23	−0,54	Übermäßige Bindung an die Ursprungsfamilie →
26	XX_04	0,53	Fieber, Häufigkeit
27	XIV_13	−0,53	Blockade emotionaler Wahrnehmung
28	XXI_20	−0,53	Blockierte Arbeitsmotivation
29	XIV_11	−0,52	Problemlösungsunfähigkeit durch Verhaltensinsuffizienz
30	XIV_21	0,52	Fähigkeit, negative in positive Gefühle umzuwandeln

◨ **Tabelle 15.9.** *Fortsetzung*

Lfd. Nr.	Frage	Größe der Korrelation mit dem Gesundheitsstatus	Variable
31	XXI_11	0,52	Trennungsfähigkeit von negativen Einflüssen im Berufsleben
32	XIV_17	–0,51	Störfaktoren, die Hilflosigkeit hervorrufen
33	XIX_08	–0,51	Harmonisierender Loyalitätskonflikt
34	XXII_13	–0,51	Unlustvolle Verarbeitung der Kindheit in der Gegenwart
35	XIV_15	–0,50	Isolationsleid
36	XIV_16	–0,50	Korrekturblockierung von Verhaltensweisen mit negativen Folg.
37	XIV_24	0,50	Autonomie, liebevolle Akzeptanz in der Familie
38	XXI_18	0,50	Zugehörigkeitsgefühl im Berufsleben
39	XVIII_11	–0,49	Überforderung im Berufsleben
40	XXII_11	–0,48	Chronisch unkontrollierbare Angst
41	XXI_16	0,48	Transparenter Informationsfluss im Berufsleben
42	XXI_17	–0,47	Nichttransparenter Informationsfluss im Berufsleben
43	XIV_02	0,47	Formen der Religiosität
44	XIX_07	–0,46	Polarisierender Loyalitätskonflikt
45	XIV_22	–0,46	Isolation/Ausstoßung in der Ursprungsfamilie
46	XX_05	0,45	Allergien, Anzahl
47	XXI_10	0,45	Positive Kommunikation im Berufsleben
48	III_02	–0,45	Zigaretten pro Tag
49	XIX_06	0,44	Sich geliebt fühlen
50	XXII_10	–0,44	Chronisch emotionaler Schmerz
51	IX_06	0,44	Bewegung, Wohlbefinden
52	XIX_01	0,44	Selbstliebe, Selbstachtung
53	IV_10-12	0,43	Ernährung, Wohlbefinden
54	XIX_16	0,42	Allgemeine Flexibilität
55	XXI_07	0,42	Religiöse Orientierung im Berufsleben
56	XVIII_03	0,41	Belohnung, Anerkennung im Berufsleben
57	XIV_03	–0,40	Soziale Isolation
58	XXI_01	0,39	Bedürfnisorientierung im Berufsleben
59	XVIII_08	0,39	Erlebte Anerkennung/Würdigung im Berufsleben
60	XIX_09	–0,38	Interaktiver Dysstress
61	XXI_06	0,37	Fähigkeitsorientierung im Berufsleben
62	XXI_02	0,36	Flexible Aktivierung im Berufsleben
63	XV_3	0,36	Typ 3 – egozentrisch ambivalentes Verhalten

▣ Tabelle 15.9. *Fortsetzung*

Lfd. Nr.	Frage	Größe der Korrelation mit dem Gesundheitsstatus	Variable
64	XXI_15	−0,35	Soziale Unsicherheit im Berufsleben
65	IV_1-9	0,35	Ernährung, Qualität
66	XVIII_07	−0,34	Isolationsleid im Berufsleben
67	XVIII_05	0,32	Integration von Fähigkeiten und beruflichen Anforderungen
68	III_03	−0,32	Zigaretten, Zunahme
69	XIV_27	0,32	Versöhnungsfähigkeit mit der Ursprungsfamilie
70	XVIII_01	0,32	Wohlbefinden im Berufsleben
71	XVIII_04	0,32	Einflussnahmemöglichkeit am Arbeitsplatz
72	V_02	−0,31	Alkohol, g pro Tag
73	XXI_05	0,31	Berufliche Flexibilität
74	IX_02,04	−0,30	Bewegung, forciert
75	XIV_28	0,30	Schnelle Versöhnung mit dem Partner
76	XVIII_06	−0,28	Störquellen im Berufsleben
77	XXI_04	0,27	Berufsvisionen
78	IX_1-5	0,27	Bewegung, Quantität
79	XXI_14	−0,27	Bedürfnisorientierung im Berufsleben
80	VI_02	−0,26	Kaffe, Tassen pro Tag
81	XIV_26	0,26	Angenehme Umwelt
82	XVIII_09	0,25	Eigenaktive Berufsgestaltung
83	XXI_12	0,25	Fremdbegeisterung im Berufsleben
84	XIX_13	0,25	Eigenkompetenz in der Problemlösung
85	XIII_02	−0,24	Blutdruck, systolisch
86	XIX_03	0,24	Liebe zu Familie/Partner
87	XXI_13	0,23	Positive Kommunikation im Vorfeld von arbeitsbezogenen Aktivität.
88	XXII_08	0,23	Autoimmunerkrankungen
89	IV_13.	−0,22	Verdauungsstörungen
90	XIX_04	0,21	Liebe zu wichtigen Mitmenschen
91	V_03	−0,21	Alkohol, Zunahme
92	XVIII_10	−0,21	Außerberufliche Mehrbelastung
93	XV_5	−0,20	Typ 5 – rational/antiemotionales Verhalten
94	IV_14	−0,19	Durchfall
95	XVIII_02	−0,17	Erwartungs- und Arbeitsdruck
96	IV_1-9	−0,15	Ernährung, Menge
97	IV_15	−0,15	Verstopfung

15.12 Deskriptive Ergebnisse des gesamten randomisierten Experiments mit Personen, die ein extremes Risiko für Pankreas- und Bronchialkarzinom sowie Herzinfarkt aufweisen

Die multivariaten statistischen Ergebnisse des hier dargestellten randomisierten Experiments wurden bisher nur in Subgruppen gerechnet (88 Personen in der Versuchsgruppe und 86 Personen in der Kontrollgruppe).

Im Folgenden sollen die *deskriptiven Ergebnisse* des *gesamten* Experiments an männlichen Personen vorgestellt werden (◗ Tabelle 15.10). In einigen Monaten wird die multivariate statistische Analyse über viele Aspekte Aufschluss geben (z. B. über die tatsächliche Vergleichbarkeit der Gruppen, relevante Veränderungen in Risikokonstellationen, die für den therapeutischen Erfolg verantwortlich sind etc.).

Signifikanz der zusammengefassten Variablen

- Gestorben an Karzinom (Pankreaskarzinom und Bronchialkarzinom): 0,0001
- Gestorben an Herzkreislauferkrankungen (Herzinfarkt und Hirnschlag): 0,008
- Gestorben insgesamt: 10^{-14}
- Lebt insgesamt: 10^{-14}

Beschreibung der hier durchgeführten Interventionsmaßnahmen:

- 91 Personen erhielten das »reine Autonomietraining« als Methode zur eigenaktiven Anregung von Lust, Wohlbefinden und Sicherheit in unterschiedlichen Lebensbereichen.
- 24 Personen erhielten eine Kombination von Autonomietraining und Antidepressiva (wurden zum behandelnden Arzt oder Psychiater geschickt, mit dem Ziel, von ihm ein Antidepressivum zu bekommen, auf das sie sich optimal einstellen können).
- 41 Personen erhielten in Kombination mit dem Autonomietraining ein Raucher-Entwöhnungs-Training, in der Regel unter Einsatz von Hypnose.
- 20 Personen erhielten in Kombination mit dem Autonomietraining Ratschläge zur Umstellung der Ernährung, indem eine praktische Ernährungsberatung stattfand (z. B. Hausbesuch, gemeinsame Einkäufe).
- 17 Personen erhielten in Kombination mit dem Autonomietraining ein Bewegungstraining (z. B. gemeinsame Waldspaziergänge).
- 21 Personen erhielten Antidepressiva in Kombination mit einer Raucher-Entwöhnungs-Training (11 Personen) oder in Kombination mit einer Ernährungsberatung (10 Personen).

Das Autonomietraining, das bei allen 214 Personen angewandt wurde, beinhaltete dreimal 90 min im Abstand von einer Woche. Das einmalige Raucher-Entwöhnungs-Training umfasste i. d. R. eine Stunde, die Ernährungs- und Bewegungsberatung zwei Stunden/Woche über drei Monate hinweg.

Zusammenfassend lässt sich sagen, dass die relativ unaufwändigen Interventionen 27% der hochrisikogefährdeten Personen geholfen hat, relativ gesund und aktiv zu bleiben.

Interpretation der Ergebnisse

Von 214 Personen im Autonomietraining leben in einem Beobachtungszeitraum von 20 Jahren 63 Personen noch *relativ gesund*, im Vergleich zu 5 Personen (2,3%) in der Kontrollgruppe, d. h., es sind *29,4% der gesamten trainierten Population*. Von der gesamten Population, die in der Kontrollgruppe und der trainierten Gruppe gesund leben, sind es sogar 93,6%.

Im Hinblick auf die Prävention chronischer Erkrankungen ergibt sich in der präventiv trainierten Gruppe bei allen Todesursachen eine Verringerung. *Das beste Ergebnis bezieht sich auf die Prävention des Pankreaskarzinoms.*

In Bezug auf die Prävention von Herzinfarkt, Hirnschlag und Bronchialkarzinom bezieht sich der Erfolg auf die Verringerung des klinischen Ausbruchs auf ca. 1/3 der Population.

Andere Todesursachen wurden im Beobachtungszeitraum um ca. 20% verringert.

Es stellt sich die Frage: Welche wirksamen Prinzipien führen zu einem derartig massiven präventiv-therapeutischen Erfolg?

Menschen tragen häufig ein Leid mit sich, das in unterschiedlichen Lebensbereichen lokalisiert und in der sozialen Kommunikation nicht mehr

◼ **Tabelle 15.10.** Deskriptive Ergebnisse

	Autonomietraining (n = 214)	Kontrollgruppe (n = 214)	Insgesamt je 100%	Signifikanz (Chi-Quadrat-Test)
Pankreaskarzinom	2 (11,1%)	16 (88,9%)	18	0,001
Bronchialkarzinom	19 (33,9%)	37 (66 %)	56	0,010
Herzinfarkt	34 (39,1%)	53 (60,9%)	87	0,022
Hirnschlag	15 (41,7%)	21 (58,3%)	36	Nicht signifikant
Andere Todesursachen	53 (43,8%)	68 (56,2%)	121	Nicht signifikant
Lebt chronisch krank	28 (66,7%)	14 (33,3%)	42	0,023
Lebt gesund und aktiv	63 (93,6%)	5 (7,4%)	68	–
Lebt insgesamt	91 (82,7%)	19 (17,3%)	110	–

auflösbar ist. Wir sprechen hier von einem eingekapselten Leid, verbunden mit einer Blockade der Korrekturfähigkeit des Verhaltens, das zu negativ erlebten Folgen führt. Gleichzeitig ist die Person nicht in der Lage, ihre Visionen und Wünsche in Richtung Lust, Wohlbefinden und Sicherheit zu erreichen. Dieser Zustand führt zu einem steten Zuwachs von physischen Risikofaktoren wie z. B. Fehlernährung, Bewegungsmangel, Suchtproblemen usw.

Wenn es im Autonomietraining gelingt, durch eine Neugestaltung der Kommunikation die Quellen von emotionalem Leid aufzulösen und Aktivitäten in Richtung bedürfnis- und fähigkeitsadäquater Anregung zu erreichen, dann ändert sich ein komplexes System von Risiko- und Positivfaktoren.

Unsere Ergebnisse deuten Folgendes an: Das menschliche Gehirn scheint in einer bestimmten Kommunikationsform sklavisch abhängig stereotype Verhaltensweisen zu motivieren. Dabei kann angenommen werden, dass sich auch eine bestimmte Aktivierung von Genen vollzieht. Wenn das alternative Verhalten nun neue Kommunikationsformen erreicht, kommt das Gehirn in die

Lage, andere neuronale Verbindungen und neue genetische Aktivierungen herzustellen.

15.13 Deskriptive Ergebnisse des schriftlichen Autonomietrainings, randomisiertes Experiment

Datenerfassung

1977 und 1978 wurden Personen mit multiplen Risiken (Dysstress, Fehlernährung, Zigarettenrauchen, Bewegungsmangel) randomisiert in zwei Gruppen von jeweils 272 Personen eingeteilt (142 Männer 130 Frauen).

In der Gruppe, für die das Autonomietraining durch die Vorlage eines schriftlichen Textes vorgesehen war, verweigerten 21 Personen die Teilnahme, 18 Personen konnten in der Nachuntersuchung 1998 nicht mehr gefunden werden. Somit wurden 233 Personen 1998 auf den Gesundheitsstatus ausgewertet (verstorben, Todesursachen, lebt chronisch krank, lebt relativ gesund).

In der nicht behandelten Kontrollgruppe verweigerten 28 Personen die Teilnahme, während

8 Personen 1998 nicht mehr gefunden werden konnten. 236 Personen konnten auf den Gesundheitsstatus ausgewertet werden.

Nach der Befragung beider Gruppen mit dem RGM-Fragebogen »Selbstregulation und Gesundheit« wurde der Gruppe, die für das Autonomietraining auswählt wurde, der im Anhang vorliegende schriftliche »Trainingstext zur Anregung der Selbstregulation« von den Interviewern vorgelesen und ausführlich erklärt, z. B. über die Methode für die Auflösung der Ambivalenz. Dies fand zweimal im Abstand von einem Monat statt.

Ergebnisse

Die Ergebnisse zeigen, dass doppelt so viele Personen im schriftlichen Autonomietraining trotz Dysstress und physischer Risikofaktoren in einem Beobachtungszeitraum von 20 Jahren relativ gesund geblieben sind, d. h. arbeits- und berufsfähig waren (ohne schwere chronische Erkrankungen).

Unterschiedliche chronische Erkrankungen sind ebenfalls in einem geringeren Maße aufgetreten als bei der nichttrainierten Kontrollgruppe.

Die Erklärung lautet: Wenn der Mensch für sein problematisches Verhalten alternative Kommunikationsformen auch nur theoretisch erfährt, dann setzt eine Informationsverarbeitung ein, die z. T. bewusst und z. T. unbewusst ist, und zwar in Richtung Selbstregulation und Wohlbefinden erzeugende Konfliktverarbeitung (z. B. Aufhebung der Ambivalenz).

Mit Hilfe aller Chi-Quadrat-Tests ergibt sich Folgendes:

- Die Senkung der einzelnen Todesursachen ist nicht signifikant.
- Die Senkung der Gesamtmortalität ist signifikant, $p < 0{,}05$.
- Die Senkung von krank ist signifikant, $p < 0{,}01$.
- Die Erhöhung von gesund ist höchst signifikant, $p < 0{,}000001$.

Kontrollgruppe n = 236					Schriftliches Autonomietraining n = 233				
CA	HH	Andere Todes-ursachen	Lebt krank	Lebt gesund	CA	HH	Andere Todes-ursachen	Lebt krank	Lebt gesund
32	41	55	68	40	22	31	49	40	91
13,5%	17,4%	23,3%	28,8%	16,9%	9,4%	13,3	21%	17,2%	39%

CA: Krebs, HH: Herzinfarkt/Hirnschlag

Psychosoziale Variablen: Gesundheitsstatus, Berufsfähigkeit, Frühberentung und Unfallgefährdung – Studie A

Eine repräsentative prospektive Untersuchung

16.1   Zusammenfassung

Bei 936 Personen wurden die Zusammenhänge zwischen einer Reihe von Bedingungen am Arbeitsplatz und von persönlichkeitsgebundenen Eigenschaften der Befragten einerseits und deren Reaktionen in Form von Gesundheitsstatus, Berufsfähigkeit, Frührente und Unfällen verschiedener Art sowie Erschöpfung, Motivation, betrieblichem Zugehörigkeitsgefühl und negativer Lustbilanz andererseits untersucht.

Für alle Variablen wurde eine hypothetische Richtung als Risiko- oder Gesundheitsfaktor bzw. als unerwünschte (pathologische) oder erwünschte Reaktion definiert. Es wurden überwiegend hoch signifikante und durchweg hypothesenkonforme Zusammenhänge zwischen sämtlichen Reaktionen und der gesamten Arbeits- und Persönlichkeitssphäre gefunden.

Dies gilt auch für den multivariaten Einsatz der faktorenanalytischen Reduktion der beiden Sphären und impliziert, dass ungünstige Bedingungen auf dem einen Gebiet durch günstige auf dem anderen kompensiert werden können. Dafür werden quantitative Angaben gemacht.

Die Arbeitsmotivation nimmt insofern eine Sonderstellung ein, als sie unter günstigen betrieblichen Bedingungen gesundheitsfördernd wirkt (belohnte Motivation), unter ungünstigen aber morbiditäts- und mortalitätsfördernd (negativ beantwortete Motivation).

Die abhängigen Variablen Gesundheitsstatus, nachhaltige Berufsfähigkeit, Frührente und Unfälle (in dieser Auswertung sind Arbeitsunfälle und private Unfälle zusammengefasst) beziehen sich auf Themen, die im Berufs und Arbeitsleben von großer Bedeutung sind. Gerade für eine Gesellschaft mit zunehmenden demografischen Problemen ist eine nachhaltige Berufsfähigkeit und Gesundheit bis ins hohe Alter nicht nur von persönlicher, sondern auch von wirtschaftlicher und gesamtgesellschaftlicher Bedeutung. Frühberentungen (in Deutschland durchschnittlich um das 58. Lebensjahr) sind ebenfalls ein ökonomisches Problem von kaum zu überschätzender Bedeutung. Unsere empirischen Studien zeigen, dass Variablen die Dysstress/Eustress und Selbstregulation erfassen, nicht nur mit dem Ge-

sundheitsstatus zusammenhängen, sondern auch einen signifikanten Beitrag zur Prädiktion von Frühberentung und nachhaltiger Berufsfähigkeit leisten können.

16.2   Explizite Hypothesen

1. Die Beantwortung jeder Frage im Fragebogen »RGM Berufsleben, Familie, Persönlichkeit«, je nach Richtung und Intensität, ist ein Prädiktor in Richtung Gesundheit oder Krankheit, Frühberentung, nachhaltige Berufsfähigkeit oder Unfallhäufigkeit. (Die Hypothesen der Richtung wurden für jede Frage vor Beginn der empirischen Untersuchung und nach Fertigstellung des Fragenkatalogs festgelegt; so ist z. B. Anerkennung und Belohnung am Arbeitsplatz, je nach Intensität steigernd, gesundheitsfördernd oder soziale und wirtschaftliche Unsicherheit ist je nach Intensität in steigendem Maße gesundheitsschädigend.) Diese Hypothese wurde bestätigt, siehe u. a. ▶ Abschnitt 16.8 (◨ Tabelle 16.2).

2. Ungünstige Bedingungen im Berufsleben können durch günstige Bedingungen im Bereich Familie und Persönlichkeit in ihrer gesundheitsschädlichen Auswirkung kompensiert werden. Diese Hypothese wurde bestätigt, ▶ Abschnitt 16.9, insbesondere ◨ Tabelle 16.4.

3. Ungünstige Bedingungen im Bereich Familie und Persönlichkeit können durch günstige Bedingungen im Berufsleben in ihrer gesundheitsschädlichen Auswirkung kompensiert werden. Diese Hypothese wurde bestätigt, ▶ Abschnitt 16.9, insbesondere ◨ Tabelle 16.4.

4. Eine ausgeprägte Arbeitsmotivation im Berufsleben ist in ihrer gesundheitsfördernden oder gesundheitsschädlichen Auswirkung abhängig von weiteren Faktoren, wie z. B. Zugehörigkeitsgefühl am Arbeitsplatz, Bedürfnisblockade im Berufsleben, vorhandene/abwesende Belohnung. Diese Hypothese wurde bestätigt, ▶ Abschnitt 16.11.

5. Berufsbezogene Variablen zeigen mit den persönlichkeits-/familienbezogenen Variablen synergistische (interaktive) Effekte in Richtung Krankheitsentstehung oder Aufrechterhaltung

der Gesundheit. Diese Hypothese wurde bestätigt, ▶ Abschnitt 16.9.

6. Einzelne Risiko- und Gesundheitsfaktoren, die für die Krankheitsentstehung relevant sind, sind ebenfalls für Frühberentung, Unfälle und nachhaltige Arbeitsfähigkeit relevant. Diese Hypothese wurde bestätigt, ▶ Abschnitt 16.8, ◼ Tabelle 16.2.

16.3 Gewinnung der Stichprobe Studie A

1973 wurden von der Stadtverwaltung Heidelberg ca. 64.000 repräsentativ ermittelte Adressen von Personen zwischen 32 und 68 Jahren für die groß angelegte Heidelberger prospektive Interventionsstudie zur Verfügung gestellt. Die Adressen wurden mit einem speziellen Schlüssel ermittelt, sodass die Mehrzahl der Personen 1973 zwischen 46 und 59 Jahre alt war.

Aus dieser Ursprungspopulation wurden per Zufall für die vorliegende Studie A (Datenerhebung im Jahre 1977 bis Anfang 1978) insgesamt 1830 Personen (je zur Hälfte Männer und Frauen) ermittelt, die 1977 zwischen 40 und 71 Jahre alt waren.

520 Personen verweigerten die Teilnahme an der Studie, sodass 1310 Personen untersucht werden konnten. 299 Personen haben einen sehr ausführlichen RGM-Fragebogen »Dysstress, Eustress« beantwortet (der in dieser Studie keine weitere Rolle spielt).

Die anderen 1011 Personen haben den Fragebogen »RGM Berufsleben, Familie, Persönlichkeit« beantwortet. In der Nachuntersuchung konnten 75 Personen nicht auf den Gesundheitsstatus recherchiert werden (z. B. weil sie nicht mehr gefunden wurden). Somit wurden hier 936 Personen (Endauswertung 2004) ausgewertet.

Aus der Gesamtpopulation von 1310 haben 289 Personen z. T. zusätzlich den RGM-Fragebogen »Selbstregulation und Gesundheit« beantwortet (daraus wurden 78 Personen für das randomisierte Experiment isoliert).

Bezüglich der *Todesursachen* gilt es, Folgendes anzumerken: Alle Todesursachen wurden bis auf den Stichtag April 1998 erfasst, weil den Studienteilnehmern versichert wurde, dass ihre Daten nach Ende der Studie (1978) nur für die folgenden 20 Jahre registriert würden, d. h. also bis 1998, wobei für die noch lebenden gesund Gebliebenen von vornherein eine Recherchemöglichkeit bis Ende 2008 vorgesehen war (dies gilt auch für die anderen Studien).

Bis Ende 2004 wurde die gesamte Population der Studie A nach folgenden Kriterien recherchiert:

1. Todesursache/Todesjahr
2. lebt gesund oder chronisch krank (drei Stufen: schwer krank, mittelschwer krank, leicht krank)
3. Frühberentung
4. nachhaltige Berufsfähigkeit (physisch und psychisch arbeitsaktiv)
5. Unfälle (Berufs-, Autounfälle, sonstige Verkehrsunfälle, private Unfälle)

Zusammensetzung der Stichprobe

Es handelt sich um 518 = 55,3% Männer und 416 = 44,4% Frauen sowie 2 = 0,2% ungeklärte Fälle. Das Alter beim Interview lag zwischen 36 und 72 Jahren mit einem Mittel von 54,0 Jahren und einer Standardabweichung von 7,8 Jahren. *Schulausbildung, Beruf und Konfession* verteilten sich folgendermaßen:

Schulausbildung:

Anzahl Volksschule	573 (61,2%)
Realschule	199 (21,3%)
Abitur	77 (8,2%)
Hochschulabschluss	83 (8,9%)
Ungeklärt	4 (0,4%)

Beruf:

Hausfrau, Rentner	194 (20,7%)
Arbeiter	181 (19,3%)
Kleiner Angestellter	97 (10,4%)
Mittlerer Angestellter, kleinerer eigener Betrieb	233 (24,9%)
Leitender Angestellter, größerer eigener Betrieb, freier Beruf, Beamter	227 (24,3%)
Ungeklärt	4 (0,4%)

Religion:

Katholisch	357 (38,1%)
Evangelisch	502 (53,6%)

Jüdisch	1 (0,1%)
Christliche Sekte	11 (1,2%)
Orthodox	1 (0,1%)
Andere	10 (1,1%)
Konfessionslos	43 (4,6%)
Ungeklärt	11 (1,2%)

Zusammenhänge der unten zu benennenden Variablen mit Geschlecht und Alter sind so geringfügig, dass sie nicht erwähnenswert sind und signifikante Zusammenhänge mit den drei letztgenannten Variablen gibt es nicht.

16.4   Abhängige Variablen

Wichtigste abhängige Variable ist der Gesundheitsstatus im Jahre 1999:

Lebt relativ gesund	208 (22,2%)
Chronische/schwere Krankheit	404 (43,2%)
Verstorben	324 (34,6%)
Summe	936 (100%)

Das ist die Anzahl der Personen aus Studie A, für die die im folgenden Abschnitt genannten unabhängigen Variablen zur Verfügung stehen.

Neben dem Gesundheitsstatus stehen als weitere abhängige Variablen (Indikatorvariablen) folgende Tatbestände zur Verfügung (mindestens ein Unfall):

Autounfälle	6,5%
Sonstige Verkehrsunfälle	5,2%
Sonstige private Unfälle	4,7%
Berufsunfälle	5,2%
Alle Unfälle	16,8%
Berufsunfähigkeit	24,1%
Frührente	10,6%

16.5   Unabhängige Variablen

Es stehen 25 Fragen zur Verfügung, die in ◘ Tabelle 16.1 aufgeführt sind. Zu den »Kategorien« s. unten.

Alle Variablen mit Ausnahme der physischen wurden auf einer Antwortskala von 1 (»trifft überhaupt nicht zu«) bis 7 (»trifft in stärkstem Maße zu«) erfasst.

Kategorien

Die Fragen 1–7, 9 und 20 können als Bedingungen am Arbeitsplatz angesehen werden, denen das Individuum ausgesetzt ist (Kategorie B).

Die Fragen 8 (Erschöpfung), 10 (Motivation) und 11 (betriebliches Zugehörigkeitsgefühl) beziehen sich auf Reaktionen des Individuums innerhalb der Arbeitssphäre (Kategorie R).

Die Fragen 1–11 und 20 zusammen betreffen das Arbeitsleben (Kategorie A). Die Fragen 12–19 und 21 zu Familie und Persönlichkeit können mit non-A kategorisiert werden, da nach Ausgrenzung von Frage 20 (→ Kategorie A) keine auf die Arbeitssphäre bezogenen Eigenschaften vorkommen. Hier handelt es sich mit Ausnahme der Reaktionsvariablen Frage 17 um Bedingungsvariablen (Kategorie B).

Die physischen Risikofaktoren (Fragen 22–25) werden als Kategorie P bezeichnet.

Die R-Variablen werden teilweise auch als abhängige Variablen eingesetzt. Die Variablen aus ► Abschnitt 16.5 bezeichnen wir als »abhängige Variablen im engeren Sinne«; auch sie sind natürlich Reaktionsvariablen.

16.6   Formulierung der Hypothesen

Bei den Bedingungsvariablen ist klar erkennbar, ob sie einen wünschenswerten (z. B. Anerkennung) oder nicht wünschenswerten (z. B. verletzende Behandlung) Tatbestand beschreiben.

Gleiches gilt für die Reaktionsvariablen (Erschöpfung, Motivation, Zugehörigkeitsgefühl, negative Lustbilanz) wie auch für die abhängigen Variablen im engeren Sinne (Gesundheit, Berufsfähigkeit, Frühverrentung, Unfälle).

Bei den P-Variablen sind chronische Entzündungen als pathologisch und Fieber als physiologische Reaktion des Immunsystems zu betrachten. Diese hypothetische Richtung ist in ◘ Tabelle 16.1 bei jeder unabhängigen Variablen mit + oder – vermerkt; der Leser möge sie im Einzelfall überprüfen.

Für den Zusammenhang zwischen B- und R-Variablen nehmen wir an, dass positive/negative B mit positiven/negativen R bei »Gleichnamigkeit« positiv und bei »Ungleichnamigkeit« negativ

Variablen		Kategorien	
Arbeitsleben			
1	Belastungen	A B	–
2	Anerkennung, Belohnung	A B	+
3	Verletzende Behandlung	A B	–
4	Behinderung, Kritik	A B	–
5	Soziale und wirtschaftliche Unsicherheit	A B	–
6	Mobbing	A B	–
7	Förderung	A B	+
8	Erschöpfung	A R	–
9	Fähigkeiten können eingesetzt werden	A B	+
10	Arbeitsmotivation	A R	+
11	Zugehörigkeitsgefühl	A R	+
20	Bedürfnisblockade im Arbeitsleben	A B	–
Familie und Persönlichkeit			
12	Angenehme Erinnerungen	non A B	+
13	Belohnung, Anerkennung in der Ursprungsfamilie	non A B	+
14	Belohnung, in Schule u. Ausbildung	non A B	+
15	Schockerlebnisse	non A B	–
16	Anregungslosigkeit	non A B	–
17	Negative Lustbilanz	non A R	–
18	Korrekturfähigkeit	non A B	+
19	Bedürfnisblockade in der Ursprungsfamilie	non A B	–
21	Bedürfnisblockade in der Partnerbeziehung	non A B	–
Physische Risikofaktoren			
22	Chronische Entzündungen, Anzahl	P	–
23	Chronische Entzündungen, Dauer	P	–
24	Chronische Entzündungen, Schwere	P	–
25	Fieber, Häufigkeit	P	+

◨ **Tabelle 16.1.** Unabhängige Variablen

zusammenhängen. Ferner nehmen wir an, dass die B untereinander und die R untereinander bei »Gleichnamigkeit« positiv und bei »Ungleichnamigkeit« negativ zusammenhängen.

Grundsätzlich kann jede Variable auch begrifflich und numerisch in umgekehrter Richtung definiert werden. Statt z. B. von Belastungen würde man von Belastungsfreiheit sprechen, und die Werte der Variablen würden ein negatives Vorzeichen erhalten. Wir haben alle Variablen derart umkodiert, die in der Übersicht hypothetisch mit einem negativen Vorzeichen kategorisiert sind.

(Ebenso gut hätten auch alle Positiv-Variablen in Richtung Risikofaktor bzw. Mortalität/Morbidität umdefiniert werden können.) Die Maßnahme ist eine bloße Äußerlichkeit und dient dazu, dass bei einem Überblick über Korrelationen oder Differenzen die Hypothesenwidrigen sofort durch ein negatives Vorzeichen auffallen.

16.7 Anknüpfung an die Begriffe Belastung, Ressource, Stress

Belastungen kann es im Arbeitsleben wie auch in der Familien- und Persönlichkeitssphäre geben. Es handelt sich also um unsere negative hypothetische Richtung bei A- oder non-A-Variablen. Das Gegenteil wäre als Belastungsfreiheit oder -armut zu bezeichnen und kann natürlich ebenso in der A- oder der non-A-Sphäre (etwa als Belohnung) auftreten.

Ressourcen sind als unterstützende Faktoren bei der Bewältigung von Belastungen zu verstehen. Unsere Kategorie non-A beschreibt (nach der Ausgrenzung von Frage 20 → Kategorie A) persönliche Voraussetzungen, mit denen das Individuum in das Arbeitsleben hineingeht. Wir möchten daher »Ressource« bezüglich der A-Sphäre mit Bedingung innerhalb der Kategorie non-A identifizieren. Natürlich sind auch Ressourcen innerhalb der A-Sphäre denkbar (etwa wenn in Studie B persönliche Eigenschaften wie Flexibilität, Mobilität, Kreativität, permanentes Lernen, Distanzierungsfähigkeit vorkommen), doch unsere A-Variablen beschreiben entweder Bedingungen am Arbeitsplatz oder Reaktionen des Individuums, aber keine im Individuum liegenden Bewältigungspotentiale.

Stress ist eine Reaktion des Individuums und ist hier durch die R-Variablen Frage 8 (Erschöpfung im Arbeitsleben: Dysstress), Frage 10 (Arbeitsmotivation: Eustress) und Frage 17 (negative Lustbilanz: Dysstress) vertreten, wobei Eu- und Dysstress als positive bzw. negative Ausprägung derselben Grunddimension genommen werden. Die »abhängigen Variablen im engeren Sinne« (v. a. der Gesundheitsstatus) sind als Endeffekte aufzufassen, wobei die R-Variablen als intermediär zwischen jenen und den Bedingungen oder Ressourcen anzusehen wären.

16.8 Empirische Relevanz der hypothetischen Klassifikation

Diese hypothetische Korrelationsrichtung wurde in folgenden Ansätzen empirisch geprüft:
- alle Variablen mit den abhängigen Variablen im engeren Sinne (◘ Tabelle 16.2);
- B- und P-Variablen mit den übrigen R-Variablen (◘ Tabelle 16.3);
- alle Variablen untereinander außer den abhängigen im engeren Sinne.

Wenn man in ◘ Tabelle 13.2 bei m Nullhypothesentests $p < 0{,}05/m$ verlangt, dann ist der Erwartungswert der Anzahl der Tests, die bei durchweg gültiger Nullhypothese signifikant werden (»Fehler 1. Art«) wie bei einem Einzeltest gleich 0,05.

Man erkennt, dass alle signifikanten Korrelationen (und sogar alle insignifikanten bis auf zwei, die beide Frage 23 (Dauer von Entzündungen) betreffen, positiv sind.

Es ist also eine vollständige Hypothesenkonformität für die beobachteten Korrelationen zwischen allen unabhängigen und den abhängigen Variablen im engeren Sinne festzustellen.

Ferner betrachten wir die Korrelationen der B- und P-Variablen mit den Reaktionsvariablen Fragen 8, 10, 11 (Arbeitssphäre) und Frage 17 (allgemeine Sphäre), wieder nach dem Wert der Korrelation geordnet.

Auch in ◘ Tabelle 16.3 sind alle signifikanten Korrelationen mit Ausnahme von Frage 10/Frage 1 positiv, und die insignifikanten haben entweder wieder mit Frage 23 zu tun oder sie betreffen Frage 10 (Arbeitsmotivation), auf die wir noch gesondert eingehen.

Es besteht also wiederum vollständige Hypothesenkonformität der Relevanzen der unabhängigen Variablen.

Sogar die Interkorrelationen der unabhängigen Variablen (einschließlich der Reaktionsvariablen) gestalten sich außerordentlich übersichtlich. Die $25 \times 24/2 = 300$ Korrelationen sind, soweit signifikant, positiv bis auf Frage 10/Frage1 (darauf wird im Folgenden noch eingegangen).

Auch hier besteht also eine so gut wie ausnahmslose Hypothesenkonformität der empirischen Ergebnisse.

▣ Tabelle 16.2. Alle Variablen mit den abhängigen Variablen im engeren Sinne

	Gesundheitsstatus	Nachhaltige Berufs-fähigkeit	Frührente	Alle Unfälle
1	Schockerlebnisse mit nachhaltiger Wirkung 15/0,53	Schockerlebnisse mit nachhaltiger Wirkung 15/0,36	seelisch-körperliche Erschöpfung im Berufsleben 8/0,23	Zugehörigkeitsgefühl im Berufsleben 11/0,19
2	Negative Lustdifferenz 17/0,50	Negative Lustdifferenz 17/0,35	Schockerlebnisse mit nachhaltiger Wirkung 15/0,21	Schockerlebnisse mit nachhaltiger Wirkung 15/0,18
3	seelisch-körperliche Erschöpfung im Berufsleben 8/0,46	Fähigkeit, Verhalten, das zu negativen Folgen führt, zu korrigieren 18/0,35	Positive Übertragung von Erlebnissen in der Ursprungsfamilie in der Gegenwart 12/0,20	Fähigkeit, Verhalten, das zu negativen Folgen führt, zu korrigieren 18/0,18
4	Fähigkeit, Verhalten, das zu negativen Folgen führt, zu korrigieren 18/0,45	Bedürfnisblockade, bezogen auf die Ursprungsfamilie 19/0,33	Destruktive Persönlichkeit im Berufsleben 6/0,20	Anregungslosigkeit 16/0,17
5	Blockierung zentraler Bedürfnisse in Partnerbeziehung/Familie 21/0,45	Blockierung zentraler Bedürfnisse in Partnerbeziehung/Familie 21/0,32	Belohnung durch Leistungsanerkennung in der Ursprungsfamilie 13/0,19	Integration von Fähigkeiten im Berufsleben 9/0,17
6	Anregungslosigkeit 16/0,44	Dauer der Entzündungen 23/0,31	Blockierung zentraler Bedürfnisse in der Partnerbeziehung/Familie 21/0,18	Negative Lustdifferenz 17/0,14
7	Zugehörigkeitsgefühl im Berufsleben 11/0,43	Anregungslosigkeit 16/0,31	Bedürfnisblockade, bezogen auf die Ursprungsfamilie 19/0,18	Blockade von zentralen Bedürfnissen im Berufsleben 20/0,13
8	Belohnung durch Leistungsanerkennung in der Ursprungsfamilie 13/0,42	Seelisch-körperliche Erschöpfung im Berufsleben 8/0,31	Belohnung/Anerkennung im Berufsleben 2/0,18	Belohnung durch Leistungsanerkennung in der Ursprungsfamilie 13/0,13
9	Bedürfnisblockade, bezogen auf die Ursprungsfamilie 19/0,41	Positive Übertragung von Erlebnissen in der Ursprungfamilie in die Gegenwart 12/0,30	Fähigkeit, Verhalten, das zu negativen Folgen führt, zu korrigieren 18/0,17	Seelisch-körperliche Erschöpfung im Berufsleben 8/0,12*
10	Positive Übertragung von Erlebnissen in der Ursprungsfamilie in der Gegenwart 12/0,39	Blockade von zentralen Bedürfnissen im Berufsleben 20/0,26	Konstruktive/unterstützende Persönlichkeit im Berufsleben 7/0,17	Psychische Belastung im Berufsleben /Überforderung 1/0,12*
11	Blockade von zentralen Bedürfnissen im Berufsleben 20/0,38	Zugehörigkeitsgefühl im Berufsleben 11/0,25	Negative/verhindernde Kommunikation im Berufsleben 4/0,17	Konstruktive/unterstützende Persönlichkeit im Berufsleben 7/0,11*
12	Belohnung/Anerkennung im Berufsleben 2/0,36	Belohnung/Anerkennung im Berufsleben 2/0,24	Zugehörigkeitsgefühl im Berufsleben 11/0,16	Negative/verhindernde Kommunikation im Berufsleben 4/0,11*

◨ **Tabelle 16.2.** *Fortsetzung*

	Gesundheitsstatus	Nachhaltige Berufs-fähigkeit	Frührente	Alle Unfälle
13	Integration von Fähig-keiten und Anforderungen im Berufsleben 9/0,35	Konstruktive/unterstüt-zende Persönlichkeiten im Berufsleben 7/0,24	Anregungslosigkeit 16/0,16	Positive Übertragung von Erlebnissen in der Ursprungsfamilie in die Gegenwart 12/0,11*
14	Konstruktive/unterstüt-zende Persönlichkeit im Berufsleben 7/0,35	Integration von Fähig-keiten und Anforderungen im Berufsleben 9/0,22	Persönlich verletzende Be-handlung im Berufsleben 3/0,16	Belohnung/Anerkennung im Berufsleben 2/0,10*
15	Negative/verhindernde Kommunikation im Be-rufsleben 4/0,35	Persönlich verletzende Be-handlung im Berufsleben 3/0,21	Negative Lustdifferenz 17/0,15	Blockierung zentraler Bedürfnisse in der Partner-beziehung/Familie 21/0,10*
16	Destruktive Persönlichkeit im Berufsleben (Leistung schmälern, Fehler hervor-heben 6/0,34	Belohnung der Leistungs-anerkennung in Schule/Ausbildung 14/0,19	Blockade von zentralen Bedürfnissen im Berufs-leben 20/0,15	Persönlich verletzende Be-handlung im Berufsleben 3/0,10*
17	Persönlich verletzende Be-handlung im Berufsleben 3/0,33	Destruktive Persönlichkeit im Berufsleben 6/0,19	Psychische Belastung im Berufsleben /Überforde-rung 1/0,13	Bedürfnisblockade, be-zogen auf die Ursprungs-familie 19/0,10*
18	Psychische Belastung im Berufsleben /Überforde-rung 1/0,30	Psychische Belastung im Berufsleben /Überforde-rung 1/0,19	Integration von Fähig-keiten und Anforderungen im Berufsleben 9/0,12*	Destruktive Persönlichkeit im Berufsleben 6/0,10*
19	Soziale und wirtschaft-liche Unsicherheit im Berufsleben 5/0,27	Fieber über 38,5 Grad 25/0,16	Fieber über 38,5 Grad 25/0,12*	Soziale und wirtschaft-liche Unsicherheit im Berufsleben ??/0,09*
20	Belohnung durch Leistungsanerkennung in Schule/Ausbildung 14/0,25	Negative/verhindernde Kommunikation im Be-rufsleben 4/0,16	Belohnung durch Leistungsanerkennung in Schule/Ausbildung 14/0,11*	Fieber über 38,5 Grad 25/0,08* →
21	Fieber über 38,5 Grad 25/0,20	Soziale und wirtschaft-liche Unsicherheit im Berufsleben 5/0,13	Soziale und wirtschaftli-che Unsicherheit im 5/0,11ˣ	Belohnung durch Lei-stungsanerkennung in Schule/Ausbildung 14/0,08*
22	Schweregrad von Entzün-dungen 24/0,16	Chronische Entzündungen 22/0,12*	Arbeitsmotivation 10/0,08*	Dauer der Entzündungen 23/0,08*
23	Chronische Entzündungen 22/0,14	Schweregrad von Entzün-dungen 24/0,10*	Schweregrad von Entzün-dungen 24/0,08*	Schweregrad von Entzün-dungen 24/0,07*
24	Arbeitsmotivation 10/0,08*	Arbeitsmotivation 10/0,07*	Chronische Entzündungen 22/0,06*	Chronische Entzündungen 22/0,05*
25	Dauer der Entzündungen 23/−0,05*	Dauer der Entzündungen 23/0,03*	Dauer der Entzündungen 23/−0,01*	Arbeitsmotivation 10/0,02*

Die erste Zahl bezieht sich auf die Nummer im Fragebogen »RGM Berufsleben, Familie, Persönlichkeit«, die zweite Ziffer bezeich-net die bivariate Korrelation mit der abhängigen Variable.
*als insignifikant zu betrachten (s. unten) (Kriterium: $p < 0.05/4/25$).

◻ **Tabelle 16.3.** Korrelationen der B- und P-Variablen mit den Reaktionsvariablen

Lfd. Nr.	FR 8: Erschöpfung im Berufsleben		FR 10: Arbeitsmotivation		FR 11: betriebliches Zugehörigkeitsgefühl		FR 17: erlebte Unlust	
1	FR 15	0,53	FR 9	0,32	FR 7	0,56	FR 16	0,76
2	FR 20	0,52	FR 14	0,23	FR 2	0,54	FR 19	0,63
3	FR 6	0,52	FR 18	0,22	FR 20	0,51	FR 18	0,63
4	FR 3	0,49	FR 7	0,22	FR 9	0,51	FR 21	0,62
5	FR 21	0,47	FR 12	0,16	FR 6	0,47	FR 15	0,57
6	FR 2	0,45	FR 16	0,15	FR 4	0,46	FR 12	0,54
7	FR 4	0,45	FR 13	0,14	FR 3	0,44	FR 13	0,51
8	FR 18	0,44	FR 2	0,13	FR 15	0,43	FR 20	0,39
9	FR 9	0,43	FR 25	0,10*	FR 18	0,40	FR 2	0,30
10	FR 7	0,41	FR 6	0,08*	FR 21	0,37	FR 25	0,29
11	FR 16	0,40	FR 5	0,08*	FR 12	0,35	FR 14	0,29
12	FR 19	0,38	FR 4	0,06*	FR 5	0,34	FR 6	0,28
13	FR 5	0,38	FR 19	0,05*	FR 13	0,32	FR 3	0,27
14	FR 1	0,35	FR 3	0,04*	FR 16	0,32	FR 7	0,27
15	FR 12	0,33	FR 21	0,04*	FR 19	0,27	FR 9	0,27
16	FR 13	0,33	FR 15	0,04*	FR 1	0,26	FR 4	0,26
17	FR 25	0,20	FR 20	0,03*	FR 14	0,25	FR 1	0,21
18	FR 24	0,17	FR 23	0,01*	FR 25	0,24	FR 24	0,20
19	FR 22	0,17	FR 24	0,06*	FR 24	0,14	FR 22	0,18
20	FR 14	0,16	FR 22	0,08*	FR 22	0,14	FR 5	0,16
21	FR 23	0,02*	FR 1	0,15	FR 23	0,04*	FR 23	0,03*

* als insignifikant zu betrachten (Kriterium: $p < 0,05/4/21$),

Für die Signifikanz wurde hier $p < 0,05/300$ gefordert. Das ist besonders wichtig, denn wenn man mit $p < 0,05$ arbeiten würde, würden auch bei durchgehender Gültigkeit der Nullhypothese ungefähr $300 \times 0,05 = 15$ Tests signifikant! Einen solchen »Bodensatz« an Fehlern 1. Art kann man sich aber unmöglich leisten.

16.9 Multivariate Ergebnisse: Gewichtung der Arbeitssphäre

Wenn die Richtung der Interkorrelationen der unabhängigen Variablen so gut wie vollständig von ihrem Charakter als Gesundheits- oder Risikofaktoren bestimmt ist, bietet es sich an, die Arb-Variablen (Fragen 1–11 und 20) und die Ress-Variablen (Fragen 12–19 und 21) jeweils in Form ihrer 1. unrotierten faktorenanalytischen Dimension zusammenzufassen.

In der Tat erzielt man mit diesen beiden Variablen eine multiple Korrelation mit dem Gesundheitsstatus von $R = 0,63$, während mit den 21 Einzelvariablen kaum mehr ($R = 0,65$) erzielt wird. Es ist also festzustellen, dass schon die Beziehungen der unabhängigen Variablen untereinander zu einer Gewichtung auf ihrer 1. gemeinsamen Dimension führen, deren Erfolg dem der optimalen Regressionsgewichtung bezüglich des Gesundheitsstatus kaum nachsteht.

Grundsätzlich gilt im Rahmen des multiplen Regressionsansatzes, dass ungünstige Verhältnisse auf dem einen Gebiet durch günstige auf dem anderen kompensiert werden können.

Die Effekte und Kompensationen hängen von den multivariaten Regressionskoeffizienten ab. Wir geben daher für die beiden Dimensionen »Arb« und »Ress« die standardisierten Regressionskoeffizienten ß (beim Gesundheitsstatus auch die einfachen Korrelationen r) und die multiple Korrelation R an (◘ Tabelle 16.4).

Außer für die Frührente haben also die Ressourcen größeres Gewicht als die Arbeitssphäre.

Bei »Berufsfähigkeit« ist der Unterschied am größten; hier muss eine Person, die bei »Ress« 1 Standardabweichung unter dem Mittelwert liegt, bei »Arb« 2,5 Standardabweichungen über dem Mittelwert liegen, um den Nachteil auszugleichen. Die einfachen Korrelationen von Arb und Ress mit dem Gesundheitsstatus (0,51 bzw. 0,57) unterscheiden sich übrigens noch weniger als die von ß (0,30 bzw. 0,41).

Nichtlineare Effekte

Ein nichtlinearer Effekt einer unabhängigen Variable besteht darin, dass die Steigung der Dosis-Wirkungs-Beziehung nicht überall gleich ist.

Wir fragen hier danach, ob das quadratische Regressionsglied signifikant ist, was bedeutet, dass die Steigung durchgängig zu- oder abnimmt (wobei auch ein Maximum oder Minimum durchlaufen werden kann).

Bei Paaren unabhängiger Variablen fragen wir danach, ob ihr Produktglied signifikant ist, was bedeutet, dass eine Interaktion in dem Sinne besteht, dass die Wirksamkeit der einen Variablen vom Niveau der anderen abhängt und umgekehrt.

Beispielsweise könnte man sich vorstellen, dass ein günstiges Niveau an Ressourcen nicht nur ungünstigen Verhältnissen am Arbeitsplatz (additiv) entgegenwirkt und sie mehr oder weniger kompensiert oder überkompensiert, sondern dass günstige Ressourcen sogar für eine flachere Wirkungskurve der Arb-Verhältnisse sorgen, also gewissermaßen gegen ungünstige Arb-Verhältnisse in gewissem Maße immunisieren.

Diese Fragen haben wir für die beiden in ▶ Abschnitt 16.9 eingeführten Faktorendimensionen gestellt und folgende Ergebnisse erhalten:

Bei der Arb- wie auch bei der Ress-Dimension ist das quadratische Glied mit positivem Vorzeichen signifikant, die Wirkungskurve wird also steiler. Das Produktglied ist nicht signifikant, d. h., es ist keine Interaktion der beiden Sphären nachweisbar.

Das Steilerwerden der Wirkungskurve gilt freilich nicht per se, sondern man darf Folgendes nicht übersehen: Wenn die abhängigen und die unabhängigen Variablen alle umgepolt (mit negativem Vorzeichen versehen) werden, wenn also von Mortalität/Morbidität und von Risikofaktoren gesprochen wird, dann wird deren Wirkungskurve notwendigerweise – wie man sich leicht klarmacht – mit zunehmendem Ausprägungsgrad *flacher*.

16.10   Arbeitsmotivation

Die Arbeitsmotivation (Frage 10) weist (◘ Tabelle 16.2) keine signifikanten Korrelationen mit den abhängigen Variablen im engeren Sinne auf; als abhängige Variable (◘ Tabelle 16.3), weist sie deutlich niedrigere Korrelationen mit den Bedingungsvariablen auf als die übrigen Reaktionsvariablen

◘ Tabelle 16.4. Multivariate Regressionskoeffizienten						
	Gesundheitsstatus		Berufsfähigkeit	Frührente	alle Unfälle
	r	ß	ß	ß	ß
Arb	0,51	0,30	0,14	0,16	0,11
Ress	0,57	0,41	0,34	0,17	0,12
R	0,63		0,43	0,26	0,20

(Erschöpfungsfreiheit, Zugehörigkeitsgefühl, Unlustbilanz sowie von den abhängigen Variablen im engeren Sinne: Gesundheitsstatus und Berufsfähigkeit).

Schließlich liefert die Arbeitsmotivation die einzige signifikante Korrelation mit einer Bedingungsvariable (Frage 1: ◘ Tabelle 16.3), die – da negativ – nicht aus der hypothetischen Klassifikation hervorgeht.

Wir haben daher zunächst untersucht, durch welche Variablen die Motivation – wenn auch nur verhältnismäßig schlecht – erklärt werden kann. Es gibt folgende signifikanten bivariaten Korrelationen:

Die einzige signifikante negative Korrelation besteht, wie wir wissen, mit Frage 1: Belastungsfreiheit führt zu niedrigerer, Belastungen zu höherer Motivation. Das erscheint als nicht unvernünftig; wir verfeinern dieses Ergebnis im nächsten Abschnitt.

Alle übrigen Korrelationen sind positiv und entsprechen der Einstufung der Arbeitsmotivation als Gesundheitsfaktor; signifikant sind die mit den Fragen 2, 7, 9, 11–14, 16–18, 20 (sie erscheinen alle als inhaltlich sinnvoll, was nicht im Einzelnen ausgeführt werden soll).

16.11 Interaktive Relevanz der Arbeitsmotivation

Die Arbeitsmotivation weist, wie erwähnt, zu den abhängigen Variablen im engeren Sinne keine signifikanten Beziehungen auf und zu den übrigen Reaktionsvariablen nur eine mit Frage 11 (Zugehörigkeitsgefühl: $r = 0{,}25$). Es lag daher nahe, zu fragen, ob sich die Arbeitsmotivation unter verschiedenen Bedingungen in verschiedener Richtung auswirkt, sodass dann ihr Gesamteffekt als schwach erscheint.

Dazu wurden die Arb-Bedingungsvariablen Fragen 1–7, 9 und 20 in Form ihrer 1. unrotierten Faktorendimension verwendet und diese dichotomisiert; ebenso wurde die Motivationsvariable dichotomisiert.

So entstanden 4 ungefähr gleich große Gruppen, in denen der Mittelwert der Reaktionsvariablen betrachtet werden kann.

◘ Tabelle 16.5. Mittelwerte des Gesundheitsstatus

Bedingungen	Motivation niedrig	hoch
Ungünstig	0,67 n = 355	0,50 n = 202
Günstig	1,12 n = 137	1,36 n = 242

Die *Interaktionshypothese* lautete dann, dass jemand, der mit hoher Arbeitsmotivation unter ungünstigen Bedingungen wie Nichtanerkennung, Behinderung, verletzende Behandlung usw. tätig ist, Frustrationen und Gesundheitsschäden erleidet, während hohe Motivation bei Anerkennung, konstruktiven Bedingungen usw. zum Gegenteil führt.

Diese Interaktionshypothese konnte für die Reaktionsvariablen Gesundheitsstatus, Unfallfreiheit, Erschöpfungsfreiheit und Zugehörigkeitsgefühl auf einem z. T. sehr hohen Signifikanzniveau bestätigt werden. In ◘ Tabelle 16.5 werden beispielhaft die Beziehungen zum Gesundheitsstatus wiedergegeben.

Man erkennt, dass bei ungünstigeren Bedingungen höhere Motivation zu schlechteren, bei günstigeren aber zu besseren Gesundheitsergebnissen führt.

16.12 Ergebnisse auf der Grundlage der Variablenkategorien

Wir hatten folgende Variablenkategorien eingeführt:

A Arbeitssphäre
Non-A Persönlichkeits- und Familiensphäre
B Bedingungen (in nonA: Ressourcen bzgl. A)
R Reaktionen des Individuums: Hierzu gehören auch die »abhängigen Variablen im engeren Sinne« Gesundheitsstatus, Berufsfähigkeit, Frührente, Unfälle. Eu- und Dysstress wurden den R-Variablen zugerechnet
P Physische Risiko- oder Gesundheitsfaktoren

Jede dieser Kategorien definiert eine Teilmenge der verwendeten Variablen. In ▶ Abschnitt 16.6 »Formulierung der Hypothesen« wurde die Erwartung hergeleitet, dass (nach der einheitlichen Umkodierung der Variablen) positive Korrelationen zwischen bestimmten Variablengruppen bzw. ihren Mitgliedern bestehen, da es sich um ein Ursache-Wirkungs-Verhältnis handelt wie zwischen Bedingungen und Reaktionen, oder zwischen den genannten Gruppen und den abhängigen Variablen im engeren Sinne.

Nur zwischen den Bedingungen in der Familien- und Persönlichkeitssphäre (wie Belohnung und Anerkennung in der Ursprungsfamilie) und im Arbeitsleben besteht kein solches Verhältnis (trotzdem finden sich auch hier positive Korrelationen).

Ferner erwarten wir zwischen den Variablen innerhalb einer Kategorie positive Korrelationen wegen ihrer Ähnlichkeit, die die Subsummierung unter eine Kategorie rechtfertigt.

Das Ergebnis lautet, dass – außer den erwähnten minimalen Ausnahmen – keinerlei signifikante negative Korrelationen gefunden wurden.

Die angenommenen Kausalverknüpfungen werden also bestätigt: Bedingungen wirken auf Reaktionen und diese schließlich auf die abhängigen Variablen im engeren Sinne, vor allem den Gesundheitsstatus. Ebenso wird die Ähnlichkeit der zu einer Kategorie gehörenden Variablen bestätigt (die Kategorisierung wurde nur inhaltlich und nicht aufgrund von Besonderheiten des Korrelationsmusters vorgenommen).

Die Arbeitssphäre ist an den Ergebnissen (Reaktionen, Gesundheitsstatus u. a.) mit einem Gewicht beteiligt, das mit dem der Persönlichkeitssphäre vergleichbar ist. Das bedeutet: Wenn jemand mit schlechten Persönlichkeitsvoraussetzungen in das Arbeitsleben eintritt, kann doch noch ein befriedigendes Ergebnis erreicht werden, wenn die Bedingungen in der Arbeitssphäre günstig genug sind. Ebenso gilt: Wenn jemand mit besonders günstigen Persönlichkeitsvoraussetzungen in das Arbeitsleben eintritt, »verkraftet« er dort auch recht ungünstige Bedingungen.

Lebensverlängerung bei Personen mit hohen Risikokonstellationen, randomisiertes Experiment – Studie A

17.1   Zusammenfassung

In einer Interventionsgruppe wurden zahlreiche und fast durchweg therapeutisch erwünschte Veränderungen zwischen Anfangs- und Endzustand erzielt und die Mortalität signifikant gesenkt.

Die Risiko- bzw. Gesundheitsfaktoren wurden den Dimensionen »psychosozial«, »berufsbezogen« und »physisch-medizinisch« zugeordnet und ihre differenzielle Relevanz für den Gesundheitsstatus bestimmt.

Die Persönlichkeitstypologie erwies sich als hoch effektiver Prädiktor für Mortalität und Todesursache. Was speziell die berufsbezogene Dimension betrifft, so wurde sie durch die Behandlung signifikant in therapeutisch günstiger Richtung verändert und war ihrerseits von erheblicher Relevanz für den Gesundheits-/Überlebensstatus.

Dieses Experiment kann als Replikation des Experimentes aus Studie B angesehen werden (▶ Kap. 15).

17.2   Explizite Hypothesen

In diesem randomisierten Experiment bei Personen mit hohem physischen und psychosozialen Risiko (ungünstige Bedingungen im Berufsleben sowie im persönlichkeits-/familiären Bereich) kann gezeigt werden, dass

1. durch das Autonomietraining die Mortalität durch unterschiedliche chronische Erkrankungen zumindest in einem Beobachtungszeitraum von ca. 20 Jahren reduziert werden kann,
2. die Effekte des Autonomietrainings auf die Reduktion von gesundheitsschädlichen Variablen aus allen drei Bereichen (physische Risikofaktoren, Familie/Persönlichkeit, Berufsleben) zurückzuführen sind
3. je stärker die Ausprägung von psychophysischen Risikofaktoren vor dem Autonomietraining ist, desto effektiver ist das Training.

17.3   Gewinnung der Stichprobe

Aus der Studie A wurden zweimal 39 Personen mit ausgeprägtem psychophysischem Risiko iden-

tifiziert und per Zufall randomisiert. Die Auswahl wurde aus 289 (211 plus 78) Personen getroffen, die den Fragebogen »RGM Selbstregulation und Gesundheit« beantwortet haben. Die eine per Zufall ausgewählte Gruppe für das Autonomietraining wurde im Anschluss gefragt, ob sie sich für ein weiteres klärendes Gespräch zur Verfügung stellt. Fünf Personen verweigerten die Teilnahme. In der Nachuntersuchung zur Erfassung des Gesundheitsstatus konnten drei Personen nicht mehr ermittelt werden. Die Vergleichspersonen in der Kontrollgruppe wurden aus der statistischen Auswertung heraus genommen, sowohl in Bezug auf Personen, die in der Nachuntersuchung nicht mehr gefunden wurden, als auch in Bezug auf die ursprünglichen Verweigerer (fünf Personen). Somit blieben 31 Paare für die statistische Auswertung des Experiments übrig. (Die Studie kann als Replikation des Experiments aus der Studie B angesehen werden, da beide Studien mit weitgehend ähnlichen Messinstrumenten erfasst und in beiden Studien das Autonomietraining angewandt wurde.)

17.4   Bezeichnungen

Allgemeines

Ein Teil der hier verwendeten Variablen entspricht dem RGM-Fragebogen »Selbstregulation und Gesundheit« (Z):

Hier werden folgende Bezeichnungen gewählt:

- V1–V28: »XIV Verhalten, Stress, Persönlichkeit«, Fragen 1–28, Z
- T1–T6: »XV Typologie«, Typen 1–6, Z
- B1–B12: »XVIII« (Berufsleben), Fragen 1–12 (dazu eine in Z nicht aufgeführte Frage B13), Z
- S1–S16: »XIX« (soziale Beziehungen), Fragen 1–16, Z

Alle diese Fragen wurden auf einer Antwortskala von 0 (»überhaupt nicht«) bis 7 (»äußerst stark«) beantwortet.

Weitere Variablen, für die hier aber keine Kurzbezeichnungen verwendet werden, entsprechen Z »I« (Daten zur Person) und Z »I–XIII« (medizinische Risikofaktoren).

Größere Gruppen sind noch 13 Variablen, die organische Vorschädigungen des Probanden betreffen (Z X), und 16 Variablen, die das Vorkommen von Krebs und Herz-Kreislauf-Krankheiten in der Verwandtschaft betreffen (Z XI und XII).

Auflösung der Kürzel:

B	Berufsbezogene Dimension (s. Abschnitt 17.8)
B1B12	(s. Abschnitt 17.4)
Gesund-heitsstatus	(s. Abschnitt 17.6f)
KG	Kontrollgruppe
PH	Physisch-medizinische Dimension
PS	Psychosoziale Dimension (s. Abschnitt 17.8)
S1–S16	(s. Abschnitt 17.4)
T1–T6	(s. Abschnitt 17.4)
V1–V28	(s. Abschnitt 17.4)
VG	Versuchsgruppe
Z	s. Anhang Messinstrument: RGM-Fragebogen »Selbstregulation und Gesundheit«

17.5 Zusammensetzung von Kontroll- und Versuchsgruppe

Geschlecht

KG und VG bestehen je aus 18 Männern und 13 Frauen.

Alter im Jahr 1979

	KG	VG	Summe
45–49	4	2	6
50–54	4	6	10
55–59	14	11	25
60–64	3	4	7
65–69	2	2	4
Keine Angaben	4	6	10
Summe	31	31	62

Schulausbildung

	KG	VG	Summe
Hauptschule	9	10	19
Realschule	5	5	10
Abitur	3	2	5
Hochschule	2	2	4
Unbekannt	12	12	24
Summe	31	31	62

Beruf

	KG	VG	Summe
Arbeiter	6	7	13
Angestellter I	6	6	12
Angestellter II	3	2	5
Angestellter III	1	1	2
Beamter	2	2	4
Freiberufler	1	1	2
Unbekannt	12	12	24
Summe	31	31	62

Konfession

	KG	VG	Summe
Katholisch	6	7	13
Evangelisch	6	6	12
Israelitisch	3	2	5
Christliche Sekte	1	1	2
Islam	2	2	4
Keine	1	1	2
Unbekannt	12	12	24
Summe	31	31	62

Jahr des Erstinterviews

	KG	VG	Summe
1977	25	25	50
1978	5	31	8
1979	1	1	2
Unbekannt	0	2	2
Summe	31	31	62

Mortalität

	KG	VG	Summe
Verstorben	26/83,87%	17/54,84%	43
Lebt	5/16,13%	14/45,16%	19
Summe	31 = 100%	31 = 100%	62

Mortalitätsraten

Da sich in dem Unterschied zwischen VG und KG ein Behandlungseffekt niederschlägt, wird auf ▶ Abschnitt 18.6 »Mortalitäsraten« in verwiesen.

17.6   Untersuchung der Behandlungseffekte

Einführendes

Für alle Variablen liegt in der VG eine Messung vor Behandlung und eine Messung nach Behandlung vor, ebenso zwei Messungen in der KG.

Um Effekte der Behandlung festzustellen, kann man innerhalb der VG die Differenzen zwischen 2. und 1. Messung betrachten, und man kann sie mit den entsprechenden Differenzen in der KG vergleichen, die, soweit signifikant vorhanden, auf spontanen systematischen Veränderungen beruhen würden.

In der KG wurden aber – außer in trivialen Fällen, wie Differenz des Interviewdatums oder des Alters beim Interview – keinerlei signifikante Veränderungen gefunden. (Dabei ist zu berücksichtigen, dass bei einer Stichprobengröße von 31 nur verhältnismäßig starke Veränderungen eine Chance haben, signifikant zu werden.)

Wir werden also im Folgenden die Veränderungen in der VG ohne Vergleich mit der KG betrachten. Das hat auch den Vorteil, dass die Teststärke größer ist: Innerhalb der Gruppen haben wir je eine mittlere Veränderung mit einer geschätzten Varianz. Wenn die Differenz der Gruppenmittel gebildet wird, summieren sich die Varianzen. Wenn dagegen eine mittlere Veränderung gegen 0 getestet wird, kommt nur deren Varianz ins Spiel.

Äquivalenz von VG und KG

Da die Analyse der Behandlungseffekte, wie oben dargelegt, nicht anhand von Vergleichen zwischen VG und KG durchgeführt wird, ist die Frage der Äquivalenz von VG und KG nicht von entscheidender Bedeutung.

Wir haben sie trotzdem geprüft und können feststellen, dass bei den Vorher-Messungen so gut wie keine signifikanten Unterschiede zwischen VG und KG auftreten.

Paarbildung

Zwischen VG und KG hat eine Paarbildung stattgefunden, die jedenfalls an den Variablen Geschlecht und Alter deutlich zu erkennen ist. Soweit Vergleiche zwischen VG und KG angestellt werden, ist es angezeigt, die Differenzen innerhalb der Paare zu betrachten, da das zur Verringerung der Stichprobenvarianz und damit zur Vergrößerung der Teststärke beitragen kann.

Gesundheitsstatus. Eine hervorgehobene Einzelvariable dürfte der bei der Nachuntersuchung festgestellte Gesundheitsstatus G sein (lebt relativ gesund – lebt mit chronischer Krankheit oder erheblicher Behinderung – verstorben). Da es dafür keine Vorher- und Nachher-Messung gibt, kann man nur mit der KG vergleichen. Während dort bei der Nachuntersuchung noch 16% der Personen lebten, sind es in der VG 45%. Der Unterschied ist statistisch gesichert ($p < 0,03$).

Mortalitätsraten. Nicht ermittelte Fälle sind hier nicht enthalten.

Kontrollgruppe:

Zeitraum	N*	Todesfälle**	Mittleres Alter*
1983–1986	31	4,0	60,7
1987–1990	26	4,8	64,7
1991–1994	21	10,7	67,9
1995–1999	12	14,6	72,6

*Lebende zu Beginn des Zeitintervalls, ** in % der Lebenden zu Beginn des Zeitintervalls

Versuchsgruppe:

Zeitraum	N*	Todesfälle**	Mittlere Alter*
1983–1986	31	0,0	61,1
1987–1990	31	0,8	65,1
1991–1994	30	1,7	69,0
1995–1999	28	12,5	72,9

*Lebende zu Beginn des Zeitintervalls, ** in % der Lebenden zu Beginn des Zeitintervalls

In unterschiedlichen Mortalitätsraten in KG und VG drückt sich ein Behandlungseffekt aus: In allen Zeitintervallen – besonders in den ersten drei – ist die Mortalität in der VG niedriger als in der KG. Der Unterschied ist statistisch gesichert ($p < 0,05$).

Therapeutische Wünschbarkeit

Für 76 Variablen mit Vorher- und Nachher-Messungen (V, T, B, S und 13 weitere Variablen auf den Gebieten medizinische Risikofaktoren, Rauchen, Alkohol, Ernährung und Bewegung) wurde die therapeutische Wünschbarkeit eines hohen Werts bzw. einer positiven Veränderung intuitiv mit +1, 0 oder –1 kategorisiert. Zum Beispiel wurde Frage V1 mit +1 kategorisiert, weil ein hoher Wert des Wohlbefindens als therapeutisch erwünscht angesehen werden kann; V11 wurde mit –1 kategorisiert, weil ein hoher Wert von Spaltung zwischen persönlichen Problemen und Verhalten als therapeutisch unerwünscht anzusehen ist.

In Zweifelsfällen und bei offensichtlicher Irrelevanz wurde mit 0 kategorisiert, was nur bei 5 der 76 Variablen das Ergebnis war.

17.7 Methodik der Prüfung auf Veränderungen

Für die 76 Variablen wurde explorativ die Veränderung in der VG mit dem t-Test geprüft. Um einzelne Veränderungen optimal abzusichern, kann jeweils noch ein verteilungsfreies Verfahren eingesetzt werden.

Das Signifikanzniveau eines Tests ist ja die Wahrscheinlichkeit, die Nullhypothese (H0, hier: mittlere Veränderung = 0), wenn sie zutrifft, ab-

zulehnen (»Fehler 1. Art«). Das gilt für einen einzelnen Test.

Betrachten wir aber die Situation, dass z. B. 100 Tests durchgeführt werden. H0 treffe in 95 Fällen zu und in 5 Fällen nicht zu, und ie Teststärke sei so groß, dass in den 5 Fällen H0 tatsächlich ein signifikantes Ergebnis eintritt und H0 abgelehnt wird. Für die 95 Fälle aber, in denen H0 zutrifft, ist der Erwartungswert für die bloß zufällig (als Fehler 1. Art) signifikanten Ergebnisse gleich $95 \times 0,05 = 4,75$.

Man erhält also ein Gemisch von ungefähr gleich vielen zu Recht und zu Unrecht signifikanten Ergebnissen, die man nicht voneinander trennen kann.

Um diese Situation zu vermeiden, muss man das Signifikanzniveau p verschärfen, und zwar naheliegenderweise so, dass der Erwartungswert für die Zahl der Fehler 1. Art bei der Testserie ebenso groß ist wie bei einem Einzeltest, nämlich 0,05. Das erreicht man, indem bei n Tests $p = 0,05/n$ benützt wird. Dann kann man jeden signifikant gewordenen Test (abgesehen von der vorgesehenen Fehlerwahrscheinlichkeit) als zu Recht signifikant ansehen, ebenso wie es bei einem einzelnen Test geschieht.

Behandlungseffekte

Demnach wurde für die erwähnten 76 Tests $p < 0,05/76 = 0,00066$ verlangt. Diese Bedingung ist bei 31 der 76 Variablen erfüllt, bei 30 war die Wünschbarkeit mit +1 oder –1 kategorisiert. Hier stimmt die empirische Richtung der Veränderung in 29 der 30 Fälle mit der therapeutischen Wünschbarkeit überein. [Bei der einen Ausnahme handelt es sich um den Ausprägungsgrad von Typ 3 (Variable T3 nach 13.4), der vom statistischen Auswerter – nicht vom psychosomatischen Autor – als therapeutisch unerwünscht klassifiziert worden war.] Hier ist wiederum daran zu erinnern, dass bei einer Stichprobengröße von 31 nur verhältnismäßig große Veränderungen eine Chance haben, signifikant zu werden.

Die 31 signifikanten Variablen verteilen sich auf alle oben in ▶ Abschnitt 17.4 (Allgemeines) eingeführten Variablengruppen:

- V (Persönlichkeit): 11 (von 28)
- T (Typologie): 4 (von 6)
- B (Berufsleben): 3 (von 12)
- S (soziale Beziehungen): 8 (von 16)

━ Medizinische und andere Risikofaktoren: 5 (von 13)

Auch wenn man des Weiteren diejenigen Variablen betrachtet, die nur eine Signifikanz von $0{,}00066 < p < 0{,}01$ erreichten, ist die Übereinstimmung zwischen intuitiver Kategorisierung und empirischem Ergebnis bemerkenswert: Von diesen 18 Variablen hat sich keine einzige nicht in dem intuitiv festgelegten Sinne verändert. Und selbst unter den 27 Variablen, die nicht einmal $p < 0{,}01$ erreichten (bei denen also verhältnismäßig viel zufällige Variation im Spiel ist), gibt es nur 4 mit entgegen gesetzter Richtung der Veränderung.

Die jeweils 3 am stärksten veränderten Variablen aus den 5 Gebieten sind:
━ Persönlichkeit:
  – V2 Religiosität
  – V4 Selbstregulation
  – V9 innere Autonomie
━ Typologie:
  – Typ 4
  – Typ 3
  – Typ 1 (Ausprägung verringert)
━ Soziale Beziehungen:
  – S1 Selbstachtung
  – S5 Liebe zu Gott
  – S14 Erholungsfähigkeit
━ Berufsleben:
  – B1 Wohlbefinden
  – B13 seelisch-körperliche Erschöpfung (verringert)
  – B11 erlebte Überforderung (verringert)
━ Physisch-medizinische Risiko- bzw. Gesundheitsfaktoren:
  – Wohlbefinden aufgrund der Ernährung (Z IV.10–12)
  – diastolischer Blutdruck (verringert)
  – Wohlbefinden aufgrund körperlicher Bewegung (Z IX.6–8)

Empirische Überprüfung der therapeutischen Wünschbarkeit

Die Richtigkeit der intuitiven Beurteilung der therapeutischen Wünschbarkeit lässt sich anhand der Korrelation der betreffenden Variablen mit dem Gesundheitsstatus G überprüfen, wobei nicht die Veränderung, sondern der Wert der Variablen bei der 2. Messung heranzuziehen ist (der die Bedingungen für die weitere Entwicklung nach der 2. Messung beschreibt).

Die Korrelation mit G erreicht in 9 Fällen $p < 0{,}00066$ und in 14 Fällen $0{,}00066 < p < 0{,}01$.

In allen diesen 23 Fällen stimmt die Richtung der Korrelation mit der therapeutischen Wünschbarkeit überein.

Und selbst unter den 53 Variablen, die nicht einmal $p < 0{,}01$ erreichten (bei denen also verhältnismäßig viel zufällige Variation im Spiel ist), gibt es nur 5 mit entgegen gesetzter Richtung der Gesundheitsrelevanz.

In Verbindung mit dem Abschnitt »Behandlungseffekte« (▶ Abschnitt 17.7) ergibt sich, dass die Behandlungseffekte in allen auch nur einigermaßen signifikanten Fällen so gut wie ausschließlich in die im Sinne des Gesundheitsstatus erwünschte Richtung gehen.

Eine direkte Konfrontation der Veränderung der 76 Variablen in der VG und der Relevanz der 2. Messung für den Gesundheitsstatus ergibt in der Tat, dass sowohl für $pp < 0{,}00066$ (22 Fälle) als auch für $0{,}00066 < pp < 0{,}01$ (17 Fälle) die beiden Richtungen ausnahmslos übereinstimmen (wobei pp das geometrische Mittel der Signifikanz des Veränderungs- und des Gesundheitsrelevanztests ist).

Und selbst unter den 37 Variablen, die nicht einmal $pp < 0{,}01$ erreichten (bei denen also verhältnismäßig viel zufällige Variation im Spiel ist), gibt es nur 6 mit gegensätzlicher Richtung der Veränderung und der Gesundheitsrelevanz.

Die jeweils 3 am engsten mit dem Gesundheitsstatus zusammenhängenden Variablen aus den 5 Gebieten sind:
━ Persönlichkeit:
  – V10 Integration von Vernunft, Gefühl und Intuition
  – V9 innere Autonomie
  – V16 Verhaltenskorrekturblockade (negative Relevanz)
━ Typologie:
  – Typ 4
  – Typ 5 (negative Relevanz)
  – Kein weiterer Typ erfüllt $p < 0{,}01$
━ Soziale Beziehungen:
  – S14 Erholungsfähigkeit
  – S10 Bewältigungsfähigkeit

– S6 Geliebtwerden
- **Berufsleben** (alle signifikanten Variablen):
  – B1 Wohlbefinden
  – B13 seelisch-körperliche Erschöpfung (negative Relevanz)
  – B11 erlebte Überforderung (negative Relevanz)
  – B4 Gestaltungsmöglichkeit durch Einflussnahme
  – B9 eigenaktive Berufsgestaltung
  – B8 Anerkennung/Würdigung
  – B3 Anerkennung/Belohnung
- Physisch-medizinische Risiko- bzw. Gesundheitsfaktoren:
  – Steigender Zigarettenkonsum (Z III 3) (negative Relevanz)
  – diastolischer Blutdruck (negative Relevanz)
  – Wohlbefinden aufgrund der Ernährung (Z IV 10–12)

17.8 Faktorenstruktur der am stärksten veränderten Variablen (und der gesundheitsrelevantesten Variablen)

Für die 12 in der VG am stärksten veränderten Variablen und für die 10 in VG+KG mit dem Gesundheitsstatus am höchsten korrelierenden Variablen der 2. Messung wurde eine unrotierte Hauptachsenlösung mit Iteration für die Anpassung der Kommunalitäten gerechnet (◨ Tabellen 17.1 und 17.2).

Die beteiligten Variablen weisen also bei der 2. Messung und noch mehr in Form ihrer Veränderungen einen hohen Grad der Eindimensionalität auf, obwohl bei ihnen das Verbindende nur die starke Beziehung zur Behandlung bzw. zum Gesundheitsstatus ist.

Zusammenhang zwischen Ausgangswert und Veränderung

Bei zahlreichen der 76 Variablen besteht eine bemerkenswert starke negative Korrelation zwischen dem Anfangswert und dessen Veränderung. Die naheliegendste Erklärung wäre natürlich, dass das auf einem messtechnischen Deckeleffekt beruht, nämlich dass höhere Werte auf der Skala von 0 bis 7 notwendigerweise nicht so stark steigen und stärker sinken können als niedrige.

Wir sind dieser Frage nachgegangen und zu dem Ergebnis gekommen, dass diese Erklärung nur in geringem Maße herangezogen werden kann. Es scheint also ein inhaltlicher Effekt vorzuliegen, derart, dass Personen mit ungünstigeren Anfangswerten (im Sinne der therapeutischen Wünschbarkeit) mehr von der Behandlung profitieren.

◨ Tabelle 17.1. Zwölf veränderte Variablen

	1. Eigenwert	2. Eigenwert	Verhältnis	Mittlere Kommunalität*
1. Messung	3,463	1,127	3,9 : 1	0,29
2. Messung	6,760	0,573	11,8 : 1	0,56
Veränderungen	7,286	0,357	20,4 : 1	0,61

*1-faktorielle Lösung

◨ Tabelle 17.2. Zehn gesundheitsrelevante Variablen

	1. Eigenwert	2. Eigenwert	Verhältnis	Mittlere Kommunalität*
1. Messung	2,060	0,889	2,3 : 1	0,21
2. Messung	5,671	0,382	14,8 : 1	0,57
Veränderungen	6,001	0,370	16,2 : 1	0,60

*1-faktorielle Lösung

Allgemein psychosoziale, berufsbezogene und physische Risiko- bzw. Gesundheitsfaktoren

Diese Einteilung übernehmen wir a priori von der durch die Fragebögen (▶ Kap. 13.4) gegebenen Struktur. Mit den Werten der jeweiligen Variablen bei der 2. Messung (VG: nach Behandlung) wurde für die abhängige Variable G eine schrittweise Regression zur Auswahl der 6 besten Prädiktoren durchgeführt.

Die so gewonnenen Linearkombinationen der unabhängigen Variablen bezeichnen wir mit PS (psychosozial), B (berufsbezogen) und PH (physisch-medizinisch). Untereinander korrelieren sie zwischen 0,46 (B-PH) und 0,73 (B-PS), sie bilden also einen Komplex miteinander verbundener Gesundheits- bzw. Risikofaktoren.

Mit dem Gesundheitsstatus G weisen sie hochsignifikante Korrelationen zwischen 0,60 (PH) und 0,76 (PS) auf. Setzt man sie zusammen ein, so ergibt sich mit G eine multiple Korrelation von 0,80. PS, B und PH sind dabei alle signifikant, und die Relevanz von PS ist am größten.

Betrachtet man statt der 2. die 1. Messung, so vermindert sich die multiple Korrelation auf 0,71. Das ist plausibel: Der etwas spätere und insbesondere der durch die Behandlung hergestellte Zustand ist für den weiteren Verlauf bis zu dem in der Nachuntersuchung festgestellten G relevanter als der anfängliche.

Führt man die Analyse mit der 2. Messung in KG und VG getrennt durch, so ergibt sich eine multiple Korrelation von 0,93 bzw. 0,90. Das bedeutet, dass G mit den verfügbaren Messinstrumenten in hohem Maße voraussagbar ist, und zwar unabhängig davon, ob die gemessenen Zustände experimentell beeinflusst oder natürlich gewachsen waren.

Typologie und Todesursachen

Aufgrund der Typvariablen (▶ Abschnitt 17.4) wurde jeder Person der am stärksten ausgeprägte Typ zugeordnet und zur Mortalität und Todesursache in Beziehung gesetzt (◻ Tabelle 17.3).

Die Ausprägung von Typ 3 war nur einmal und die von Typ 6 niemals stärker als die eines anderen Typs.

Die Beziehung zur Todesursache ist hoch signifikant (p = 0,000 000 04) und stellt sich folgendermaßen dar: Bei den Verstorbenen von Typ 1 war die Todesursache ganz überwiegend Krebs, bei denen von Typ 2 stets Herz-Kreislauf-Erkrankungen. Bezüglich der Todesursachen Krebs und HK ist die »Fehlklassifikationsrate« sowohl für Typ 1 als auch für Typ 2 gleich 0%.

Typ 5 verhält sich ähnlich wie Typ 1. Typ 4 weist mit Abstand die höchste Überlebensrate auf.

Interaktion zwischen physischen und psychosozialen Risiko- bzw. Gesundheitsfaktoren

Unter einer Interaktion zwischen unabhängigen Variablen x und y verstehen wir, dass die Wirkung von x vom Niveau von y abhängt und umgekehrt.

Besonders übersichtlich sind die Verhältnisse bei dichotomen Variablen: man hat 4 Gruppen, die durch $(x,y) = (0,0)$, $(0,1)$, $(1,0)$ und $(1,1)$ gekennzeichnet sind. Bezeichnet man das Niveau der abhängigen Variablen z in den Gruppen mit $z(0,0) = a$,

◻ **Tabelle 17.3.** Typologie und Todesursachen

	Lebt %	Anzahl	Todesursache Herz-Kreislauf	Todesursache Krebs	Todesursache Andere	Summe
Typ 1	28,6	6	0	13	2	21
Typ 2	6,7	1	14	0	0	15
Typ 3	0	0	1	0	0	1
Typ 4	70,0	7	1	1	1	10
Typ 5	27,6	4	1	9	1	15
Summe		18	17	23	4	62

$z(0,1) = b$, $z(1,0) = c$, $z(1,1) = d$, so hat man nur zu fragen, ob b-a = d-c oder (was, wie man leicht nachrechnet, damit äquivalent ist) ob c-a = d-b ist.

Allerdings geht bei der Dichotomisierung quantitativer Variablen Information verloren, und im Allgemeinen wird die Signifikanz schwächer. Wir teilen daher im Folgenden neben dem anschaulichen Ergebnis mit den dichotomisierten Variablen auch die Signifikanz bei den quantitativen Originalvariablen mit.

Interaktionen der Regressionsfunktionen aus Abschnitt »Allgemein psychosoziale, berufsbezogene und physische Risiko- bzw. Gesundheitsfaktoren«

Mittelwerte des Gesundheitsstatus: PS mit PH

	PH = 0	PH = 1	Differenz	Signifikanz
PS = 0	0,00	0,15	0,15	dichotomisiert 0,026
PS = 1	0,43	1,31	0,88	quantitativ 0,00070

Der Effekt der physischen Gesundheitsfaktoren ist also bei einem höheren Niveau der psychosozialen Gesundheitsfaktoren stärker: Die Effekte der beiden Variablenkomplexe verstärken sich gegenseitig. Dabei ist aber Folgendes zu beachten: Betrachtet man statt der Variablen G (Gesundheitsstatus) ihre Umkehrung 2-G (Mortalitäts-/Morbiditätsstatus) und ebenso die Umkehrungen der unabhängigen Variablen zu PS_=1-PS und PH_=1-PH, so sieht die Tabelle folgendermaßen aus:

Mittelwerte des Mortalitäts-/Morbiditätsstatus: PS_mit PH_

	PH_ = 1	PH_ = 0	Differenz (PH_= 1 gegen 0)
PS_ = 1	2,00	1,85	0,15
PS_ = 0	1,57	0,69	0,88

Der Effekt der physischen Risikofaktoren ist also bei einem **höheren** Niveau der psychosozialen Risikofaktoren schwächer: Die Effekte der beiden Variablenkomplexe schwächen sich gegenseitig. Und das ist keine spezielle Eigenschaft der vorliegenden Daten, sondern gilt aus mathematischen Gründen

allgemein. Man kann also grundsätzlich nicht von einer verstärkenden oder schwächenden (positiven oder negativen) Interaktion per se sprechen.

Beachtung verdient auch, dass bei Verwendung dichotomer oder polytomer **abhängiger** Variablen Deckelungseffekte ins Spiel kommen, wie man an ❏ Tabelle 17.5 erkennt: Die Mortalität/Morbidität ist bei einem höheren Niveau des Risikofaktors PS_ bereits so hoch, dass sie durch PH_ nicht mehr viel höher werden kann. (Das bedeutet natürlich gleichzeitig, dass der Überlebensstatus so niedrig ist, dass er nicht mehr viel niedriger werden kann.) Diese Deckelungseffekte werden durch eine logistische Transformation $[p \rightarrow \log(p/(1-p))]$ vermieden. Doch dabei sollte nicht übersehen werden, dass ein Modell $\log(p/(1-p)) = ax+by$ für $p/(1-p)$ bereits eine Wirksamkeit der Produkts xy impliziert, also eine Untersuchung der Interaktion im obigen Sinne neben linearen Effekten unmöglich macht.

Nach der Betrachtung der allgemein psychosozialen Variablen wenden wir uns jetzt den berufsbezogenen zu.

Die zur obigen analoge Auswertung ergibt Folgendes:

Mittelwerte des Gesundheitsstatus: B mit PH

	PH = 0	PH = 1	Differenz	Signifikanz
B = 0	00,0	0,17	0,17	dichotomisiert 0,018
B = 1	0,30	1,25	0,95	quantitativ 0,00069

Der berufsbezogene psychosoziale Variablenkomplex verhält sich also bezüglich der physischen Gesundheitsfaktoren ganz ähnlich wie der allgemein psychosoziale.

Doch auch innerhalb der psychosozialen Sphäre gibt es eine Interaktion zwischen den allgemeinen und den berufsbezogenen Variablen:

Mittelwerte des Gesundheitsstatus: PS mit B

	B = 0	B = 1	Differenz	Signifikanz
PS = 0	00,6	0,00	–0,06	dichotomisiert 0,0052
PS = 1	0,00	1,27	1,27	quantitativ 0,011

Strukturell liegen die gleichen Verhältnisse wie bisher vor, und die Signifikanz ist hier bei den dichotomisierten Daten stärker.

Das Zusammenwirken günstiger persönlicher und familiärer Bedingungen einerseits und günstiger Bedingungen im Berufsleben andererseits ist geradezu notwendig, um einen günstigen Effekt in Form des Gesundheitsstatus zu erzielen.

7

Psychophysische Wechselwirkungen für Gesundheit – Studie A/B

Zur gegenseitigen Beeinflussung von familiären, persönlichkeits- und berufsbezogenen Faktoren sowie physischen Risikofaktoren – kombinierte Auswertung der Studien A und B bei Personen, die den RGM-Fragebogen »Selbstregulation und Gesundheit« beantwortet haben

18.1   Zusammenfassung

Bei 794 Personen – überwiegend an bestimmten Erkrankungen Verstorbene – wurden die Zusammenhänge zwischen einer Reihe von Bedingungen am Arbeitsplatz, von persönlichkeitsgebundenen Eigenschaften der Befragten und von physischen Risikofaktoren einerseits und dem Gesundheitsstatus sowie anderen Reaktionsvariablen andererseits untersucht. Für alle Variablen wurde eine hypothetische Richtung als Risiko- oder Gesundheitsfaktor bzw. als unerwünschte (pathologische) oder erwünschte Reaktion definiert. Es wurden überwiegend hoch signifikante und fast ausnahmslos hypothesenkonforme Zusammenhänge zwischen sämtlichen Reaktionen und so gut wie allen unabhängigen Variablen aus der Arbeits- und der Persönlichkeitssphäre gefunden. Auch die Zusammenhänge zwischen den unabhängigen Variablen waren fast ausnahmslos hypothesenkonform.

Es wurde auch die Gesamtrelevanz der Arbeits-, der Persönlichkeits- und der physischen Sphäre bestimmt, die sich nicht erheblich unterscheiden. Nachteile in einer Sphäre können durch Vorteile in einer anderen mehr oder weniger kompensiert werden. Es gibt auch statistisch bestens gesicherte Interaktionen zwischen den Sphären.

18.2   Explizite Hypothesen

1. Die Beantwortung jeder Frage im RGM-Fragebogen »Selbstregulation und Gesundheit«, je nach Richtung und Intensität, ist ein Prädiktor in Richtung Gesundheit oder Krankheit.
2. Sowohl Variablen, die sich auf das Berufsleben beziehen, als auch Variablen, die sich auf Persönlichkeit/Familie beziehen, haben alle für sich eine hohe Relevanz für Gesundheit bzw. Entstehung chronischer Erkrankung und sind in ihrer Auswirkung ungefähr gleichstark ausgeprägt. Diese Hypothese wurde bestätigt, ▸ Abschnitt 18.6, insbesondere ◻ Tabelle 18.3.
3. Gesundheitsschädliche Auswirkungen in der Berufssphäre (z. B. negative Belastungen, fehlende Ressourcen, negative Reaktionen) können z. T. durch gesundheitsfördernde Auswirkungen im Bereich Familie/Persönlichkeit und physischen Gesundheitsfaktoren kompensiert werden. Diese Hypothese wurde bestätigt, ▸ Abschnitt 18.6, insbesondere ◻ Tabelle 18.3.
4. Gesundheitsschädigende Auswirkungen in Persönlichkeit/Familie und im Bereich physischer Risikofaktoren können z. T. durch gute Bedingungen im Berufsleben in ihrer Auswirkung kompensiert werden. Diese Hypothese wurde bestätigt, ▸ Abschnitt 18.6, insbesondere ◻ Tabelle 18.3.
5. Ausgeprägte physische Risikofaktoren können durch günstige Persönlichkeits-/Familienfaktoren ebenfalls z. T. kompensiert werden (wie auch umgekehrt: Ungünstige Persönlichkeits-/ Familienfaktoren können durch Abwesenheit von Risikofaktoren in ihrer gesundheitsschädlichen Wirkung abgemildert werden). Diese Hypothese wurde bestätigt, ▸ Abschnitt 18.6, ◻ Tabelle 18.3.
6. Berufsvariablen und Variablen aus dem Bereich Persönlichkeit/Familie weisen synergistische Effekte auf (Interaktionen), d. h., dass sich günstige Berufsfaktoren mit günstigen Persönlichkeits-/Familienfaktoren gegenseitig überadditiv stimulieren und sich gegenseitig benötigen (die positive Ausprägung in einem Bereich benötigt die positive Ausprägung im anderen Bereich). Diese Hypothese wurde bestätigt, ▸ Abschnitt 18.5.
7. Ungünstige Berufsvariablen zeigen mit ungünstigen Persönlichkeits-/Familienfaktoren synergistische (interaktive) Effekte in Richtung Krankheitsentstehung. Diese Hypothese wurde bestätigt, ▸ Abschnitt 18.8.
8. Berufsvariablen zeigen mit physischen Risikofaktoren synergistische (interaktive) Effekte auf, d. h., dass sich negative Berufsverhältnisse mit ausgeprägten physischen Risikofaktoren synergistisch in Richtung Krankheitsentstehung bewegen, während günstige Berufsvariablen mit schwach ausgeprägten Risikofaktoren überadditive Effekte in Richtung Aufrechterhaltung der Gesundheit zeigen. Diese Hypothese wurde bestätigt, ▸ Abschnitt 18.5.

Abhängige Variable

Wichtigste abhängige Variable ist der Gesundheitsstatus im Jahre 2003:

- Lebt relativ gesund: 217 (27,3%)
- Chronische oder schwere Krankheit: 66 (8,3%)
- Verstorben: 511 (64,4%)
- Summe: 794 (100%)

Daneben gibt es eine Reihe von Reaktionen des Individuums wie allgemeines oder auf das Arbeitsleben bezogenes Wohlbefinden, allgemeine oder auf das Arbeitsleben bezogene Erschöpfung oder Überforderung u. Ä., die als abhängige Variablen, aber auch neben den anderen unabhängigen Variablen als Prädiktoren des Gesundheitsstatus eingesetzt werden können.

Unabhängige Variablen

Für alle Personen stehen die Variablenkomplexe I–XX aus dem Fragebogen zur Verfügung. Für 232 Personen stehen zusätzlich die Komplexe XXI und XXII zur Verfügung. Alle Variablen mit Ausnahme der physischen wurden auf einer Antwortskala von 1 (»trifft überhaupt nicht zu«) bis 7 (»trifft in stärkstem Maße zu«) erfasst.

Die Komplexe XVIII und XXI betreffen das Arbeitsleben. Hier kann man zwischen Bedingungen am Arbeitsplatz und Reaktionen des Individuums darauf unterscheiden. Diese – wozu als letztes auch der Gesundheitsstatus gehört – denken wir uns außer von den Bedingungen auch von den Ressourcen des Individuums abhängig. Letztere liegen teils im allgemeinen Persönlichkeitsbereich (z. B. Autonomie, Selbstregulation, Erholungsfähigkeit), teils werden sie auf die Arbeitssphäre bezogen (z. B. XXI 2–5, 7–13: Flexibilität, Kreativität u. a.).

Wir unterscheiden also bei den unabhängigen Variablen folgende *Kategorien*:

A   Arbeitssphäre
P   Persönlichkeitssphäre
Ph   physischer Risikofaktor
F   innerhalb von P können noch Fragen unterschieden werden, die sich auf die Ursprungsfamilie beziehen (XIV 22–24, XXII 6, 12, 13)

Innerhalb von A (und weniger nachdrücklich innerhalb von P) unterscheiden wir:

B   Bedingung
Rs   Ressource
R   Reaktion

Die Reaktionen bestehen in Lust und Wohlbefinden (oder dem Gegenteil), Lustbilanz, Überforderung, Erschöpfung, Motiviertheit, betrieblichem Zugehörigkeitsgefühl. Sie sind alle entweder explizit oder implizit lustbezogen.

Wir sprechen daher im Folgenden von der Kategorie der *Lustreaktionen*.

18.3   Formulierung der Hypothesen

Bei den B-, Rs- und R-Variablen ist meist klar erkennbar, ob sie einen wünschenswerten oder nicht wünschenswerten Tatbestand beschreiben. Zum Beispiel:

- Bedingungen: XVIII 3 (Anerkennung) – XVIII 7 (Zurücksetzung);
- Ressourcen: XIV 4 (Selbstregulation) – XIV 11 (Spaltung von Problemen und Verhalten);
- Reaktionen: XIV 1 (allgemeines Wohlbefinden) – XVIII 13 (Erschöpfung im Arbeitsleben).

Beim Gesundheitsstatus stellen (aufgrund der Kodierung 0 = verstorben, 1 = krank, 2 = gesund) höhere Werte einen erwünschteren Zustand dar.

Wir haben sämtliche Variablen in diesem Sinne hypothetisch als positiv oder negativ klassifiziert. Eine vollständige Liste für die A- und P-Variablen, die der Leser fallweise überprüfen möge, zeigt ▢ Tabelle 18.1.

Für den Zusammenhang zwischen Bedingungen und Ressourcen einerseits und Reaktionen andererseits erwarten wir wegen der Ursache-Wirkungs-Beziehung, dass positive/negative B- bzw. Rs-Variablen mit positiven/negativen R-Variablen bei »Gleichnamigkeit« positiv und bei »Ungleichnamigkeit« negativ zusammenhängen.

Ferner erwarten wir, dass die B-, Rs- und R-Variablen untereinander aufgrund ihrer kategorialen Ähnlichkeit bei »Gleichnamigkeit« positiv und bei »Ungleichnamigkeit« negativ zusammenhängen.

Grundsätzlich kann nun jede Variable begrifflich und numerisch auch in umgekehrter Richtung definiert werden. Statt z. B. von Autonomie würde man von Autonomiemangel sprechen und die Werte der Variablen würden ein negatives Vorzeichen erhalten.

◻ Tabelle 18.1.

XIV	+	1	2	4	9	10	21	24	26–28
	–	3	5–8	11–20	22	23	25		
XV–XVII	+	4							
	–	1–3	5	6					
XVIII	+	1	3–5	8	9				
	–	2	6	7	10–13				
XIX	+	1–6	10	11	13	14	16		
	–	7–9	12	15					
XXI	+	1–13	16	18	19				
	–	14	15	17	20				
XXII	+	2–7	12						
	–	1	8–11	13					

Wir haben alle Variablen in dieser Weise umkodiert, die in der Übersicht hypothetisch als negativ klassifiziert sind. (Ebenso gut hätten auch alle Positiv-Variablen in Richtung Risikofaktor bzw. Mortalität/Morbidität umdefiniert werden können.)

Die Maßnahme ist eine bloße Äußerlichkeit und dient dazu, dass bei einem Überblick über Korrelationen oder Differenzen die hypothesenwidrigen sofort durch ein negatives Vorzeichen auffallen.

18.4 Empirische Relevanz der hypothetischen Klassifikation: psychosoziale Variablen

Diese hypothetische Richtung des Zusammenhangs wurde zunächst in Form der Korrelationen der psychosozialen unabhängigen Variablen (ohne die unbrauchbare Frage XVIII 12) mit dem Gesundheitsstatus empirisch geprüft.

Unter 96 Korrelationen gab es eine einzige signifikante negative (Signifikanzkriterium: $p < 0{,}05/96$), deren Vorzeichen also nicht aus der Plus-minus-Klassifikation der Variablen hervorgeht: XV 3 (Typ 3), der als negativ klassifiziert worden war, erwies sich als Gesundheitsfaktor (seine Umkehrung korreliert signifikant negativ mit dem Gesundheitsstatus).

Für die Betrachtung der Korrelationen der unabhängigen Variablen untereinander wurden außer Typ 3 noch weggelassen: die nur für Frauen relevanten XIV 5–8 und die theoretisch etwas schwer fassbaren XV 5, 6 (Typ 5, 6).

Zwischen diesen 89 unabhängigen Variablen gibt es $89 \times 88/2 = 3916$ Korrelationen, und diese sind, soweit signifikant ($p < 0{,}05/3916$), sämtlich positiv (folgen also dem Plus-minus-Schema) mit einer einzigen Ausnahme: XVIII 10 mit XIX 2 (außerberufliche Mehrbelastung und Liebe zu den Eltern). Erstere war negativ und Letztere positiv klassifiziert worden, sodass eine negative Korrelation (bzw. nach Umkehrung der negativen Variablen eine positive) erwartet wurde. Das Umgekehrte ist aber der Fall und es erscheint als durchaus sinnvoll: Liebe zu den Eltern kann man sich naheliegenderweise mit Mehrbelastung verbunden vorstellen. Die einzige signifikante Richtungsausnahme unter fast 4000 Korrelationen erweist sich also vom Inhalt der Variablen her als durchaus vernünftig.

In den 89 unabhängigen Variablen sind 16 Reaktionsvariablen enthalten (Wohlbefinden, Erschöpfung, Überforderung u. Ä.), die ebenso wie der Gesundheitsstatus als abhängige Variablen behandelt werden können.

Ihre Korrelationen mit den übrigen unabhängigen Variablen sind in den 3916 besprochenen

Korrelationen enthalten, sodass neben dem Gesundheitsstatus auch für 16 Reaktionsvariablen sämtliche Zusammenhänge mit ihren Bedingungen die hypothetisch postulierte Richtung haben (die oben erwähnte Ausnahme betrifft keine Reaktionsvariable).

Im Anschluss an dieses Kapitel sind die Gesundheitsrelevanzen aller Einzelvariablen wiedergegeben. Bei den physischen Risiko-/Gesundheitsfaktoren gelten sie für die Originalversion, sodass es zahlreiche signifikante negative Beziehungen gibt.

Zusammenfassend ist also festzustellen, dass die Richtung des empirischen Zusammenhangs bei sämtlichen möglichen Variablenpaarungen so gut wie ausnahmslos aus einer Richtungsbestimmung der Variablen auf der Gesundheitsdimension hervorgeht. Hieraus folgt:

1. Jede zusammengefasste Variable, die aus einer Teilmenge der unabhängigen Variablen mit positiven Gewichten gebildet wird, ist positiv gesundheitsrelevant.
2. In jeder Teilmenge von Variablen herrschen positive Interkorrelationen, sodass daraus mit positiven Gewichten eine zusammengefasste Variable gebildet werden kann.

18.5 Interaktionen

In einem interaktionsfreien Regressionsmodell ist die Wirksamkeit einer unabhängigen Variable (ihr Regressionskoeffizient β) unter allen Bedingungen gleich, und die Schätzung der abhängigen Variablen ergibt sich durch eine mit den β gewichtete Addition der Regressoren. Unter einer Interaktion zwischen zwei Risiko- oder Gesundheitsfaktoren verstehen wir, dass die Wirksamkeit des einen vom Niveau des anderen abhängt und umgekehrt.

Man kann sie mit einem bilinearen Regressionsmodell untersuchen, in das neben x und y das Produkt xy eingeht. Wenn xy einen positiven Koeffizienten bekommt, bedeutet das, dass die Wirksamkeit von x mit steigenden Werten von y zunimmt, und umgekehrt.

Bei A und P wie auch bei A und Ph finden sich z. T. hoch signifikante positive Koeffizienten für das Interaktionsglied. Die Auswirkung von A ist also stärker, wenn in der Persönlichkeitssphäre

bzw. der physischen Sphäre günstigere Verhältnisse herrschen und umgekehrt.

Die gegenseitige Wirkungsverstärkung gilt aber nicht per se. Wenn alle Variablen umgekehrt werden, wenn also von Risikofaktoren und Mortalität/Morbidität gesprochen wird, dann wird unter den gegebenen Umständen die Effektivität einer Risikodimension mit steigendem Niveau der anderen, wie man sich leicht klarmacht, **schwächer**.

18.6 Überblick über Ergebnisse auf der Grundlage der Variablenkategorien

Wir hatten folgende Hauptvariablenkategorien eingeführt:

A = Arbeitssphäre
P = Persönlichkeits- und Familiensphäre (F)
Ph = physische Risiko- bzw. Gesundheitsfaktoren
B = äußere Bedingungen
Rs = Ressourcen des Individuums
R = Lustreaktionen des Individuums

Jede dieser Kategorien definiert eine Teilmenge der verwendeten Variablen.

In ▶ Abschnitt 18.3 »Formulierung der Hypothesen« wurde die Erwartung hergeleitet, dass (nach der einheitlichen Umkodierung der Variablen) positive Korrelationen zwischen bestimmten Variablengruppen bzw. ihren Mitgliedern bestehen, da es sich um ein Ursache-Wirkungs-Verhältnis handelt wie zwischen Bedingungen und Ressourcen einerseits und Lustreaktionen andererseits oder zwischen den genannten Gruppen und dem Gesundheitsstatus. Nur zwischen Bedingungen und Ressourcen besteht kein solches Verhältnis (trotzdem finden sich auch hier positive Korrelationen).

Ferner erwarten wir zwischen den Variablen innerhalb einer Kategorie positive Korrelationen wegen ihrer Ähnlichkeit, die die Subsummierung unter eine Kategorie rechtfertigt.

Das *Ergebnis* lautet, dass – außer den erwähnten minimalen Ausnahmen – keinerlei signifikante negative Korrelationen gefunden wurden.

Die angenommenen Kausalverknüpfungen werden also bestätigt: Bedingungen und Ressourcen wirken auf Lustreaktionen und diese schließlich auf den Gesundheitsstatus. Ebenso wird die Ähnlichkeit der zu einer Kategorie gehörenden Variablen bestätigt (die Kategorisierung wurde nur inhaltlich und nicht aufgrund von Besonderheiten des Korrelationsmusters vorgenommen).

Multivariate Ergebnisse: Relevanz der Arbeitssphäre

Zahlreiche Fragen des Fragebogens bieten sich dafür an, unter Oberbegriffe subsumiert zu werden. Wir haben die bereits eingeführten Kategorien verwendet (◻ Tabelle 18.2).

Die in ◻ Tabelle 18.2 definierten Variablenkategorien wurden in Form ihrer multivariaten Regressionsfunktion für den Gesundheitsstatus verwendet.

◻ Tabelle 18.3 gibt ihre Gesundheitsrelevanz in Form der multiplen Korrelationen mit dem Gesundheitsstatus an.

Alle zusammengefassten Variablen weisen hoch signifikante Korrelationen mit dem Gesundheitsstatus auf. (Die Richtung ist wegen der Definition der zusammengefassten Variablen als Regressionsfunktionen notwendig die richtige.)

Die Gesundheitsrelevanz der P- und der Ph-Sphäre beträgt je 0,80–0,82, die der A-Sphäre 0,59 bzw. 0,73, steht also der Gesundheitsrelevanz der beiden anderen Sphären jedenfalls bei Ausnützung der zusätzlichen Variablen nur wenig nach.

Die »eigenen Vorerkrankungen« sind eher (parallel zum Gesundheitsstatus) als abhängige Variablen zu betrachten, und die Gesundheitsrelevanz der A-Sphäre sollte dann in der Ph-Sphäre nur mit der des Lebensstils und der Krankheiten in der Verwandtschaft verglichen werden.

Auf der Ebene der zusammengefassten Variablen können also die auf der Ebene der Einzelvari-

---

◻ **Tabelle 18.2.** Definitionen der Variablenkategorien:

	Alle Personen	232 Personen zusätzliche Variablen
Arbeitssphäre (A)	XVIII	XXI
Bedingungen (B)	XVIII 2–10	XXI 1, 6, 14–17
Ressourcen (Rs)		XXI 2–13
Reaktionen (R)	XVIII 1, 11, 13	XXI 18–20
Persönlichkeitssphäre (P):	XIV-XVIII, XIX	XXII
Bedingungen:		XXII 6, 12, 13
Ursprungsfamilie	XIV 22-24	
Ressourcen:		
Typologie	XV – XVII 1-6	
Selbstregulation u. a.	XIV 4, 9-11, 13, 16, 21/XIX 1	
Religiosität	XIV 2 / XIX 5	XXI 7
Reaktionen (Lust/Unlust, Wohlbefinden)	XIV 1, 12, 14, 15, 17, 18, 25 XIX 11,12	XXII 1-3, 10, 11
Physische Sphäre (Ph)		
Eigene Vorerkrankungen	X, XII	
Krankheiten in der Verwandtschaft	XI, XII	
Lebensstil (Ernährung, Bewegung, Rauchen, Alkohol etc.)	III, IV, V, VI, IX	

ablen gewonnenen Ergebnisse durchweg bestätigt werden.

❗ Die Arbeitssphäre ist an den Ergebnissen (Lustreaktionen, Gesundheitsstatus) mit einem Gewicht beteiligt, das mit dem der Persönlichkeitssphäre vergleichbar ist. Das bedeutet: Wenn jemand mit schlechten Persönlichkeitsvoraussetzungen in das Arbeitsleben eintritt, kann doch noch ein befriedigendes Ergebnis erreicht werden, wenn die Bedingungen in der Arbeitssphäre günstig genug sind. Ebenso gilt: Wenn jemand mit besonders günstigen Persönlichkeitsvoraussetzungen in das Arbeitsleben eintritt, »verkraftet« er dort auch recht ungünstige Bedingungen.

18.7 Relativierung der Relevanz von Belohnungen und Rauchen

Für einen zur Arbeitssphäre gehörigen und einen physischen Risiko- bzw. Gesundheitsfaktor soll hier gezeigt werden, dass seine Gesundheitsrelevanz allein durch den Ausprägungsgrad von Typ 4 (XV–XVII 4) nicht nur völlig aufgehoben, sondern sogar mehrfach überkompensiert werden kann.

◻ Tabelle 18.4 zeigt dies anhand der standardisierten partiellen Regressionskoeffizienten ß für den Gesundheitsstatus.

Die Belohnungen im Arbeitsleben werden durch eine Kombination von VXIII 3, 7, 8 repräsentiert. (Für »x mal zehn hoch y« schreiben wir x{y}.)

Belohnungen oder Zigarettenrauchen sind für sich allein für den Gesundheitsstatus mit $|\beta| = 0{,}45$ relevant (das ist auch die einfache Korrelation).

◻ **Tabelle 18.3.** Multivariate Korrelationen der Variablenkategorien mit dem Gesundheitsstatus

	Alle Personen	232 Personen alle Variablen
Arbeitssphäre (A)	0,59	0,73
Bedingungen (B)	0,47	0,57
Ressourcen (Rs)		0,67
Reaktionen (R)	0,58	0,64
Persönlichkeitssphäre (P):	0,80	0,82
Bedingungen:		
Ursprungsfamilie	0,63	0,74
Ressourcen:		
Typologie	0,73	
Selbstregulation u. a.	0,67	
Religiosität	0,55	0,59
Reaktionen (Lust/Unlust, Wohlbefinden)	0,72	0,70
Physische Sphäre (Ph)	0,80	0,81
Eigene Vorerkrankungen	0,70	0,78
Krankheiten in der Verwandtschaft	0,49	
Lebensstil (Ernährung, Bewegung, Rauchen, Alkohol etc.)	0,67	

◘ Tabelle 18.4

	ß	Signifikanz
Belohnungen allein	0,45	7 {–36}
Belohnungen	0,16	1 {–5}
Typ 4	0,52	4 {–41}
Zigaretten pro Tag allein	–0,45	1 {–37}
Zigaretten pro Tag	–0,26	8 {–18}
Typ 4	0,56	9 {–65}

Berücksichtigt man gleichzeitig den Ausprägungsgrad von Typ 4, so wird β auf etwa 1/3 bzw. 1/2 des ursprünglichen Wertes reduziert, und β für Typ 4 ist etwa 3- bzw. 2-mal so hoch. Das bedeutet: Wenn eine Person bei den Belohnungen bzw. dem Zigarettenrauchen um 1 Standardeinheit ungünstiger liegt als eine andere, dann kann sie den negativen Gesundheitseffekt völlig ausgleichen, wenn sie bei Typ 4 auch nur um 1/3 bzw. 1/2 Standardeinheit günstiger liegt.

Wenn sie bei Typ 4 um 1 Standardeinheit günstiger liegt, kann sie den negativen Gesundheitseffekt 2- bzw. 1fach überkompensieren.

Der zweite Fall ist ein Beispiel dafür, wie sogar die Wirksamkeit einer chemisch definierten Noxe durch psychosomatisch relevante Bedingungen massiv modifiziert werden kann.

Das Verhältnis von Mangel an Belohnung bei hoher Verausgabung und Mangel an realistischer Einschätzung der Belohnungschancen und der Neigung, ungünstige Situationen aufrecht zu erhalten, entspricht z. T. dem Modell der Gratifikationskrisen von Siegrist. Mit unseren Instrumenten wurden die Variablen »Mangel an Belohnung«, »Trennungsunfähigkeit (Ausharren in ungünstigen Situationen)« und »Überforderung« erfasst. Sie bilden in etwa das Modell der Gratifikationskrisen ab.

Verausgabungen im Arbeitsleben werden z. B. durch Frage XVIII.11 u. a. repräsentiert, Belohnungen durch XVIII.3, Distanzierungsfähigkeit (das Gegenteil von zwanghaftem Engagement) ist Gegenstand von Frage XXI.11.

Wir betrachten zunächst anhand der standardisierten Regressionskoeffizienten β für den Ge-

sundheitsstatus, wie diese drei Dimensionen multivariat zusammenspielen, und sodann, wie das Modell auf die Hereinnahme hochrelevanter allgemeiner psychosozialer Variablen reagiert (◘ Tabelle 18.5).

In Modell 1 spielen die drei Arbeitsdimensionen eine ausgewogene Rolle. Bei Hereinnahme von Typ 4 werden alle β dem Betrag nach erheblich reduziert.

Bei Hereinnahme einer noch wesentlich stärkeren Persönlichkeitsdimension kehrt sich das Vorzeichen von »Verausgabungen« sogar um (solche Erscheinungen sind in der Regressionstheorie z. B. als »Suppressoreffekt« bekannt), während nun auch die Relevanz der Distanzierungsfähigkeit bis zur Bedeutungslosigkeit reduziert ist.

Die unabhängigen Variablen hängen ziemlich eng miteinander zusammen (Modell 2: $r = 0,45...0,62$, Modell 3: $0,53...0,77$), und unter solchen Umständen werden Variablen, die nur etwas schwächer relevant sind, sehr stark betroffen.

Das machen wir uns an einem 3-Variablen-Modell mit z als abhängiger Variable klar. Wir betrachten die standardisierten Regressionskoeffizienten für die beiden unabhängigen Variablen x und y:
$$\beta zx.y = (rzx - rzy \times rxy)/(1 - rxy \times rxy)$$
$$\beta zy.x = (rzy - rzx \times rxy)/(1 - rxy \times rxy)$$
Es sei $rzx = 0,6$, $rzy = 0,7$, also x etwas schwächer für z relevant als y. Mit zunehmendem rxy wird die Diskrepanz zwischen den β immer größer:

rxy	βzx.y	βzy.x
0,0	0,60	0,70
0,4	0,38	0,55
0,8	0,11	0,61
0,9	–0,16	0,84 Suppressoreffekt

Dass x irrelevant werden kann, macht man sich folgendermaßen klar: Es tritt dann ein, wenn x mit z nur so hoch korreliert, wie es das aufgrund seiner Korrelation mit y muss, ohne eine eigene direkte Beziehung zu z zu haben.

Die *Ergebnisse* zeigen, dass sich medizinsoziologische Konzepte wissenschaftlich replizieren lassen, vorausgesetzt, man betrachtet sie relativ monokausal, d. h. ohne Berücksichtigung konkurrierender Variablen aus anderen psychosozialen Bereichen.

◻ Tabelle 18.5

N = 200		β	Signifikanz
Modell 1:	Verausgabungen	–0,27	0,078
	Belohnungen	0,27	0,005
	Distanzierungsfähigkeit	0,28	0,00047
Modell 2:	Verausgabungen	–0,13	n.s.
	Belohnungen	0,08	n.s.
	Distanzierungsfähigkeit	0,18	0,019
	Typ 4	0,49	3×10^{-8}
Modell 3:	Verausgabungen	+0,23	0,084
	Belohnungen	–0,08	n.s.
	Distanzierungsfähigkeit	0,05	n.s.
	Gesamt–Persönlichkeitsdimension	1,01	4×10^{-2}

Anhang

Korrelationen der 96 psychosozialen Variablen mit dem Gesundheitsstatus, geordnet nach ihrem absoluten Betrag (◻ Tabelle 18.6).

Jeder Variablen sind ihre Kategorien beigegeben:
A = Arbeitssphäre
P = Persönlichkeitssphäre, Familie = Ursprungsfamilie
B = Bedingung
Rs = Ressource
R = Reaktion

Ferner geben wir die Korrelationen der wichtigeren physischen Risiko- bzw. Gesundheitsfaktoren mit dem Gesundheitsstatus an, geordnet nach ihrem absoluten Betrag:
r =
–0,45   Zigaretten pro Tag
+0,44   Wohlbefinden aufgrund körperlicher Bewegung
–0,44   Blutcholesterin, Schwankung
+0,43   Wohlbefinden aufgrund der Ernährung
+0,35   Qualität der Ernährung
–0,34   organische Vorschädigungen
–0,33   Krebs in der Verwandtschaft
–0,32   zunehmende Tendenz des Zigarettenkonsums
–0,31   Alkohol (reiner, g pro Tag)
–0,31   diastolischer Blutdruck
–0,30   forcierte körperliche Bewegung
+0,27   Quantität der körperlichen Bewegung
–0,27   Herzinfarkt oder Hirnschlag in der Verwandtschaft
–0,26   Kaffeegenuss, Menge
–0,24   Blutcholesterin, Niveau

◪ **Tabelle 18.6.** Korrelationen psychosozialer Variablen

Lfd. Nr.	Frage	R	A	B	RS	R	P	R	F
1	SELBSTRG*	0,75					P		
2	XXII_9	0,68					P		
3	XXII_7	0,68					P		
4	XV_4	0,65					P		
5	XXII_8	0,64					P		
6	XXII_3	0,64					P		
7	XXII_12	0,62					P		F
8	XIX_10	0,59					P	R	
9	XIX_11	0,59					P	R	
10	XIV_9	0,59					P		
11	XIX_12	0,59					P	R	
12	XIX_14	0,58					P		
13	XIV_25	0,58					P	R	
14	XIV_10	0,58					P		
15	XV_1	0,58					P		
16	XIV_4	0,56					P		
17	XXII_2	0,56					P		
18	XXII_6	0,56					P		F
19	XV_2	0,55					P		
20	XIV_1	0,55					P	R	
21	XIV_18	0,55					P		
22	XXII_4	0,55					P		
23	XXII_1	0,55					P		
24	XIV_20	0,55					P		
25	XIV_5	0,55					P		
26	XIV_12	0,54					P		
27	XIX_5	0,54					P		
28	XVIII_13	0,54	A					R	
29	XXI_19	0,54	A					R	
30	XIV_23	0,54					P		F
31	XIV_13	0,53					P		
32	XXI_20	0,53	A					R	
33	XIV_11	0,52					P		

■ Tabelle 18.6. *Fortsetzung*

Lfd. Nr.	Frage	R	A	B	RS	R	P	R	F
34	XIV_21	0,52					P		
35	XXI_11	0,52	A		RS				
36	XIV_17	0,51					P		
37	XIX_8	0,51					P		
38	XXII_13	0,51					P		F
39	XIV_15	0,50					P		
40	XIV_16	0,50					P		
41	XIV_24	0,50					P		F
42	XXI_18	0,50	A					R	
43	XVIII_11	0,49	A					R	
44	XXII_11	0,48					P	R	
45	XXI_16	0,48	A	B					
46	XXI_17	0,47	A	B					→
47	XIV_2	0,47					P		
48	XIV_7	0,47					P		
49	XIX_7	0,46					P		
50	XIV_6	0,46					P		
51	XIV_22	0,46					P		F
52	XXI_10	0,45	A		RS				
53	XIX_6	0,44					P		
54	XXII_10	0,44					P	R	
55	XIX_1	0,44					P		
56	XXII_5	0,43					P		
57	XIX_16	0,42					P		
58	XXI_7	0,42	A		RS				
59	XIV_8	0,42					P		
60	XVIII_3	0,41	A	B					
61	XIV_3	0,40					P		
62	XXI_1	0,39	A	B					
63	XVIII_8	0,39	A	B					
64	XIX_9	0,38					P	R	
65	XXI_6	0,37	A	B					
66	XIV_19	0,37					P		

◨ Tabelle 18.6. *Fortsetzung*

Lfd. Nr.	Frage	R	A	B	RS	R	P	R	F
67	XXI_2	0,36	A		RS				
68	XXI_9	0,36	A		RS				
69	XXI_15	0,35	A	B					
70	XVIII_7	0,34	A	B					
71	XVIII_5	0,32	A	B	RS				
72	XIV_27	0,32					P		
73	XVIII_1	0,32	A					R	
74	XVIII_4	0,32	A	B					
75	XXI_5	0,31	A		RS				
76	XXI_8	0,31	A		RS				
77	XIV_28	0,30					P		
78	XVIII_6	0,28	A	B					
79	XXI_4	0,27	A		RS				
80	XXI_14	0,27	A	B					
81	XIV_26	0,26					P		
82	XVIII_9	0,25	A	B	RS				
83	XXI_12	0,25	A		RS				
84	XIX_13	0,25					P	R	
85	XIX_15	0,25					P		
86	XIX_3	0,24					P		
87	XXI_13	0,23	A		RS				
88	XIX_4	0,21					P		
89	XVIII_10	0,21	A	B					
90	XV_5	0,20					P		
91	XVIII_2	0,17	A	B					
92	XV_6	0,14					P		
93	XIV_14	0,09%					P		
94	XIX_2	0,01%					P		
95	XXI_3	-,08%	A		RS				
96	XV_3	-,36					P		

8

*Diese Variable ist ein Mittelwert aus den 16 Fragen. Bei 44-46 Personen wurde eine Wiederholungsmessung durchgeführt. Die mittlere Test-Retest-Korrelation der 16 Variablen beträgt 0,79. (s. Auflistung der 16 Fragen im Anschluss an den RGM-Fragebogen »Selbstregulation und Gesundheit«)
%: nicht signifikant von 0 verschieden

Relevanz von Belohnung in Familie und Beruf für den Gesundheitsstatus – Auswertung der Studie A

19.1 Einführung

Die multidisziplinäre Interventionsepidemiologie unternimmt den Versuch, unterschiedliche relevante Bereiche in ihrer Wechselwirkung zu erforschen. Sie konzentriert sich weniger auf die Replikation auf wichtige Studien im Rahmen einzelner Disziplinen, z. B. der medizinischen Soziologie. In Hinblick auf die besondere Bedeutung der Arbeiten von Johannes Siegrist wird hier ausnahmsweise ein kleines Replikationsexperiment seines Gratifikationsmodells vorgenommen.

Die Ergebnisse zeigen, dass das Gratifikationsmodell im Bereich berufliche Belohnung und Belohnung in der Ursprungsfamilie, das Siegrist mit großer Sorgfalt erforscht, auch in unseren Studien signifikante Ergebnisse vorweisen.

19.2 Material und Ergebnisse

In der Studie A an 1310 Personen gibt es für jeden dieser drei Begriffe eine Frage im RGM-Fragebogen »Berufsleben, Familie und Persönlichkeit«: die Fragen 13 (Ursprungsfamilie), 14 (Ausbildung) und 2 (Berufsleben).

Die Korrelationen zwischen diesen Fragen sowie mit dem Gesundheitsstatus GS (3 Stufen: gesund, chronisch oder erheblich krank, verstorben) sind alle hochsignifikant und haben folgende Werte:

	Frage 14	Frage 2	GS
Frage 13	0,42	0,29	0,42
Frage 14		0,21	0,25
Frage 2			0,36

Ein multivariates Regressionsmodell für GS liefert folgende Ergebnisse:

	ß	Varianzbeitrag	log10(p), gerundet
Frage 13	> 0	35,7	–17
Frage 14	> 0	1,7	n.sign.
Frage 2	> 0	27,4	–13

Für die Signifikanz p geben wir den Zehnerlogarithmus an, $\log10(p) = -17$ bedeutet also »p = 10

hoch minus 17«. Man erkennt, dass die Belohnungen in der Ausbildung für den Gesundheitsstatus multivariat nicht mehr relevant sind, während die in der Ursprungsfamilie und im Berufsleben eine annähernd gleichgewichtige Rolle spielen.

Die Fragen 3–7 laufen inhaltlich in gewissem Sinne ebenfalls auf Belohnungen im Berufsleben bzw. deren Gegenteil hinaus.

Bringt man sie alle neben Frage 13 und 14 ein, so liefern nur die Fragen 2 und 5 (soziale Unsicherheit) signifikante Beiträge, und das Gesamtergebnis stellt sich so dar:

	ß	Varianzbeitrag	log10(p), gerundet
Frage 13	> 0	30,5	–16
Frage 14	> 0	1,6	n.sign.
Frage 2	> 0	4,1	P = 0,002
Frage 5	< 0	4,0	P = 0,002

Zwischen den Fragen zu Belohnungen im Berufsleben (oder ihrem Gegenteil) ist also ein multivariater Verdrängungswettbewerb ausgebrochen, der den Varianzbeitrag der Frage 2 (der jetzt bei rechnerischer Konstanthaltung auch von 5 weiteren berufsbezogenen Fragen gilt) von 27,4 auf 4,0 reduziert, während der von Frage 13 nur wenig angetastet wird. In der Tat sind die Fragen 2–7 untereinander ähnlicher als mit Frage 13: Der mittlere Betrag der Interkorrelationen der Fragen 2–7 ist gleich 0,42, während er für deren Korrelationen mit Frage 13 gleich 0,31 ist.

Die Gesundheitsrelevanz von Belohnungssystemen verändert sich drastisch, wenn mehrere psychosoziale Variablen mit berücksichtigt werden, d. h. in die multivariate Analyse mit einbezogen werden. Die Ergebnisse konnten auch in der Studie A/B repliziert werden (▶ Kap. 15.11).

19.3 Relativierung der Relevanz von Belohnungen im Arbeitsleben

Belohnungen im Arbeitsleben werden in Frage 2 angesprochen.

Wir wollen darlegen, dass der Gesundheitseffekt dieser Variablen bei gleichzeitiger Berück-

sichtigung der gesamten Familien- und Persönlichkeitsdimension nicht nur völlig aufgehoben,
sondern sogar mehrfach überkompensiert werden
kann.

Das wird anhand der standardisierten partiellen Regressionskoeffizienten ß für den Gesundheitsstatus gezeigt (für »x mal zehn hoch y« schreiben wir x{y}).

	ß	Signifikanz
Belohnungen allein	0,28	6{-25}
Belohnungen	0,14	5{-8}
Fam-Pers-Dimension	0,40	4{-48}

Belohnungen sind für sich allein für den Gesundheitsstatus mit ß = 0,28 relevant (das ist auch die
einfache Korrelation).

Berücksichtigt man gleichzeitig die Fam-Pers-
Dimension, so wird ß auf 1/2 des ursprünglichen
Wertes reduziert, während ß für die Fam-Pers-
Dimension fast 3-mal so hoch ist. Das bedeutet:
Wenn eine Person bei den Belohnungen um 1
Standardeinheit ungünstiger liegt als eine andere,
dann kann sie den negativen Gesundheitseffekt
völlig ausgleichen, wenn sie auf der Fam-Pers-
Dimension auch nur um etwa 1/3 Standardein-
heit günstiger liegt. Wenn sie auf der Fam-Pers-
Dimension um 1 Standardeinheit günstiger liegt,
kann sie den negativen Gesundheitseffekt 2fach
überkompensieren.

Einfluss der Herkunftsfamilie
auf die Verhältnisse im Berufsleben

20.1　Zusammenfassung

In diesem Zwischenbericht wird die Hypothese geprüft, dass die Verhältnisse in der Familie, aus der der Befragte stammt, einen Einfluss nicht nur auf analoge Verhältnisse in seinem Arbeitsleben ausüben, sondern auch auf dessen 6 Hauptaspekte: Belastungen, persönliche Ressourcen, Relevanz eigener Fähigkeiten, eigene Gestaltungsmöglichkeiten, Belohnungen und globale Reaktion auf die Arbeitsbedingungen.

Der Einfluss der Familiensituation konnte auch bei Einsatz von starken Kontrollvariablen sehr gut gesichert werden.

Die 6 Hauptaspekte des Arbeitslebens sind für den Gesundheitsstatus in erheblichem Maße relevant.

Römische Zahlen bezeichnen die Abteilungen des Fragebogens.

20.2　Personengruppe

Dieser Analyse liegen 794 Personen der Geburtsjahrgänge 1901–1941 (Mittelwert = 1919,5) zugrunde, von denen 510 in den Jahren 1973–2002 (Mittelwert = 1988,2) gestorben waren. Es handelt sich um 691 Männer (87,0%) und 103 Frauen (13,0%).

Beschreibung der Variablen: Zusammengefasste Arb-Variablen

Die 33 Arb-Variablen aus XVIII und XXI wurden aufgrund inhaltlicher Gesichtspunkte folgenden Dimensionen, soweit passend, zugeordnet:

- Belastungen,
- persönliche Ressourcen,
- Relevanz eigener Fähigkeiten,
- eigene Gestaltungsmöglichkeiten,
- Belohnungen,
- globale Reaktion auf die Arbeitsbedingungen.

Anstelle von »Belastungen« wurde die umgekehrte Variable »Belastungsfreiheit« gebildet, womit alle Dimensionen »Positivvariablen« sind (d. h. miteinander und mit dem Gesundheitsstatus positiv korrelieren).

Den einzelnen Fragen wurde aufgrund inhaltlicher Gesichtspunkte ein positives oder negatives Vorzeichen zugewiesen und damit eine Rechenregel für die Bildung der zusammengefassten Variablen gewonnen:

Fragen aus XVIII (bzw. XIV):

- Belastungsfreiheit　　　　–02–06–10–11
- Ressourcen　　　　　　　+XIV.14
- Fähigkeiten　　　　　　　+05
- Gestaltungsmöglichkeiten　+04+09
- Belohnungen　　　　　　　+03+08–07
- Globale Reaktion　　　　　+01–13

Fragen aus XXI:

- Belastungsfreiheit　　　　+01+16–15–17
- Ressourcen　　　　　　　+02+03+04+05+
　　　　　　　　　　　　　07+08+09+11+
　　　　　　　　　　　　　12+13
- Fähigkeiten　　　　　　　+06
- Gestaltungsmöglichkeiten
- Belohnungen　　　　　　　+10–14
- Globale Reaktion　　　　　+18+19–20

Die Vorzeichen aller Fragen für die Bildung der zusammengefassten Variablen wurden anhand der Interkorrelationen der jeweils zu einer Dimension gehörenden Fragen empirisch geprüft. Es ergab sich, dass alle Variablenpaare mit gleichem/ungleichem Vorzeichen eine positive/negative Korrelation aufweisen. Somit erweist sich die inhaltliche Vorzeichenvergabe als in vollem Umfang empirisch gerechtfertigt.

Es war beabsichtigt, hier die Ergebnisse einer kanonischen Korrelationsanalyse zwischen den gebildeten 6 Dimensionen einerseits und den 33 Fragen andererseits mitzuteilen, die Auskunft darüber gegeben hätte, wie weit die gesamte in den 33 Variablen enthaltene Information in den 6 Dimensionen eingefangen ist. Leider gab es unüberwindliche Schwierigkeiten mit dem Programm.

Eine Verfeinerung könnte noch in der Verwendung quantitativer Gewichte für die einzelnen Fragen bestehen, wie sie aus Faktorenanalysen der jeweils zu einer Dimension gehörigen Variablen gewonnen werden können.

Die von der Familiensituation ausgehenden »Achsen«

Die Fragen XIV.22–24 sprechen die Verhältnisse in der Ursprungsfamilie des Befragten, also die Familienverhältnisse in seiner Kindheit und Jugend an, und zwar im Sinne von Zurückweisung, übermäßiger Bindung oder Autonomie mit liebevoller Akzeptanz. Hiermit stehen die »Typen« (XV–XVII) in einer nahe liegenden Analogie: Typ 1 (unerreichbare Nähe), Typ 2 (unerreichbare Distanz), Typ 4 (Autonomie und Selbstregulation). Weitere einschlägige Fragen sind XIV.15 (Isolationsleid), XIV.17 (hilfloses Gestörtsein) sowie XIV.04 und XIV.09 (Selbstregulation und Autonomie). Unter den Arbeitsvariablen sind es XVIII.06 (Störungen) und XVIII.07 (Zurücksetzung, Isolation). Wir sprechen von 3 »Achsen«

Statt »unerreichbare Nähe« könnte man auch »unerwünschte Distanz« und statt »unerreichbare Distanz« »unerwünschte Nähe« sagen.

Bei Achse 3 könnte man auf dem Gebiet des Arbeitslebens an einen Zusammenhang mit der Dimension »Gestaltungsmöglichkeiten« denken, doch diese dürften eher durch die Arbeitssituation als durch die Persönlichkeit des Befragten bestimmt sein (wobei aber auch daran zu denken ist, dass bestimmte Persönlichkeiten eher in bestimmte Arbeitssituationen hineinkommen).

20.3 Hypothesen

Die Verhältnisse in der Ursprungsfamilie sind den anderen Achsenvariablen zeitlich und daher auch kausal vorgeordnet. Wir erwarten, dass auf jeder der 3 Achsen ein korrelativer Zusammenhang zwischen der Familiensituation, den Persönlichkeitsvariablen und den Arb-Variablen besteht.

Da die Ausbildung der Persönlichkeitseigenschaften oder Verhaltensweisen nicht eindeutig durch die Familiensituation determiniert sein kann, erwarten wir, dass zur Erklärung des Endpunkts der Achsen 1 und 2 (der beiden Arb-Variablen aus XVIII) auch die unter »Persönlichkeit« zusammengefassten intermediären Variablen relevant sind.

Darüber hinaus erwarten wir, dass auch die (in ▶ Abschnitt 20.2) definierten Aspekte der Arbeitssituation durch die Familiensituation und die ihnen nachgeordneten intermediären Variablen beeinflusst werden.

20.4 Prüfung der Hypothesen

Die drei Achsen

Die Zusammenhänge innerhalb der Achsen stellen sich wie in ◻ Tabelle 20.1. gezeigt dar.

Diskussion:

— Aus Zl. 1–2 geht hervor, dass der Zusammenhang auf einer Familienachse mit einer entsprechenden Achsenvariablen stets erheblich stärker ist als der mit der anderen Achsenvariablen. Die Familiensituation wirkt sich also spezifisch im analogen Typ usw. aus.

— Zl. 3: Die Familienachse 3 korreliert stets negativ mit den Achsen 1 und 2 und (etwas stärker) positiv mit der Achse 3. Sie erweist also ihren übergreifenden Charakter gegenüber den spezifischen Risikoachsen 1 und 2.

— Zl. 4: Multiple Korrelationen. In erster Linie interessant sind die mit den beiden Arb-Variablen.

— Zl. 5: Die Arb-Variablen werden natürlich auch von den verschiedensten Verhältnissen am Arbeitsplatz beeinflusst sein. Wenn ein Einfluss der Familienvariablen 22–24 und der intermediären Variablen etabliert werden soll, sollten die Einflüsse der übrigen Arb-Variablen ausgeschaltet werden. Wir haben das in folgender Form getan: Aus allen Arb-Variablen außer XVIII.07 und 06 wurden die »factor scores« der ersten beiden unrotierten orthogonalen Faktoren berechnet (die 75% bzw. 13% der Varianz – nach Anpassung der Kommunalitäten – abdecken: Man erkennt eine starke Dominanz der 1. Dimension). Diese beiden Faktorendimensionen wurden für die Ergebnisse in Zl. 5 den Familienvariablen 22–24 hinzugefügt (wodurch sich die multiplen Korrelationen für die beiden Arb-Variablen gegenüber Zl. 4 erhöhen). Nun kann die Frage untersucht werden, ob die Familienvariablen noch einen signifikanten Beitrag leisten. Das Ergebnis (für x{y} lies »x mal 10 hoch y«) zeigt ◻ Tabelle 20.2.

Wir halten fest, dass die Familiensituation einen hoch spezifischen und statistisch bestens gesicherten Einfluss auf wahrgenommene Zurücksetzung

◘ Tabelle 20.1. Von Familiensituation ausgehende drei Achsen

Achse	Variablen				Leitbegriffe
	Familie	Persönlichkeit	Arbeit		
1	XIV.22	Typ 1	XIV.15	XVIII.07	Unerreichbare Nähe
2	23	2	17	06	Unerreichbare Distanz
3	24	4	–	–	Autonomie, Selbstregulation

Einfache bzw. multiple Korrelationen

			Intermediäre Variablen							Arb-Variablen	
			Typ 1	Typ 2	Typ 4	XIV.15	XIV.17	XIV.04	XIV.09	XVIII.07	XVIII.06
ZI	Unabh. Variable	Achse:	1	2	3	1	2	3	3	1	2
1	XIV.22	1	.70	.40	-.45	.72	.40	-.46	-.48	.58	.27
2	XIV.23	2	.49	.68	-.55	.48	.68	-.52	-.54	.35	.50
3	XIV.24	3	-.51	-.52	.63	-.50	-.54	.65	.67	-.46	-.41
4	22-24	–	.75	.71	.69	.76	.71	.69	.72	.61	.52
5	22-24	sowie 2 Arb-Faktoren								.67	.59

oder Störung im Arbeitsleben hat, auch wenn Zusammenfassungen aller sonstigen auf die Verhältnisse im Arbeitsleben bezüglichen Variablen kontrolliert werden.

Die sechs Hauptdimensionen der Arb-Variablen

Diese wurden in ▶ Abschnitt 20.1 eingeführt. Ähnlich wie für die beiden achsenbezogenen Arb-Variablen wurde geprüft, ob die Familienvariablen XIV.22–24 für jede der 6 Arb-Dimensionen bei Kontrolle aller übrigen einen signifikanten Beitrag leisten. Wir führen diejenigen Modelle auf, bei denen dies für mindestens eine der Familienvariablen der Fall ist. Die multiplen Korrelationen liegen zwischen 0,70 und 0,90 (◘ Tabelle 20.3).

Diskussion:

- *Belastungsfreiheit*: hängt klar mit Familienachse 2 (unerreichbare Distanz, Sich-gestört-Fühlen) negativ zusammen → einleuchtend.

- *Ressourcen*: hängen klar mit Familienachse 3 (Autonomie, Selbstregulation) positiv zusammen → einleuchtend.

- Achse 2 prädisponiert zur Wahrnehmung geringerer eigener Ressourcen → dieses Ergebnis kommt nur einmal und mit mäßiger Signifikanz (also auch, grob gesprochen, mäßiger Stärke) vor.

- *Fähigkeiten*: kommen eher bei unerwünschter Nähe (Achse 2) und bei Autonomie und Selbstregulation (Achse 3) ins Spiel → Letzteres wohl einleuchtend.

- *Gestaltungsmöglichkeiten*: werden von Achse 1 her (unerwünschte Distanz) stärker wahrgenommen → dieses Ergebnis kommt nur einmal und mit mäßiger Signifikanz (also auch, grob gesprochen, mäßiger Stärke) vor.

- *Belohnungen*: werden klar von Achse 1 her (unerwünschte Distanz) weniger und von Achse 3 her (Autonomie, Selbstregulation) stärker wahrgenommen.

◘ Tabelle 20.2

	XVIII.07		XVIII.06	
	Signifikanz von ß	Vorzeichen	Signifikanz von ß	Vorzeichen
XIV.22	1{–19}	+	0,95	*
XIV.23	0,28	*	3{–8 }	+
XIV.24	0,049	–**	0,42	*
Faktor1	3{–11}	–***	3{–10}	–***
Faktor2	4{–9 }	*	2{–7 }	*

* Irrelevant; ** das negative Vorzeichen ist sinnvoll, da XIV.24 eine »Positivvariable« (s. Abschnitt 20.2) und XVIII.07 in diesem Sinne eine Negativvariable ist; *** das negative Vorzeichen entspricht der Tatsache, dass Faktor 1 mit den »Positivvariablen« (s. Abschnitt 20.2) positiv korreliert und die abhängigen Variablen XVIII.07, 06 in diesem Sinne Negativvariablen sind.

◘ Tabelle 20.3. Signifikanz und Vorzeichen von ß (ns = nicht signifikant)

Abhängige Variable		Unabhängige Variablen neben 5 Arb-Dimensionen					
		XIV.22		XIV.23		XIV.24	
Achse:		1		2		3	
Belastungsfreiheit	*	ns		2{–9}	–	ns	
	**	ns		0,0083	–	ns	
Persönliche Ressourcen	*	ns		0,0055	–	0,00005	+
	**	ns		ns		0,0093	+
Fähigkeiten, relevante	**	ns		0,013	+	0,019	+
Gestaltungsmöglichkeiten	*	0,0048	+	ns		ns	
Belohnungen	*	7{–7}	–	ns		0,00005	+
	**	0,0050	–	ns		ns	
Globale Reaktion	*	0,015	–	0,049	–	0,0056	+
	**	ns		ns		0,00021	+

* Variablen nur aus XVIII, ** Variablen auch aus XXI (Personenzahl auf 232 reduziert)

– (Positive) *globale Reaktion* (Wohlbefinden, keine Erschöpfung, Zugehörigkeitsgefühl, Motiviertheit): hängt mit den beiden Risikoachsen negativ und mit Achse 3 (Autonomie, Selbstregulation) klar positiv zusammen → einleuchtend.

Als *Gesamtergebnis* lässt sich festhalten, dass ein Einfluss des Familienhintergrunds bei Kontrolle aller übrigen Arb-Dimensionen in mehreren Fällen klar nachgewiesen werden konnte.

20.5   Beziehungen zum Gesundheitsstatus

Der Gesundheitsstatus wurde in Form der Indikatorvariablen für »lebt ohne chronische Krankheiten oder stärkere Behinderungen« vs. »verstorben« verwendet und zu den 6 Arb-Dimensionen (s. oben) multivariat in Beziehung gesetzt, und zwar getrennt mit den Variablen aus XVIII und aus XIX (dort nur 232 Personen).

Die multiple Korrelation beträgt 0,65 bzw. 0,61, es ist also eine erhebliche Relevanz der auf das Arbeitsleben bezüglichen Verhältnisse für den Gesundheitsstatus gegeben. Verwendet man statt der 6 Arb-Dimensionen die 13 bzw. 20 Einzelvariablen, so beträgt die multiple Korrelation 0,67 bzw. 0,72.

Vor allem der Vergleich innerhalb von XVIII zwischen 0,65 und 0,67 stellt der Bildung der 6 Variablen ein hervorragendes Zeugnis aus: Bei den Einzelvariablen ist die multiple Korrelation nur um 0,02 höher, wobei auch noch durch die größere Anzahl der Regressoren ohnehin ein größerer positiver Bias des multiplen Korrelationskoeffizienten gegeben ist.

Was die Relevanz der einzelnen Variablen betrifft, so ist das Bild leider recht unterschiedlich:

- XVIII: Weit im Vordergrund steht die Variable »Ressourcen«; »Belohnungen« und »Reaktion« liefern gerade noch signifikante Beiträge. ß ist, wie zu erwarten, stets positiv. Die Erwartung, dass »Reaktion« die Auswirkungen der übrigen Arb-Variablen bilanziert und diese daneben nur geringere Beiträge liefern, erfüllt sich nicht.

  Lässt man »Reaktion« aus dem Modell weg, so ändert sich nichts Wesentliches, nur dass »Belohnungen« und die vorher insignifikante »Belastungsfreiheit« etwas aufgewertet werden.

- XIX (»Gestaltungsmöglichkeiten« ist hier nicht vertreten): Hier ist allein »Reaktion« signifikant und erfüllt somit die Erwartung an eine Bilanzvariable. Lässt man sie weg, so profitiert als einzige und massiv die »Belastungsfreiheit« (die in XVIII nur weit hinter »Ressourcen« gerade noch signifikant war). Auch hier sind die ß positiv.

20.6   Die Auswirkungen von frühkindlichen und gegenwärtigen Eltern-Kind-Beziehungen auf den Gesundheitsstatus bis ins Erwachsenenalter

20.6.1   Einführung

Frühkindliche Eltern-Kind-Beziehungen und die Beziehungen zwischen Kindern und Eltern bis in die Gegenwart der Befragung haben einen großen Einfluss auf die Gesundheit bis ins Erwachsenenalter.

So beeinflussen negative Erlebnisse des Kindes die Ausprägung von physischen Risikofaktoren (z. B. Zigarettenrauchen oder Alkoholkonsum) und sogar die Anzahl und Intensität von chronischen Entzündungen. Die Wirkung von negativen Kindheitserlebnissen und den negativen Beziehungen zwischen Kindern und Eltern bis in die Gegenwart korrelieren sogar mit konkreten chronischen Erkrankungen, die viele Jahre nach der Befragung erst diagnostiziert wurden.

Ein besonders markantes Beispiel die Brustkrebserkrankung: Hier wirken sich traumatische Trennungs- und Abweisungserlebnisse und eine unterbrochene liebevolle Beziehung zur Mutter bis in die Gegenwart in Kombination mit Mutterfixierung ohne Ablösung, verbunden mit Schwierigkeiten, die eigene Frauenrolle anzunehmen, offensichtlich als Risikofaktoren aus (s. statistische Ergebnisse).

Die gesamten Ergebnisse der Studie sind extrem differenziert und erlauben in vieler Hinsicht ein strategisches Vorgehen in der Praxis von allergrößter präventiv-medizinischer Relevanz. Sie greifen sogar in die aktuelle Diskussion über die Entstehung neuer Kinderkrippen und die Auswirkungen der Berufstätigkeit von Müttern ein.

20.6.2   Datenerfassung

1977 und 1978 wurde eine prospektive, repräsentative Studie an 1310 Personen durchgeführt. Bei 1284 Personen lagen Daten zur frühen Kindheit und Eltern-Kind-Beziehung vor (s. Fragenkatalog im Anhang).

Es wurden 1830 Personen angeschrieben. 520 Personen verweigerten die Teilnahme, sodass 1310 Personen befragt wurden.

Es wurden 41 psychische und physische Risikofaktoren erfasst. (In diesem Beitrag werden zwei Fragebögen berücksichtigt und drei physische Risikofaktoren: 1. Zigarettenrauchen, 2. Alkoholkonsum, 3. chronische Entzündungen)

Das Alter der Personen lag zum Zeitpunkt der Erstbefragung zwischen 36 und 77 Jahren, mit einem Mittelwert von 52 Jahren und einer Standardabweichung von 7,6 Jahren.

Ursprünglich wurden 678 Männer (51,8%) und 629 Frauen (48%) untersucht. Bei drei Personen liegen keine Geschlechtsangaben vor.

Im Jahr 1999 wurde die erste Recherche zum Gesundheitsstatus unternommen (Todesursachen, Inzidenzen, lebt gesund, d. h. ohne diagnostizierte chronische Erkrankung, sowie geistig und körperlich aktiv).

Die zweite Recherche wurde Ende 2003 unternommen.

festgestellt. Innerhalb der verstorbenen Frauen gab es 13-mal die Todesursache »Brustkrebs mit Fernmetastasen«. Zehn Personen aus der Gesamtpopulation verstarben an Pankreaskarzinom. (Diese beiden Krebsarten werden in Bezug auf frühkindliche Risikofaktoren beispielhaft in diesem Beitrag analysiert werden.)

Wir bezeichnen den Gesundheitsstatus bei der 1. Nachuntersuchung als GS1 und den bei der 2. Nachuntersuchung – der nur für die bei der 1. Nachuntersuchung noch lebenden Personen definiert ist – als GS2.

Wir haben die Todesfälle in 5-Jahres-Perioden eingeteilt und jeweils den Zusammenhang des Gesundheitsstatus mit den Kindheitsvariablen ermittelt. Von der frühesten Periode (bis 1985) bis zur letzten (1999–2003) zeigt sich eine gleichmäßige Abschwächung des Zusammenhangs. Die letzte Periode ist nur insofern etwas Besonderes, als hier der Zusammenhang nicht mehr signifikant ist.

Wir sind also vollauf zufrieden, und man kann jetzt in der Tat die letzte Periode im Endbericht (in Vorbereitung) mit den vorherigen zusammenfassen.

20.6.3 Ergebnisse

Abhängige Variablen

Als Kriteriumsvariable steht der Gesundheitsstatus bei der 1. Nachuntersuchung 1999 und bei der 2. Nachuntersuchung 2003 zur Verfügung (◘ Tabelle 20.4).

Bis 1999 sind von den 385 Verstorbenen 132 Personen durch Krebserkrankungen, 80 Personen durch Herzinfarkt oder Hirnschlag und 130 Personen an anderen Ursachen verstorben. Bei 43 Personen wurde der Tod, aber nicht die Todesursache

Unabhängige Variablen

Gesundheitsrelevanz der Fragen: einfache Korrelationen. Die Fragen 1–3, 7–10 und 14 wurden hypothetisch als Risikofaktoren, die übrigen (außer 16, die alle übrigen Fragen betrifft) als Gesundheitsfaktoren eingestuft, mit Ausnahme von Frage 13 (Anleitung zu Lernen, Disziplin, Benehmen). Die einfachen Korrelationen mit den GS1-Variablen zeigt ◘ Tabelle 20.5.

Die Vorzeichen der Korrelationen stimmen (bis auf die der nicht signifikant von Null verschiedenen von Frage 13) mit der hypothetischen Einstufung überein. Die höchste (negative) Relevanz kommt Frage 1 zu (traumatische Trennung von der Mutter). Weitere sehr ausgeprägte Relevanz hat unter anderem die Frage 10 (Abgabe des Kindes vom ersten bis vierten Lebensjahr an Unvertraute und sich abwechselnde Betreuer, z. B. Erzieher, wenig vertraute Verwandte usw.). Die Fragen 12 und 15 (kontinuierliches Zusammensein mit der Mutter und Stillen) haben ebenfalls eine sehr hohe Relevanz in Bezug auf einfache Korrelationen.

Die Korrelationen mit GS2 sind durchweg so niedrig und nicht signifikant von Null verschie-

◘ **Tabelle 20.4.** Gesundheitsstatus

	1999	2003	Kodierung
Gesund	319	219	2
Krank	580	617	1
Gestorben: 1999–2003 vor 1999	0 385	630 385	0
Summe	1284	1284	

Tabelle 20.5. Bivariate Ergebnisse zu GS1

Frage		Korrelation mit GS1
1	Schock auslösende räumliche Trennung von der Mutter (1.–4. LJ)	–0,51
2	Traumatisierendes Verhalten der Mutter gegenüber dem Kind (1.–4. Lj)	–0,34
3	Schock auslösendes väterliches Verhalten	–0,39
4	Kontinuierliche liebevolle Beziehung zwischen Mutter/Kind bis in Gegenwart	0,34
5	Kontinuierliche Anwesenheit eines unterstützenden Vaters	0,43
6	Kontinuierliche Anwesenheit motivierender Bezugspersonen	0,36
7	Mutterfixierung ohne innere Ablösung	–0,25
8	Vaterfixierung ohne innere Ablösung	–0,11
9	Berufstätigkeit der Mutter vom ersten bis vierten Lj.	–0,26
10	Abgabe des Kindes an Unvertraute, sich abwechselnde Personen (1.–4. Lj.)	–0.48
11	Abgabe des Kindes an vertraute Personen (1.–4. Lj.)	0,26
12	Kontinuierliches Zusammensein des Kindes mit der Mutter (1.–4. Lj.)	0,45
13	Intensives Lerntraining, z. B. Disziplin, Benehmen (1.–4. Lj.)	–0,02
14	Lernprobleme in Schule, Ausbildung oder Beruf	–0,49
15	Person wurde gestillt	0,43

den, dass sich eine Betrachtung der Vorzeichen erübrigt. Zu beachten ist, dass in GS2 nur die nicht früh verstorbenen Personen eingehen, doch es handelt sich noch um 899 Personen, also 70% der Ausgangsstichprobe.

Gesundheitsrelevanz der Fragen: multivariate Beziehungen. Die multivariate Gesundheitsrelevanz wurde mit einer schrittweisen Regressionsanalyse bestimmt. Sie beginnt bei der Variablen mit der betragshöchsten einfachen Korrelation (Frage 1) und nimmt nur noch Variablen hinzu, die einen signifikanten eigenen Beitrag zur Voraussage des Gesundheitsstatus liefern. Bei diesem Verfahren qualifizierten sich die in ● Tabelle 20.6 genannten Fragen.

Frage 1 ist also mit großem Abstand am relevantesten. Die Vorzeichen der 4 Fragen sind hypothesengemäß. Andere Fragen haben zwar, wie wir gesehen haben, erhebliche einfache Korrelationen mit dem Gesundheitsstatus, doch das, was sie erfassen, ist offensichtlich bereits implizit in den hier angeführten relevantesten Fragen enthalten. Mit diesen 4 Fragen wird eine multiple Korrelation von R = 0,63 mit GS1 erzielt.

Faktorenanalyse

Mit den Fragen 1–15 wurde eine unrotierte Hauptachsen-Faktorenanalyse mit iterativer Anpassung der Kommunalitäten gerechnet (● Tabelle 20.7).

Der 1. Faktor weist einen dominierenden Varianzanteil auf. Die Vorzeichen der Ladungen – bis auf die der beiden niedrigsten (Fragen 8 und 13) – sind genau die Umkehrungen der Vorzeichen der Korrelationen mit GS1. Es handelt sich also um einen Risikofaktor (der aber ebenso gut mit umgekehrtem Vorzeichen als Gesundheitsfaktor definiert werden könnte).

Auf dem 2. Faktor haben die Fragen 8 und 3 die höchsten Ladungen, es handelt sich um Traumata durch Vater und Vaterfixierung. Als nächstes folgen (mit negativem Vorzeichen) Frage 7 (Mutterfixierung) und Frage 5 (unterstützender Vater). Andere Fragen, in denen der Vater explizit erwähnt wird, gibt es nicht. Der Faktor arbeitet also sehr gut den inhaltlichen Gesichtspunkt »Vater« – unabhängig von der positiven oder negativen Rolle des Vaters – sowie seinen Gegenpol »Mutterfixierung« heraus.

Wir haben schon gesehen, dass multivariat eine multiple Korrelation von R = 0,63 mit GS1

◘ Tabelle 20.6. Erste Nachuntersuchung (GS1)

Frage		Varianzanteil	Vorzeichen
1	Traumatisierende Trennung von der Mutter	0,2948	–
5	Unterstützender Vater	0,0560	+
14	Lernprobleme	0,0329	–
3	Trauma durch Vater	0,0109	–

◘ Tabelle 20.7. Faktorenstruktur

Frage	Ladungen Faktor 1–3		
	F1	F2	F3
1	0,77	–0,07	0,21
2	0,65	–0,14	–0,01
3	0,58	0,45	–0,15
4	–0,66	–0,05	–0,05
5	–0,67	–0,27	0,37
6	–0,59	–0,04	0,20
7	0,43	–0,36	–0,26
8	0,06	0,57	0,20
9	0,47	–0,04	0,28
10	0,80	–0,05	0,18
11	–0,39	0,16	0,01
12	–0,83	0,03	–0,07
13	–0,07	0,05	0,18
14	0,76	–0,09	0,11
15	–0,72	–0,00	0,06
Varianz	5,67	0,83	0,54

Spezielle Fragen

Inhaltlich verwandte Fragen. Zu Kontrollzwecken erscheint es interessant, Fragen gemeinsam zu betrachten, die (sei es in positiver oder negativer Richtung) mehr oder weniger den gleichen Gegenstand haben. Es bieten sich an:

- Frage 1 (traumatische Trennung von der Mutter),
- Frage 2 (traumatisierendes Verhalten der Mutter)
- Frage 4 (kontinuierliche positive Beziehung zur Mutter),
- Frage 12 (kontinuierliches Zusammensein mit der Mutter)
- Frage 3 (traumatisierendes Verhalten des Vaters)
- Frage 5 (kontinuierliche positive Beziehung zum Vater)

Wir untersuchen zunächst die Korrelationen:

	Frage 12	Frage 4
Frage 1	0,58	–0,46
Frage 2	–0,50	–0,53

erzielt wird (oder R = 0,64, wenn man sämtliche Fragen 1–15 heranzieht). Der 1. Faktor leistet interessanterweise fast schon das Gleiche: Die Korrelation seiner »factor scores« mit GS1 beträgt r = 0,62. Das bedeutet, dass aus den bloßen Beziehungen der unabhängigen Variablen untereinander ohne Kenntnis der abhängigen Variablen fast schon ihre optimale Linearkombination zur Voraussage der abhängigen Variablen hervorgeht. Eine Interpretation dieser Tatsache stellen wir vorläufig zurück.

Die Korrelationen sind alle erheblich und in ihrer Richtung hypothesengemäß. Bemerkenswerterweise sind sie zwischen den beiden auf die äußeren (Fragen 1, 12) bzw. inneren (Fragen 2, 4) Verhältnisse bezüglichen Fragen jeweils etwas höher. Das stellt der erzielten Beantwortungsgenauigkeit ein gutes Zeugnis aus.

Die Korrelation zwischen Frage 3 und 5 beträgt –0,57, ist also ähnlich hoch und in der Richtung hypothesengemäß.

Nun setzen wir jeweils zwei einander entgegen gesetzte Fragen bei der Voraussage von GS1 in multivariate Konkurrenz zueinander:

- Fragen 1, 12
- Fragen 2, 4
- Fragen 3, 5

In allen 3 Fällen ergibt sich, dass beide Fragen (trotz ihrer inhaltlichen Nähe bei entgegen gesetzter Richtung) hochsignifikant bleiben und sogar annähernd gleiche Varianzanteile haben. Auch die umgekehrten Versionen der Fragen steuern also Wesentliches zur Voraussage des Gesundheitsstatus bei.

Korrelationen zwischen Kindheitsvariablen zu Rauchen, Alkohol und der Kombination von beidem (RA) (◘ Tabelle 20.8)

Multiple Korrelationen zwischen Kindheitsvariablen und Rauchen, Alkohol und Rauchen + Alkohol

(die stärkste Variable ist die Frage 1 »Separation des Kindes«):

Rauchen:	0,27
Alkohol:	0,29
Rauchen + Alkohol:	0,35

Alle Korrelationen größer als etwa 0,10 sind signifikant. Die Vorzeichen der signifikanten Korrelationen sind umgekehrt wie die Vorzeichen für den Gesundheitsstatus: Variablen, die zu weniger Rauchen und Alkohol führen, fördern den Gesundheitsstatus.

Korrelation zwischen chronischen Entzündungen und Kindheitsvariablen

Chronische Entzündungen (Anzahl, Dauer und Ausprägungsgrad) sind signifikante Prädiktoren für unterschiedliche Krebserkrankungen und gerade noch signifikant für Herzinfarkt und Hirnschlag.

Signifikante einfache Korrelationen (bivariat) mit chronischen Entzündungen sind die Fragen 1 (traumatische Separation), 4 (kontinuierliche Beziehung zur Mutter bis in die Gegenwart), 12 (kontinuierliche Beziehung zur Mutter vom ersten bis zum vierten Lebensjahr)und 15 (Stillen)

Multivariat bleibt das Stillen signifikant. Das heißt: Je weniger gestillt wird, desto mehr chronische Entzündungen entstehen.

Aversives Lernen – Lernen unter guten und schlechten familiären Beziehungen

Die Bedingungen für Lernschwierigkeiten (Frage 14) weisen hoch signifikante Interaktionen auf:

Die Disziplin (Frage 13) ist bei fehlenden positiven Beziehungen (Fragen 4–6) mit Lernschwierigkeiten verknüpft, aber die positiven Beziehungen mildern diesen Zusammenhang. Wenn sie stark ausgeprägt sind, kann mehr Disziplin sogar mit weniger Lernschwierigkeiten verknüpft sein, was wiederum sehr vernünftig ist.

Multivariate Beziehungen sämtlicher Kindheitsvariablen

1. Der Liste der einfachen Korrelationen mit dem Gesundheitsstatus wird eine Liste der multivariaten Beziehungen sämtlicher Variablen zusammen an die Seite gestellt. Dabei sind nur noch folgende Variablen signifikant:

◘ Tabelle 20.8. Multiple Korrelationen

Frage	Korrelationen mit		
	Rauchen	Alkohol	Rauchen + Alkohol
1	0,19	0,18	0,24
2	0,05	0,03	0,05
3	0,21	0,16	0,24
4	–0,15	–0,11	–0,17
5	–0,17	–0,18	–0,23
6	–0,17	–0,14	–0,20
7	–0,01	0,01	–0,00
8	0,12	0,05	0,11
9	0,11	0,11	0,14
10	0,17	0,14	0,20
11	–0,11	–0,08	–0,12
12	–0,14	–0,15	–0,19
13	0,03	–0,01	0,01
14	0,19	0,16	0,23
15	0,17	0,15	0,21

Erklärte Varianz:
- Frage 1:   Traumatsche Trennung
             von der Mutter   8,8
- Frage 14: Lernprobleme   4,3
- Frage 5:   Negative Rolle des Vaters 2,5
- Frage 3:   Positive Rolle des Vaters 2,3

2. Wenn man sich auf die Variablen »kontinuierliches Zusammensein des Kindes mit der Mutter vom ersten bis vierten Lebensjahr« (Frage 12), »ununterbrochene, kontinuierliche, liebevolle Beziehung zwischen Mutter und Kind bis in die Gegenwart« (Frage 4) und »Stillen« (Frage 15) beschränkt, sehen die multivariaten Gesundheitsrelevanzen so aus:

Erklärte Varianz:
- kontinuierliches Zusammensein Mutter/Kind (1.–4. Lj.):
  34,2 (hoch signifikant)
- ununterbrochene   Mutter/Kind-Beziehung bis in die Gegenwart: 1.6 (gerade noch signifikant)
- Stillen: 2.5 (signifikant)

Das »kontinuierliche Zusammensein des Kindes mit der Mutter vom ersten bis zum vierten Lebensjahr« (liebevolle Beziehung ohne schmerzlich-traumatische Unterbrechungen, Mutter reagiert auf die Bedürfnisse des Kindes) ist also mit großem Abstand dominierend.

Gerade noch signifikant gesundheitsfördernd ist die ununterbrochene Mutter-Kind-Beziehung bis in die Gegenwart. Das Stillen ist ebenfalls gesundheitsfördernd relevant bis ins hohe Alter.

Berufstätigkeit der Mutter vom ersten bis zum vierten Lebensjahr (◨ Tabelle 20.9)

◨ Tabelle 20.9 zeigt, dass ziemlich alles Negative positiv und alles Positive negativ mit der Berufstätigkeit verbunden ist.

Besonders starke Korrelationen mit der Berufstätigkeit der Mutter sind die Folgenden:
- traumatische Trennung von der Mutter (Frage 1),
- traumatisierendes Verhalten der Mutter dem Kind gegenüber (Frage 2),

◨ **Tabelle 20.9.** Korrelationen mit Frage 9 (Berufstätigkeit der Mutter vom ersten bis zum vierten Lebensjahr) mit anderen Variablen

Frage		Korrelation mit Frage 9
1	Traumatisierende Trennung von der Muter	0,47
2	Traumatisierendes Verhalten der Mutter	0,22
3	Traumatisierendes Verhalten des Vaters	0,21
4	Kontinuierliche Beziehung Mutter/Kind bis in die Gegenwart	−0,27
5	Kontinuierliche Beziehung Vater/Kind bis in die Gegenwart	−0,22
6	Kontinuierliche Anwesenheit motivierender Personen	−0,19
7	Mutterfixierung	0,18
8	Vaterfixierung	0,04
10	Abgabe an unvertraute Betreuer	0,51
11	Abgabe an vertraute Betreuer	−0,08
12	Kontinuierliches Zusammensein mit der Mutter (1.–4. Lj.)	−0,46
13	Intensives Anhalten zum Lernen	−0,01
14	Lernprobleme	0,35
15	Stillen	−0,28

Korrelation der Frage 9 mit dem Gesundheitsstatus: −0,26

— Unterbrechung der Kontinuität Kind/Mutter in den ersten vier Lebensjahren (Frage 12).

Einige konkretere Konsequenzen der Gesundheitsrelevanz in Bezug auf die Berufstätigkeit der Mutter

Um die Auswirkungen der Kindheitsvariablen auf den späteren Gesundheitsstatus des Kindes anschaulicher mit Hilfe von Prozentzahlen darzustellen, wurden die Fragen 1–15, die ja alle mit einer quantitativen Antwortskala [0–7 bzw. nach oben offen (x15 Stillen)] versehen sind, am Mittelwert dichotomisiert, sodass jeweils zwei annähernd gleich große Gruppen entstehen: Eigenschaft unterdurchschnittlich oder überdurchschnittlich ausgeprägt. Wir gehen von der Berufstätigkeit der Mutter (Frage 9) aus und betrachten Risikofaktoren, die damit stärker assoziiert sind, und zwar: Frage 1 (traumatische Trennung von der Mutter), Frage 10 (Abgabe an unvertraute Personen) und Frage 11 (an vertraute Personen), Frage 14 (Lernschwierigkeiten) und Frage 15 (Stillen). Wir betrachten den mittleren Gesundheitsstatus in den jeweils entstehenden 4 Gruppen:

Frage 9	Frage 1	N	Mittlerer GS
–	–	421	1,23
–	+	121	0,62
+	–	202	1,25
+	+	312	0,46

– Variable unterdurchschnittlich ausgeprägt, + Variable überdurchschnittlich ausgeprägt

Man erkennt, dass Berufstätigkeit und traumatische Trennung assoziiert sind: Bei unterdurchschnittlicher Berufstätigkeit ist sie eher selten, bei überdurchschnittlicher überwiegt sie. Die traumatische Trennung wirkt immer negativ, bei Berufstätigkeit noch etwas stärker (aber der Unterschied kann nur bei etwas großzügigen Anforderungen als signifikant gelten). Liegt keine traumatische Trennung vor, so macht die Berufstätigkeit so gut wie keinen Unterschied. Liegt eine vor, so kann sie auch durch Verzicht auf Berufstätigkeit nicht völlig kompensiert werden.

Frage 9	Frage 10	N	Mittlerer GS
–	–	359	1,25
–	+	183	0,79
+	–	150	1,34
+	+	365	0,53

Diese Tabelle entspricht strukturell völlig der vorigen, man kann in der Beschreibung einfach »traumatische Trennung« durch »Abgabe an Unvertraute« ersetzen. Nur die Unterschiedlichkeit der Auswirkung ist für »Abgabe« signifikant: Bei überdurchschnittlicher Berufstätigkeit wirkt sich diese stärker negativ aus als bei unterdurchschnittlicher.

Betrachten wir nun die Abgabe an vertraute Personen:

Frage 9	Frage 11	N	Mittlerer GS
–	–	281	1,00
–	+	260	1,18
+	–	340	0,61
+	+	375	1,07

Hier ist der GS in 3 der 4 Gruppen ziemlich gleich, nur bei Berufstätigkeit ohne Abgabe an vertraute Personen ist er erheblich schlechter.

Frage 9	Frage 14	N	Mittlerer GS
–	–	348	1,31
–	+	160	0,65
+	–	198	1,15
+	+	289	0,49

Lernschwierigkeiten sind mit mütterlicher Berufstätigkeit deutlich assoziiert und wirken sich stets stark negativ auf den GS aus. Die Berufstätigkeit selbst hat davon unabhängig einen leicht negativen Effekt.

Schließlich das Stillen:

Frage 9	Frage 15	N	Mittlerer GS
–	–	181	0,81
–	+	163	1,43
+	–	304	0,64
+	+	82	1,37

Stillen ist bei Berufstätigkeit erheblich seltener. Es wirkt sich stets stark positiv aus. Die Berufstätigkeit selbst hat davon unabhängig einen leicht negativen Effekt.

Multivariate Korrelationen bei Einführung von 21 Variablen in Bezug auf:[2]

A) 11 Arbeitsvariablen

F) 3 Familienvariablen

P) 7 Persönlichkeitsvariablen

Die multiple Korrelation mit dem Gesundheitsstaus beträgt für die Kindheitsvariablen allein sowie für die AFP-Variablen allein je $R = 0,72$, für beide Komplexe zusammen $R = 0,81$.

Führt man auf dieser Grundlage eine Diskriminanzanalyse für den Gesundheitsstatus (verstorben, krank, gesund) durch, so zeigt sich für die Extremkategorien:

Eine Zurückführung der AFP-Variablen auf die Kindheitsvariablen gelingt sehr gut, am besten bei P1 (Schockerlebnis), multiple Korrelation $R = 0,62$, und P3 (Unlust), $R = 0,59$. Die meisten R sind größer als 0,45 (z. B. das Stillen).

Speziell was die Familienvariablen (F1–3) betrifft:

- F1 ist mit $R = 0,52$ zurückführbar insbesondere auf die Fragen 1–4
- F2 ist mit $R = 0,47$ zurückführbar insbesondere auf die Fragen 12, 3, 4 (12 ist die Umkehrung von 1)
- F3 ist mit $R = 0,30$ zurückführbar insbesondere auf die Fragen 14 und 6 = positive Personen, z. B. Lehrer

Die beiden letztgenannten Beziehungen (mit F3) sind sehr sinnvoll und sprechen für die Zuverlässigkeit der Daten.

Auswirkungen des Gestilltwerdens im Kontext weiterer Kindheitsbedingungen

Frage 15 (Stillen), bei der es (realistischerweise) bei 43% der Probanden keine Angabe gibt, wurde durch Vernachlässigung der Stilldauer auf ja/nein reduziert. Diese Variable wurde jeweils gemein-

□ **Tabelle 20.10.** Auswirkungen des Gestilltwerdens

Frage Nr,	ß (Stillen)	ß (andere Fragen)	Verhältnis
1	0,10	−0,16	0,62
2	0,15	−0,11	1,36
3	0,14	−0,12	1,17
4	0,15	0,10	1,50
5	0,13	0,13	1,00
6	0,15	0,11	1,36
7	0,18	−0,05	3,60
8	0,20	−0,04	5,00
9	0,18	−0,05	3,60
10	0,10	−0,12	0,83
11	0,17	0,09	1,89
12	0,11	0,12	0,92
13	0,20	n,sig,	–
14	0,10	−0,13	0,77

sam mit einer der übrigen Kindheitsfragen zum Gesundheitsstatus bei der Nachuntersuchung in Beziehung gesetzt, um die Frage zu beantworten, wie weit durch das Stillen andere negative Kindheitsbedingungen kompensiert werden können. Die Stillvariable wurde so kodiert, dass sie ungefähr die gleiche Standardabweichung wie die anderen Variablen bekam, sodass die Regressionskoeffizienten unmittelbar miteinander verglichen werden können. □ Tabelle 20.10 zeigt die Ergebnisse.

Man erkennt aus der Spalte »Verhältnis (der Beträge)«, dass das Stillen nur in 4 Fällen (Fragen 1, 10, 12, 14) nicht ohne weiteres in der Lage ist, erhebliche Mängel auf anderen Gebieten zu kompensieren. Natürlich sind viele Mängelvariablen (wie traumatische Trennung von der Mutter, mütterliche Berufstätigkeit usw.) negativ mit dem Stillen assoziiert, doch in den (verhältnismäßig wenigen) Fällen, in denen doch gestillt wurde, kommt es zu der aus der Tabelle ersichtlichen Kompensation oder Überkompensation.

---

[2] siehe Fragebogen »RGM Berufsleben, Familie und Persönlichkeit

Beziehung zwischen Stillzeit und Auswirkungen auf den Gesundheitsstatus. Für das Stillen (Frage 15) wurde ja auch die Dauer in Monaten erfasst. Für die Fälle, in denen gestillt wurde, wurde die Abhängigkeit des Gesundheitseffekts von der Dauer untersucht, mit folgendem Ergebnis:

Stillen:

Dauer (Monate)	N	Regressions-koeffizient	Signifikanz
>0	315	0,017	$p < 0,00001$
12	218	0,012	$p < 0,05$
18	154	0,005	n.s.

Innerhalb aller Fälle mit Stillen (Dauer > 0) ist also bestens gesichert, dass eine längere Dauer positive Gesundheitsspätfolgen mit sich bringt. Auch für Zeiträume ab 12 Monaten ist es noch gesichert, nicht aber für Zeiträume von 18 Monaten an aufwärts. Der Regressionskoeffizient ist hier erheblich niedriger geworden, sodass der Mangel an Signifikanz nicht nur mit der geringeren Fallzahl zusammenhängt.

Gesundheitliche Auswirkungen der Kindheitsvariablen bis ins Alter

Prädiktion von Brustkrebs und Pankreaskarzinom aufgrund von Variablen aus der Ursprungsfamilie. In der repräsentativen Stichprobe gibt es 13 Personen, die an Brustkrebs erkrankt sind, und 10 Personen, die an Pankreaskarzinom erkrankt sind. In beiden Fällen vermuten wir einen Zusammenhang mit den Kindheitsvariablen.

Für den Brustkrebs wurde die Hypothese aufgestellt, dass 1. Mutterfixierung (Frage 7) und 2. das Verhältnis der Mutter zum Kind (Frage 1 = traumatisierende, Schock auslösende räumliche Trennung von der Mutter, Frage 2 = Schock auslösende Abweisungen des Kindes durch die Mutter, Frage 4 = ununterbrochene, kontinuierlich liebevolle Beziehung zur Mutter, Frage 12 = kontinuierliches Zusammensein des Kindes mit der Mutter vom ersten bis zum vierten Lebensjahr) relevant sind, und zwar wie folgt:

ai) Eine Schock auslösende Beziehung in den ersten vier Lebensjahren (durch räumliche Tren-

nung oder Abweisungserlebnisse durch die Mutter) in Kombination mit einer Mutterfixierung (in der Regel als Antwort auf traumatische Trennungserlebnisse) sind Prädiktoren für die spätere Brustkrebsentwicklung. Die ausgeprägte Mutterfixierung ohne erfolgte innere Ablösung impliziert auch, dass die Frau in der Kindrolle verharrt und nicht in der Lage ist, sich mit ihrer Frauenrolle zu identifizieren.

aj) Weitere Bedingung ist das Fehlen einer ununterbrochenen gegenseitig liebevollen Mutter-Kind-Beziehung in den ersten vier Lebensjahren (Frage 12), die sich bis in die Gegenwart erstreckt (Frage 4).

Diese Hypothesen konnten bestätigt werden. In einem logistischen Regressionsmodell erwiesen sich Frage 7 und jeweils eine der 4 anderen Fragen auch bei gleichzeitigem Einsatz als positiv oder negativ (Fragen 4, 12) relevant (stets $p < 0,05$).

Für das Pankreaskarzinom erwiesen sich Frage 2 (traumatisierendes Verhalten der Mutter) und Frage 8 (Vaterfixierung) auch bei gleichzeitigem Einsatz als positiv relevant ($p < 0,001$ bzw. $p < 0,0001$).

Kindheitsbedingungen für Gesundheit und hohes Alter. In der Heidelberger Stichprobe von 1310 Personen wurden diejenigen ausgesucht, die bei der Nachuntersuchung 1999 ein Alter von mindestens 80 Jahren erreicht hatten und an keiner schweren oder chronischen Krankheit litten. Das trifft auf 58 Personen zu. Diese Eigenschaft wurde multivariat zu den Fragen über Kindheitsbedingungen (K1–15), 3 weiteren Fragen zur Ursprungsfamilie (F1–3) und 7 Fragen zur Persönlichkeit (P1–7) in Beziehung gesetzt. Bei einer schrittweisen Regression qualifizierten sich:

1. K15 (Stillen) und
2. K4 (positive Mutterbeziehung).

Mit diesen beiden Variablen kann die Eigenschaft mit $R = 0,43$ vorausgesagt werden.

Ohne Rücksicht auf den Gesundheitszustand hatten 135 Personen ein Alter von mindestens 80 Jahren erreicht. Bei der schrittweisen Regression treten dann hinzu:

1. K3 (negative Vaterbeziehung),
2. F2 (Anerkennung),
3. K6 (andere positive Bezugspersonen)

und die multiple Korrelation erhöht sich auf $R = 0,48$.

Frühe Kindheit und berufliche Frühberentung.
Aus der Gesamtpopulation wurden 114 Personen (9,1%) frühberentet. Als Kriterium für eine Frühberentung wurde das 55. Lebensjahr herangezogen.

Hier setzen sich in multivariater Konkurrenz zu drei Familien- und 7 Persönlichkeitsvariablen sowie zu den restlichen Variablen aus der Mutter-Kind-Beziehung zwei Kriterien als hoch signifikant durch. Obwohl die Korrelationen nicht besonders hoch sind, ist das Ergebnis jedoch auf Grund der Größe der Stichprobe extrem signifikant. Es handelt sich um die Frage 1 (traumatisierende, Schock auslösende räumliche Trennung des Kindes von der Mutter in den ersten 4 Lebensjahren) und Frage 2 (Abgabe des Kindes vom ersten bis vierten Lebensjahr an unbekannte, unvertraute und sich abwechselnde Betreuer).

	r	Signifikanz
Kindheit, Frage 1	0,26	$p < 0,000\,000\,000\,000\,000\,1$
Kindheit, Frage 10	0,26	$p < 0,000\,000\,000\,000\,000\,1$

Auf Grund der extrem hohen Signifikanz handelt es sich hier um eine absolut sichere Aussage.

20.6.4 Zusammenfassung der Ergebnisse

A) Auswertung der 15 familienbezogenen Fragen
1. Schock auslösende räumliche Trennung von der Mutter vom ersten bis vierten Lebensjahr ist ein äußerst stark ausgeprägter Risikofaktor, der sich gesundheitsschädigend bis ins hohe Alter auswirkt.
2. Die restlichen 14 Faktoren wirken sich dann gesundheitsschädlich aus, wenn sie als Symptome von gestörten Familienverhältnissen auftreten, so z. B. »traumatisierendes Verhalten der Mutter«, »Schock auslösendes Verhalten des Vaters«, »Abgabe des Kindes an unvertraute und sich abwechselnde Personen« usw.

3. Die gesundheitsrelevanten Faktoren in der Ursprungsfamilie korrelieren alle mit Faktoren, die ein gesundes Familienleben ausmachen, z. B. »kontinuierliches und gegenseitig liebevolles Zusammensein des Kindes mit der Mutter«, »kontinuierliche, liebevolle Beziehung zu Mutter und Vater bis in die Gegenwart« sowie »kontinuierliche Anwesenheit von motivierenden und positiv erlebten Personen in Schule und Ausbildung«.
4. Wenn eine frühe Abgabe des Kindes an unvertraute und sich abwechselnde Personen erfolgt, die ihrerseits Lernziele formulieren und beanspruchen, dann entsteht aversives Lernen mit möglichen Folgen von Konzentrationsschwierigkeiten bis ins Erwachsenenalter.
5. Bei multivariater Auswertung der 15 Fragen zeigt sich, dass die traumatische Trennung von der Mutter in den ersten Lebensjahren noch immer die zentrale Rolle spielt. Hier kommt der unterstützenden Rolle des Vaters eine signifikant positive Funktion zur Aufrechterhaltung der Gesundheit zu, während ein traumatisierendes väterliches Verhalten signifikant gesundheitsschädlich ist. Lernprobleme, die durch aversives Lernen entstanden sind, haben ihrerseits eine negative Gesundheitsrelevanz. Die 4 Fragen haben eine sehr hohe Bedeutung für die Aufrechterhaltung der Gesundheit (multiple Korrelation $R = 0,63$).
6. Die Ergebnisse der Faktorenanalyse sind ebenfalls sehr beeindruckend. Die Ladungen auf dem ersten Faktor bestätigen die gesundheitliche Relevanz der 15 Fragen mit Ausnahme der Fragen 8 und 13. Der Faktor 2 zeigt eine höchste Ladung auf den Fragen 3 und 8, also auf den Fragen »Vaterfixierung« und »permanent erlebte Traumatisierung durch den Vater«. Personen, die also vom Vater einerseits traumatisiert werden und andererseits an ihm extrem orientiert sind, haben ebenfalls einen krankheitserzeugenden Dysstress.
   Die Faktorenanalyse zeigt ja zunächst generell den Zusammenhang zwischen den einzelnen Fragen auf. In Bezug auf unsere Ergebnisse ergab sich aber auch, dass ein Faktor ein hoch signifikanter Prädiktor für den Gesundheitsstatus ist. (multiple Korrelation von $R = 0,62$)

4. Die größte Anzahl der Fragen (mit Ausnahme von Frage 7 und 13) zeigen eine positive bivariate und multivariate Korrelation zu Rauchen, Alkoholkonsum sowie zu Rauchen plus Alkoholkonsum. Hier sind die die Gesundheit aufrechterhaltenden und die krankmachenden Faktoren aus der Ursprungsfamilie positiv korreliert mit Sucht. Ebenfalls gibt es eine positive Korrelation von Faktoren aus der Ursprungsfamilie mit chronischen Entzündungen im Erwachsenenalter. In Bezug auf diese Korrelationen ist das Stillen besonders relevant.

   Die Beziehung zwischen physischen Risikofaktoren und Kindheitsvariablen erklärt den Zusammenhang zwischen chronischen Erkrankungen und Erlebnissen aus der Ursprungsfamilie. (So gibt es auch einen Zusammenhang zwischen Kindheitsvariablen, Herzinfarkt und anderen Krebserkrankungen, die in diesem Bericht aber nicht erwähnt sind.)

5. Bei unterschiedlichen multivariaten Auswertungen tritt als der wichtigste Krankheitsfaktor immer wieder die traumatische Trennung des Kindes von der Mutter in den ersten vier Lebensjahren auf, während die zwei wichtigsten gesundheitsrelevanten Faktoren das »kontinuierliche, liebevolle Zusammensein zwischen Mutter und Kind in den ersten vier Lebensjahren« und »das Stillen« sind.

6. Die Berufstätigkeit der Mutter in den ersten vier Lebensjahren zeigt eine negative einfache Korrelation zum Gesundheitsstatus, d. h., dass in der Gruppe der berufstätigen Mütter (berücksichtigt wurde die zeitliche Intensität der Berufstätigkeit – nie, selten, immer usw.) signifikant mehr Kinder im Erwachsenenalter bis hin ins hohe Alter verstarben oder chronisch krank wurden und weniger Personen gesund geblieben sind. Die Kinder von berufstätigen Müttern erlebten beispielsweise signifikant häufiger eine traumatisierende Trennung von der Mutter, wurden seltener gestillt und hatten seltener ein kontinuierliches, liebevolles Zusammensein mit der Mutter.

7. Es gibt auch kompensatorische Faktoren, die die negativen Wirkungen der Berufstätigkeit der Mutter für den Gesundheitsstatus aufheben: z. B. »Abgabe des Kindes vom ersten bis vierten Lebensjahr an vertraute Personen« (Frage 11), »Stillen« (Frage 15) usw.

8. Die Ergebnisse der Berufstätigkeit der Mutter unter unterschiedlichen Bedingungen sind auf S. 196 konkretisiert. Auch das Stillen wird auf S. 197 ausführlich dargestellt. Dabei zeigt sich, dass das Stillen in der Lage ist, unterschiedliche Mängel zu kompensieren. In vier Fällen zeigt sich jedoch, dass das Stillen nicht mehr in der Lage ist, die negativen Gesundheitswirkungen aufzuheben. Es handelt sich dabei um die folgenden vier Faktoren:
   - traumatisierende räumliche Trennung des Kindes von der Mutter (Frage 1),
   - Abgabe des Kindes vom ersten bis vierten Lebensjahr an unvertraute Personen (Frage 10),
   - Fehlen eines kontinuierlichen Zusammenseins zwischen Mutter und Kind vom ersten bis vierten Lebensjahr (Frage 12),
   - massive Lernprobleme in Ausbildung und Berufstätigkeit (Frage 14).

   In Bezug auf die Dauer des Stillens zeigt sich, dass die Länge der Stillzeit positive gesundheitliche Auswirkungen hat. Dies kann bis zu einer Stillzeit von 18 Monaten nachgewiesen werden (s. oben) Eine Stillzeit über 18 Monate hat keine signifikanten gesundheitlichen Auswirkungen mehr.

9. Spezifische Kindheitsvariablen erscheinen sogar als Prädiktoren für Brustkrebs, Pankreaskarzinom und Gesundheit bis ins hohe Alter. Hier zeigt sich, wie nützlich es ist, auch in der Krebsforschung oder Gerontologie die zu erforschenden Bezugssysteme auszuweiten und dabei einen Bogen bis in die frühe Kindheit zu spannen.

   Zwei Kindheitsvariablen (Frage 1 und 10) sind sogar extrem signifikante Prädiktoren für die Frühberentung.

B) Bei Einbeziehung weiterer Variablen aus dem Arbeitsleben, der aktuellen Familie und von Persönlichkeitsvariablen (s. Fragebogen unter 307) zeigt sich, dass die multiple Korrelation mit dem Gesundheitsstatus bei Berücksichtigung der Kindheitsvariablen genauso ausgeprägt ist wie unter

Berücksichtigung der Arbeits-, Familien- und Persönlichkeitsvariablen ($R = 0{,}72$).

Eine Zurückführung der aktuellen Dysstressvariablen (Arbeit, Familie und Person) gelingt sehr gut ($R = 0{,}62$). Dieses Ergebnis unterstreicht die Auswirkungen der Verhältnisse aus der frühen Kindheit auf Verhaltensweisen im Erwachsenenleben.

Multivariate Korrelationen zu weiteren 21 Variablen aus dem Fragebogen »RGM – Berufsleben, Ursprungsfamilie und Persönlichkeit«:

Die ersten 11 Fragen beziehen sich auf das Berufsleben, die nächsten 3 auf Familienvariablen und die letzten 7 auf Persönlichkeitsvariablen.

Nun wurden alle Variablen aus den beiden Fragebögen (RGM-Fragebogen zur »Mutter-Kind-Beziehung« und RGM-Fragebogen »Berufsleben, Ursprungsfamilie und Persönlichkeit«) in Bezug auf die Gesundheitsrelevanz multivariat ausgewertet. Hierbei ergaben sich sechs wichtigste Variablen: zwei davon aus dem Gebiet der Persönlichkeit, eine aus dem Arbeitsleben und drei Variablen aus der Ursprungsfamilie.

Auf dem Gebiet der Persönlichkeit: traumatische Schockerlebnisse mit nachhaltiger Wirkung und negative Lustdifferenz in der Gegenwart (Unlustgefühle und Unwohlsein sind ausgeprägter als Wohlbefinden und Lust).

Im Berufsleben: Stärkste Variable ist der Kontakt mit konstruktiven Persönlichkeiten im Arbeitsleben, die bemüht sind, die Leistungen anzuerkennen und zu fördern sowie die Schwächen nicht zu betonen und so weit wie möglich zu kompensieren (also das direkte Gegenteil vom üblichen Mobbing und der Betonung von Schwächen, die schon systematisch in der Schule beginnt).

In Bezug auf die Ursprungsfamilie (frühe Mutter-Kind-Beziehung): Hier setzen sich drei Variablen durch. Zunächst einmal die traumatische Trennung des Kindes von der Mutter in den ersten vier Lebensjahren und das Fehlen eines positiv unterstützenden Vaters. Ebenfalls setzen sich die Lernschwierigkeiten durch. Hier ist eine besonders dramatische soziale Situation gegeben. Einerseits werden Kinder gezwungen, in aversiven, also für sie emotional unguten familiären Beziehungen zu lernen, andererseits werden sie in Schule und Ausbildung auf ihre Schwierigkeiten eher hingewiesen, anstatt ihnen bei deren Überwindung zu helfen (z. B. durch Anerkennung ihrer ganz individuellen Stärken und Nichtbeachtung der Schwächen). Außerdem haben wir in empirischen Studien nachgewiesen, dass gerade besonders hochbegabte Kinder häufig in den ersten Schuljahren extreme Schwierigkeiten beim elementaren Lernen aufweisen. Ebenfalls konnten wir zeigen, dass Kinder, die in den ersten vier Lebensjahren traumatisch erlebte Separationen von der Mutter erfuhren und zusätzlich von der Mutter abgewiesen wurden und die dann noch von den Lehrern aufgrund von Lernschwierigkeiten in den ersten vier Schuljahren nicht akzeptiert wurden, zu 88% nicht in der Lage waren, einen Beruf zu erlernen bzw. einer Arbeitstätigkeit nachzugehen. (Beides wird im Buch »Lustvoll gesund« publiziert werden.)

Zusammenfassung

Die Ergebnisse sind vielschichtig, extrem differenziert und für viele praktische Fragestellungen relevant. So kann zum Beispiel auch in Bezug auf die aktuelle Diskussion über Kinderkrippen folgende Konsequenz gezogen werden:

1. Wenn sichergestellt werden kann, dass die Kinder an vertraute und sich nicht abwechselnde Erzieher abgegeben werden können, dass die Kinder bei Bedarf ausreichend gestillt werden (bis zu 18 Monate), dass eine kontinuierliche Mutter-Kind-Beziehung in den ersten vier Jahren garantiert ist und dass kein aversives Lernen stattfindet (Lernen unter emotionalem Dysstress), dann kann ein Aufenthalt in der Kinderkrippe möglicherweise ohne negative gesundheitliche Langzeiteffekte und Lernschwierigkeiten stattfinden, und dies sogar bei Berufstätigkeit der Mutter.
   Eine solche Variation ist allerdings in der Praxis relativ selten anzutreffen und äußerst schwierig zu realisieren.
2. Wenn das Kind in seiner Beziehung zur Mutter, aus welchem Grund auch immer, traumatische Reaktionen aufweist (räumliche Separation, Abweisungserlebnisse), dann be-

darf es einer besonderen Nähe zur Mutter (kontinuierliche liebevolle Beziehung, Stillen usw.). Wenn das Kind dann abgegeben wird an relativ unvertraute und sich abwechselnde Bezugspersonen und die Mutter durch Berufstätigkeit nicht erreichbar ist, und zwar besonders in Situationen, in denen das Kind einen extremen emotionalen Bedarf nach der Mutter äußert, dann können ernsthafte und dauerhafte Folgen auftreten, die sich einerseits in Lernschwierigkeiten und andererseits in gesundheitlichen Auswirkungen bis ins Alter manifestieren.

3. Aufgrund unserer Ergebnisse lässt sich ein optimales Verhältnis in der Beziehung Kind zur Ursprungsfamilie darstellen, und zwar wie folgt:

   a) ununterbrochenes Zusammensein des Kindes mit der Mutter in den ersten vier Lebensjahren,
   b) wenn möglich, dann Stillen bis zum 18. Monat,
   c) wenn Abgabe der Kinder in den ersten vier Lebensjahren, dann nur an vertraute Personen,
   d) strikte Vermeidung jeder Schock auslösenden räumlichen Trennung des Kindes von der Mutter, besonders in den ersten vier Lebensjahren (z. B. Krankenhausaufenthalt von Kind oder der Mutter, mögliche Schock auslösende Abgabe an unvertraute und sich abwechselnde Personen usw.),
   e) hohe Aufmerksamkeit der Eltern (Vater und Mutter) in Richtung Vermeidung von wiederholten Abweisungen und emotionalen Verletzungen des Kindes,
   f) es sollte vermieden werden, Lernansprüche an das Kind zu stellen, wenn dieses unter negativen Emotionen steht und wenig motiviert ist (Vermeidung von aversivem Lernen),
   g) der Aufbau einer ununterbrochenen, gegenseitig liebevollen Beziehung zu Mutter und Vater bis in die Gegenwart hängt weitgehend von einer kontinuierlichen Beziehung in den ersten vier Lebensjahren ab.

Wenn das Gegenteil der oben angedeuteten Faktoren geschieht, nämlich unterbrochene Kontinuität in der Mutter-Kind-Beziehung, traumatisch erlebte Separation von der Mutter, aversives Lernen usw., dann ist Folgendes zu erwarten:

a) gesundheitliche Schäden bis ins Erwachsenenalter,
b) Lernschwierigkeiten, die sowohl die innovative Kraft verringern, als auch ein Gesundheitsrisiko sind,
c) erhöhte Suchtgefahr (z. B. Alkohol, Rauchen, Drogen, Fehlernährung),
d) Gefahr einer Frühberentung.

Unterschiedliche Autoren haben den Zusammenhang zwischen Belastungen und traumatischen Erlebnissen in der Kindheit und Gesundheit im Erwachsenenalter erforscht und dargestellt (Vincent J. Felitti, 2002, Jeffrey G. Johnson et al, 2000, Ullrich Tiber Egle et al, 2002). Sie kommen immer zu dem Schluss, dass es diesbezüglich enge Beziehungen gibt.

Wenn die Volksgesundheit und die Innovationsfähigkeit eines Volkes bedroht sind, dann kann es sich nicht mehr um private Meinungen und politische Streitfragen handeln, sondern um wissenschaftliche Fragen von höchster gesellschaftspolitischer Relevanz.

In einer Studie im Rahmen des rechten und linken Radikalismus im Vergleich zu unterschiedlichen demokratisch-politischen Einstellungen (die Ergebnisse werden in unserem Buch »Mentalität und Gesellschaft publiziert) konnte gezeigt werden, dass der linksradikal-kollektivistischen Motivation unter anderem eine extreme Aversion in der Assoziation zur eigenen Familie und frühen Kindheit zugrunde liegt. Diese Eigenschaft korreliert mit der Befürwortung einer kollektivistischen Kindererziehung. Konservative haben eher sehr positive Assoziationen mit der eigenen Kindheit im Rahmen der bürgerlichen Familie. Sie befürworten eher eine enge und ununterbrochene Mutter-Kind-Beziehung in den ersten Jahren. Rechtsradikale haben ein extrem hohes Mutterideal, aber auch gleichzeitig die innere Überzeugung, die erwünschte Nähe der Mutter nicht erreichen zu können. Die gegenwärtigen Motivationen in der Diskussion über Kinderkrippen haben durchaus auch einen Bezug zu eigenen Familienerlebnissen. Unsere Studien zu

Links- und Rechtsradikalismus wurden vor 10 Jahren abgeschlossen. Heute, in Zeiten der Globalisierung, bilden sich neue Fronten quer durch alle Parteien. So ist es z. B. möglich, dass kollektivistische Familienbilder in demokratischen Parteien und Sympathien zu bürgerlichen Familienstrukturen in linken Gruppierungen auftauchen.

20.6.5 Fragebogen

RGM-Fragebogen zur Mutter-Kind-Beziehung: Inwieweit treffen die folgenden Behauptungen auf Sie zu?

1. Traumatisierende, Schock auslösende, *räumliche* Trennung (Separation) des Kindes von der Mutter im Zeitraum vom ersten bis vierten Lebensjahr. Das Kind wurde aus einer liebevoll geborgenen Beziehung zur Mutter unvorbereitet, unfreiwillig, erschütternd herausgerissen und in eine fremde, nicht vertrauliche, als äußerst bedrohlich erlebte Situation (Umgebung) hineingestellt, z. B. wegen Berufstätigkeit der Mutter, Klinikhausaufenthalt des Kindes oder der Mutter usw..

   0 = überhaupt nicht, 1 = sehr schwach, 2 = schwach, 3 = mittelmäßig, eher schwach, 4 = mittelmäßig, eher stark, 5 = stark, 6 = sehr stark, 7 = äußerst stark

2. Traumatische, Schock auslösende Isolation von der Mutter durch ihr Verhalten dem Kind gegenüber, d. h. eine systematische Nichtbeachtung der kindlichen Liebesbedürfnisse der Mutter gegenüber (z. B. Abweisung, Ausstoßung, Nichtanerkennung, Negation des Kindes in seiner Existenzberechtigung)

   0 = überhaupt nicht, 1 = sehr schwach, 2 = schwach, 3 = mittelmäßig, eher schwach, 4 = mittelmäßig, eher stark, 5 = stark, 6 = sehr stark, 7 = äußerst stark

3. Traumatische, Schock auslösende Schädigung, Verletzung des Kindes durch das väterliche Verhalten (z. B. Abweisung, Schläge, brutale Dressur, Nichtanerkennung, Nichtwürdigung) aber auch traumatisierender Verlust des Vaters durch Tod oder Trennung.

   0 = überhaupt nicht, 1 = sehr schwach, 2 = schwach, 3 = mittelmäßig, eher schwach, 4

= mittelmäßig, eher stark, 5 = stark, 6 = sehr stark, 7 = äußerst stark

4. Ununterbrochene, kontinuierliche, gegenseitig liebevoll anerkennende Beziehung zwischen Mutter und Kind bis in die Gegenwart (bei Tod der Mutter in Gedanken)

   0 = überhaupt nicht, 1 = sehr schwach0 2 = schwach, 3 = mittelmäßig, eher schwach, 4 = mittelmäßig, eher stark, 5 = stark, 6 = sehr stark, 7 = äußerst stark

5. Kontinuierliche Anwesenheit eines das Kind unterstützenden, anerkennenden, liebevollen Vaters bis in die Gegenwart (bei Tod des Vaters in Gedanken)

   0 = überhaupt nicht, 1 = sehr schwach, 2 = schwach, 3 = mittelmäßig, eher schwach, 4 = mittelmäßig, eher stark, 5 = stark, 6 = sehr stark, 7 = äußerst stark

6. Kontinuierliche Anwesenheit wohltuender, Sicherheit spendender, motivierender Bezugspersonen z. B. Betreuer, Lehrer, Großeltern, Erzieher, Nachbarn, Freunde

   0 = überhaupt nicht, 1 = sehr schwach, 2 = schwach, 3 = mittelmäßig, eher schwach, 4 = mittelmäßig, eher stark, 5 = stark, 6 = sehr stark, 7 = äußerst stark

7. Mutterfixierung bis in die Gegenwart – extrem enge Bindung und Abhängigkeit ohne erfolgte innere Ablösung in die Autonomie. (dabei geht es weniger um eine konstant liebevolle Beziehung zur Mutter, sondern vielmehr um eine innere Abhängigkeit, die eher durch Abweisung, Zurückstellung und gefühlsmäßig ungeklärte Verhältnisse oder auch ungewollt traumatisierende Ereignisse entstanden ist. Die ausgeprägte Abhängigkeit von der Mutter impliziert auch, dass die Person sich eher in der Kindrolle befindet und weniger in der Lage ist, ihre Geschlechterrolle (Frauenrolle bzw. Männerrolle) zu akzeptieren)

   0 = überhaupt nicht, 1 = sehr schwach, 2 = schwach, 3 = mittelmäßig, eher schwach, 4 = mittelmäßig, eher stark, 5 = stark, 6 = sehr stark, 7 = äußerst stark

8. Vaterfixierung bis in die Gegenwart – extrem enge Bindung und Abhängigkeit ohne erfolgte innere Ablösung in die Autonomie. (dabei geht es weniger um eine konstant liebevolle

Beziehung zum Vater, sondern vielmehr um eine innere Abhängigkeit, die eher durch Abweisung, Zurückstellung und gefühlsmäßig ungeklärte Verhältnisse oder auch ungewollt traumatisierende Ereignisse entstanden ist. Die ausgeprägte Abhängigkeit vom Vater impliziert auch, dass die Person sich eher in der Kindrolle befindet und weniger in der Lage ist, ihre Geschlechterrolle (Frauenrolle bzw. Männerrolle) zu akzeptieren)

0 = überhaupt nicht, 1 = sehr schwach, 2 = schwach, 3 = mittelmäßig, eher schwach, 4 = mittelmäßig, eher stark, 5 = stark, 6 = sehr stark, 7 = äußerst stark

9. Mutter im ersten bis vierten Lebensjahr des Kindes berufstätig.

0 = nie (die Mutter war ununterbrochen zu Hause, also für das Kind unmittelbar erreichbar)

1 = sehr selten (die Mutter war fast immer zu Hause, es gab nur einige seltene berufsbedingte Aktivitäten)

2 = selten (die Mutter war den größten Teil zu Hause, wenn berufstätig dann innerhalb des Hauses)

3 = eher selten als häufig (die Mutter war eher selten berufstätig, wenn dann eher innerhalb des Hauses)

4 = eher häufig als selten (die Mutter war eher häufig berufstätig außerhalb des Hauses)

5 = häufig (die Mutter war den größten Teil der Zeit berufstätig außerhalb des Hauses)

6 = sehr häufig (die Mutter war ununterbrochen berufstätig außerhalb des Hauses)

7 = so gut wie immer (die Mutter war ununterbrochen berufstätig, auch mit häufigen auswärtigen Aufenthalten über längere Zeiten, z. B. Dienstreisen, häufige Nachtdienste oder auch Berufstätigkeit an einem entfernten Ort)

10. Abgabe des Kindes vom ersten bis vierten Lebensjahr an relativ unbekannte, unvertraute, sich abwechselnde Betreuer (z. B. an Erzieher, Kinderkrippe oder auch an wenig vertraute Verwandte)

0 = nie, 1 = sehr selten, 2 = selten, 3 = eher selten als häufig, 4 = eher häufig als selten, 5 = häufig, 6 = sehr häufig, 7 = so gut wie immer

11. Abgabe des Kindes vom ersten bis vierten Lebensjahr an vertraute Personen (z. B. die Großeltern, Betreuer, Erzieher usw.)

0 = nie, 1 = sehr selten, 2 = selten, 3 = eher selten als häufig, 4 = eher häufig als selten, 5 = häufig, 6 = sehr häufig, 7 = so gut wie immer

12. Kontinuierliches Zusammensein des Kindes vom ersten bis vierten Lebensjahr mit der Mutter (z. B. liebevolle Beziehung ohne schmerzhafte traumatische Unterbrechungen, die Mutter war immer da und reagiert auf die Bedürfnisse des Kindes)

0 = nie, 1 = sehr selten, 2 = selten, 3 = eher selten als häufig, 4 = eher häufig als selten, 5 = häufig, 6 = sehr häufig, 7 = so gut wie immer

13. Kind wurde vom ersten bis vierten Lebensjahr angehalten, intensiv zu lernen, z. B. Disziplin, gutes Benehmen, Wissensvermittlung.

0 = nie, 1 = sehr selten, 2 = selten, 3 = eher selten als häufig, 4 = eher häufig als selten, 5 = häufig, 6 = sehr häufig, 7 = so gut wie immer

14. Die Person hatte in der Schule, Ausbildung und Berufstätigkeit Lernprobleme (z. B. Konzentrationsschwierigkeiten, Lernunwilligkeit, negative Gefühle beim Lernen, wenig lustbetonte Kreativität und Eigenständigkeit in der Verarbeitung des Lernmaterials)

0 = überhaupt nicht, 1 = sehr schwach, 2 = schwach, 3 = mittelmäßig, eher schwach, 4 = mittelmäßig, eher stark, 5 = stark, 6 = sehr stark, 7 = äußerst stark

15. Wurden Sie gestillt? Wenn ja, wie viele Monate? ....

0 = nicht gestillt, – weiß nicht

16. Aufgrund welcher Informationen haben Sie die Fragen aus der frühen Kindheit beantwortet?

1 = aus der Erinnerung, 2 = aufgrund von Erzählungen von Familienmitgliedern, 3 = aufgrund von Vermutungen

Gesundheitliche Relevanz von einzelnen Faktoren im multifaktoriellen Kontext

21.1 Gesundheitliche Relevanz der körperlichen Bewegung im Rahmen einer multidisziplinär orientierten Präventivmedizin

Zusammenfassung

An 659 männlichen Personen aus dem Raum Heidelberg wurde die Relevanz von 70 physischen und 94 psychosozialen Risikofaktoren für die Todesursachen Pankreas- und Bronchialkarzinom, Herzinfarkt/ Hirnschlag und Alzheimer untersucht. Der vorliegende Bericht konzentriert sich auf die Relevanz körperlicher Bewegung für den Gesundheitsstatus.

Personengruppen, abhängige Variable

Dieser Untersuchung liegen 6 ausschließlich männliche Personengruppen zugrunde:

Gruppe 0   170 Personen, die 1998 durchschnittlich 83,4 Jahre alt waren und an keiner chronischen Krankheit oder erheblichen Behinderung litten;

Gruppe 1   76 Personen, die bis 2002 im durchschnittlichen Alter von 63,9 Jahren an verschiedenen Erkrankungen gestorben waren;

Gruppe 2   138 Personen, die bis 1998 im durchschnittlichen Alter von 67,6 Jahren am Pankreaskarzinom gestorben waren;

Gruppe 3   128 Personen, die bis 1998 im durchschnittlichen Alter von 67,7 Jahren am Bronchialkarzinom gestorben waren;

Gruppe 4   17 Personen, die bis 1998 im durchschnittlichen Alter von 78,9 Jahren an der Alzheimer-Krankheit gestorben waren;

Gruppe 5   130 Personen, die bis 1998 im durchschnittlichen Alter von 72,5 Jahren an Herzinfarkt oder Hirnschlag gestorben waren.

Im Folgenden wird mit der abhängigen Variablen L »langlebig und gesund« gearbeitet, sie unterscheidet zwischen Gruppe 0 und der Zusammenfassung der Mortalitätsgruppen 1–5.

Unabhängige Variablen

Die körperliche Bewegung wurde durch folgende Fragen an die Versuchsperson erfasst:

— Körperliche Bewegung: In welche Gruppe der Bewegungsgewohnheiten würden Sie sich einordnen unter Berücksichtigung der letzten 5 Jahre?
1. regelmäßig und mäßig
2. regelmäßig und forciert
3. mäßig und unregelmäßig
4. forciert und unregelmäßig
5. mangelnde körperliche Bewegung

— Wie erleben Sie Ihre körperliche Bewegung allgemein unter Berücksichtigung der letzten 5 Jahre?
1. wohltuend
2. neutral
3. Unwohlsein erzeugend

Daraus wurden folgende Variablen gebildet:
1. Häufigkeit der Bewegung (3 Stufen: mangelnd – unregelmäßig – regelmäßig).
2. Art der Bewegung (2 Stufen: mäßig – forciert). Diese Angabe war, wie aus dem Frageschema ersichtlich, nur möglich, wenn für die Häufigkeit nicht »mangelnd« angegeben wurde.
3. Erlebniswert der Bewegung (3 Stufen: Unwohlsein erzeugend – neutral – wohltuend).

Ergebnisse

Einfache Beziehungen. Häufigkeit und Art der Bewegung hängen mit dem Erlebniswert und dem Gesundheitsstatus folgendermaßen zusammen:

Bewegung	N (Mittel)	Erlebniswert %	Gesund
Mangelnd	169	1,65	8
Unregelmäßig und mäßig	73	2,23	33
Unregelmäßig und forciert	34	2,24	15
Regelmäßig und mäßig	176	2,83	49
Regelmäßig und forciert	147	2,65	20

Die Erlebnisqualität steigt mit zunehmender Häufigkeit der Bewegung signifikant an.

Die Forciertheit wirkt sich bei unregelmäßiger Bewegung praktisch nicht aus, bei regelmäßiger hat sie einen signifikanten leicht negativen Effekt.

Der Gesundheitsstatus steigt mit der Häufigkeit der Bewegung erheblich an, wobei der Unterschied zwischen unregelmäßiger und regelmäßiger Bewegung an der Grenze der Signifikanz liegt. Die Forciertheit wirkt sich stets deutlich und signifikant negativ aus.

Interaktionen mit physischen Risikofaktoren. Aus den verfügbaren 70 physischen Risiko- bzw. Gesundheitsfaktoren wurde für die abhängige Variable L (»langlebig und gesund«) eine Regressionsfunktion PH gebildet und als PH0 dichotomisiert. Die Relevanz dieser Variablen ist sehr hoch:

	N	L (%)
PH ungünstiger	363	1
günstiger	238	65

Es wurde untersucht, wie sich die drei Bewegungsvariablen unter günstigen und unter ungünstigen physischen Bedingungen auf L auswirken.
1. Die Häufigkeit der Bewegung macht bei ungünstigem PH0 für L keinen signifikanten Unterschied, während bei günstigem PH0 die unregelmäßige und regelmäßige Bewegung zu einem günstigeren L führt als der Bewegungsmangel.
2. Die Forciertheit der Bewegung macht unter den beiden PH0-Bedingungen keinen signifikanten Unterschied. Sie ist aber mit ungünstigerem PH0 assoziiert, und so kommt es zu dem negativen Effekt auf L, wenn die Forciertheit allein betrachtet wird.
3. Das Wohlbefinden aufgrund der Bewegung macht bei ungünstigem PH0 keinen signifikanten Unterschied, bei günstigem PH0 aber einen ganz erheblichen.

Zum Vergleich stellen wir den Effekt der drei Stufen der Häufigkeit der Bewegung daneben:

PH0 günstiger					
Bewegung:	N	L (%)		N	L (%)
Unwohlsein	2	(50)	mangelnd	27	41
neutral	39	33	unregelmäßig	37	73
wohltuend	193	71	regelmäßig	174	67

Der Effekt der Häufigkeit der Bewegung auf den Gesundheitsstatus ist also schwächer als der der Erlebnisqualität.

Interaktionen mit psychosozialen Risikofaktoren. Aus den verfügbaren 94 psychosozialen Risiko- bzw. Gesundheitsfaktoren wurde für die abhängige Variable L (»langlebig und gesund«) eine Regressionsfunktion PS gebildet und als PS0 dichotomisiert. Die Relevanz dieser Variablen ist sehr hoch:

	N	L (%)
PS ungünstiger	380	1
günstiger	221	70

Es wurde untersucht, wie sich die drei Bewegungsvariablen unter günstigen und unter ungünstigen psychosozialen Bedingungen auf L auswirken.
1. Die Häufigkeit der Bewegung macht bei ungünstigem PS0 für L keinen signifikanten Unterschied, während bei günstigem PS0 die unregelmäßige und regelmäßige Bewegung zu einem günstigeren L führt als der Bewegungsmangel.
2. Die Forciertheit der Bewegung macht unter ungünstigen PS0-Bedingungen keinen signifikanten Unterschied, unter günstigen einen eben noch signifikant negativen. Sie ist aber mit ungünstigerem PS0 assoziiert, und so kommt es zu dem negativen Effekt auf L, wenn die Forciertheit allein betrachtet wird.
3. Das Wohlbefinden aufgrund der Bewegung macht bei ungünstigem PS0 keinen signifikanten Unterschied, bei günstigem PS0 aber einen ganz erheblichen:

PS0 günstiger		
Bewegung:	N	L (%)
Unwohlsein	7	14
neutral	36	42
wohltuend	174	78

Der Effekt der Häufigkeit der Bewegung auf den Gesundheitsstatus ist also schwächer als der der Erlebnisqualität.

Zusammenfassend lässt sich feststellen, dass die Verhältnisse bei der Betrachtung der relevanten psychosozialen Hintergrundbedingungen ganz ähnlich sind wie bei der Betrachtung der relevanten physischen Hintergrundbedingungen.

21.2 Gesundheitliche Relevanz religiöser Einstellungen

Zusammenfassung

An 659 männlichen Personen aus dem Raum Heidelberg wurde die Relevanz von 70 physischen und 94 psychosozialen Risikofaktoren für die Todesursachen Pankreas- und Bronchialkarzinom, Herzinfarkt/Hirnschlag und Alzheimer untersucht. Der vorliegende Bericht konzentriert sich auf die Relevanz religiöser Variablen für den Gesundheitsstatus. Es ergaben sich starke Verknüpfungen mit anderen psychosozialen Variablen sowie eine starke Relevanz für »harte« Variablen wie die Mortalität bzw. Langlebigkeit und Gesundheit.

Personengruppen, abhängige Variable

Dieser Untersuchung liegen 6 ausschließlich männliche Personengruppen zugrunde:

Gruppe 0: 170 Personen, die 1998 durchschnittlich 83,4 Jahre alt waren und an keiner chronischen Krankheit oder erheblichen Behinderung litten;

Gruppe 1: 76 Personen, die bis 2002 im durchschnittlichen Alter von 63,9 Jahren an verschiedenen Erkrankungen gestorben waren;

Gruppe 2: 138 Personen, die bis 1998 im durchschnittlichen Alter von 67,6 Jahren am Pankreaskarzinom gestorben waren;

Gruppe 3: 128 Personen, die bis 1998 im durchschnittlichen Alter von 67,7 Jahren am Bronchialkarzinom gestorben waren;

Gruppe 4: 17 Personen, die bis 1998 im durchschnittlichen Alter von 78,9 Jahren an der Alzheimer-Krankheit gestorben waren;

Gruppe 5: 130 Personen, die bis 1998 im durchschnittlichen Alter von 72,5 Jahren an Herzinfarkt oder Hirnschlag gestorben waren.

Im Folgenden wird mit der abhängigen Variablen L »langlebig und gesund« gearbeitet, sie unterscheidet zwischen Gruppe 0 und der Zusammenfassung der Mortalitätsgruppen 1–5.

Unabhängige Variablen

Die religiösen Einstellungen wurden durch folgende Fragen an die Versuchsperson erfasst:

- In welchen hier beschriebenen Typus der Religiosität würden Sie sich selbst hier einordnen?
  1. atheistisch mit Wut auf Gott und die Kirche
  2. atheistisch aus rationalen Gründen
  3. Kirchgänger und Befürworter der kirchlichen Normen und Gebräuche
  4. ausgeprägt gottbezogen, z. B. starke Liebe zu Gott, fühlen Sie sich von Gott geliebt, spüren Sie die wohltuende Wirkung des Heiligen Geistes?
- Wie stark ausgeprägt ist Ihre Liebe zu Gott? (0 = überhaupt nicht, 1 = sehr schwach, 2 = schwach, 3 = mittelmäßig, eher schwach, 4 mittelmäßig, eher stark, 5 = stark, 6 = sehr stark, 7 =äußerst stark)
- Mein Berufsleben und meine Motivation zur Arbeit sind weitgehend von meiner Gottesbeziehung mitbestimmt. In welchem Maße trifft diese Aussage auf Sie zu? (0 = überhaupt nicht, 1 = sehr schwach, 2 = schwach, 3 = mittelmäßig, eher in Richtung schwach, 4 = mittelmäßig, eher in Richtung stark, 5 = stark, 6 = sehr stark, 7= absolut)

Ergebnisse

Zusammenhänge mit anderen psychosozialen Variablen. Für die 4 Gruppen gemäß Frage 1 geben wir ein Profil über die 89 psychosozialen Fragen an, von denen jeweils die ersten aufgeführt werden, die zu der Gruppeneigenschaft in der engsten korrelativen Beziehung stehen.

- Gruppe 1 (emotionaler Atheismus)
  1. weniger Integration von Vernunft, Gefühl und Intuition (XIV.10)
  2. weniger Zugehörigkeitsgefühl im Arbeitsleben (XXII.18)
  3. mehr Hemmung von Lebenslust und Zerstörung des Lebenswillens (XXI.1)
  4. weniger Typ 4 (s. unten)

5. mehr chronische Angst (XXI.11)

6. weniger Fähigkeit, negative Gefühle in positive umzuwandeln (XIV.21)

7. mehr Demotivation im Arbeitsleben (XXII.20)

— Gr. 2 (rationaler Atheismus)

1. mehr antagonistische Aktivierung von emotionalen und rationalen Regungen (XXI.9)

2. mehr Hemmung bei der Regulation von Nähe und Distanz (XXI.8)

3. mehr unlustbetonter Zusammenhang zwischen Kindheit und Gegenwart (XXI.13)

4. weniger positive Kommunikation (XXI.4)

5. mehr Demotivation im Arbeitsleben (XXII.20)

6. weniger lustbetonter Zusammenhang zwischen Kindheit und Gegenwart (XXI.12)

7. weniger Synergieeffekte zwischen Genuss und Verzicht (XXI.3)

— Gr. 3 (kirchentreue Religiosität)

1. weniger erlebte Transparenz in der Arbeitswelt (XXII.17)

2. weniger chronische Angst (XXI.11)

3. weniger erlebte Unsicherheit in der Arbeitswelt (XXII.15)

4. weniger unlustbetonter Zusammenhang zwischen Kindheit und Gegenwart (XXI.13)

5. mehr Anerkennung im Arbeitsleben (XXII.14)

6. weniger Hemmung von Lebenslust und Zerstörung des Lebenswillens (XXI.1)

7. weniger Demotivation im Arbeitsleben (XXII.20)

— Gr. 4 (spontane Religiosität)

1. mehr Integration von Vernunft, Gefühl und Intuition (XIV.10)

2. mehr aufbauender Körperkontakt in der Partnerbeziehung (XXI.7)

3. weniger antagonistische Aktivierung von emotionalen und rationalen Regungen (XXI.9)

4. mehr lustbetonter Zusammenhang zwischen Kindheit und Gegenwart (XXI.12)

5. mehr Fähigkeit, negative Gefühle in positive umzuwandeln (XIV.21)

6. mehr Bedeutung der eigenen Fähigkeiten im Arbeitsleben (XXII.6)

Zur Erklärung Typ 4: Die Person ist in ihrem Alltagsverhalten immer wieder in der Lage, Lust, Wohlbefinden, Sicherheit, Entwicklung und Sinnerfüllung zu erreichen, sowohl durch Verzicht von unerreichbaren oder sie schädigenden Objekten als auch durch Neugestaltung und aktive Herstellung von ersehnten Zuständen und Beziehungen, die zu Wohlbefinden führen.

Frage 2. Ein höherer Wert ist assoziiert mit folgenden Eigenschaften:

1. mehr Synergieeffekte zwischen Genuss und Verzicht (XXI.3)

2. weniger antagonistische Aktivierung von emotionalen und rationalen Regungen (XXI.9)

3. mehr positive Kommunikation (XXI.4)

4. mehr Sich-geliebt-Fühlen (XIX.6)

5. mehr Fähigkeit, positive Kommunikation im Arbeitsleben herzustellen (XXII.10)

6. mehr aufbauender Körperkontakt in der Partnerbeziehung (XXI.7)

Frage 3. Ein höherer Wert ist assoziiert mit folgenden Eigenschaften:

1. mehr Liebe zu Familienmitgliedern (XIX.3)

2. mehr Anerkennung im Arbeitsleben (XVIII.3)

3. mehr Liebe zu wichtigen Mitmenschen (XIX.4)

4. mehr Sich-geliebt-Fühlen (XIX.6)

5. weniger hilflose Übererregung (XIV.17)

6. weniger antagonistische Aktivierung von emotionalen und rationalen Regungen (XXI.9)

Relevanz für den Gesundheitsstatus

Der Überlebens- und Gesundheitsstatus L hängt folgendermaßen mit den drei religiösen Variablen zusammen:

Frage 1	N	Gesund (%)
1	130	5
2	164	16
3	226	30
4	77	82
Summe	597	

Es liegt ein sehr starker Zusammenhang mit L = Gesundheit bis ins hohe Alter vor; die Mortalität ist das Komplement davon, sie variiert entsprechend zwischen 18% und 95%.

Frage 2	N	Gesund (%)
1	23	0
2	37	5
3	93	10
4	83	20
5	97	24
6	106	31
7	105	31
	Summe	544

Hier liegt ein gleichmäßiger, aber gegenüber Frage 1 weniger starker Anstieg von L mit dem Grad der Gottesliebe vor.

Frage 3	N	Gesund (%)
1	51	24
2	24	21
3	20	25
4	18	22
5	16	62
6	35	46
7	35	86
	Summe	200

Hier ist die Personenzahl niedriger und die Beziehung nicht völlig gleichmäßig, aber wie bei Frage 1 sehr stark; die Mortalität variiert zwischen 14% und 76%.

Um die spezifische Relevanz der religiösen Variablen auf eine harte Probe zu stellen, wurde aus sämtlichen übrigen relevanten psychosozialen Variablen ein Prädiktor gebildet, der sich auch in vergröberter (dichotomisierter) Form als hoch potent erwies:

Psychosoziale Bedingungen	N	L (%)
Ungünstiger	435	1
Günstiger	256	70

Wir setzten neben diesem Prädiktor die drei religiösen Variablen ein, um zu klären, ob sie eigene Beiträge zu L leisten, die nicht auf die vielen anderen im Prädiktor erfassten psychosozialen Faktoren zurückgeführt werden können. Dabei erwiesen sich die drei religiösen Variablen in der Tat als statistisch signifikant (2 sogar als hochsignifikant) mit L selbständig verknüpft. Man kann also davon ausgehen, dass ihre spezifischen Inhalte tatsächlich als solche für L relevant sind.

Die Bildung eines anderen hoch potenten Prädiktors, der alle relevanten physischen Risikofaktoren zusammenfasst, führte zu ähnlichen Ergebnissen. Auch neben ihm blieben die drei religiösen Variablen für L relevant, sodass man ausschließen kann, dass ihre Verknüpfung mit L lediglich dadurch zustande kommt, dass bei bestimmten religiösen Einstellungen gleichzeitig bestimmte physische Bedingungen gegeben wären.

21.3 Relevanz der Grossarthschen Typologie für verschiedene Mortalitäten – einfache und multivariate Relevanz

Zusammenfassung

Die Grossarthsche Typologie (▶ Kap. 7.5) weist starke Zusammenhänge mit verschiedenen Mortalitäten auf.

Das ist jedoch keineswegs als Beleg für eine schwerpunktmäßig psychosomatische Theorie der betreffenden Mortalitäten (etwa im Sinne einer vorrangig maßgeblichen »Krebspersönlichkeit«) zu verstehen. Wenn physische Risikofaktoren wie Blutdruck, Blutcholesterin, Rauchen, Alkoholkonsum, Ernährung oder Bewegung in ein multivariates Modell eingebracht werden, sinkt die Relevanz der Typologie dramatisch.

Bei Einbringung weiterer – und zwar psychosozialer – »Konkurrenten« zur Typologie ist diese teilweise nicht einmal mehr statistisch signifikant. Offensichtlich handelt es sich um ein System mit starken Interdependenzen, dem keine Analyse von Einzelfaktoren, sondern nur eine synergistische Betrachtungsweise gerecht werden kann.

Personenstichprobe

Es werden folgende Personengruppen betrachtet:

- 283 Personen, die 1998 durchschnittlich 78,2 Jahre alt waren;
- 266 Personen, die bis 1998 im durchschnittlichen Alter von 67,6 Jahren am Pankreas- oder am Bronchialkarzinom gestorben waren;
- 130 Personen, die bis 1998 im durchschnittlichen Alter von 72,5 Jahren an Herzinfarkt oder Hirnschlag gestorben waren.

Zusammen handelt es sich also um 679 Personen.

Es werden folgende Mortalitätsziffern berechnet:

- Krebsmortalität (CA): relative Häufigkeit von Gruppe 2 innerhalb von Gruppe 1+2
- Herzinfarkt/Hirnschlag-Mortalität (HH): relative Häufigkeit von Gruppe 3 innerhalb von Gruppe 1+3
- Gesamtmortalität: relative Häufigkeit von Gruppe 2+3 innerhalb von Gruppe 1+2+3

Unabhängige Variablen

Der Ausprägungsgrad von Typ 1–6 wurde je in Form eines Selbst-, Interviewer- und Angehörigenurteils auf einer Skala 1–7 gemessen. Die 3 Urteile korrelieren sehr hoch miteinander, und ihr Mittelwert wurde als Ausprägungsgrad von Typ 1–6 verwendet. Pro Person wurde ermittelt, welcher Typ den höchsten Ausprägungsgrad aufweist, und der Person der entsprechende Wert der qualitativen Variablen »Typklasse« zugewiesen.

Eine physische Risikodimension wurde durch Mittelung der standardisierten Werte von Blutdruck, Blutcholesterin, Rauchen, Alkoholkonsum, Ernährung, Bewegung u. a. gebildet. Sie liegt in 2 Formen vor, von denen die eine für 547 der 566 Personen verfügbar ist und die andere nur für 370 Personen.

Einfache Mortalitätsrelevanz der Typklasse

Siehe ◼ Tabelle 21.1.

Für die Gesamtmortalität sind die Typen 1, 2 und 5 gegenüber 3 und 4 hoch relevant. Für die CA- und die HH-Mortalität zeichnet sich eine klare differentielle Relevanz der Typen 1 (für CA) und 2 (für HH) ab. Auch ist Typ 5 stärker mit CA als mit HH verbunden.

◼ Tabelle 21.1. Typklasse Mortalität

	N*	Gesamt	CA	HH
1	143	0,92	0,91	0,56
2	106	0,89	0,65	0,86
3	79	0,27	0,22	0,08
4	208	0,19	0,13	0,08
5	133	0,78	0,74	0,41
6	10	0,60	0,43	0,43
Summe	679			

*N für die Gesamtmortalität

Multivariate Mortalitätsrelevanz der Typklasse

Bringt man nun die physische Dimension in das Modell ein, so sinkt der Varianzbeitrag der Typklasse dramatisch, und zwar um den Faktor 9–12. Die in ◼ Tabelle 21.1 angegebenen Mortalitäten ebnen sich nach Herausrechnen des physischen Effekts stark ein. Wegen der Größe der Stichproben bleibt aber die Typklasse immer noch signifikant. Wenn jedoch weitere – und zwar psychosoziale – Konkurrenten zur Typklasse eingebracht werden, ist diese im Allgemeinen nicht mehr signifikant.

Der Grund für die große Änderungswirkung der physischen Dimension ist in ihrer eigenen starken Relevanz in Verbindung mit ihrer starken Assoziation mit der Typklasse zu suchen (multiple Korrelation 0,58–0,61): physische und psychosoziale Risikofaktoren sind voneinander abhängig.

21.4 Relevanz von Interview-bedingungen für die Leistungs-fähigkeit von Risikovariablen

Einführung

In unterschiedlichen Studien konnten Grossarth-Maticek et al. zeigen, dass die Forschungsergebnisse im Rahmen der psychosozialen Epidemiologie maßgeblich von der Art der Kommunikation während der Datenerfassung beeinflusst werden. (Wenn Fragebögen nur zur schriftlichen Beantwortung vorgelegt werden ist ein völlig anderes und abgeschwächtes Vorhersageergebnis determiniert, im Vergleich zu einer Datenerfassung, in der vor der schriftlichen Beantwortung der Fragebögen ein persönliches Gespräch stattgefunden hat, in dem die Personen dazu angehalten wurden, über positive und negative Erlebnisse und über ihre typischen Verhaltensweise in beiden Situationen zu berichten.) In diesem Bericht wird eine erneute Replikation aus der Studie B vorgelegt, die die Ergebnisse aus früheren Publikationen bestätigen (Grossarth-Maticek et al. 1993).

Untersuchte Gruppen

Es werden folgende Personengruppen untersucht:

Gruppe 0: 217 Personen, die 1998 durchschnittlich 83,4 Jahre alt waren und an keiner chronischen Krankheit oder erheblichen Behinderung litten;

Gruppe 3: 128 Personen, die bis 1998 im durchschnittlichen Alter von 67,7 Jahren am Bronchialkarzinom gestorben waren;

Gruppe 5: 130 Personen, die bis 1998 im durchschnittlichen Alter von 72,5 Jahren an Herzinfarkt oder Hirnschlag gestorben waren.

Gesamtzahl: 475 Personen.

Interviewer-/Interviewbedingungen

In den Gruppen 3 und 5 waren zwei I-Bedingungen gegeben:

Bedingung 1: Normalbedingung (geschulte Interviewer, geeignete Reihenfolge der Fragen), n = 214;

Bedingung 2: ungünstigere Bedingung (ungeschulte Interviewer, weniger geeignete Reihenfolge der Fragen), n = 44.

Als Vergleichsgruppen wurden gebildet:

Gruppe 1 = Gruppe 0 sowie Gruppen 3 und 5 mit Bedingung 1, n = 431;

Gruppe 2 = Gruppe 0 sowie Gruppen 3 und 5 mit Bedingung 2, n = 261.

Untersuchung der Auswirkungen der I-Bedingungen

In diesen beiden Gruppen wurde die multiple Korrelation mehrerer Variablenkomplexe mit der Indikatorvariablen für Gruppe 0, also dem Überlebensstatus ermittelt (◘ Tabelle 21.2).

Ergebnisse

Psychosoziale Variablen. Bei 5 psychosozialen Variablenkomplexen führt die ungünstigere I-Bedingung zu einer Reduktion der multivariaten Relevanz zwischen 0,287 und 0,472.

◘ Tabelle 21.2

Unabhängige Variablen		R^2: Bed. 1	Bed. 2	Differenz
24	Psychosoziale Variablen	0,672	0,340	0,332
16	Psychosoziale Variablen	0,712	0,425	0.287
13	Psychosoziale Variablen	0,764	0,327	0,337
13	Psychosoziale Variablen, das Arbeitsleben betreffend	0,541	0,169	0,472
20	Psychosoziale Variablen, das Arbeitsleben betreffend	0,686	0,372	0,314
6	Psychosoziale Typvariablen, Selbsteinschätzung	0,570	0,151	0,419
6	Psychosoziale Typvariablen, Interviewereinschätzung	0,606	0,328	0,278
6	Psychosoziale Typvariablen, Angehörigeneinschätzung	0,639	0,619	0,020
7	Subjektive physische Risikofaktoren(z. B. Selbstangaben über Rauchen, Alkohol, Ernährung, Bewegung)	0,450	0,106	0,344
5	Objektive physische Risikofaktoren (verschiedene Parameter von Blutdruck- und Blutcholesterinmessungen)	0,410	0,311	0,099

Die 6 psychosozialen Typvariablen liegen (als einzige psychosoziale Variablen) als Selbst-, Interviewer- und Angehörigeneinschätzung vor. Bei der Selbst- und Interviewereinschätzung liegt die Reduktion durch die I-Bedingung im selben Bereich wie bei den anderen psychosozialen Variablenkomplexen (0,278–0,419); bei der Angehörigeneinschätzung ist sie dagegen verschwindend gering (0,020).

Die Erklärung dürfte auf der Hand liegen: Die Selbst- und Interviewereinschätzung geschahen im Rahmen des Interviews mit dem Befragten, die Angehörigeneinschätzung wurde dagegen bei einer anderen Gelegenheit eingeholt.

Physische Variablen. Bei den Variablen, die beim Befragten auf subjektive Hemmungen stoßen können (wie Angaben über Rauchen, Alkoholkonsum, Ernährung oder Bewegung), beträgt die Reduktion der Relevanz 0,344; sie liegt also ganz im gleichen Bereich wie bei den psychosozialen Variablen ohne die Angehörigeneinschätzung.

Bei den Laborwerten ist der Reduktionseffekt mit 0,099 ganz erheblich geringer.

Gesamtergebnis. Es zeigt sich, dass die Voraussagekraft derselben Variablen für die Mortalität durch die Interviewer- und Interviewbedingungen ganz erheblich verbessert oder verschlechtert werden kann.

21.5 Kausalanalysen anhand von Verlaufsdaten

Aus der Studie B wurden 352 zufällig ausgewählte Personen gefragt, ob sie sich einer Mehrfachmessung über mehre Jahre zur Verfügung stellen, in der sowohl physische als auch psychosoziale Faktoren erfasst werden. 212 Personen haben zugesagt. Von diesen Personen wurde hier eine kleine Subgruppe von 36 Personen ausgewertet. Die restlichen Ergebnisse werden mit anderen Verlaufsdaten in einem extra Aufsatz ausgewertet.

Für 36 Personen liegen Wiederholungsmessungen der Variablen des RGM-Fragebogens »Selbstregulation und Gesundheit« (s. Anhang) in einjährigen Abständen vor.

Messungen (n)	Personen (n)
3	6
4	5
5	11
6	5
7	6
11	1
12	1
14	1
	36

Zunächst die genaueren Informationen über die Todesfälle: Von den 36 Personen sind 22 zwischen 1979 und 1997 im durchschnittlichen Alter von 54 Jahren gestorben. die 14 nicht verstorbenen wurden durchschnittlich im Jahre 1930,7 geboren. daraus kann man z. B. entnehmen, dass sie im Jahre 1998 durchschnittlich 1998–1930,7 = 67,3 Jahre alt waren.

Aus einer Korrelation oder Assoziation zwischen x und y kann nicht entnommen werden, ob x direkte Ursache von y oder y direkte Ursache von x oder keines von beidem der Fall ist. Bei den vorliegenden Wiederholungsmessungen gehen wir davon aus, dass das Niveau von x, y, z ... nachfolgende Veränderungen von x, y, z ... verursachen kann. Dann können die beiden Fragen, ob x (die Veränderung von) y oder y (die Veränderung von) x verursacht hat, unabhängig voneinander gestellt und beantwortet werden. Die zeitliche Ordnung ist dann eine Vorgabe für die Kausalordnung. Auch die Frage, ob eine direkte Verursachung vorliegt, kann im Rahmen der im Modell enthaltenen Variablen eindeutig beantwortet werden.

Eine Modellvorstellung kann davon ausgehen, dass die Ursache das Niveau der Wirkungsvariablen augenblicklich herstellt, oder davon, dass sie Veränderungen bei der Wirkungsvariablen hervorruft und dort ein ihr entsprechendes Niveau erst allmählich herstellt. Zum Beispiel führt der Druck auf das Bremspedal eines Autos sofort zu einer Verzögerung, während die Geschwindigkeit erst allmählich abgebaut wird. Wir werden uns im Einzelfall nicht in Spekulationen versuchen, sondern beide Modellvorstellungen anwenden.

Wir haben aus den Abteilungen des Fragebogens folgende *zusammengefassten Variablen* gebildet:

PSS: Psychosozialer Stress allgemein (XIV–XVII, XIX, XXII);

PSA: Psychosozialer Stress auf das Arbeitsleben bezogen (XVIII, XXI);

VH: Verhalten des Individuums (Rauchen III 2,3; Alkohol V 2; Ernährung IV, Kaffee VI 2; Bewegung IX; Blutdruck VIII; Medikamente XIII 1–5);

FG: gesundheitliche Folgen (Blutcholesterin II; Ernährung IV Wohlbefinden, Verdauung IV 13–15; Diabetes VII; Blutdruck VIII; Bewegung (IX Wohlbefinden); Gewicht IX 9; chronische Entzündungen XX (Fieber als Positivfaktor behandelt)

An signifikanten Zusammenhängen (über alle Messungen) zwischen dem Niveau dieser Variablen und (a) ihren Veränderungen sowie (b) ihrem darauf folgenden Niveau hat sich Folgendes ergeben (alle Modelle wurden multivariat mit den vier genannten zusammengesetzten Variablen gerechnet):

Über die relative stärke der Einflüsse kann man am besten innerhalb eines Modells etwas sagen (die Selbstabhängigkeit bei den Veränderungen wird nicht berücksichtigt). Wir gehen also in der Tabelle im Bericht spaltenweise hinunter:

Veränderung:
- Spalte PSA: Der Einfluss von PSS (+++) ist wesentlich stärker als der von FG (–).
- Spalte FG: Der Einfluss von PSS (++) ist stärker als der von VH (+).

Folgeniveau:
- Spalte PSA: Der Einfluss von PSS (+++) ist wesentlich stärker als der von VH [(+)].
- Spalte VH: Der Einfluss von FG (++) ist stärker als der von PSA (+).
- Spalte FG: Der Einfluss von PSS und von VH ist ungefähr gleich stark. (Wenn man sich die genauen Werte ansieht, ist der von VH etwas stärker.)

Diskussion
a) Veränderung:
   1. Die Selbstabhängigkeit ist fast stets ausgeprägt negativ, d. h., Personen mit hohen/niedrigen Werten tendieren bei der nächsten Messung zu einem niedrigeren/höheren Wert. Wie weit dieser Effekt auf der

Ausgangsniveau	Veränderung				Folgeniveau			
	PSS	PSA	VH	FG	PSS	PSA	VH	FG
PSS	(-)#	+++		++	####	+++		+++
PSA		– – –#			+++	####	+	
VH			– – –#	+		(+)	####	+++
FG	–	–		– –#	–		++	####

Selbstabhängigkeit; ##### nicht im Modell; + – Vorzeichen des partiellen Regressionskoeffizienten
Signifikanz: (+) (–) 0,05 > p >0,01; + – 0,01 > p >0,001; ++ – – 0,001 > p >0,0001; +++ – – – 0,0001 > p

Begrenztheit von Skalen (z. B. 1–7 Punkte bei PSS und PSA) beruht, muss hier offen bleiben.

2. PSS wird leicht negativ von den Folgen beeinflusst.

3. PSA wird positiv von PSS beeinflusst und leicht negativ von den Folgen.

4. Verhalten: keine signifikanten Fremdabhängigkeiten.

5. Die Folgen werden positiv (d. h. gleichsinnig) von PSS und vom Verhalten beeinflusst.

Dieses Ergebnis ist jedenfalls im Hinblick auf das Verhalten sehr plausibel, und es zeigt darüber hinaus, dass auch PSS einen direkten Einfluss auf die gesundheitlichen Folgen ausübt.

b) Folgeniveau

1. Die Selbstabhängigkeit wurde nicht in die Modelle einbezogen, da die Ähnlichkeit zwischen aufeinander folgenden Niveaus einer Variablen trivialerweise hoch ist.

2. PSS wird stark positiv von PSA beeinflusst.

3. PSA wird stark positiv von PSS beeinflusst. Das zeigte sich auch bei der Veränderung (s. oben). PSA wird ferner schwach positiv vom Verhalten und schwach negativ von den Folgen beeinflusst. Für Letzteres gibt es keine Erklärungshypothese.

4. Das Verhalten wird schwach positiv von PSA und positiv von den Folgen beeinflusst. Letzteres könnte als plausible Rückkopplung gedeutet werden.

5. Die gesundheitlichen Folgen werden stark positiv (gleichsinnig) von PSS und vom Verhalten beeinflusst.

Beide Ergebnisse gab es auch bei den Veränderungen (s. A5). Der Zusammenhang zwischen Verhalten und Folgen ist wiederum plausibel und der zwischen PSS und Folgen bemerkenswert.

Im Hinblick auf die Kriterien »gesund geblieben bis ins hohe Alter« oder »relative früh an einer chronischen Erkrankung verstorben«, lautet das einzige signifikante Ergebnis: Es besteht ein positiver (d. h. gleichsinniger) Zusammenhang mit der Akkumulation des allgemeinen psychosozialen Stresses (PSS), d. h. der Summe aller psychosozialen Werte (PSS-Werte).

Dieses Ergebnis beweist, dass der allgemeine psychosoziale Stress für die frühe Mortalität und Gesundheit bis ins hohe Alter eine zentrale Rolle spielt, obwohl es sich auf Daten bezieht, die schon vor der Befragung aktuell waren.

Rauchen – Krankheit und präventive Strategien

22.1 Auswirkungen des Rauchens im Kontext psychophysischer Faktoren

Zusammenfassung

An 344 ausgewählten Personen mit über- und unterdurchschnittlicher Mortalität wurde die gesundheitliche Auswirkung des Zigarettenrauchens im Kontext weiterer Risiko- und Gesundheitsfaktoren untersucht. Die Angst vor gesundheitlichen Folgen des Rauchens erwies sich dabei als wesentlich relevanter als die objektive Dosis des Rauchens. Passivrauchen weist eine etwas stärkere Gesundheitsrelevanz auf als das Selbstrauchen. Außerdem ist es sogar eine Vorbedingung für die Wirksamkeit des Rauchens, während das Passivrauchen selbst auch bei Nichtrauchern wirksam ist. Bei Berücksichtigung weiterer und insbesondere psychosozialer Risikofaktoren war kein signifikanter eigener Beitrag des Zigarettenrauchens (sowohl des aktiven als auch des Passivrauchens) mehr nachweisbar. Dessen Gesundheitsrelevanz löst sich also bei multivariater Betrachtung in eine Reihe indirekter Einflüsse auf, die über assoziierte und z. T. wesentlich relevantere Risikofaktoren verlaufen.

22.1.1 Personenstichprobe

Es liegen folgende ausschließlich weibliche Personengruppen zugrunde (s. auch ◘ Tabelle 22.1):
- 146 bis in höheres Alter Gesundgebliebene (GES),
- 84 an Bronchialkarzinom (CA) und
- 114 an Herzinfarkt oder Hirnschlag (HH) Verstorbene.

22.1.2 Datenerhebung

Für die Heidelberger Prospektiven Interventionsstudien wurden aus dem Einwohnermeldeamt 29.938 Personen repräsentativ ermittelt und zwischen 1973 und 1978 von unserer Forschungsgruppe kontaktiert (je zu 50% Männer/Frauen, Alter 1973: 38–68 Jahre).[3] Aus dieser Gesamtpopulation wurden mit Subgruppen, aufgrund unterschiedlicher Fragestellungen und mit unterschiedlichen Datenmengen, verschiedene Studien durchgeführt.

Unter anderem wurden Personen vor Beginn der Interviews gefragt, ob sie sich einer ausführlichen Befragung (d. h. beispielsweise Mehrfachmessungen über mehrere Jahre hinweg) oder einer reduzierten Befragung stellen würden. Für die ausführlichen Befragungen stellten sich 3221 Männer und 2786 Frauen zur Verfügung, für die reduzierte Befragung, in der auch das Passivrauchen berücksichtigt wurde, konnten 3402 Männer und 3530 Frauen gewonnen werden.

Die Datengrundlage für die vorliegende Studie bilden diese 3530 Frauen. Die erhobenen Daten entnehmen Sie bitte dem Fragebogen im Anhang. Zusätzlich haben 423 Frauen das Interview verweigert und 396 Frauen konnten 1988 nicht mehr gefunden werden, sodass die Ausgangspopulation aus 4349 Frauen bestand.

Die Datenerfassung wurde von 1973 bis 1978 durchgeführt. Personen, die bis 1978 verstorben

---

[3] Wir sprechen nur von den Zahlen der untersuchten Personen (Verweigerer und Drop-outs werden hier nicht extra angeführt).

◘ **Tabelle 22.1.** Personenstichprobe

	N	Personen			
		Ohne Angabe	Mittleres Geburtsjahr	Mittleres Todesjahr	Mittleres erreichtes Alter
GES	146	0	1912,9	–	85,1*
CA	84	2	1924,2	1987,9	63,7
HH	114	6	1922,0	1988,1	66,1
Summe	344				

*Zurzeit 1998,0

waren, wurden nicht in die Studie aufgenommen. Der Gesundheitsstatus wurde bei den Frauen, die 1979 noch am Leben waren für den Zeitraum von Januar 1979 bis Ende 1998 recherchiert. Zu diesem Zeitpunkt konnten noch 3115 Frauen (von 3530) ausgewertet werden. Die Personen gehörten den Geburtsjahrgängen von 1908 bis 1923 an.

In dieser Gruppe blieben 146 Frauen gesund bis ins hohe Alter (zwischen 80 und 90 Jahre, mittleres Alter 85,1 Jahre), 114 Frauen bekamen Herzinfarkt und 84 Frauen Lungenkrebs und sind relativ früh verstorben (zwischen dem 55. und 63. Lebensjahr in Bezug auf Lungenkrebs und zwischen dem 55. und 66. Lebensjahr in Bezug auf Herzinfarkt).

In den Jahren1998 bis Anfang 1999 wurde der Gesundheitsstatus recherchiert. Dabei wurde die Mortalität und Inzidenz unterschiedlicher chronischer Erkrankungen erfasst, ebenso wurden Recherchen durchgeführt, zur Absicherung des Status »gesund bis ins hohe Alter«, d. h. gesund ohne diagnostizierte chronische Erkrankung in der gesamten Lebensgeschichte bei seelischer und körperlicher Aktivität und ausgeprägter Leistungsfähigkeit.

Die Auswertung bezieht sich auf den Vergleich zweier Kontrastgruppen:
a) EXTREM gesund (s. oben) und
b) relativ früh verstorben (bis 63 Jahre für Lungenkrebs und bis 66 Jahre für Herzinfarkt).

Der Fragebogen ist im Anschluss an dieses Kapitel wiedergegeben. Auf einzelne Fragen wird gelegentlich in Form einer selbsterklärenden Abkürzung des Abschnittnamens und der Nr. der Frage verwiesen, z. B. PS.1.

22.1.3 Variablen

Zigarettenrauchen und darauf bezügliche Variablen

Dieses wird in Form der Anzahl Zigaretten pro Tag (ZT) verwendet. Wir verwenden noch folgende ergänzenden Variablen aus dem ► Abschnitt »Rauchverhalten«:
- ZBSCHW: Frage 5
- ANGST: Frage 6
- Passivrauchen:

- PASSE: im Elternhaus (Frage 7)
- PASSA: am Arbeitsplatz (Frage 8)
- PASSW: in der Wohnung (Frage 9)
- PASSBS: Beschwerden aufgrund des Passivrauchens (Frage 11)

Weitere Risiko- und Gesundheitsfaktoren

Weitere physische Risikovariablen sind im Fragebogen in den ► Abschnitten »Alkoholkonsum«, »Ernährung«, »Körperliche Bewegung« enthalten, psychosoziale Risikofaktoren im so benannten Abschnitt. Wir verwenden sie in folgender Form:
- ALK: die Tagesmenge reinen Alkohols in Form von Wein oder Spirituosen. Bier wurde ausgeschlossen, weil hier eine nichtlineare Beziehung zur Gesundheit gilt.
- ERN: eine regressionsanalytische Zusammenfassung der Angaben zur Ernährung
- BEW: eine regressionsanalytische Zusammenfassung der Angaben zur körperlichen Bewegung
- PSS: eine regressionsanalytische Zusammenfassung der psychosozialen Variablen.

22.1.4 Analysen

Abhängige Variable ist die Mortalität, die relative Häufigkeit der Verstorbenen.

Einfache Gesundheitsrelevanz des Zigarettenrauchens

Siehe ◘ Tabelle 22.2.

Dass die Mortalität bis auf 100% ansteigt, ist natürlich dadurch bedingt, dass es nur eine früh

◘ Tabelle 22.2.

Zigaretten/Tag	N	% verstorben
0	190	39
1–15	21	62
16–25	44	73
26–35	51	80
36–50	38	100
Summe	344	

Zigaretten/Tag	N	% verstorben	Angst*	N	% verstorben
1–15	16	75	1-2	30	23
16–25	42	76	3-6	50	98
26–35	50	80	7	65	100
36–50	37	100			
Summe	145		Summe	145	

◻ Tabelle 22.3. Raucher, die Angaben zur Angst gemacht haben

*Angabe der Skalenwerte (s. Fragebogen im Anschluss an dieses Kapitel)

verstorbene und eine besonders langlebige Gruppe gibt und in der Letzteren niemand über 35 Zigaretten am Tag raucht.

Nach ◻ Tabelle 22.2 beträgt die Korrelation von ZT mit der Mortalität $r = 0,46$; beschränkt auf die Raucher gilt $r = 0,35$ für die Dosisabhängigkeit.

Angst vor Gesundheitsschäden

Angst weist innerhalb der Raucher eine Mortalitätskorrelation von $r = 0,76$ auf, ist also bivariat erheblich relevanter als die objektive Dosis ZT. Setzt man beide Variablen in ein multiples Regressionsmodell ein, so wird die objektive Dosis sogar vollständig irrelevant, die subjektive Befürchtung ist allein maßgebend. Das wird durch die in ◻ Tabelle 22.3 gezeigten Verhältnisse ermöglicht.

Angst macht also einen viel größeren Unterschied für die Mortalität als ZT. Dass letztere Variable im multivariaten Modell sogar völlig irrelevant wird, ist aus den obigen Angaben nicht zu ersehen, es beruht auf einer Feinanalyse der Wertekombinationen.

Beschwerden aufgrund des Zigarettenrauchens

Diese Variable weist eine hoch signifikante $(p = 0,00000000008)$ Beziehung zur Mortalität auf. Setzt man sie gleichzeitig mit der Zigarettenzahl ein, so hat sie in Form des Varianzbeitrags ein deutliches Übergewicht gegenüber der objektiven Dosis. Und ein Interaktionsmodell liefert eine signifikante $(p = 0,02)$ Interaktion, die folgendermaßen zu beschreiben ist:

Werden keine Beschwerden angegeben, so ist die objektive Dosis völlig irrelevant. Erst wenn in zunehmendem Maße Beschwerden angegeben werden, gewinnt auch die Dosis eine Relevanz. Hier ist allerdings zu bedenken, dass die Beschwerden Vorstufen ernsthafter und lebensverkürzender Erkrankungen sein können, sodass der beschriebene Zusammenhang nicht ausschließlich psychosomatisch zu erklären sein dürfte.

Passivrauchen

Elternhaus, Arbeitsplatz und Wohnung. Diese Einzelvariablen hängen hoch signifikant mit der Mortalität zusammen:

- PE (Elternhaus): $p = 0,0000008$
- PA (Arbeitsplatz): $p = 0,0000000006$
- PW (Wohnung): $p = 0,0$ ... (Irrtumswahrscheinlichkeit verschwindend gering).

Setzt man diese drei Variablen in ein multiples logistisches Regressionsmodell ein, so gewinnt PASSW völlig die Oberhand.

Beschwerden aufgrund des Passivrauchens. Diese Variable weist eine hochsignifikante $(p = 0,00000000002)$ Beziehung zur Mortalität auf. Setzt man sie gleichzeitig mit PASSW ein, so liefert sie immer noch einen signifikanten $(p = 0,01)$ Beitrag. Eine signifikante Interaktion (s. oben) liegt nicht vor.

Die Beschwerden ihrerseits hängen mit den drei Gebieten des Passivrauchens auf ähnliche Weise wie die Mortalität zusammen. Jedes Gebiet ist einzeln hoch signifikant mit den Beschwerden assoziiert, doch zusammen eingesetzt, dominiert wieder die Wohnung.

Interaktion mit dem Selbstrauchen. Ein logistisches Regressionsmodell mit Interaktion für das Zusammenwirken von Selbstrauchen (ZT) und Passivrauchen (in Form der relevantesten Variablen PASSW) liefert eine klare Signifikanz für die Interaktion. Eine detaillierte Auswertung der Konsequenzen dieses Modells zeigt u. a. Folgendes: Liegt kein Mitrauchen vor, so wirkt sich das Selbstrauchen nur minimal aus. Erst bei einem gewissen Niveau des Mitrauchens erreicht die Wirksamkeit des Selbstrauchens höhere Werte. Das Mitrauchen dagegen ist auch schon bei Nichtrauchern durchaus wirksam.

Weitere Gesundheits- und Risikofaktoren

Die einfachen Mortalitätskorrelationen betragen:
ALK: r = 0,42
ERN: r = 0,60
BEW: r = 0,54
PSS: r = 0,83

Bis auf PSS haben also die Mortalitätskorrelationen ähnliche Werte wie bei ZT und PASSW. Wir bringen nun alle bisher besprochenen Variablen in ein logistisches Regressionsmodell für die Mortalität ein. Da Angaben zu Angst im Wesentlichen auf die Raucher beschränkt sind, berechnen wir ein Modell ohne diese Variable (n = 266) und ein Modell mit dieser Variablen (n = 148). Da ferner PSS einen erdrückenden Einfluss ausübt, berechnen wir beide Modelle auch ohne diese Variable (◘ Tabelle 22.4).

In Modell 1 ist ZT noch signifikant, hat aber geringere Bedeutung als die anderen Risikofaktoren (der Varianzbeitrag hängt direkt mit der Signifikanz zusammen). In Modell 2 kommt Angst hinzu (und das Modell erstreckt sich im Wesentlichen nur auf die Raucher). Hier übernimmt Angst die führende Rolle und verdrängt ZT wie auch PASSW und alle übrigen Risikofaktoren in die Insignifikanz. Jetzt kommt die außerordentlich starke Variable PSS hinzu, und in Modell 3 (ohne Angst, Nichtraucher einbegriffen) ist ZT gerade noch signifikant, während PASSW die in Modell 1 noch vorhandene deutliche Signifikanz eingebüßt hat. In Modell 4 kommt wieder Angst hinzu (und das Modell erstreckt sich wieder im Wesentlichen nur auf die Raucher). Hier beherrscht PSS völlig das

◘ **Tabelle 22.4.**

Unabhängige Variablen	Regressionskoeffizient	
	p	signifikant?
Modell 1		
ZT	0,015	ja
ANGST	–	
PASSW	0,0015	ja
ALK	0,011	ja
ERN	<0,0001	ja
BEW	0,0002	ja
PSS	–	
Modell 2		
ZT	0,08	nein
ANGST	0,0007	ja
PASSW	0,44	nein
ALK	0,63	nein
ERN	0,08	nein
BEW	0,09	nein
PSS	–	
Modell 3		
ZT	0,045	ja
ANGST	–	
PASSW	0,13	nein
ALK	0,42	nein
ERN	0,04	ja
BEW	0,59	nein
PSS	0,000 000 0014	ja
Modell 4		
ZT	0,29	nein
ANGST	0,054	nein
PASSW	0,17	nein
ALK	0,92	nein
ERN	0,50	nein
BEW	0,90	nein
PSS	0,0046	ja

Feld, ZT ist klar insignifikant, ebenso PASSW und die übrigen Risikofaktoren einschließlich Angst, die jedoch die Signifikanz nur knapp verfehlt.

Zusammenfassend ist festzustellen, dass hinter der einfachen bivariaten Relevanz des Zigarettenrauchens offenbar indirekte Verursachungswege über assoziierte Risikofaktoren verlaufen. Dieses Ergebnis muss kritisch diskutiert werden, um der gesundheitsschädlichen Wirkung des Zigarettenrauchens und des Passivrauchens gerecht zu werden und um gleichzeitig die Bedeutung psychosozialer Zusatzfaktoren zu würdigen. Diese Würdigung hat nicht nur eine wissenschaftliche, sondern auch eine praktische Bedeutung, weil dabei Aktiv- und Passivraucher identifiziert werden können, die einem zusätzlichen Risiko ausgesetzt sind und in den Genuss einer multidimensionalen präventiven Interventionsstrategie kommen könnten: *Raucher, die massive, durch das Zigarettenrauchen verursachte Beschwerden und gleichzeitig Angst vor Raucherkrankheiten haben sowie an ausgeprägtem Dysstress leiden und zudem das Rauchen nicht aufgeben können, gehören zu einer Höchstrisikogruppe.*

Diskussion

Aus diesen Ergebnissen möchten wir den folgenden allgemeinen Schluss ziehen: Die Folgen des Zigarettenrauchens stehen in einer komplexen interaktiven Wirkung mit Beschwerden aufgrund des Rauchens, der Angst vor Erkrankungen durch das Rauchen in Verbindung mit der Unfähigkeit, das Rauchen aufzugeben, und dem allgemeinen psychosozialen Stress. Aus dem statistischen Ergebnis kann nicht der Schluss gezogen werden, dass das Rauchen seine gesundheitsschädigende Wirkung verliert und der Stress zum Hauptkrankheitsfaktor wird. Die Beschwerden aufgrund des Zigarettenrauchens sind zum einen die direkte Folge der gesundheitsschädigenden Auswirkungen des Rauchens (z. B. Atemnot, Symptome einer chronischen obstruktiven Bronchitis, Schmerzen in den Beinen als Folge von durch das Rauchen verursachten Gefäßverengungen usw.). Zum anderen korreliert die Angst, krank zu werden, die durch die gesundheitliche Aufklärung verstärkt wird, positiv mit den Beschwerden. Beide korrelieren zudem mit der Anzahl der gerauchten Zigaretten positiv.

Das Zigarettenrauchen verstärkt also über die Angst und die erlebten Beschwerden den Dysstress und umgekehrt wirkt der Dysstress wieder auf die gesundheitsschädlichen Auswirkungen des Zigarettenrauchens. (z. B. durch die Erhöhung des täglichen Konsums)

Hier folgt nun die Begründung auf Grund weiterer statistischer Auswertungen:

1. Die Beschwerden aufgrund des Zigarettenrauchens, die Angst, durch das Zigarettenrauchen zu erkranken und der allgemeine psychosoziale Stress korrelieren signifikant positiv mit der Anzahl der gerauchten Zigaretten.

2. Alle vier Variablen (Anzahl der Zigaretten, Beschwerden auf Grund des Rauchens, Angst, zu erkranken und der psychosoziale Stress) sind signifikante Risikofaktoren für die Mortalität (früh verstorben an Herzinfarkt oder Lungenkrebs im Vergleich zu Personen mit hohem und gesundem Alter).

3. Bei multivariater Berücksichtigung des psychosozialen Stresses ist die Anzahl der gerauchten Zigaretten signifikant für die Mortalität.

4. Die multivariate Erklärung für die Mortalität lautet: Bei Berücksichtigung der Beschwerden aufgrund des Rauchen wird die Anzahl der gerauchten Zigaretten insignifikant.

Wenn Rauchen nicht mehr signifikant ist (was immer auch von der Stichprobengröße abhängt), so bedeutet dies, dass kein direkter Kausalpfad von der Anzahl der gerauchten Zigaretten an Beschwerden aufgrund des Rauchens vorbei zu Mortalität führt, sondern dass die gesamte Wirkung von der Anzahl der gerauchten Zigaretten durch die Beschwerden aufgrund des Zigarettenrauchens erfasst wird. Hier dürfte folgendes **Kausalmodell** zutreffen:

Anzahl der gerauchten Zigaretten → Beschwerden aufgrund des Zigarettenrauchens → Mortalität an Lungenkrebs und Herzinfarkt

Bei Angst, durch das Rauchen zu erkranken, dürfte das Kausalmodell lauten:

Anzahl der Zigaretten→ Angst, durch das Zigarettenrauchen zu erkranken → Mortalität an Lungenkrebs und Herzinfarkt

Angst und Mortalität sind also reine abhängige Variablen. Daher sollte nicht analog zum vorigen

Modell die Relevanz der Anzahl der gerauchten Zigaretten für die Mortalität bei Kontrolle von Angst berechnet werden.

Im Anschluss sollen die Fehlklassifikationen in Hinblick auf an Bronchialkarzinom Frühverstorbene, an Herzinfarkt Frühverstorbene und Personen, die bis ins hohe Alter gesund und aktiv blieben, aufgeführt werden. Dabei werden die besten psychosozialen und physischen Risikofaktoren in die multivariate Auswertung einbezogen:

	Bronchial-karzinom	Herz-infarkt	Gesund geblieben
Bronchialkarzinom	–	16%	7%
Herzinfarkt	16%	–	8%
Gesund geblieben	7%	8%	–

In dieser Auswertung spielen im Bereich der psychosozialen Faktoren das Typ-I-Verhalten und das Typ-II-Verhalten die wichtigste Rolle. Aus diesem Grund soll hier noch einmal eine kurze Definition der beiden Verhaltensmuster ins Gedächtnis gerufen werden:

— *Typ I : Dauerhaft aktivierte, nicht erfüllbare Sehnsucht*
Die Person lebt im Zustand einer dauerhaft extrem angeregten (aktivierten) *Sehnsucht* (z. B. nach bestimmten Personen, Zuständen, Verhaltensweisen, usw.), verbunden mit Erlebnis-

sen der endgültigen Nichterfüllbarkeit. (Obwohl immer wieder Hoffnungen, Phantasien und Wünsche geweckt werden, den erstrebten Zustand trotz der Aussichtslosigkeit doch noch erreichen zu können.) Typisch für den Typ I ist also die permanente Aktivierung einer nicht (mehr) erfüllbaren Sehnsucht.

— *Typ II: Dauerhaft aktivierte Aufregung im Zustand der Distanzierungsunfähigkeit*
Die Person fühlt sich dauerhaft durch negativ erlebte, sie störende und bedrohende Personen und Zustände innerlich aufgeregt und deren Wirkung hilflos ausgesetzt. Dabei hat sie keine Hoffnung, innere Zuversicht auf positive Veränderungen (z. B. sich erfolgreich von als negativ erlebten, Existenz bedrohenden Menschen und Zuständen zu distanzieren oder aber Wohlbefinden durch die Erreichung attraktiver Ziele herzustellen).

Obwohl beide Typen untereinander stark positiv korrelieren, hat der Ausprägungsgrad beider Verhaltensmuster doch eine differentielle Bedeutung.

Anwendungsbeispiele für die Regressionszusammenhänge

Der konkrete Zusammenhang zwischen Zigarettenrauchen, den psychosozialen Risikofaktoren (PSS) und der Mortalität geht aus ◘ Tabelle 22.5 hervor:

Zigarettenrauchen ist also mit einem stark von der psychosozialen Risikostufe abhängigen Mor-

◘ Tabelle 22.5

Zigaretten/ Tag	N	Gesamt-mortalität	Mortalität (n, %)					
			PSS					
			niedrig		mittel		hoch	
0	190	39	86	12%	68	41%	36	100%
1–15	21	62	5	0%	10	70%	6	100%
16–25	44	73	14	21%	10	90%	20	100%
26–35	51	80	6	33%	15	60%	20	100%
36–50	38	100	3	100%	12	100%	23	100%
Summe	344		114		115		105	

talitätsrisiko verbunden. Ist diese niedrig, so steigt es für alle Zigarettenzahlen außer der höchsten (die hier freilich nur ganz vereinzelt vertreten ist) nur sehr begrenzt an. Bei mittlerem PSS steigt das Mortalitätsrisiko mit der Zigarettenzahl ziemlich gleichmäßig an und erreicht bei der höchsten Dosis 100% (freilich nur durch 12 Fälle vertreten). Die höchste PSS-Stufe ist für alle Zigarettenzahlen (einschließlich 0) mit dem maximalen Mortalitätsrisiko verbunden.

Weitere Informationen zur Ernährung und körperlichen Bewegung. Aus den Fragen dieser Abschnitte des Fragebogens wurden folgende Variablen gebildet:

- Ernährung Menge (EM)
- Qualität (EQ)
- Wohlbefinden (EW)
- Bewegung Menge (BM)
- Forciertheit (BF)
- Wohlbefinden (BW)

Mit der Indikatorvariablen für die Mortalität weisen diese Variablen folgende einfachen Korrelationen und Signifikanzen auf. (Die Schreibweise 10{–20} ist zu lesen als »zehn hoch minus zwanzig«.)

	r	p
EM	0,21	0,0001
EQ	–0,48	10{–20}
EW	–0,59	10{–32}
BM	–0,28	0,0000004
BF	0,45	10{–13}
BW	–0,53	10{–25}

Die Menge der Ernährung und die Forciertheit der Bewegung stellen sich also als Risikofaktoren dar, die anderen Variablen als Gesundheitsfaktoren. Die stärksten Beziehungen finden sich beim Wohlbefinden aufgrund der Ernährung und beim Wohlbefinden aufgrund der Bewegung.

Bei gleichzeitigem Einsatz dieser Variablen in einer multiplen logistischen Regression ergibt sich für die Koeffizienten:

	Vorzeichen	p
EM	n. sig	
EQ	n. sig	
EW	–	0,000 001
BM	n. sig	
BF	+	0,000 006
BW	–	0,000 000 02

Es bleiben also nur die Wohlbefindensvariablen und die Forciertheitsvariable als maßgebend übrig.

Jetzt nehmen wir noch die regressionsanalytische Zusammenfassung der 9 psychosozialen Variablen hinzu:

	Vorzeichen	p
EM	–	0,04
EQ	n. sig.	
EW	n. sig.	
BM	n. sig.	
BF	+	0,02
BW	–	0,03
PSS	–	0,000000000007

Das starke Übergewicht der psychosozialen Dimension ist an der besonders niedrigen Irrtumswahrscheinlichkeit zu erkennen (mit der hier der Varianzbeitrag einer Variablen direkt zusammenhängt). Das Wohlbefinden aufgrund der Ernährung hat jetzt seine Signifikanz knapp verloren, während die Menge der Ernährung die schwächstmögliche Signifikanz zurückgewonnen hat, freilich wenig plausibel mit negativem Vorzeichen für die Mortalität. Es ist aber bekannt, dass in einem komplexen System von Regressoren die einzelne Variable, je nachdem, welche anderen neben ihr eingesetzt werden, ohne weiteres auch ihr Vorzeichen wechseln kann. Eine inhaltliche Interpretation versuchen wir hier nicht, da wir ja keine neue Perspektive auf Überernährung und Übergewicht entwickeln wollen.

Informationen zur psychosozialen Dimension.
Die Korrelationen der 9 Fragen aus dem Abschnitt »Psychosoziale Daten« mit der Indikatorvariablen für die Mortalität liegen zwischen 0,60 und 0,75 (mit hypothesengemäßen Vorzeichen) mit Ausnahme der Variablen »Religiosität« und »Anregungslosigkeit«, die zwischen 0,40 und 0,45 liegen, aber immer noch mit einer außerordentlich niedrigen Irrtumswahrscheinlichkeit von 0 verschieden sind. Setzt man sie in einer multiplen logistischen Regression zusammen ein, so ergibt sich für die Regressionskoeffizienten:

Nr.	Vorzeichen	p
1	–	0,02
2	n. sig	
3	+	0,04
4	+	0,02
5	+	0,0002
6	n. sig	
7	n. sig	
8	n. sig	
9	+	0,05

Bei multivariater Konkurrenz bleibt also nur etwa die Hälfte der beteiligten Variablen im Feld (und meist mit einer schwachen Signifikanzstufe ausgestattet), nur Nr. 5 (Typ 2) hat einen deutlichen Vorsprung. Es kommt ein nicht hypothesenkonformes Vorzeichen vor: Nr. 4 (Zugehörigkeitsgefühl) ist in diesem Kontext positiv mortalitätsrelevant. Wir stellen hier die Frage einer inhaltlichen Interpretation zurück und verweisen auf die allgemeine bekannte Variabilität der partiellen Regressionskoeffizienten je nach Kontext.

Auch die Frage, was signifikant und was nicht signifikant ist, verdient eine Erläuterung. Etwas zugespitzt könnte man sagen, der Unterschied, dass die Mortalitätsrelevanz von Variable X signifikant von 0 verschieden ist und die von Variable Y nicht, braucht selbst nicht signifikant zu sein. X kann dadurch signifikant geworden sein, dass die festgelegte Irrtumswahrscheinlichkeit vom $p = 0,05$ knapp unterschritten wurde, und Y dadurch insignifikant, dass sie knapp überschritten wurde. Die

Abweichung der Korrelation, des Regressionskoeffizienten oder des Varianzbeitrags von 0 war dann bei X nur geringfügig größer als bei Y, und dieser Unterschied kann durchaus auf Zufallsschwankungen beruhen (insignifikant sein). Wenn man sich dafür interessiert, ob der Unterschied zwischen X und Y gegen Zufallsschwankungen statistisch gesichert werden kann, dann muss man einen anderen Test durchführen als den gegen die Nullhypothese, die besagt, dass die Relevanz (die Korrelation, der Regressionskoeffizent, der Varianzbeitrag) der einen oder der anderen Variablen gleich 0 sei.

Die Mortalitätsrelevanz des aus der logistischen Regression gewonnenen Prädiktors PSS geht aus folgender Tabelle hervor:

PSS	N	% gestorben
1	28	0
2	94	5
3	67	58
4	28	96
5	127	100
	344	

Doch auch die stärkste daran beteiligte Variable (Nr. 5: Typ 2) zeigt bereits eine ähnliche Beziehung:

PSS1	N	% gestorben
1	94	6
2	45	29
3	39	49
46	120	95
7	38	100
8		(100)
	344	

Vielleicht verdient folgendes Detail noch festgehalten zu werden. Zwischen dem soeben besprochenen Prädiktor (also der an der Mortalität orientierten besten Linearkombination der 9 psychosozialen Variablen) und den Werten auf der ersten unrotierten faktorenanalytischen Dimension (also der besten Linearkombination, die sich nur an den gegenseitigen Beziehungen der 9 Variablen orientiert) besteht eine Korrelation von 0,96, sie sind also nahezu linear identisch. Während mit dem Prädiktor eine Korrelation von 0,85 mit der Indikatorvariablen für die Mortalität erreicht wird, beträgt sie bei der ersten Faktordimension 0,82, steht dem besten erreichbaren Wert also nur geringfügig nach, obwohl sie völlig unabhängig von dem Kriterium der Mortalität gewonnen wurde. Man kann auch feststellen, dass die Mortalität aufgrund der 9 Variablen ebenso gut voraussagbar ist wie die Antwort auf die am besten vorhersagbare Frage aufgrund der Antworten auf die übrigen.

Die Studie bezieht sich auf folgende Fragen:

Rauchverhalten – Fragebogen

1. Zigarettenrauchen: Jahre
2. Zigarettenrauchen: Anzahl Zigaretten pro Tag
3. Zigarettenkonsum im Laufe der Jahre
   1 = zunehmend, 2 = gleich bleibend , 3 = abfallend
4. Exraucher, Jahre
5. subjektiv erlebte Beschwerden durch das Zigarettenrauchen
   0 = überhaupt nicht, 1 = sehr schwach, 2 = schwach, 3 = mittelmäßig, eher schwach, 4 = mittelmäßig, eher stark, 5 = stark, 6 = sehr stark, 7 = äußerst stark
6. Angst, krank zu werden, aufgrund der Aufklärung über gesundheitsschädliche Auswirkungen des Zigarettenrauchens.
   Ich bin aufgrund der öffentlichen Aufklärung innerlich überzeugt, dass das Zigarettenrauchen zu schweren Krankheiten führt und bin trotzdem nicht in der Lage, das Zigarettenrauchen aufzugeben, obwohl ich Angst habe, zu erkranken! Wie stark trifft diese Behauptung auf Sie zu?
   0 = überhaupt nicht, 1 = sehr schwach, 2 = schwach, 3 = mittelmäßig, eher schwach, 4 = mittelmäßig, eher stark, 5 = stark, 6 = sehr stark, 7 = äußerst stark
7. Wurde in Ihrem Elternhaus in Ihrem Beisein geraucht? Wenn ja, wie intensiv?
   1 = eher wenig, 2 = mittelmäßig (normale Raucher, ca. 15-20/Tag), 3 = sehr stark (Kettenraucher)

8. Wurden Sie an Ihrem Arbeitsplatz oder in der Öffentlichkeit (z. B. Lokale) dem Zigarettenrauch ausgesetzt? Wenn ja, wie stark?
   1 = eher wenig, 2 = mittelmäßig, 3 = sehr stark (mehrere Stunden in stark verrauchter Umgebung)
9. Waren Sie in Ihrer Wohnung (z. B. durch Ihren rauchenden Ehepartner/Freund) dem Zigarettenrauch dauerhaft ausgesetzt (mind. 5 Jahre)? Wenn ja, wie stark?
   1 = eher wenig (der Partner raucht meistens außerhalb der Wohnung), 2 = mittelmäßig (der Partner raucht in der Wohnung, aber nicht im Schlafzimmer), 3 = sehr stark (der Partner raucht sowohl in der Wohnung als auch im gemeinsamen Schlafzimmer)
10. Wie viel Jahre sind Sie passivem Rauchen insgesamt ausgesetzt?
11. Fühlen Sie sich durch das Zigarettenrauchen anderer gesundheitlich beeinträchtigt (z. B. Husten, Schlafstörungen, Geruch)? Wenn ja, wie intensiv?
    0 = überhaupt nicht, 1 = sehr schwach, 2 = schwach, 3 = mittelmäßig, eher schwach, 4 = mittelmäßig, eher stark, 5 = stark, 6 = sehr stark, 7 = äußerst

- *Demographische Daten*: Alter, Geschlecht, Jahr des Interviews
- *Alkoholkonsum* s. RGM-Fragebogen »Selbstregulation und Gesundheit« (V)
- *Ernährung* s. RGM-Fragebogen »Selbstregulation und Gesundheit« (IV)
- *Körperliche Bewegung* s. RGM-Fragebogen »Selbstregulation und Gesundheit« (IX)
- *Psychosoziale Daten*: interaktive Selbstregulation (zusammengefasste Variabel aus 16 Fragen, s. RGM-Fragebogen »Selbstregulation und Gesundheit« am Ende, die »zusammengefassten Variablen« (S. 303)
- *Grossarthsche Typologie* (s. RGM-Fragebogen »Selbstregulation und Gesundheit«) Typ I, II, IV

Des weiteren wurden für diese Studie folgende Variablen berücksichtigt:

Autonomie

- Die Person ist innerlich unabhängig von Personen, Substanzen und Verhaltensweisen, die zu negativen Folgen führen und zwar in irrtümlicher Erwartung von positiven Folgen (z. B. von Alkohol, Medikamenten, Fehlernährung, einem abweisenden Elternteil, Vorgesetzten usw.)

0 = überhaupt nicht, 1 = sehr schwach, 2 = schwach, 3 = mittelmäßig, eher in Richtung schwach, 4 = mittelmäßig, eher in Richtung stark, 5 = stark, 6 = sehr stark, 7= absolut

Zugehörigkeitsgefühl

(Die folgenden 16 Fragen wurden als zusammengefasste Variable erfasst (wenn nicht anders angegeben, wurden die Fragen nach der Skala wie bei Frage 1 beantwortet)

1. Wie stark ausgeprägt fühlen Sie sich zur Ihrer Ursprungsfamilie, in der Sie aufgewachsen sind, zugehörig?

   0 = überhaupt nicht, 1 = sehr schwach, 2 = schwach, 3 = mittelmäßig, eher in Richtung schwach, 4 = mittelmäßig, eher in Richtung stark, 5 = stark, 6 = sehr stark, 7= absolut

2. Wie angenehm und Wohlbefinden erzeugend ist für Sie das Zugehörigkeitsgefühl zur Ursprungsfamilie?

3. Wie stark ausgeprägt fühlen Sie sich zur Partnerbeziehung/zum Ehegatten/zur Familie/zu den Kindern zugehörig?

4. Wie angenehm und Wohlbefinden erzeugend ist für Sie das Zugehörigkeitsgefühl zu Partner/Ehegatte/Familie/Kindern?

5. Wie stark ausgeprägt fühlen Sie sich am Arbeitsplatz/im Berufsleben zugehörig?

6. Wie angenehm und Wohlbefinden erzeugend ist für Sie das Zugehörigkeitsgefühl zum Arbeitsplatz?

7. Wie stark ausgeprägt fühlen Sie sich zur Gesellschaft/Kultur, in der Sie leben, zugehörig?

8. Wie angenehm und Wohlbefinden erzeugend ist für Sie das Zugehörigkeitsgefühl zur Gesellschaft?

9. Wie stark ausgeprägt fühlen Sie sich im Rahmen Ihrer Religion zugehörig/wie stark fühlen Sie sich zu Gott zugehörig?

10. Wie angenehm und Wohlbefinden erzeugend ist Ihnen das Zugehörigkeitsgefühl zu Ihrer Religion/zu Gott?

11. Wie stark fühlen Sie sich zugehörig zu persönlichen Freunden/zu einer Freizeitgruppe usw.?

12. Wie angenehm und Wohlbefinden erzeugend ist für Sie das Zugehörigkeitsgefühl zu Freunden/einer Freizeitgruppe?

13. Wie stark ausgeprägt sind Sie in der Lage (fähig), Ihr Zugehörigkeitsgefühl und Ihr Zugehörigkeitsbedürfnis durch Ihr aktives Verhalten so zu beeinflussen, dass dabei ein optimales Gefühl von Wohlbefinden und Sicherheit entsteht?

14. Gibt es eine Person oder eine Gruppe, zu denen Sie ein äußerst ausgeprägtes gefühlsmäßiges Bedürfnis nach Zugehörigkeit hatten, das Sie über lange Zeiträume nicht befriedigen konnten?

    7 = überhaupt nicht, 6 = sehr schwach, 5 = schwach, 4 = mittelmäßig, eher in Richtung schwach, 3 = mittelmäßig, eher in Richtung stark, 2 = stark, 1 = sehr stark, 0 = absolut

15. Fühlen Sie sich verhindert (von innen oder außen), ein erstrebtes Zugehörigkeitsgefühl zu erreichen?

    7 = überhaupt nicht, 6 = sehr schwach, 5 = schwach, 4 = mittelmäßig, eher in Richtung schwach, 3 = mittelmäßig, eher in Richtung stark, 2 = stark, 1 = sehr stark, 0 = absolut

16. Sind Sie in den meisten Lebenslagen fähig, durch Ihr aktives Verhalten Kommunikationen zu erreichen, die Ihnen ein Gefühl der Zugehörigkeit ermöglichen?

Religiosität

In welchen hier beschriebenen Typus der Religiosität würden Sie sich selbst hier einordnen?

1. atheistisch mit Wut auf Gott und die Kirche
2. atheistisch aus rationalen Gründen
3. Kirchgänger und Befürworter der kirchlichen Normen und Gebräuche
4. ausgeprägt gottbezogen, z. B. starke Liebe zu Gott, fühlt sich von Gott geliebt, spürt die wohltuende Wirkung des Heiligen Geistes.

Monotonie – Anregungslosigkeit

Unter Anregungslosigkeit verstehen wir einen Zustand, in dem von außen (z. B. in den zwischenmenschlichen Beziehungen) keine Anregung entsteht, die den gefühlsmäßigen, körperlichen, sozialen und geistigen Bedürfnissen entspricht.

▬ Wie ausgeprägt fühlen Sie sich anregungslos (d. h. wie stark fehlt Ihnen eine erstrebte Anregung, die Ihren Wünschen und Bedürfnissen entspricht)?

0 = überhaupt nicht, 1 = sehr schwach, 2 = schwach, 3 = mittelmäßig, eher schwach, 4 = mittelmäßig, eher stark, 5 = stark, 6 = sehr stark, 7 = äußerst stark

Schockerlebnisse

Unter Schockerlebnissen verstehen wir konkrete Ereignisse, die auf die Person unerwartet, unvorbereitet, traumatisierend, schädigend eingewirkt haben und zu nachhaltigen Beeinträchtigungen führten (z. B. unkontrollierbare Angstgefühle, Hemmung in der eigenaktiven Herstellung von erstrebten Zuständen, Schlafstörungen).

- Haben Sie in Ihrem Leben (z. B. frühe Kindheit oder Erwachsenenalter) traumatisierende Zustände erlebt, durch die Sie nachhaltig in Ihren Gefühlen und im Verhalten negativ beeinträchtigt sind? Wie stark ausgeprägt?

0 = überhaupt nicht, 1 = sehr schwach, 2 = schwach, 3 = mittelmäßig, eher schwach, 4 = mittelmäßig, eher stark, 5 = stark, 6 = sehr stark, 7 = äußerst stark

22.2 Randomisiertes Raucherexperiment zur primären Prävention

Beginn des Experimentes: 1977/1978, Ermittlung des Gesundheitsstatus Anfang 1998.

Verweigerung: 5 Paare, Dropouts: 2 Paare, Ursprungsgröße: 102 Paare

Geschlecht: Männer (Jahrgang 1930) Die Einteilung in die Interventions- und Kontrollgruppe wurde per Zufall, also randomisiert durchgeführt. Eine Kontrolle von Alkoholkonsum, Ernährung, Bewegung sowie psychosozialem Stress zeigte, dass beide Gruppen exakt vergleichbar sind (◘ Tabelle 22.6).

Der Behandlungseffekt (Rauchen aufgegeben oder reduziert) ist hoch signifikant (p<0,000000000001). Die behandelte Gruppe ist ebenfalls häufiger gesund geblieben (p<0,000001). Dagegen sind alle Todesursachen zusammen häufiger in der Kontrollgruppe (p<0,001).

In diesem Experiment wurden starke Raucher (zwischen 25 und 30 Zigaretten pro Tag und ununterbrochenem Konsum spätestens ab dem 15. Lebensjahr) untersucht. Ebenfalls wurden alle Personen dem Passivrauchen in der Kindheit (vom ersten bis zehnten Lebensjahr) durch das elterliche Rauchen ausgesetzt. Obwohl die Personen körperliche Symptome durch das Zigarettenrauchen spürten, war die Sucht so ausgeprägt, dass sie die Sucht nicht aufgeben konnten. Alle Personen litten zudem unter schwerem chronischen Dysstress.

Durch die Randomisierung wurden auch die oben genannten Variablen in der Experimental- und Kontrollgruppe streng vergleichbar.

Durch das Autonomietraining wurden hoch signifikante Ergebnisse erzielt, sowohl im Hinblick auf die Senkung der Mortalität als auch im Hinblick auf die Anzahl der Personen, die gesund und aktiv bis 1998 geblieben sind.

◘ Tabelle 22.6									
	N	Rauchen		Lebt		Gestorben an			Verstorben insgesamt
		aufgegeben	reduziert	gesund	chronisch krank	Bronchialkarzinom	Herzinfarkt	andere Todesursachen	
Autonomietraining Bei stark abhängigen Rauchern	95	21 22,1	30 31,6	39 41,0	13 13,7	10 10,5	12 12,6	21 22,1	43 45,3
Randomisierte Kontrollgruppe	95	3 3,1	3 3,1	8 8,4	20 21,0	18 18,9	24 25,3	25 26,3	67 70,5

Im Autonomietraining wird zunächst die Motivation zum Zigarettenrauchen erfasst.

Im Anschluss werden positive Vorstellungen vom Nichtrauchen identifiziert. Die Motivation zum Rauchen wird vertieft analysiert und auf spezifische Dysstress Erlebnisse in der Biographie der Person zurückgeführt (z. B. erlernte Hemmung in der Selbstexpansion).

Es werden sowohl alternative Verhaltensweisen entwickelt, die der Person helfen, ihre Grundkonflikte aufzulösen, als auch Alternativen gegen das Zigarettenrauchen entwickelt, die mehr Lust, Sicherheit und Wohlbefinden erzeugen, als das Rauchen selbst.

Im Anschluss an das Training kann bei Bedarf eine Übung mit leichter oder vertiefter Hypnose stattfinden, die exakt, die erarbeiteten Alternativen noch einmal im Erlebnis festigen.

Das Zigarettenrauchen ist ein extrem starker Risikofaktor für unterschiedliche chronische Erkrankungen und es erscheint dringend nötig, adäquate Methoden zu entwickeln, die der Person helfen, dass Zigarettenrauchen aufzugeben und gleichzeitig den psychosozialen Stress zu verringern, der das Zigarettenrauchen motiviert.

Im Vergleich zu der oben angeführten Tabelle zeigen 95 Vergleichspersonen, die nie geraucht haben eine Mortalität an Bronchialkarzinom von 1%, Herzinfarkt von 4% und eine Gesamtmortalität bis 1998 von rund 19%.

Das Zigarettenrauchen verdoppelt die Gesamtmortalität im Vergleich zu Nichtrauchern. Auch der Prozentsatz der Gesundgebliebenen Nichtraucher erreicht 48% (im Vergleich zu 8% der Raucher)

Obwohl das Passivrauchen, wie oben erwähnt, ein extremer Risikofaktor ist, darf sich die Politik keineswegs damit befriedigen, nur raucherfreie Zonen zu erreichen und die extreme gesundheitsschädigende Auswirkung des aktiven und passiven Rauchens nicht mehr ausreichend zu thematisieren. Genau dieses Ziel verfolgt die starke Zigarettenlobby in Deutschland. Das aktive und passive Zigarettenrauchen ist und bleibt der psychische Risikofaktor Nummer 1. Die bloßen suggestiven Techniken gegen das Zigarettenrauchen helfen ebenso wenig auf lange Sicht, wie medikamentöse Versuche.

Aus diesem Grund hat sich unser Forschungsteam entschlossen, in der Zukunft systematisch Antiraucherkurse mit Hilfe des Autonomietrainings durchzuführen und gleichzeitig Trainer auszubilden.

22.3 Passivrauchen vom 1.–10. Lebensjahr im Zusammenhang mit Mortalität und Inzidenz von Bronchialkarzinom und Herzinfarkt

Die Daten wurden im Rahmen der Heidelberger prospektiven Interventionsstudie erhoben.

Prospektive Studie

Datenerfassung 1973–1977, Mortalität 1998; alles Männer, im Alter nicht signifikant abweichend; Verweigerer: 3,9%, Drop-outs: 4,8% (◘ Tabelle 23.7).

Höchst signifikant in der richtigen Richtung sind alle Kategorien der abhängigen Variablen außer:

- Herz/Hirn: $p = 0,00001$
- Andere Todesursachen: $p = 0,02$
- Chronisch krank: nicht signifikant

Die Ergebnisse zeigen, dass das intensive Rauchen im Beisein des Kindes (bis zum 10. Lebensjahr) ein zentral wichtiger Risikofaktor für die spätere Entwicklung von Lungenkrebs, Herzinfarkt, chronischer Bronchitis und anderen Lungenerkrankungen ist. Dabei wird auch die Aufrechterhaltung der Gesundheit wesentlich beeinflusst. Aufgrund der Ergebnisse erscheint es dringend nötig, das intensive und direkte Rauchen im Beisein von Säuglingen und Kleinkindern nicht nur als schädlich anzuerkennen, sondern auch mit adäquaten strafrechtlichen Maßnahmen zu verfolgen wäre (als schwere Körperschädigung).

Unsere multidisziplinären interventionsepidemiologischen Studien zeigen relevante Ergebnisse, die sich aber noch nicht im Aufmerksamkeitsbereich der öffentlichen Institutionen und deren Repräsentanten befinden:

1. Das Hauptrisiko, an Lungenkrebs oder Herzinfarkt durch Rauchen zu erkranken, besteht bei den Personen, die auch in anderen Bereichen

Tabelle 22.7.

	N[2]	Mutter raucht[1]	Vater raucht	Vater und Mutter rauchen	Chronische Bronchitis	Andere Lungenerkrankungen	Bronchialkarzinom	Herzinfarkt/ Hirnschlag	Andere Todesursachen	Lebt chronisch krank	Lebt gesund	Alkohol (g)[3]	Fehlernährung[4]	Bewegung[5]
Rauchende Eltern	816	262	361	196	306 37,5%	181 22,1%	99 12%	90 10,9%	193 23,5%	329 40%	107 13%	13	137 16,7%	150 18,1%
Nichtrauchende Eltern	2366	0	0	0	102 4,3%	101 4,3%	16 0,7%	149 6,3%	468 19,8%	889 37,6%	744 31,4%	17	918 38,8%	612 25,9%

[1]Im Beisein des Kindes wurde von Geburt an bis zum 10. Lebensjahr intensiv geraucht. [2]Alles Nichtraucher. [3]Konsum Alkohol vor der Erkrankung (g/tägl.). [4]Fehlernährung vor der Erkrankung. [5]Bewegungsmangel vor der Erkrankung.

ein multiples Risiko haben (z. B. chronische obstruktive Bronchitis, Bluthochdruck, Diabetes mellitus, hohe Cholesterinwerte, erheblicher chronischer Dysstress). Diese Personengruppe benötigt dringend präventive Maßnahmen, für die keine Institution bis heute spezialisiert ist. Unsere bisherigen Experimente zeigen, dass wir gerade bei dieser Gruppe sehr erfolgreich präventive Maßnahmen einsetzten können, die sich im Wesentlichen darauf konzentrieren, dass die Personen lernen, mehr Lust beim Verzicht auf das Zigarettenrauchen zu entwickeln als beim Rauchen selbst.

2. Das Passivrauchen bei Kindern bis zum 10. Lebensjahr ist ein so erdrückender Risikofaktor, dass es auch bei Personen, die sonst keine Risiken haben (wie z. B. Fehlernährung, Bewegungsmangel, Alkoholkonsum) eine höchst signifikante und ursächliche Wirkung in Richtung Lungenkrebs aufweist.

22.4 Gesundheitsrelevanz von Zigaretten, Alkohol und Ernährung im psychosozialen Kontext – Studie B

Variablen

Physische:

Z   = Zahl der Zigaretten pro Tag
AL   = Gramm reiner Alkohol pro Tag
EM   = Ernährung, Menge (3 Kategorien)
EQ   = Ernährung, Qualität (3 Kategorien)

Psychosoziale:

EW   = Ernährung, Wohlbefinden (3 Kategorien)
AU   = Grad der Autonomie (Frage XIV.9, 7 Stufen)

Abhängige Variable: Mortalität

Zunächst werden die drei physischen Risikofaktoren Z, AL, EM allein betrachtet. Dann werden sie jeweils zusammen mit der psychosozialen Variablen AU multivariat verwendet. Schließlich werden diese Modelle noch um die Interaktion erweitert.

Ergebnisse

	N	VZ*	CHQ**	Signifikanz
Z	664	+	110,23	***
	542			
Z		+	51,28	***
AU		–	101,46	***
Interaktion				n. sig.
AL	607	+	48,74	***
	494			
AL		+	21,30	0,000004
AU		–	112,41	***
Interaktion				n. sig.
EM	642	+	15,06	0,0001
	537			
EM		+	5,88	0,015
AU		–	126,65	***
Interaktion				n. sig.
	635			
EM	irrelevant		1,82	n. sig.
EQ		–	11,19	0,0008
EW		–	59,35	***

*Vorzeichen des partiellen Regressionskoeffizienten; *Chiquadrat (stets 1 Freiheitsgrad), kann als Maß für die erklärte Varianz der abhängigen Variablen genommen werden; ***hohe negative Zehnerpotenz, Effekt also bestens gesichert.

Diskussion

1. Die drei physischen Risikofaktoren Z, AL, EM weisen sehr gut gesicherte Mortalitätseffekte in erwarteter Richtung auf.
2. Bei Hinzutritt der psychosozialen Variablen AU sinken ihre partiellen Varianzbeiträge erheblich, sie bleiben aber (bei EM gerade noch) signifikant. Doch auch der Effekt der stärksten physischen Variablen (Z) ist nur halb so hoch wie der der psychosozialen (AU).
Das Sinken der Varianzbeiträge ist so zu erklären, dass die physischen Risikofaktoren mit den psychosozialen Variablen assoziiert sind.

Dann ergibt sich (a) je ein partieller Varianzbeitrag (bei rechnerischer Konstanthaltung der anderen unabhängigen Variablen) und (b) ein gemeinsamer Varianzbeitrag, der keiner der beiden unabhängigen Variablen zuzurechnen ist und nicht als partieller und signifikanzgeprüfter Varianzbeitrag auftritt.

3. Die Interaktionen wurden in Form eines Produktterms in das Regressionsmodell eingebaut. Ein von Null verschiedener Koeffizient dieses Terms würde bedeuten, dass die Wirksamkeit (der partielle Regressionskoeffizient) der einen Variablen vom Niveau der anderen abhängt (die Beziehung ist symmetrisch). Er würde insbesondere bedeuten, dass die Wirksamkeit eines physischen Risikofaktors von den psychosozialen Bedingungen abhinge. Es wurde aber kein auch nur annähernd signifikant von Null verschiedener Koeffizient gefunden.
4. Bei multivariatem Einsatz der drei Ernährungsvariablen kommt der Quantität kein signifikanter Effekt mehr zu, der Qualität ein deutlicher Effekt, und der subjektive Faktor, das Wohlbefinden aufgrund der Ernährung, spielt bei weitem die stärkste Rolle.
5. Für die Entwicklung optimaler Präventionsstrategien zeigt das Ergebnis in folgende Richtung:
Stärkung der Autonomie (der individuellen Fähigkeit, sich von Unlust erzeugenden und negativen Emotionen hervorrufenden Wirkungen zu distanzieren) und alternative Wege in Richtung mehr Wohlbefinden/Lust durch Neugestaltung der Kommunikation anzuregen. Gleichzeitige Aktivierung einer Ernährung, die sowohl qualitativ gesund ist als auch subjektiv zu Wohlbefinden führt, verbunden mit der Reduktion des Alkohol- und Zigarettenkonsums. Auch hier deutet sich an, dass die Reduktion von Dysstress z. B. durch Anregung der Autonomie, eine noch größere Relevanz hat als das Zigarettenrachen, der Alkoholkonsum und die Fehlernährung, wobei die Wirkung dieser physischen Risikofaktoren ebenfalls berücksichtigt werden muss.

Vorhersage aufgrund emotional-kognitiver Verhaltensmuster

Chronische Erkrankungen und emotional-kognitive Verhaltensmuster

Heidelberger Prospektive Interventionsstudie

Die Stichproben der Männer 4030 und Frauen 5181 wurden per Zufall aus dem Gesamtpool von den 16.523 Männern und den **13 415** Frauen repräsentativ ermittelt.

— Datenerfassung 1976–1978
— Alter 1976: 50460 Jahre
— Gesundheitsstatus 1998 ermittelt

In diesem Kapitel wird ein sehr enger Zusammenhang zwischen spezifischen Verhaltensfaktoren und Entwicklung bestimmter chronischer Erkrankungen oder Aufrechterhaltung der Gesundheit bis ins hohe Alter nachgewiesen.

Damit ist ein Beitrag zum so genannten **Spezifizitätsproblem** in der Psychosomatischen Medizin geleistet. Dort wurde über Jahrzehnte diskutiert, ob bestimmte chronische Erkrankungen mit spezifischen psychosozialen Faktoren zusammenhängen oder ob es nur allgemeine Stressfaktoren gibt, die krankheitserzeugend sind.

Obwohl wir spezifische psychosoziale Faktoren für bestimmte Erkrankungen nachweisen können, muss hier betont werden, dass weitere Analysen gezeigt haben, dass bei statistischer Berücksichtigung einer großen Anzahl physischer und psychosozialer Risikofaktoren die Signifikanz der hier beschriebenen Faktoren sehr stark gesenkt oder aufgehoben wird. Es handelt sich also um Prädiktoren, während Ursachen aus komplexen psycho-physischen Interaktionen bestehen. So ist zum Beispiel bei der Ursachenanalyse des Cervixkarzinoms ein relevanter physischer Faktor das klinische Auftreten von Vaginalwarzen (Kondylome). Unter den Kondylomfällen ist das Auftreten von Cervixkarzinom fast zehnmal so häufig wie unter den Nicht-Kondylomfällen. In Bezug auf Cervixkarzinom ist also sowohl der spezifische Dysstress als auch das Auftreten von Kondylomen hoch signifikant relevant (beides P=0). Dabei treten Dysstress und Kondylome sehr häufig und hoch signifikant gemeinsam auf (in 94 % der Fälle, das heißt, in 18 von 19 untersuchten Fällen) und bilden Synergieeffekte.

Der Fragebogen zur Erfassung der in den Tabellen dargestellten Daten, wurde aufgrund von Hypothesen in Bezug auf die mitursächliche Entstehung der unterschiedlichen Erkrankungen erstellt (d. h. diesem Fragebogen gingen jahrelange systematische Beobachtungen voraus).

Die Hypothesen sind im Anschluss an den Fragebogen angeführt.

Gewinnung der Ergebnisse

Nach der Beantwortung des Fragebogens (s. unten) wurde bei jeder Person nach der Frage gesucht, die sie mit der höchsten Punktzahl beantwortet hatte, bzw. bei den ersten beiden Hypothesen, bei denen zwei oder 5 Fragen relevant sind, wurde der Mittelwert berücksichtigt. Da für alle Fragen konkrete Hypothesen formuliert wurden, wurde bei jeder Person die Krankheit vorhergesagt, für die sie die höchste Punktzahl aufwies.

23.1   Ergebnisse aufgrund von Vorhersagen psychosozialer Variablen

A) Nur Frauen (Tabelle 23.1)
— Verweigerer: 391
— Drop-outs: 305
— Gesamtpopulation: 4030
— N insgesamt: 3334

Die Signifikanz des Zusammenhangs zwischen vorhergesagt und eingetroffen ist für alle zehn Diagnosen auf Grundlage der Vierfeldertafeln errechnet worden und beträgt p=0.

B) Nur Männer (Tabelle 23.2)
— Verweigerer: 597
— Drop-outs: 402
— Gesamtpopulation: 5181
— N insgesamt: 4182

Die Signifikanz des Zusammenhangs zwischen vorhergesagt und eingetroffen ist für alle zehn Diagnosen auf Grundlage der Vierfeldertafeln errechnet worden und beträgt p = 0.

Durch den Einsatz einer Vierfeldertafel, aus denen die richtig- und falsch-positiven und die richtig- und falsch-negativen Fälle zu jeder Todesursache klar erkennbar sind, wurde die extrem hohe Signifikanz ermittelt. Aus Platzgründen können hier nicht alle siebzehn Vierfeldertafeln

■ Tabelle 23.1. Ergebnisse Frauen

Krankheiten – bei allen Diagnosen: Mortalität und Inzidenz festgestellt	Auftreten Anzahl (Diagnose)	Alter Diagnose	Alter Befragung	Vorhergesagt	Vorhersage eingetroffen		Nicht vorhergesagt und eingetroffen		Eingetroffen von Gesamtvorhersage	Von N insgesamt (3334)		Diagnosen von N insgesamt
					Häufigkeit	PZ HS*	Häufigkeit	PZ HS*		Richtig vorhergesagt	Nicht vorhergesagt	
M. Parkinson	67	62,5	53,6	174	46 68,5%	5,5	21 31,3%	3,6	26,4%	1,4%	0,6%	2%
M. Alzheimer	39	63,8	54,4	128	25 64,1%	5,6	14 35,9%	3,7	19,5%	0,7%	0,4%	1,2%
Glioblastom (Hirntumor)	22	65,1	53,8	117	15 68,2%	5,3	7 31,8%	3,9	12,8%	0,4%	0,2%	0,6%
Sonstige Karzinome	502	67,2	54,6	512	294 58,6%	5,8	208 41,4%	3,7	57,4%	8,8%	6,1%	15%
Herzinfarkt, Hirnschlag	352	64,8	56,1	581	201 57,1%	5,9	151 42,9%	3,6	34,6%	6%	4,5%	10,6%
Mammakarzinom	204	61,8	56,3	394	127 62,2%	6,0	77 37,7%	3,5	32,2%	3,8%	2,3%	6,1%
Ovarialkarzinom	40	61,2	53,8	132	20 50%	5,7	20 50%0%	3,3	15,1%	0,7%	0,5%	1,2%
Cervix-uteri-Karzinom	51	62,1	54,1	162	20 39,3%	4,9	31 60,7%	3,8	12,3%	0,7%	0,8%	1,5%
Corpus-uteri-Karzinom	69	67,2	56,2	178	43 62,3%	5,2	26 37,7%	3,6	24,1%	1,3%	0,7%	2%
Lebt gesund	401	77,5	56,0	422	302 75,3%	5,9	99 24,7%	3,9	71,6%	9%	3%	12%
Lebt chronisch krank	696	68,1	55,1									20,9%
Andere Todesursachen	891	74,1	55,6									24,5%
Gesamt	3334			2800								

* PZ HS: Durchschnittliche Punktzahl auf der Antwortskala des Fragebogens bzgl. der konkreten Hypothese

◼ Tabelle 23.2. Ergebnisse Männer

Krankheiten – bei allen Diagnosen: Mortalität und Inzidenz festgestellt	Auftreten Anzahl (Diagnose)	Alter Diagnose	Alter Befragung	Vorher-gesagt	Vorhersage eingetroffen		Nicht vorhergesagt und eingetroffen		Eingetroffen von Gesamt-vorhersage	Von N insgesamt (4182)		Diagnosen von N insgesamt
					Häufig-keit	PZ HS*	Häufig-keit	PZ HS*		Richtig vorher-gesagt	Nicht vorher-gesagt	
M. Parkinson	98	61,2	55,8	286	65 66,3%	5,6	33 34,3%	4,1	65 22,7%	1,5%	0,8%	2,3%
M. Alzheimer	47	63,4	54,3	296	29 61,7%	4,9	18 38,3%	3,9	29 97,9%	0,7%	0,4%	1,1%
Glioblastom (Hirntumor)	36	62,5	53,9	180	26 72,2%	5,7	10 27,8%	3,2	26 14,4%	0,6%	0,2%	0,9%
Sonstige Karzinome	702	64,1	55,8	898	356 50,7%	5,5	346 87,4%	4,1	356 39,6%	8,5%	8,3%	16,8%
Herzinfarkt, Hirnschlag	484	65,4	55,7	788	291 40,9%	5,5	193 24,5%	3,3	391 49,6%	9,3%	7,0%	11,6%
Hodenkarzinom	30	63,8	54,3	167	21 70%	6,0	9 30%	3,9	21 12,6%	0,5%	0,2%	0,7%
Lebt gesund	415	76,2	56,2	515	293 70,6%	6,1	122 29,4%	4,2	153 49,5%	7,0%	2,9%	9,9 %
Lebt chronisch krank	1090											26%
Andere Todesursachen	1280											30,6%
Gesamt	4182			3130								

* PZ HS: Durchschnittliche Punktzahl auf der Antwortskala des Fragebogens bzgl. der konkreten Hypothese

(10 zu Männern und 7 sieben zu Frauen) dargestellt werden, sondern es wird hier nur eine für die Diagnose Morbus Parkinson exemplarisch angeführt.

Häufigkeit (Zeilenprozente)	E = nein	E = ja	Summe
V = nein	3139 (99,34%)	21 (0,66%)	3160
V = ja	128 (73,56%)	46 (26,44%)	174
Summe	3267	67	3334

Erklärung zu der Vierfeldertafel:
V = nein: nicht vorhergesagt
V = ja: vorhergesagt
E = nein: Vorhersage nicht eingetroffen
E = ja: Vorhersage eingetroffen

23.2 Randomisiertes Interventionsexperiment bei Frauen mit hohem psychosozialen Krebsrisiko

Heidelberger Prospektive Interventionsstudie

- Datenerfassung 1976–1978
- Alter 1976: 50–60 Jahre
- Gesundheitsstatus ermittelt 1998
- Verweigerer: 3
- Drop-out: 1 Paar

Signifikant ist nur die Verringerung von Brustkrebs ($p < 0,01$).

23.3 RGM Fragebogen differentieller Dysstress – Eustress

1. Vorhersage: Unlustbetonte (lustlose) Informationsaufnahme und -verarbeitung

- E.: Es gibt Menschen, die aufgrund ihrer Lebenssituation eine gering ausgeprägte und wenig lustbetonte Neigung zeigen, immer neue Informationen aufzunehmen und zu verarbeiten (z.B. im privaten oder beruflichen Leben). Dabei denken sie lieber in immer wieder gleicher Weise, weil sie z.B. der Überzeugung sind, dass neue Informationen für sie eher schädlich als nützlich sein können.
- F.: Wie stark ausgeprägt fühlen Sie sich persönlich durch äußere oder innere Umstände wenig motiviert und bereit, lustbetont und interessiert immer neue Informationen aufzunehmen und diese zu verarbeiten (z.B. weil Sie der Überzeugung sind, dass diese für Sie eher schädlich und von negativen Folgen sein können, sodass es als vorteilhaft erscheint, lieber »den Kopf in den Sand zu stecken« und dabei angepasster leben zu können?
  0 = überhaupt nicht, 1 = sehr schwach, 2 = schwach, 3 = mittelmäßig, eher schwach, 4 = mittelmäßig, eher stark, 5 = stark, 6 = sehr stark, 7 = äußerst stark

2. Vorhersage: Erlebte Chancenlosigkeit, die persönliche Lage durch Informationsaufnahme zu verbessern

- E.: Es gibt Menschen die zutiefst davon überzeugt sind, dass sie durch immer neue Infor-

	N	Brust-karzinom	Korpus-karzinom	Zervix-karzinom	Ovarial-karzinom	Andere Karzinome	Herzinfarkt, Hirnschlag	Lebt chronisch krank	Lebt gesund
Autonomie-training	59	3 5%	2 3,4%	1 1,7%	0 0%	6 10,1%	8 13,6%	17 28,8%	22 37,3%
Kontroll-gruppe	59	14 21,5%	7 11,9%	2 3,4%	1 1,7%	12 20,3%	3 5,1%	14 23,7%	6 10,2%

mationsaufnahmen ihre Chancen z. B. in einer Ehe oder im Berufsleben nicht verbessern können und sich damit lieber angepasst an die gegenwärtige Lage zufrieden geben (anstatt nach immer neuen Weg durch immer neue Informationen zu suchen).

— F.: Wie stark ausgeprägt sind Sie der Überzeugung, dass es für Sie wenig Sinn macht nach neuen Informationen zu suchen, weil Sie mit diesen die gegenwärtige Lage sowieso nicht verändern können und deswegen lieber angepasst an die gegenwärtige Situation bleiben, die für Sie weder besonders gut noch besonders schlecht ist?
0 = überhaupt nicht, 1 = sehr schwach, 2 = schwach, 3 = mittelmäßig, eher schwach, 4 = mittelmäßig, eher stark, 5 = stark, 6 = sehr stark, 7 = äußerst stark

3. Vorhersage: Intensive chronische unkontrollierbare Angst

— E.: Es gibt Menschen, die z. B. aufgrund traumatischer Erlebnisse oder Angst vor einem Elternteil in der Kindheit oder aus einer bestimmten Beziehung zum Partner heraus fast alltäglich schwere Angstzustände haben, die sie über lange Zeiträume nicht verringern oder aufheben können.

— F.: Wie stark ausgeprägt leiden Sie an chronischen Angstzuständen, die über lange Zeiträume, z. B. viele Jahre hinweg, nicht verringerbar sind?
0 = überhaupt nicht, 1 = sehr schwach, 2 = schwach, 3 = mittelmäßig, eher schwach, 4 = mittelmäßig, eher stark, 5 = stark, 6 = sehr stark, 7 = äußerst stark

4. Vorhersage: Pessimistisch, fatalistische Einstellung

— E.: Es gibt Personen, die zutiefst davon überzeugt sind, dass der Mensch zu schwach ist, sich gegen bestimmte Entwicklungen oder Kräfte stellen zu können. So kann eine Person z. B. der Überzeugung sein: Wenn dich die unbewussten Kräfte umbringen wollen, dann kannst du dagegen nichts mehr tun.

— F.: Wie stark ausgeprägt zeigen Sie persönlich eher eine pessimistisch/fatalistische Einstel-

lung auf, z. B. indem Sie glauben, dass sie fast 100% von außen bestimmt und somit machtlos den Umständen ausgeliefert sind?
0 = überhaupt nicht, 1 = sehr schwach, 2 = schwach, 3 = mittelmäßig, eher schwach, 4 = mittelmäßig, eher stark, 5 = stark, 6 = sehr stark, 7 = äußerst stark

5. Vorhersage: Extreme Askese

— E.: Es gibt Personen die durch unterschiedliche Gründe, z. B. indem sie der eigenen Person wenig Bedeutung beimessen, sehr asketisch (z. B. einfach, sparsam, sich wenig gönnend) verhalten.

— F.: Wie stark ausgeprägt verhalten Sie sich asketisch?
0 = überhaupt nicht, 1 = sehr schwach, 2 = schwach, 3 = mittelmäßig, eher schwach, 4 = mittelmäßig, eher stark, 5 = stark, 6 = sehr stark, 7 = äußerst stark

6. Vorhersage: Extreme Hemmung, Angst erzeugende Konfliktsituationen Wohlbefinden erzeugend aufzulösen

— E.: Es gibt Personen, die nicht in der Lage sind, Situationen und Konflikte, die zu Angst führen, durch eigenaktives Verhalten in Situationen umzuwandeln, die zu angstfreiem Wohlbefinden führen.

— F.: Wie stark fühlen Sie sich gehemmt bzw. nicht in der Lage, auftretende Angstgefühle durch Eigenaktivität so zu überwinden, sodass anstatt Angst Wohlbefinden entsteht?
0 = überhaupt nicht, 1 = sehr schwach, 2 = schwach, 3 = mittelmäßig, eher schwach, 4 = mittelmäßig, eher stark, 5 = stark, 6 = sehr stark, 7 = äußerst stark

7. Vorhersage: Generelle Blockade des interaktiven Lustsystems

— E.: Es gibt Personen, die über lange Zeiträume nicht in der Lage sind, Lust und Wohlbefinden zu finden und eher in einem chronischen Zustand der inneren Lustlosigkeit, der z. B. durch Angst, innere Unsicherheit geprägt ist, leben.

— F.: Wie stark ausgeprägt leben Sie dauerhaft in einem Zustand, in dem wenig Lust und

Wohlbefinden ausgeprägt ist, sodass das Leben eher von negativen Gefühlen wie z. B. Angst beherrscht ist?

0 = überhaupt nicht, 1 = sehr schwach, 2 = schwach, 3 = mittelmäßig, eher schwach, 4 = mittelmäßig, eher stark, 5 = stark, 6 = sehr stark, 7 = äußerst stark

8. Vorhersage: Extreme antagonistische Aktivierung zwischen emotionalen und rationalen Regungen

- E.: Es gibt Personen, bei denen stark angeregte Gefühle in eine Richtung streben, wobei ihre Vernunft genau in die entgegengesetzte Richtung aktiviert ist, z. B. es wird mit intensiver Emotionalität eine Partnerbeziehung angestrebt, wobei eine ebenso starke vernunftgeleitete Aktivität extrem gegen die Beziehung eingestellt ist.
- F.: Wenn Sie ihr Leben in den letzten Jahren betrachten, könnten Sie bei sich einen dauerhaften Konflikt zwischen stark ausgeprägten Gefühlsregungen und von entgegengesetzten Vernunftsregungen feststellen?

  0 = überhaupt nicht, 1 = sehr schwach, 2 = schwach, 3 = mittelmäßig, eher schwach, 4 = mittelmäßig, eher stark, 5 = stark, 6 = sehr stark, 7 = äußerst stark

9. Vorhersage: Chronische Abweisungs- und Isolationserlebnisse durch die Mutter

- E.: Es gibt Personen, die ein Leben lang leiden, weil sie glauben, von der Mutter nicht die ersehnte und gefühlsmäßig benötigte Zuwendung erhalten zu haben. Solche Erlebnisse können bei bestimmten Menschen zu lebenslang anhaltenden Traumata werden, die täglich die Gefühle und Denkweisen beeinflussen, häufig bis hin zu einer inneren Verzweiflung (die auch dann besteht, wenn der Versuch unternommen wird, sie durch tägliche Anpassung zu verleugnen und zu verdecken).
- F.: Wenn Sie ihr gesamtes Leben betrachten, wie stark leiden Sie durch Abweisungs- und Isolationserlebnisse durch Ihre Mutter?

  0 = überhaupt nicht, 1 = sehr schwach, 2 = schwach, 3 = mittelmäßig, eher schwach, 4

= mittelmäßig, eher stark, 5 = stark, 6 = sehr stark, 7 = äußerst stark

10. Vorhersage: Chronische Abweisungs- und Isolationserlebnisse durch den Vater

- E.: Es gibt Personen, die ein Leben lang leiden, weil sie glauben, von dem Vater nicht die ersehnte und gefühlsmäßig benötigte Zuwendung erhalten zu haben. Solche Erlebnisse können bei bestimmten Menschen zu lebenslang anhaltenden Traumata werden (z. B. indem sich der Vater brutal und/oder ohne Verständnis und/oder übertrieben eifersüchtig verhält), die täglich die Gefühle und Denkweisen beeinflussen, häufig bis hin zu einer inneren Verzweiflung (die auch dann besteht, wenn der Versuch unternommen wird, sie durch tägliche Anpassung zu verleugnen und zu verdecken).
- F.: Wenn Sie ihr gesamtes Leben betrachten, wie stark leiden Sie durch Abweisungs- und Isolationserlebnisse durch Ihren Vater?

  0 = überhaupt nicht, 1 = sehr schwach, 2 = schwach, 3 = mittelmäßig, eher schwach, 4 = mittelmäßig, eher stark, 5 = stark, 6 = sehr stark, 7 = äußerst stark

11. Vorhersage: Chronisches emotionales Leid durch Isolation von einem durch Tod oder Trennung verlorenem Kind

- E.: Es gibt Lebenssituationen, in denen eine Mutter ein emotional extrem geliebtes Kind durch Tod oder Trennung (z. B. indem sich das Kind einem Partner derart zuwendet, dass es von der Mutter nichts mehr wissen will, oder aus einem anderen Grund für die Mutter als unerreichbar erlebt wird) verliert und dabei in chronische und nicht mehr aufhebbare innere Verzweiflung, Apathie, Depression und andere negative Gefühle gerät.
- F.: Wenn Sie ihr Leben betrachten, können Sie bei sich ein dauerhaftes (und nicht mehr aufhebbares) gefühlsmäßiges Leid aufgrund des Verlustes eines geliebten Kindes durch Tod oder Trennung feststellen?

  0 = überhaupt nicht, 1 = sehr schwach, 2 = schwach, 3 = mittelmäßig, eher schwach, 4 = mittelmäßig, eher stark, 5 = stark, 6 = sehr stark, 7 = äußerst stark

12. Vorhersage: Chronisches emotionales Leid aufgrund einer Fehlgeburt oder nicht gewolltem Schwangerschaftsabbruch

- E.: Es gibt Frauen, die nach einer Fehlgeburt oder nicht gewollten (z. B. vom Partner oder der sozialen Situation erzwungenen) Schwangerschaftsabbruch über Jahre derart leiden, dass sie von den negativen Gefühlen wie z. B. Depressionen, Selbstvorwürfen, innere Verzweiflung äußerst stark beherrscht sind, z. B. weil sie sich immer wieder das Kind vorstellen und das Bedürfnis mit dem Kind zusammen zu sein, nicht aufgehoben ist.

- F.: Wenn Sie ihr Leben betrachten, haben Sie nach einem Schwangerschaftsabbruch oder Fehlgeburt über viele Jahre gefühlsmäßig stark gelitten, sodass Sie von den negativen Gefühlen wie z. B. Depressionen, Apathie stark beherrscht waren?
  0 = überhaupt nicht, 1 = sehr schwach, 2 = schwach, 3 = mittelmäßig, eher schwach, 4 = mittelmäßig, eher stark, 5 = stark, 6 = sehr stark, 7 = äußerst stark

13. Vorhersage: Chronische Blockade einer früher erreichten oder ersehnten sexuellen Befriedigung

- E.: Es gibt Personen, bei denen eine sexuelle Beziehung zu unterschiedlichen Partnern eine wichtige Bedürfnis befriedigende Funktion im zwischenmenschlichen Bereich hatte. Die Blockade der früher erreichten oder ersehnten Sexualität kann aus unterschiedlichen Gründen geschehen, z. B. nach der Trennung von einem emotional äußerst wichtigen Partner und einem anschließenden neuen Partner, mit dem das Leben als nicht anregend erlebt wird und/oder nach schweren traumatischen Erlebnissen durch den Tod der Eltern. Wenn die Sexualität früher eine große Rolle gespielt hat, kann es bei Verlust dieser zu chronischem Unglück und innerer Verzweiflung kommen.

- F.: Leben Sie ausgeprägt unglücklich in den letzten Jahren dadurch, dass Sie früher eine erfüllende oder erstrebte (phantasierte) Sexualität nicht mehr erreichen können (z. B. aufgrund eines wenig anregenden Partners?
  0 = überhaupt nicht, 1 = sehr schwach, 2 = schwach, 3 = mittelmäßig, eher schwach, 4 = mittelmäßig, eher stark, 5 = stark, 6 = sehr stark, 7 = äußerst stark

14. Vorhersage: Stark ausgeprägte Umwandlungsfähigkeit

- E.: Es gibt Personen, die in der Lage sind, unterschiedliche Situationen, Zustände und Erlebnisse mit einem ausgeprägt negativen Inhalt (z. B. Existenzbedrohung durch materiellen Verlust, Trennung von einem emotional wichtigen Partner) immer wieder in emotional angenehme Erlebnisse umzuwandeln und ebenso Wohlbefinden erzeugende Erlebnisse lange aufrecht zu erhalten (z. B. indem aus negativen Erlebnissen wichtige Lerneffekte und neue Chancen wahrgenommen werden oder indem sie zu einem alternativen und lustbetonten Verhalten führen). Personen mit starker Umwandlungsfähigkeit verharren nicht lange in negativen Gefühlen, sie finden immer neue Wege, aus Unlust Lust, aus Unwohlsein Wohlbefinden, aus Unsicherheit Sicherheit zu erreichen.

- F.: Wie stark ausgeprägt sind Sie in der Lage, in vielen Lebenssituationen Wohlbefinden, Lust und Sicherheit zu erreichen und gleichzeitig Ereignisse und Situationen, die zu negativen Gefühlen führen (z. B. Erschöpfung, Angst, Leid in der Isolation, Aufregung) durch eine Neugestaltung Ihrer Aktivitäten in angenehme Gefühle und Sicherheit umwandeln zu können.
  0 = überhaupt nicht, 1 = sehr schwach, 2 = schwach, 3 = mittelmäßig, eher schwach, 4 = mittelmäßig, eher stark, 5 = stark, 6 = sehr stark, 7 = äußerst stark

15. Vorhersage: Chronisches Leid in der Isolation von ersehnten, aber nicht erreichbaren Objekten von größter emotionaler Bedeutung

- E.: Es gibt Personen, die in ihrem Leben in Situationen geraten, in denen sie bestimmte Personen und/oder Zielverwirklichungen, die für sie von größter gefühlsmäßiger Bedeutung sind, nicht (mehr) erreichen können (z. B. seelischer Schmerz durch erlebte Abweisung von einem Elternteil, Abweisungserlebnisse im Berufsleben). Wenn sich ein solcher Zustand über lange Zeiträume einstellt, kann die Person mit negativen Gefühlen, wie z. B. innerer Verzweiflung, seelisch-körperlicher Erschöpfung reagieren.

- F.: Wenn Sie Ihr Leben betrachten, können Sie bei sich ein lang anhaltendes Leid aufgrund der Isolation von einer erstrebten aber nicht erreichbaren Person/Zielausrichtung erkennen? 0 = überhaupt nicht, 1 = sehr schwach, 2 = schwach, 3 = mittelmäßig, eher schwach, 4 = mittelmäßig, eher stark, 5 = stark, 6 = sehr stark, 7 = äußerst stark

16. Vorhersage: Hilflose Aufregung durch störende Objekte

- E.: Es gibt Personen, die über lange Strecken ihres Lebens immer wieder erfahren, dass sie durch bestimmte Menschen oder Zustände aufgeregt und verärgert werden, ohne, dass sie in die Lage kommen, die Aufregung und Verärgerung schnell und erfolgreich zu verringern, sodass sie sich der Quelle der Aufregung und ihrer negativ erlebten Wirkung hilflos ausgeliefert fühlen (z. B. in Bezug auf einen streitsüchtigen Partner, autoritären/beherrschenden Chef, ungünstige soziale Situationen, erlebte Ungerechtigkeiten am Arbeitsplatz).
- F.: Wenn Sie Ihr Leben betrachten, können Sie bei sich immer wiederkehrende Aufregungen feststellen, bei denen Sie sich hilflos der negativen Wirkung des Verursachers ausgeliefert fühlen (z. B. indem Sie keine Möglichkeit fanden, sich der Quelle für hilflose Aufregung erfolgreich zu entziehen)? 0 = überhaupt nicht, 1 = sehr schwach, 2 = schwach, 3 = mittelmäßig, eher schwach, 4 = mittelmäßig, eher stark, 5 = stark, 6 = sehr stark, 7 = äußerst stark

Test-Retest-Reliabilität: 0,74
Innere Konsistenz der Skala (Cronbachs alpha): 0,79

Hypothesen

Die Vorhersagen wurden aufgrund der Frage vorgenommen, bei der die höchste Punktzahl vorlag, bzw. bei den ersten beiden Krankheitsbildern wurden die Mittelwerte gebildet.

- Alzheimer: Fragen 1 und 2
- Parkinson: Fragen 3, 4, 5, 6, 7

- Hirntumore (Glioblastome): Frage 8
- Mammakarzinom (Brustkrebs): Frage 9
- Hodenkarzinom (Teratome und Seminome): Frage 10
- Korpuskarzinom: Frage 11
- Ovarialkarzinom (Eierstock) Frage 12
- Zervixkarzinom: Frage 13
- Gesund und aktiv: Frage 14
- Krebs allgemein: Frage 15
- Herzinfarkt/Hirnschlag: Frage 16

23.4 Beispiele und theoretische Erklärungen: emotional-kognitive Komponenten chronischer Erkrankungen

Einführung

Die Ergebnisse aus unseren multidisziplinären Studien in Bezug auf Krankheitsentstehung zeigen, dass physische Risikofaktoren mit emotional-kognitiven Faktoren (Fühlen, Erleben, Denken) in enge Wechselwirkungen treten und sich gegenseitig beeinflussen. In diesem Kapitel werden wir die relevanten physischen Faktoren nicht berücksichtigen und die psychischen Faktoren besonders genau anschauen. (Und dies immer im Wissen, dass sie auch mit physischen Faktoren zusammenwirken. Dies werden wir an einigen Beispielen in Erinnerung bringen.)

Wir werden hier einige chronische Erkrankungen in den Mittelpunkt stellen und dabei fragen, ob wir mit bestimmten Verhaltenseigenschaften und besonderen Dysstressfaktoren nicht nur Faktoren identifizieren können, die spezifische Krankheiten vorhersagen, sondern auch, ob wir mit den Faktoren unterschiedliche Erkrankungen voneinander abgrenzen können. Hier ist wichtig zu betonen, dass die Verhaltensweisen, die hier beschrieben werden, erfasst worden sind, bevor die Personen an den spezifischen chronischen Erkrankungen diagnostiziert wurden.

Wir berücksichtigen folgende Erkrankungen:
1. M. Alzheimer
2. M. Parkinson
3. Hirntumore (Glioblastome)
4. Brustkrebs
5. Hodenkrebs (Teratome und Seminome)

6. Gebärmutterkörperkrebs (Korpuskarzinom)
7. Eierstockkrebs (Ovarialkarzinom)
8. Gebärmutterhalskrebs
9. Gesundheit
10. Krebserkrankungen (am Beispiel vom Pankreas- und Bronchialkarzinom)
11. Herzinfarkt/Hirnschlag

In diesem Kapitel sollen die Psychodynamik und die Verhaltenscharakteristika beschrieben werden, die bei der Mitentstehung der unterschiedlichen chronischen Erkrankungen eine Rolle spielen. Die statistischen Ergebnisse sind in diesem Kapitel vorne dargestellt.

23.4.1 Morbus Alzheimer

Die Fragen eins und zwei im Fragenkatalog beziehen sich auf die Mitentstehung von M. Alzheimer. Dabei sind zwei Faktoren von Bedeutung:
1. Die unlustbetonte und lustlose Informationsaufnahme und Verarbeitung
2. Die erlebte Chancenlosigkeit, die eigene Lage durch Informationsaufnahme zu verbessern

Es gibt Menschen, die sowohl im beruflichen als auch im privaten Leben immer neue Informationen mit großem Interesse aufnehmen. Häufig erleben sie dabei auch, wenn die Informationen für sie angenehm sind (beispielsweise in Richtung Bedürfnisbefriedigung oder Zielerreichung deuten), dass diese Lust, Wohlbefinden, Freude und Hoffnung in die Zukunft auslösen können.

In bestimmten Kommunikationen können Menschen aber auch in die Lage kommen, dass sie nicht mehr glauben, dass Informationen, welcher Art auch immer, ihre Lage verbessern können. (z. B. durch die Aufhebung eines negativen Gefühls oder die Linderung einer schwer erträglichen sozialen Isolation). Die gewohnte Informationsaufnahme im Alltag ist eher unlusterzeugend, wird aber routinemäßig, sozusagen notgedrungen zur Kenntnis genommen.

Es setzt sich ein dauerhafter Zustand durch, in dem routinemäßige Informationen keinerlei Hoffnungen auf eine anstehende Bedürfnisbefriedigung oder Entwicklungschance wecken.

Die Person hat sich mit ihrer Lage abgefunden. Einerseits leidet sie nicht allzu sehr, andererseits fehlt ihr aber die Anregung, die beispielsweise zur Befriedigung von emotional-zentralen Bedürfnissen nötig wäre.

Fallbeispiel 1

Herr E. stirbt mit 78 Jahren an Morbus Alzheimer, die Diagnose wurde mit 68 Jahren gestellt. Trotz symptomatischer Behandlung verschlechterte sich der Zustand von Jahr zu Jahr, sodass er in den letzten Jahren ein schwerer Pflegefall war. Herr E. heiratete seine Frau einige Jahre nach Kriegsende. Er war ein kleiner Mann, ca. 1,63 m groß, die Ehefrau ca. 1,76 m. Sie erzählte ihm und der gesamten Familie und dem Freundeskreis immer wieder dieselbe Geschichte. Im Krieg hatte sie einen großen blonden Freund, mit dem sie auch verlobt war, verloren. Sie heiratete ihren Mann nur aus »Männermangel« in der Nachkriegszeit. Sonst hätte sie mit Sicherheit einen ebenso großen und blonden Mann geheiratet, wie ihr Verlobter es war. (Herr E. war klein und dunkelhaarig.) Außerdem ist ihr Mann beruflich wenig erfolgreich und übt einen weniger angesehenen Beruf als sie selbst aus. Die Geschichten hörte sich der Ehemann immer gelassen und lächelnd an, wobei er immer wieder dieselben Witze darüber machte, z. B.: »Hätte ich keine Erfahrungen mit meiner Frau im Bett, würde ich ihr die Geschichten ja glauben.« Trotzdem zeigte sich, dass der Ehemann mit der ständigen Ablehnung seiner Frau große Probleme hatte. Er berichtete, dass ein Freund der Familie die Frau ermahnte, nicht auf diese Art und Weise über ihren Ehemann zu sprechen, weil häufig die Erfahrung gemacht wurde, dass die Frauen leiden, wenn die Ehemänner, die von ihnen »negiert« wurden, sterben. Darauf sagte sie im Beisein des Ehemannes: »So was könnte mir mit Sicherheit nicht passieren.« Wenn das Leid unerträglich war, dann griff Herr E. zum Alkohol, er war ein so genannter Quartaltrinker. Im Laufe der Zeit bekam er Bluthochdruck und sehr hohe Cholesterinwerte. Auf die Frage, was sein Lebensmotto sei, antwortete er: die negativen Seiten des Lebens einfach ignorieren, d. h., alle negativen Informationen interessieren ihn überhaupt nicht, er erzählte am liebsten immer wieder dieselben

Geschichten (z. B. wie er sich als Kind verhielt, als ihn zwei Jungs verprügeln wollten), er will nur seine Ruhe. Als er seinen kleinen Tante-Emma-Laden wegen finanzieller Probleme aufgeben musste, wollte er einfach sämtliche Informationen nicht wahr haben. Er sagte: Ich bin ein Mensch, der am liebsten seinen Kopf in den Sand steckt und Wohlbefinden sucht, denn zu Negatives könnte einen zerstören. Herr E. und seine Frau waren praktizierende Katholiken und gingen regelmäßig in die Kirche: Dabei fühle man sich wohl und bekomme alle Sorgen durch eine manchmal übel gelaunte Ehefrau und schlechtes Geschäft, los, wenn auch nur für kurze Zeit.

Fallbeispiel 2

Frau Y.: Tod mit 71 Jahren, Diagnosestellung mit 55 Jahren, Interview: 48 Jahre.

Frau Y. war die jüngste Schwester in der Familie. Die älteste Schwester war verheiratet mit einem wohlhabenden Bauingenieur. Die zweite Schwester hatte keinen Beruf und durfte im großen Haus ihrer älteren Schwester z. B. bei Putzarbeiten helfen. Frau Y. lebte separat und arbeitete im Bauunternehmen ihres Schwagers. Die Ehefrau des Schwagers, ihre älteste Schwester war immer sehr kränklich und benötigte die Zuneigung ihrer Schwestern. Der Ehemann pflegte sie auch bei geringsten Symptomen und Beschwerden, als wäre sie schwer krank. Offensichtlich kam es zu einer intimen Beziehung zwischen dem Ehemann und der jüngsten Schwester, Frau Y. Diese Beziehung hielt mehrere Jahre an. Dabei kam es zu einer festen Abmachung: Es dürfe nie dazu kommen, dass die älteste Schwester etwas über die Beziehung erfahren darf, weil sie sonst mit ihrer labilen Gesundheit zusammenbrechen würde. Frau Y.: »Das dürfte ich meiner Schwester nie mitteilen, schon deswegen, weil sich unsere Mutter dabei im Grabe umdrehen würde.« Frau Y. war jahrelang im inneren Stress zwischen der Zuneigung zum Schwager und dem Zwang, sich an die Verabredung zu halten. Dabei rauchte sie über 40 Zigaretten pro Tag, ihr Blutdruck erreichte sehr hohe Werte, dem Alkohol war sie ab und zu nicht abgeneigt. Frau Y.: »Über Jahre fühlte ich mich in einem Korsett, in dem meine freien Gedanken und Gefühle eingeschlossen waren, und ich durf-

te meinen beiden Schwestern keineswegs sagen, dass ich mit meinem Schwager eine jahrelange Beziehung hatte. Diese Beziehung findet immer nur dann statt, wenn mein Schwager gerade mal Zeit hat. An diese Beziehung habe ich meine besten Lebensjahre vergeudet und habe mir einfach angewöhnt, meine Gedanken abzustellen, Informationen nicht wahr zu nehmen und keine Informationen an andere weiter zu geben. Dabei wurde mein Gehirn offensichtlich negativ beeinflusst, anstatt es zu benutzen, lag es brach. Das sind die Ereignisse, die mein Leben geprägt haben.«

23.4.2 Morbus Parkinson

Die Fragen drei bis sieben des Fragenkatalogs erfassen die Faktoren bei der Mitentstehung von Morbus Parkinson. Dabei sind folgende Faktoren von Bedeutung:

- intensive chronische unkontrollierbare Angst,
- pessimistisch, fatalistische Einstellung,
- extreme Askese,
- extreme Hemmung, Angst erzeugende Konfliktsituationen Wohlbefinden erzeugend aufzulösen,
- generelle Blockade des interaktiven Lustsystems.

Angst entsteht immer dann, wenn der Mensch eine katastrophale, ihn bedrohende Entwicklung antizipiert. Einerseits wird in der Angst schon auf bestimmte Gedanken oder Situationen emotional eine Bedrohung erlebt und andererseits wird sie durch Vorwegnahme von bedrohlichen Entwicklungen noch zusätzlich verstärkt. Es gibt Menschen, die im Laufe eines Tages immer wieder Angstgefühle erleben, aber in der Lage sind, diese durch unterschiedliche Verhaltensstrategien wieder aufzuheben (sodass sich Gefühle von Sicherheit und Wohlbefinden einstellen). Es gibt aber auch solche Menschen, die von sich behaupten, so gut wie nie Angst zu erleben. Dieser Zustand ist jedoch nicht unbedingt gesund, weil Angst ein wichtiges subjektives Signal ist, dass ein emotionales oder körperliches Gleichgewicht zumindest kurzfristig bedroht ist, und es den absolut gesunden Menschen, der über Jahrzehnte nie aus dem Gleichgewicht gerät, nicht gibt.

Eine intensive, chronische und unkontrollierbare Angst entsteht in der Regel entweder nach traumatischen Schockerlebnissen, die so unerwartet und intensiv waren, dass das Gehirn nicht mehr in der Lage ist, sich »funktional zu erholen«, oder durch die Wiederholung von bedrohlichen und verletzenden Situationen, in denen der Mensch keine Bewältigungsressourcen hatte und somit hilflos ausgeliefert war.

Eine chronische, intensive und unkontrollierbare Angst blockiert das gesamte Lustsystem, d. h., die Person ist in der Angst, die sich auf unterschiedliche Lebenssituationen ausbreitet, nicht mehr in der Lage, Lust, Wohlbefinden und Sicherheit zu erleben. Die Person zeigt eine extreme Hemmung, z. B. die Unfähigkeit, durch das eigene Verhalten Angst erzeugende Situationen durch Aktivitäten, die zu Wohlbefinden und Lust führen, zu reduzieren. Sie ist asketisch und verzichtet auf Lustquellen, z. B. in der Überzeugung, dass diese für sie in der Angst unerreichbar sind. Aus der Gesamtsituation entwickelt sich eine fatalistisch, pessimistische Einstellung, verbunden mit dem Gefühl, die Angst nicht mehr verringern und Lustquellen nicht mehr erreichen zu können.

🔘 Fallbeispiel 1

Herr S., zur Zeit der Befragung 56 Jahre alt; im 64. Jahr: Diagnose Morbus Parkinson.
Der Vater von Herrn S. war ein Industrieller mit einem mittelständischen Unternehmen. Er stellte an den Sohn extrem hohe Ansprüche und bestrafte die Nichterfüllung mit starkem emotionalen Entzug. Der Vater war für den Sohn ein Vorbild und er wollte unbedingt seine Anforderungen erfüllen. Als er die Erfahrung machte, die Anforderungen des Vaters in allen Bereichen nicht erfüllen zu können, entwickelte er starke und immer wiederkehrende Angstgefühle, die über viele Jahre medikamentös behandelt wurden. Sein Vater lebte sehr asketisch und verlangte vom Sohn ebenfalls, sparsam und bescheiden zu leben. Dies war der einzige Bereich, in dem der Sohn die Erwartungen des Vaters erfüllen konnte. Trotzdem war die nicht kontrollierbare Angst ständiger Begleiter von Herrn S. Herr S. schloss sein Mathematikstudium ab und bildete sich zu einem jungschen Psychotherapeuten aus. Als Therapeut zeigt er ein extrem

fatalistisches Verhalten. Er glaubt an die Übermacht des Unbewussten, nach dem Motto: Wenn das Unbewusste beschlossen hat, dich zu töten, dann hast du gar keine Chance, zu überleben. (Möglicherweise repräsentierte das Unbewusste so, wie es von Herrn S. erlebt wurde, die erlebte Übermacht des Vaters, gegen die man sich nicht wehren kann.) Im Laufe der Jahre bis hin zum 56. Lebensalter verstärkte sich die unterschwellige, immer wieder aufkommende Angst, sodass er in allen Lebensbereichen blockiert war, Lust, Wohlbefinden, Sicherheit zu erleben. Ab dem 40. Lebensjahr zog sich Herr S. immer mehr ins private Leben mit seiner Ehefrau zurück. Diese repräsentierte für ihn die, wie er sich ausdrückte, »einigermaßen gütige Mutter«, die ihm z. T. Geborgenheit gab, z. T. aber auch Angst auslöste, immer dann, wenn er dachte, sie könnte Ähnlichkeiten mit seiner eigenen Mutter haben. Er könne vieles ertragen, aber nicht die Konkurrenz zu seinem Vater. Diese hätte für ihn zu brutale Folgen. Herr S. stirbt an der Diagnose Morbus Parkinson mit 73 Jahren. Alle Versuche, ihm medikamentös oder operativ zu helfen, waren von bescheidenem Erfolg.

🔘 Fallbeispiel 2

Frau F. erkrankte mit 49 Jahren an Morbus Parkinson. Das Interview wurde mit 45 Jahren geführt, zu diesem Zeitpunkt hatte sie noch keine Symptome. Sie berichtet Folgendes:
»Ich habe von meinem 25. Lebensjahr an sehr glücklich mit meinem Ehemann zusammengelebt. Wir haben zwei Kinder und das jüngste Kind ist sehr spät gekommen, ich war 43. Es war ein Jahr, in dem eine Katastrophe geschehen ist: Mein Ehemann sagte mir plötzlich, dass er sich von mir trennen würde, weil er mit einer jüngeren Frau zusammen sei. Dies teilte er mit nicht etwa in unserer Wohnung mit, sondern ausgerechnet auf einem hohen Berg, auf den wir mit einem Sessellift gemeinsam fuhren. Ich war geschockt und gelähmt, ich begann vor Angst zu zittern. Ich wollte mit ihm kein Wort mehr reden und bin mit dem Kind allein mit dem Sessellift runtergefahren. Plötzlich kam mir der Gedanke, mich an meinem Ehemann zu rächen, indem ich das Kind, an dem er sehr hing, aus dem Sessellift zu stoßen. Da ich das Kind selbst sehr liebte, drücke ich es sehr fest an mich. Ich wusste

wirklich nicht, ob ich es rauswerfen würde und nahm es umso fester in den Arm. Als wir die Talstation erreichten, war ich in panischer Angst. Schlimm ist nur, dass diese Angst bis heute nicht aufgehört hat, ich habe eine immer wieder kehrende, von mir nicht beherrschbare, generalisierte (wie mein Psychologe mir erklärte) Angst. Nachts träume ich häufig, dass ich mein Kind erwürge/erdrücke oder dass es durch unterschiedliche Unfälle, meistens durch Autos, ums Leben kommt. Dann habe ich wieder panische Angst, dass mein Kind eine tödliche Krankheit bekommt und daran stirbt. Die Angst beherrscht mich so stark, dass ich in keinem Lebensbereich Wohlbefinden oder Sicherheit erreiche. Mir wurde als Sekretärin gekündigt, weil ich mich nicht mehr konzentrieren konnte. Ich suche nur noch Ruhe, Ruhe, Ruhe.«

23.4.3 Hirntumoren (Glioblastome)

In Bezug auf die multidimenionale Entstehung von Glioblasotomen spielt folgender psycho-neurobiologischer Faktor eine Rolle: extreme antagonistische Aktivierung zwischen emotionalen und rationalen Regungen.

Wir haben in der sog. Grossarthschen Verhaltenstypologie unter anderem zwei Verhaltensmuster beschrieben: das rational/antiemotionale und das emotional/antirationale Verhalten. Der rational/antiemotional orientierte Mensch richtet sein Verhalten soweit wie möglich an rational begründeten Argumenten aus und zeigt Schwächen in der emotionalen Äußerung (z. B. Hemmungen, Liebesgefühle auszudrücken). Dagegen zeigt der emotional/antirationale Mensch bei jeder Gelegenheit intensive positive und negative Gefühle, kommt aber häufig in Widerspruch mit der Rationalität seiner Argumente. Er hat z. B. Probleme, gewisse Gefühlsausbrüche rational zu erklären.

Sowohl die Aktivierung von rationalen als auch emotionalen Regungen ist an bestimmte Regionen im zentralen Nervensystem gebunden. Während Aktivierungen, die mit der Ratio zusammenhängen, z. B. differenziertes Denken durch Assoziationen, eher an die Hirnrinde gebunden sind, sind emotionale Regungen unter anderem vom limbischen System abhängig.

Ein gesundes Zusammenspiel von rationalen und emotionalen Regungen bedeutet eine emotionale Toleranz der rationalen Vorgänge und eine rationale Toleranz der emotionalen Regungen. Es kann aber auch zu massiven antagonistischen Regungen zwischen emotionalen und rationalen Aktivierungen kommen. Es kann angenommen werden, dass sich dabei in den Hirnaktivitäten widersprüchliche, entgegengesetzte elektromagnetische Strömungen entwickeln. So können sich intensive rationale und emotionale Regungen gegenseitig funktional beeinflussen. Theoretisch kann auch angenommen werden, dass dabei die Nervenzellen physiologisch und strukturell in Mitleidenschaft gezogen werden. (Wenn nur eine Dominanz von nur emotionalen oder nur rationalen Regungen vorherrscht, dann setzt sich die eine Regung dominant durch. Es entstehen aber nicht Konflikt erzeugende Antagonismen).

Bei der Entstehung von Hirntumoren (Glioblastomen) tappt die Naturwissenschaft noch völlig im Dunkeln. Dass heißt, es wurden keine Ursachen festgestellt (obwohl Hinweise bestehen z. B. in Bezug auf elektromagnetische Strahlungen durch Handys, Sendemasten, Radargeräte usw.). Auch wir nehmen an, dass elektromagnetische Hirnströmungen durch antagonistische Aktivierungen von Hirnregionen, die Emotionen und die Ratio anregen, mitursächlicher Faktor sein können. Auf der Verhaltens- und statistischen Ebene kann eindrucksvoll nachgewiesen werden, dass die antagonistische, emotional/rationale Aktivierung ein signifikanter Prädiktor ist. Auf der neurobiologischen Ebene sollte in Bezug auf das statistische Ergebnis eine Diskussion und zusätzliche Datenerfassung folgen.

Fallbeispiel

Herr E. stirbt mit 70 Jahren an einem Glioblastom, das operiert wurde. Die Diagnose wurde mit 69 Jahren gestellt, das Interview mit 66 Jahren geführt.
Trainer: »Herr E., können Sie mir etwas über Ihr Leben erzählen? Dabei interessieren mich besonders positive oder negative Erlebnisse.«
Herr E.: »Mein Leben verlief sehr komplex und erfahrungsreich. Als Professor bin ich ein sehr erfolgreicher und international bekannter Natur-

wissenschaftler. Ich war immer wenig opportunistisch und bereit, junge begabte Wissenschaftler zu unterstützen. In der Kindheit habe ich meinen Vater und meine Mutter sehr geliebt und verbrachte bis zum 16. Lebensjahr eine sehr glückliche Zeit. Kurz vor Kriegsende, ich war damals 16, teilte meine Mutter dem Vater plötzlich mit, dass sie sich in einen berühmten Industriellen verliebt habe.

Danach meldete sich mein Vater idiotischerweise zu einer freiwilligen Aktion, von der man wusste, dass es wohl keine Rückkehr geben würde. Mein Vater fiel als Wehrmachtsoffizier ausgerechnet am letzten Kriegstag.

Ich habe den Tod des Vaters sehr bedauert, aber nicht als außerordentlich schmerzlich empfunden. Meine Mutter hat daraufhin in ihrer zweiten Ehe für sich ein glückliches Leben geführt und mir gegenüber hat sie die erzieherischen Aufgaben ernst genommen und gut gemeistert. Während des Studiums stellte sich schnell heraus, dass ich besonders begabt bin, u. a. gewann ich unterschiedliche Mathematikwettbewerbe, ebenso hatte große Erfolge im sportlichen Bereich. Von meiner Struktur her bin ich ein sehr vernunftgeleiteter Mensch, ich kann nur das akzeptieren, was vernünftig und naturwissenschaftlich begründet ist. Zuerst war ich erstaunt, dass mich Frauen wenig interessieren. Bis zum 25. Lebensjahr hatte ich keinen Kontakt zu Frauen. Sie waren für mich eher kalte rationale Wesen, wie ich selbst oder meine Mutter. Mit ca. 25 Jahren hatte ich einen »großen Traum«, wie dies die Jung'schen Psychoanalytiker nennen würden. Ich träumte von einer wunderschönen blonden Frau, die meiner Mutter immer ähnlicher wurde. Sie hatte zunächst obszönen Sex mit meinem Stiefvater, danach mit einer Menge junger Männer, bis man mich schließlich auch fragte, ob ich auch »dran will«. Daraufhin bedankte ich mich und sagte verschämt: Das ist doch meine Mama. Als ich aufwachte dachte ich, ich müsse in ein Bordell gehen, um dort gezielt nach Frauen mit einem bestimmten Aussehen zu suchen, z. B. blond und groß, mit einer kalten Ausstrahlung. Heute bin ich verheiratet und habe 6 Kinder. Meine Frau ist auch Naturwissenschaftlerin, mit der ich sehr rational nicht nur diskutiere, sondern auch Probleme löse. Wie wir die 6 Kinder

zustande gebracht haben, weiß ich selbst nicht. Ich habe sehr viel Geld verdient und gehe regelmäßig in allen Städten der Welt bei Dienstreisen in die Bordelle, dort habe ich viele Freundinnen, die ich sehr gut kenne und die mich auch mögen. Vor acht Monaten geschah eine Tragödie: Ich lernte in einem Hotel eine Hure kennen, die mich in erschreckender Weise an den Traum mit meiner Mutter erinnerte, na, sagen wir mal, sie war eine Kopie der in der Kindheit wunderbar erlebten Mutter. Ich habe mich in sie sofort verliebt und ich glaubte, dass auch sie sich in mich sehr verliebte. Solche Gefühle habe ich nie zuvor erlebt. Wir hatten stundenlangen Sex mit vielen Orgasmen. Nun begann sie von mir immer mehr Geld zu verlangen. Sie hat so viel gelogen, dass es nicht mehr erträglich war: Sie sagte z. B., dass sie mich heiraten würde, sofern ich mich scheiden ließe, aber vorher bräuchte sie noch mehrere Millionen DM, um ihr eigenes Kind von ihrem Zuhälter, der gleichzeitig der Vater war, loszukaufen. Ich gab ihr das Geld und es stellte sich raus, dass sie gar kein Kind hatte. Als schließlich der Zuhälter auftauchte und mir mitteilte, dass sie beide beabsichtigten demnächst zu heiraten und sie noch eine größere Summe Geld forderten bzw. mich erpressten, indem sie Sexfotos an die Boulevard presse geben würden, musste ich einsehen, dass ich mich so schnell wie möglich aus dieser Beziehung lösen musste. Ein befreundeter Psychologe sagte mir, dass ich jetzt besonders leiden würde, weil ich zum zweiten Mal meine Mutter an den Stiefvater verloren hätte.

Ich muss Ihnen mitteilen, dass ich seit 7 Monaten innerlich total aufgewühlt bin, die Sexfantasien und die extremen Liebesgefühle zu dieser Frau (Hure) hören nicht auf, gleichzeitig ist meine Ratio so aktiviert, dass ich permanent fühle und höre: Du musst dich trennen, eine Beziehung mit dieser Hure hat überhaupt keinen Sinn. Je mehr ich mir rational verbot, umso mehr kamen unerträgliche Gefühle hoch, wie z. B. die Vorstellung, dass sie mit dem anderen Mann, also ihrem Zuhälter schläft, Kinder bekommt und mich verlässt – ähnlich wie die Mutter meinen Vater verlassen hat, möglicherweise. Vielleicht hat mein Vater auch am letzten Kriegstag den Freitod gewählt und spürte damals dieselbe Verzweiflung wie ich heute.«

Herr E. gehört zu dem von uns definierten Typ-I-Verhalten: Eine permanente und nicht erfüllte Sehnsucht nach der Mutter – extrem ausgeprägte Sehnsucht nach der Frau, die ihn so hintergangen hat – möglicherweise Sehnsucht nach dem verlorenen Vater, d. h. ein multiples Leid in der Isolation von einem erstrebten aber nicht erreichbaren Objekt, eine Neigung, die über Jahre durch rationales Verhalten überdeckt wurde. In der Zuspitzung des Konflikts zwischen Sehnsucht nach einer erstrebten Person (z. B. Mutter) und der Angst vor der Intimität mit dieser kommt es in Bezug auf die Beziehung zur der Prostituierten zu massiven Konflikten zwischen emotionalen und rationalen Aktivierungen.

23.4.4 Brustkrebs

Eine der Relevanten im multikausalen Entstehungsmodell von Brustkrebs ist die chronische Abweisung und Isolationserlebnisse durch die Mutter.

Im Rahmen der Grossarthschen Verhaltenstypologie wurde das sog. Typ-I-Verhalten als anhaltendes Leid in der Isolation von einem ersehnten, erstrebten, aber nicht erreichten Objekt (z. B. Person, Zustand, Ziel) beschrieben. Nun gibt es unterschiedliche Gründe und vermisste Objekte, z. B. ein Kind nach Abtreibung oder Fehlgeburt, eine verlorene Person durch Tod oder Trennung, eine als ungerecht erlebte Kündigung usw. Wir konnten sehen, dass das Leid in der Isolation von ersehnten, aber nicht erreichten Objekten im multifaktoriellen Geschehen eine Mitursache für unterschiedliche Krebserkrankungen ist (aber keineswegs die alleinige Ursache, z. B. bei statistischer Berücksichtigung einer großen Anzahl physischer Risikofaktoren und Dysstressursachen aus anderen Bereichen verliert das Leid in der Isolation seine signifikante Wirkung). Das Leid in der Isolation ist nur im Zusammenspiel mit anderen Risikofaktoren eine erhebliche Mitursache.

In Bezug auf Brustkrebs fällt immer wieder auf, dass Frauen vor der Erkrankung über viele Jahre an einer abweisenden, sich abwertenden Mutter leiden, von der sie sich nicht liebevoll und den eigenen Bedürfnissen entsprechend angenommen fühlten. Die Enttäuschung durch mangelhafte Zuwendung durch die Mutter übertrug sich häufig auch in die Vater- oder Partnerbeziehung bis hinein ins Berufsleben. Hier sprechen wir von der so genannten zweifachen Abweisung. Dabei sind die Abweisungserlebnisse durch die Mutter eine Ursache dafür, dass Abweisungserlebnisse in der Gegenwart intensiv erlebt werden, umgekehrt erinnern die Abweisungserlebnisse in der Gegenwart erneut an die Abweisungserlebnisse durch die Mutter. Dabei können die seelisch-körperlichen Kräfte erschöpft werden. Neue Lustquellen werden nicht aktiviert, weil z. B. Emotionen von größter Bedeutung auf die Mutter und die Abweisungserlebnisse konzentriert sind.

Wir konnten tatsächlich nachweisen, dass intensive Abweisungserlebnisse durch die Mutter, vor allem wenn sie traumatischer Natur sind, das Denken und die Gefühle bis in die Gegenwart bestimmen und letztlich zu innerer Verzweiflung führen, ein signifikanter Prädiktor für Brustkrebs sind (auch hier selbstverständlich in Wechselwirkung mit anderen, im System wirkenden Faktoren).

🔵 **Fallbeispiel**

Frau H., Alter beim Interview: 43 Jahre, Diagnosestellung mit 46 Jahren, gestorben mit 50 Jahren an Brustkrebs mit Fernmetastasen.

Frau H. berichtete in ausführlichen Erzählungen immer wieder über ihre außerordentlich starke, aber auch unglückliche Beziehung zu ihrer Mutter. Sie hat ein erwachsenes Kind und ist eine sehr erfolgreiche Politikerin. In ihrem Auftreten wirkt sie bescheiden und charismatisch, der Eindruck könnte entstehen, dass sie auch innerlich glücklich ist und in ihrem politischen Engagement aufgeht. Kurz nach einem erneuten politischen Erfolg stirbt sie an Brustkrebs.

Frau H.: »Ich hatte als Kind schon eine sehr starke Bindung an die Mutter und wollte sie am liebsten nur für mich behalten. Meine Mutter litt an Schizophrenie. Ihre Krankheit hatte für mich fürchterliche Folgen. Wenn sie in einem gefühlsmäßigen Hoch war, dann war ich für sie ihr Ein und Alles, sobald es ihr aber schlecht ging, wies sie mich mit hasserfülltem Blick von sich. Manchmal dauerte es Tage, bis sie mich wieder annahm. Ich erinnere mich, dass ich als Kleinkind immer wieder auf diesen Augenblick gewartet habe. Der Vater war meistens fort und kümmerte sich nicht um uns. Ich habe keine besondere emotionale Beziehung zu Männern. Ich war zwar verheiratet und habe einen Sohn, ließ mich aber wieder scheiden, ohne dass es mir viel ausmachte. Meistens konzentrierte ich mich auf die politische Arbeit. Dabei bin ich sehr erfolgreich, kann aber nicht sagen, warum. Natürlich weiß ich, welchen Personen und Umständen ich den Erfolg zu verdanken habe. Merkwürdigerweise bin ich mit meinen höchsten Gefühlen heute noch an die Mutter gebunden. Andere Tätigkeiten und Beziehungen gehen mir nicht unter die Haut. Ich male gerne, kann aber nicht sagen, dass dabei besondere Gefühle angeregt werden.«

Trainer: »Unter welchen Bedingungen könnten Sie sich vorstellen, in der Gegenwart ein glückliches Leben zu führen?«

Frau H.: »Komisch, dass ich mir diese Frage schon immer gestellt habe, mindestens seit 20 Jahren. Dabei kam ich immer wieder zur selben Antwort, die man fast nicht aussprechen kann: Wenn ich heute zu der Überzeugung kommen könnte, dass mich meine Mutter zutiefst und innigst geliebt hat und dass sie mich nur aufgrund ihrer Krankheit, durch die sie völlig überfordert war, abgelehnt hat und dabei meine Gefühle nicht berücksichtigen konnte, dann könnte ich mir vorstellen, dass ich gerne weiterleben würde, sogar in Zufriedenheit. Wenn mich aber meine Mutter nicht nur aufgrund ihrer Erkrankung, sondern überhaupt nicht mochte und sie nicht annehmen wollte und vielleicht deswegen sogar erkrankt ist, dann fühle ich keinen besonderen Wunsch, weiterzuleben. Einmal, als ich 6 oder 7 Jahre alt war, sagte mir die Mutter sogar, dass ich wie eine kleine Zecke sei, die aus ihr das Blut saugen würde und das sie deswegen krank sei. Es ist ganz komisch, dass ich einfach ein Doppelleben führe: nach außen erfolgreich, nach innen verzweifelt. Solche Gefühle gibt es eben, auch wenn die Ereignisse so lange zurück liegen.«

Typ-I-Verhalten: aktivierte und nicht befriedigte Bedürfnisse, extreme Sehnsucht nach einer erstrebten, aber nicht erreichbaren Person – in diesem Fall die Mutter.

23.4.5 Hodenkrebs (Teratome und Seminome)

Interessanterweise ist ein signifikanter Prädiktor im multifaktoriellen Geschehen bei der Entstehung des Hodenkrebses (s. hierzu *Systemische Epidemiologie und präventive Verhaltensmedizin chronischer Erkrankungen*, De Gruyter, 2000) genau das Gegenteil von Brustkrebs, nämlich eine chronische Konfliktstruktur mit dem Vater. In einer gesunden Vater-Sohn-Kommunikation entwickelt sich ein gegenseitiges, liebevolles und sich akzeptierendes Verhältnis. Der Sohn fühlt sich vom Vater anerkannt, beschützt und er identifiziert sich mit ihm in bestimmten Lebensabschnitten in Bezug auf bestimmte Tätigkeiten. Der Vater spielt auch eine Rolle in der Entwicklung der männlichen Identität.

Es gibt auch unterschiedliche Störquellen, die die Kommunikation zwischen Vater und Sohn langfristig beeinträchtigen. So kann beispielsweise ein extrem muttergebundener Sohn zunächst Affekte gegen den Vater entwickeln, mit dem Versuch ihn aus der familiären Kommunikation fernzuhalten. Dabei kann ein wenig emotional kompetenter Vater, der möglicherweise von seiner Muter abgewiesen oder extrem gebunden wurde, zu seinem Sohn Eifersuchts- und Konkurrenzgefühle in Bezug auf die Mutter entwickeln. Wenn der Vater in der Kommunikation zu seinem Kind Verhaltensweisen entwickelt, die das Kind traumatisieren, kann es zu lang anhaltenden Aktivierungen von Schockerlebnissen in Bezug auf väterliches Verhalten kommen. So kann ein Vater beispielsweise als schreiend, schlagend und extrem unterdrückend erlebt werden. Wenn es dem Vater dann noch gelingt, das Kind der Mutter teilweise zu entziehen, dann kommt es zu massiven leidvollen Erlebnissen in der Isolation. Ein Vater kann aber auch versuchen, das Kind extrem zu kontrollieren, indem er sich beispielsweise auch mit seinem Sohn identifiziert und seine eigenen negativen Eigenschaften auf ihn projiziert. Dabei erscheint der Vater im eigenen Bewusstsein und Bewusstsein des Sohnes als übermächtig. In der späteren Partnerbeziehung erreicht die Person erneut durch die väterliche Traumatisierung keine glückliche und entspannte Partnerkommunikation. Es kommt zu extremen Blockaden in der Identifikation mit der männlichen Rolle und einer Art chronisch erlebter »Kastration« (ähnlich wie bei den Abweisungserlebnissen der Frau durch die Mutter, ist die Identifikation mit der eigenen Frauenrolle eher nicht vorhanden und selbstdestruktiv blockiert).

Fallbeispiel

Herr L.: Interview 45 Jahre, Diagnosestellung drei Jahre später, lebte noch beim letzten Kontakt 1985. Trainer: »Können Sie mir über Ihre Ursprungsfamilie etwas erzählen und danach etwas über Ihre jetzige Lebenslage und über Ihren Beruf?«

Herr L.: »Von Beruf bin ich Arzt, wie mein Vater. Meine Mutter ist eine recht berühmte Künstlerin. Ich habe eine Schwester, die auf mich immer sehr eifersüchtig war, sie glaubte, dass unsere Mutter mich bevorzugen würde. Sie war 47, als sie an Brustkrebs gestorben ist. Vorher war sie als Wissenschaftlerin äußerst erfolgreich. Sie habilitierte in Biochemie und stand kurz vor einer Professur. Ich glaube aber nicht, dass meine Mutter mich besonders bevorzugte. Unser Vater war auf mich sehr eifersüchtig und total autoritär. Ich hatte den Eindruck, dass er seine Person und meine Person nicht unterscheiden konnte, z. B. sagte er immer, wenn ich etwas tat, was ihm nicht entsprach: *Wir* machen das nicht. Als ich ihn einmal fragte, ob er das Bild, das er von sich und mir hat, unterscheiden könne, meinte er im Spaß, dass ihm das nur sehr schwer gelingen würde und er mich am liebsten umbringen würde, um die eigene Identität wieder zu erlangen. Ich muss zugeben, dass ich meine Mutter viel mehr liebe als meinen Vater und vielleicht hat meine Schwester doch Recht, dass ich bevorzugt wurde, aber ich konnte von meiner Mutter einfach nicht genug bekommen. Wenn wir z. B. gemeinsam tanzen, dann sagen alle, dass das wie ein Liebespaar aussieht. Wenn wir heute noch gemeinsam verreisen, schlafen wir selbstverständlich in einem gemeinsamen Zimmer, auch in einem französischen Bett. Ich fühle mich einfach wunderbar, wenn ich mit meiner Mutter zusammen bin, obwohl sie dabei die Distanzierte spielt, bemerke ich, dass sie meine Gegenwart auch genießt. Ganz anders der Vater: Sobald er bemerkte, dass ich mit der Mutter in gutem Einvernehmen war, entwickelte er in brutalster Weise Angriffe und Negationen. Er leitete seine Angriffe

immer mit dem Satz ein: *Wir* tun so was nicht. Ich sei ein verwöhntes Muttersöhnchen, das sich endlich eine Frau suchen solle, anstatt die Ehe kaputt zu machen. Ich hatte verschiedene Freundinnen und bin heute verheiratet, aber habe dabei immer Angst, etwas Unrechtes zu tun, z. B. jemandem weh zu tun oder jemandem die Frau wegzunehmen. Auf der anderen Seite habe ich auch einen Charakterfehler: Immer wenn ich ein glückliches Ehepaar sehe, versuche ich hinter dem Rücken des Partners, ihn bei der Frau anzuschwärzen und ihn als unmöglich darzustellen, meistens in der Hoffnung, dass die Frau sich dann mir zuwendet. Dafür bin ich schon einmal heftig verprügelt worden. Deswegen ist mir das Verhalten in Erinnerung geblieben. Ich besuchte einen Psychologen, der mir Folgendes erklärte: Ich wolle immer die Mutter vom Vater wegnehmen, schwärze dabei den Vater an, bekomme aber nicht die Mutter, weil diese weiterhin zum Vater hält und gleichzeitig reagiere mein Vater mir gegenüber äußerst aggressiv. Das war für mich einleuchtend, weil ich tatsächlich immer den Vater bei der Mutter angeschwärzt habe und der Vater daraufhin äußerst aggressiv wurde. Als würde ich wirklich die Mutter hinter dem Rücken des Vaters für mich haben wollen und aus Angst vor dem brutalen Vater kann ich letztendlich aber die Mutter doch nicht erreichen. Als ich einsah, dass ich bei allen europäischen Frauen dieselben Ängste entwickele, phantasiere ich jetzt von Afrikanerinnen, die so ganz anders sind als meine Mutter und die Eifersucht des Vaters nicht auf sich ziehen. Ich fürchte aber, dass das nur vorübergehende Phantasien sind und dass meine Angst, vom Vater kastriert zu werden, wenn ich die Mutter suche, schon ein zentraler Punkt in meinem Leben ist. Ich habe übrigens mit allen männlichen Autoritäten in meinem Berufsleben große Konflikte und ihnen gegenüber verhalte ich mich sehr antiautoritär. Frauen, die zu haben sind, interessieren mich überhaupt nicht, nur Frauen, die in festen Beziehungen stehen, ziehen mich an. Ich erreiche sie aber trotzdem nicht, weil ich ja immer Angst vor dem Partner habe und alles tue, damit die beiden erkennen, dass ich den Partner immer anschwärze. Als der eine mich einmal verprügelte, habe ich dies nicht als Strafe, sondern als Befreiung erlebt.«

Typ-I-Verhalten: die permanent existierende, aber durch die Angst vor dem Vater nicht verwirklichte Liebesbeziehung zur Mutter. Diese wird emotional immer aufs Neue angeregt, endet aber regelmäßig im Disaster, und zwar in der Konfrontation mit dem erlebten Vaterbild.

23.4.6 Gebärmutterkörperkrebs (Corpus-uteri-Karzinom)

Im multifaktoriellen Entstehen von Gebärmutterkörperkrebs zeigen zwei Lebensereignisse in Zusammenhang mit einer bestimmten emotionalen Disposition eine wichtige Rolle: chronisches emotionales Leid durch Isolation von einem durch Tod oder Trennung verlorenem Kind. Die Liebe der Mütter zu ihren Kindern ist ebenso verständlich und in der Realität vorhanden wie auch ein extremes Leid nach dem Verlust der Kinder. Es gibt Mütter, die eine unerwartete und unerwünschte Trennung von einem Kind oder eine schwer erträgliche und immer wiederkehrende Abweisung durch vorhandene Ressourcen überwinden können. Andererseits gibt es Frauen, die eine derart tiefe gefühlsmäßige Bindung zu einem Kind aufweisen, dass sie eine Trennung im Erwachsenenalter nicht überwinden können und darauf mit anhaltender innerer Verzweiflung und Symptomen, wie z. B. Depressivität, Hoffnungslosigkeit, innere Lähmung usw., reagieren. Einerseits denken sie immer wieder an das Kind und wünschen sich die Nähe. Andererseits leiden sie in der Isolation. Dieser Zustand führt in der Regel zu schwerer und anhaltender seelisch/körperlichen Erschöpfung.

Die typischen Lebensereignisse sind:

- Tod eines geliebten Kindes (sowohl im Kindes- als auch im Erwachsenenalter),
- Trennung von einem Kind im Erwachsenenalter (z. B. nach einer Heirat des Kindes),
- permanente Negation des Kindes in Bezug auf die Mutter (die Mutter findet keinen Weg, eine erstrebte harmonische Beziehung und Nähe zum Kind zu erreichen).

Interessanterweise bekommen die Söhne der Mütter eine besonders starke Rolle. In unseren empirischen Studien sind die Söhne mit 90% gegenüber 10% der Töchter vertreten. Dieses Ergebnis deutet daraufhin, dass die Söhne die Vater- bzw. Mannrolle eingenommen haben.

Fallbeispiel 1

Frau B. erkrankte mit 58 Jahren an Gebärmutterkrebs, starb daran mit 65 Jahren.

Die Beziehung zu ihrer Mutter war ambivalent, einerseits hat Frau B. die Mutter geliebt und ihre Nähe gesucht, andererseits glaubte sie, dass ihr Bruder bevorzugt war und fühlte sich durch die Mutter immer wieder enttäuscht. Mit 20 Jahren heiratete sie ihren Mann, mit dem sie 3 Kinder (1 Sohn, 2 Töchter) bekam. Der Mann war sehr abweisend und beleidigte sie permanent. Obwohl sie eine sehr gut aussehende Frau war, sagte er zu ihr immer wieder: »Ich kann nicht unterscheiden, ob du äußerlich ein Mensch oder ein exotisches Tier bist.« Ihr Sohn, den Frau B. sehr geliebt hat, starb mit 22 Jahren bei einem Autounfall. Zu dieser Zeit lebte sie schon in Scheidung. Der Tod des Sohnes traf sie extrem hart, sie berichtet über wochenlang anhaltende seelische Apathie, die sie nach außen durch angepasstes Verhalten und Freundlichkeit überspielte.

Fallbeispiel 2

Frau X.: Alter beim Interview: 53 Jahre, Diagnose Corpus-uteri-Karzinom mit 57, gestorben mit 63 Jahren.

Frau X. hatte einen 26-jährigen Sohn, mit dem sie alleine lebte. Er war, wie sie sagt, sehr brav und solide und ausschließlich auf das Biologie-Studium konzentriert. Frauen interessierten ihn nicht, weil er zuerst sein Studium beenden wollte. Danach traf er eine Kollegin, ebenfalls Biologien, die plötzlich in das gemeinsame Elternhaus einzog. Der Vater war schon früh (der Sohn war 7 Jahre alt) verstorben. Für Frau X. hatte der Sohn eine enorme gefühlsmäßige Bedeutung, er war fast ausschließlich ihr einziger Kommunikationspartner, Ersatz für den Ehemann, und wurde von ihr sehr idealisiert. Der Sohn hat diese Funktion auch bis zu seiner Partnerschaft erfüllt und war bereit, auch weiterhin die Mutter zu akzeptieren. Als die Mutter nächtlich mehrfach im Schlafzimmer des Paares auftauchte, immer wieder mit einem anderen Grund, z. B. um nachzusehen, ob der Sohn gut zugedeckt sei, stellte ihn die Freundin vor die Wahl: deine Mutter oder ich. Daraufhin zog der Sohn aus dem Haus aus und die Mutter kämpfte um ihn mehrere Monate vergeblich. Als sie endgültig davon überzeugt war, dass sie den ersehnten Sohn nicht mehr erreichen könne, brach sie innerlich völlig zusammen.

Nach außen war sie nicht bereit, z. B. ihrer Schwester oder einer entfernten Freundin ihr Leid zu klagen. Es kam zu einer vollkommenen Abspaltung zwischen ihrer inneren Verzweiflung und der äußeren sozialen Fähigkeit, ihr Leid durch irgendwelche Verhaltensweisen zu verringern. Dieser Zustand änderte sich über viele Jahre nicht.

23.4.7 Eierstockkrebs (Ovarialkarzinom)

Die Frage 12 bezieht sich auf einen wichtigen emotional-kognitiven Faktor, der in Interaktion mit bestimmten physischen Risikofaktoren möglicherweise mit der Entstehung des Eierstockkrebses zusammenhängt. Frauen, die einen ausgeprägten Kinderwunsch haben und dabei ungewollt(z. B. durch das Drängen des Partners oder aufgrund Besorgnis erregender finanzieller Schwierigkeiten) sich weitgehend gegen den eigenen Willen zum Schwangerschaftsabbruch verleiten ließen oder eine Schock auslösende Fehlgeburt erlebten, scheinen häufiger an Ovarialkrebs zu erkranken (vor allem, wenn die reaktiv entstandene Depression in Verbindung mit innerer Verzweiflung über längere Zeiträume anhält und die Frau keine für sich lustbetonte Perspektive entwickelt. Wir haben in unseren Heidelberger prospektiven Studien auch eine Gruppe von 31 Frauen gehabt, die ca. zwei bis drei Jahre in schwerste Hoffnungslosigkeit, Verzweiflung und Apathie nach einem Abbruch der Schwangerschaft bzw. nach einer Fehlgeburt, gefallen sind, danach aber eine glückliche Partnerschaft eingingen und Kinder bekamen. Dabei entwickelte sich wieder Hoffnung, Wohlbefinden und Lust. Trotzdem schmerzte sie noch immer der Gedanke, ein Kind verloren zu haben, der jedoch nicht gekoppelt war mit emotionaler Hoffnungslosigkeit in Bezug auf Zukunftsperspektiven. Keine der 31 Frauen entwickelte während eines Beobachtungszeitraumes von 25 Jahren einen Ei-

erstockkrebs. 11 Frauen entwickelten aber einen gutartigen Eierstocktumor (einen so genannten Teratom). Hier entsteht der Eindruck, als hätten emotional-kognitive Steuerungsmechanismen einen Kompromiss gewählt, indem sie möglicherweise ein tödliches Programm in ein relativ harmloses umwandeln.

Fallbeispiel

Frau E., Studentin der Philosophie, verliebt sich kurz vor der Beendigung der Magisterarbeit in ihren Professor. Sie wird von ihm schwanger. Da sie Kinder über alles liebt und sich eher in der Mutterrolle als in der Rolle einer Wissenschaftlerin sieht, ist ihr die Schwangerschaft äußerst wichtig. Der Professor bittet sie innigst, das Kind abzutreiben, teilt ihr mit, dass er sie gar nicht liebe und dass der Sex mit ihr ein »nicht beabsichtigter Zufall« war. Außerdem könnte er sich nicht vorstellen, sie zu heiraten, da sie eher aus der Unterschicht komme. Wenn sie abtreiben würde, wäre er durchaus geneigt zu prüfen, ob es doch noch zur Aufrechterhaltung der Beziehung kommen könnte.

Das Verhalten des Professors hat Frau E. sehr schockiert, sie entfremdete sich total von ihm und beschloss spontan, doch abzutreiben. Nach der Abtreibung fiel sie in eine schwere, über zwei Jahre anhaltende Depression mit völliger Unfähigkeit zu studieren und ihre Magisterarbeit fertig zu machen. Nach diesen zwei Jahren hat sie mit größter Mühe ihre Magisterarbeit wieder begonnen und sie nach einem Jahr abgegeben. Anschließend arbeitete sie drei Jahre und lebte dabei sozial sehr isoliert. Obwohl sie sich ein Kind wünschte, konnte sie keine Beziehung eingehen, v. a. aus Angst, dass wieder ein Mann so wie der Professor reagieren könnte. Sie klagte regelmäßig über seelisch-körperliche Erschöpfung und bekam eine Infektion, die den gesamten Unterleib erfasste und nur mit großen Dosen Antibiotika behandelt werden konnte.

Sechs Jahre nach der Abtreibung wurde bei ihr ein metastasierendes Ovarialkarzinom festgestellt, drei Monate danach starb sie. Bei der Diagnosestellung war sie gar nicht überrascht und sagte zu ihrem Arzt: »Ich wusste genau, dass es so kommen wird.«

23.4.8   Gebärmutterhalskrebs (Zervixkarzinom)

Aufgrund der Analyse einer großen Anzahl von Personen mit Zervixkarzinom wurde folgende psychodynamische Interpretation bzw. folgende Beschreibung von Frauen, die im multidisziplinären-faktoriellen Wirkungsfeld zum Zervixkarzinom tendieren, erstellt: eine enge, angenehm und positiv erlebte Mutterbeziehung, die aber in unterschiedlichen Kindheitserlebnissen traumatisch unterbrochen wurde (z. B. durch plötzlichen Krankenhausaufenthalt in Isolation von der Mutter). Die Frau ersehnt sich einerseits die betreuende und wohltuende Nähe ihrer Eltern und ist andererseits im Erwachsenenalter relativ unfähig Einsamkeit zu ertragen. Sie entwickelt ein großes Kommunikationsbedürfnis und überträgt dieses auch in das Feld von sexuellen Beziehungen (egal, ob gleichgeschlechtlicher oder heterosexueller Natur). Der größte Teil der Beziehungen ist relativ oberflächlich mit häufigem Partnerwechsel. In der Regel spitzt sich die Beziehungsdynamik auf eine äußerst intensive emotional sexuelle Beziehung in der Regel zu einem Partner, der einerseits liebevolle Zuneigung verspricht, andererseits sich immer wieder abrupt entzieht (möglicherweise in Erinnerung an das mütterliche oder väterliche Verhalten).

Nach einer schweren und Jahre nachwirkenden Enttäuschung aufgrund von Trennungserlebnissen kommt es entweder zu Isolation und Verzicht auf weitere Partnerbeziehungen, oder zu einer jahrelangen Beziehung zu einem Partner, der die Person weitaus weniger emotional und sexuell anregt (einen solchen Zustand nennen wir negative Lustdifferenz, in dem die erlebte und ersehnte Lust in der Vergangenheit intensiver war als in der Gegenwart). Auch Frauen, die über Jahre eine sehr intensive emotionale Beziehung zu einer Person sich gewünscht bzw. ersehnt haben, bis zur endgültigen Einsicht, das die Beziehung nicht realisierbar ist, und die dann im Anschluss unbefriedigte Beziehungen erlebet haben, in der Regel mit mehreren Sexualpartnern, zeigen eine ähnliche Verhaltensstruktur.

Weitere Analysen zeigten, dass zur Entwicklung eines Zervixkarzinoms noch unterschiedliche physische Risikofaktoren beteiligt sind, vor allem chronische und in der Regel nicht behandelte oder ohne Erfolg behandelte Infektionen der Geschlechtsorgane. Allerdings haben Personen mit chronischen Infektionen der Geschlechtsorgane ohne traumatisch erlebte Trennungen vom Partner in Zusammenhang mit extrem emotionalen Fixierungen bedeutend weniger Zervixkarzinome entwickelt. Hier zeigt sich eine hoch signifikante Interaktion (Synergieeffekt) zwischen dem Verhaltensmuster und chronischen Infektionen (z. B. durch Viren, aber auch Pilzen und bakterielle Infekte).

Fallbeispiel

Frau Z. stirbt mit 52 Jahren an Zervixkarzinom (Gebärmutterhalskrebs). Das Interview wurde mit 41 Jahren geführt. Die Diagnose wurde mit 48 Jahren gestellt. Damals war ein Lymphknoten befallen.

Frau Z. hatte eine sehr enge Mutterbeziehung, sie suche immer ihre Gegenwart, um Geborgenheit und Sicherheit zu erreichen. Da sie in Heidelberg studierte und die Mutter in Berlin lebte, wurde häufig telefoniert, aber die Mutter kam sie auch häufig in Heidelberg besuchen. Der Vater wurde als positive Person im Hintergrund erlebt. Als Hauptstress bezeichnet Frau Z. Schockerlebnisse in der frühen Kindheit: Sie wurde vom 2. bis zum 6. Lebensjahr dreimal operiert und hatte dabei mehrere Krankenhausaufenthalte. Die Mutter durfte/konnte nicht immer dabei sein, schon alleine deshalb, weil sie berufstätig war. Aufgrund dieser Erlebnisse glaubt Frau Z., immer wieder Unsicherheitsgefühle zu haben und benötigt permanent die Nähe von emotional vertrauten Personen, sowohl Männer als auch Frauen. Ihr Sexualleben war sehr frei, sie hatte im Grunde mit jeder männlichen Person Sex, wenn sie diese auch nur annähernd mochte, um nicht alleine zu sein, wie sie sagte. Dieses Gleichgewicht hielt mehrere Jahre, also guter Kontakt zur Mutter, erfolgreiches Studium und mehrere Sexualfreunde. Als sie 28 Jahre alt war, traf sie einen 20 Jahre älteren Mann, verheiratet mit 3 Kindern. Schon vom Physischen her sah er der Mutter sehr ähnlich. Er konnte sie nur besuchen, wenn seine Frau Termine hatte, also sehr selten, ca. 3- bis 4-mal im Monat. Frau Z. entwickelte intensive

Verlassenheitsgefühle und eine sehr große Sehnsucht, diesen Mann häufiger zu sehen, was von ihm strikt abgelehnt wurde. Sie selbst erkannte zwar als Psychologiestudentin, dass es sich offensichtlich um eine Wiederauflegung von den Verlassenheitsängsten aus der Kindheit (in Bezug auf die Krankenhausaufenthalte) handelte, war aber diesen Gefühlen gegenüber völlig machtlos. Die Verzweiflung zog sich über Monate hin, wobei sie diese Verzweiflung immer wieder als Schock erlebte. Als sie schließlich endgültig die Gewissheit bekam, dass sich der Mann von seiner Ehefrau nicht trennen würde, und sogar ins Ausland gehen würde, wurde die Situation für Frau Z. derart unerträglich, dass sie aus der Verzweiflung heraus, einen ebenso alten Studienfreund plötzlich heiratete, obwohl sie schon nach kurzer Zeit in der Ehe wusste, dass er ihre emotionalen Bedürfnisse in keiner Weise befriedigen können würde. Ihr Ehemann hat die Ablehnung ebenfalls registriert, sodass sich ein »feindschaftliches« Zusammenleben entwickelte. Ab und zu gab es trotzdem Sex und es wurden sogar 3 Söhne geboren. Inzwischen verstarb ihre Mutter und kurz danach der Vater. Das geliebte Elternhaus wurde verkauft. Diese Ereignisse führten zu einem totalen emotionalen Zusammenbruch, in Form einer reaktiven Depression nach innen, während sie nach außen Härte und Stärke gegen sich zeigte und noch immer in der Lage war, halbtags mit schwer erziehbaren Kindern zu arbeiten. Auf die Frage, was ihr am meisten fehle, antwortete sie: »Eine lustbetonte angenehme Sexualität mit sympathischen Menschen und ich möchte meine Eltern wieder haben. Mein Mann ist schuld, dass ich mein Elternhaus verkaufen musste, umso mehr bin ich von ihm enttäuscht. Obwohl wir wenig, besser gesagt, äußerst selten Sex haben, hat er mich noch vor 5 Jahren mit irgendeiner Pilzerkrankung infiziert, die chronisch ist, und die ich nicht weg bekomme. Mein Arzt meint dazu, ich hätte ein schwaches Immunsystem aufgrund von Dauerstress. Die Ereignisse beherrschen mich so sehr, dass ich zunehmend machtlos bin, ich leide nur noch in der Isolation von früher positiven Erlebnissen, die ich heute ersehe, aber nicht erreichen kann.« Frage: »Waren die Erlebnisse mit dem verheirateten Mann auch positiv?« Antwort: »Dies

in keinster Weise, im Gegenteil, das war der Punkt, an dem ich zusammengebrochen bin.«
Frau Z. starb unter sehr vielen Qualen (z. B. mehrfachen Operationen an der Wirbelsäule aufgrund immer wiederkehrender Knochenmetastasen), mit großer Ablehnung des Ehemannes, obwohl sich dieser bis zu ihrem Tode rührend kümmerte (aber dies mit unterschwelligen Aggressionen verbunden war).

23.4.8 Gesundheit

In diesem Buch konnte gezeigt werden, dass die Aufrechterhaltung der Gesundheit das Ergebnis eines äußerst komplexen Wechselspiels zwischen einer großen Anzahl physischer und psychosozialer Faktoren ist. Dennoch konnte auch hier ein extrem wichtiger Verhaltensfaktor identifiziert werden, der offensichtlich in der Lage ist, eine große Anzahl von Faktoren in positive Richtung zu beeinflussen. Es handelt sich um eine ausgeprägte Umwandlungsfähigkeit. Darunter wird die Fähigkeit verstanden, unterschiedlich negativ erlebte Situationen und Zustände (einerlei, ob es sich um psychosoziale Faktoren oder körperliche Einflüsse handelt) durch Veränderungen der Kommunikation mit sich und der Umwelt in positive Erlebnisse umzuwandeln. Personen, die in der Lage sind, ihr Verhalten permanent zu korrigieren und ihre Kreativität einsetzen können, besitzen Fähigkeiten, Dysstress immer wieder in Eustress umzuwandeln (z. B. indem sie neue Bewältigungsstrategien zur Überwindung von Belastungen aktivieren).

Eine ausgeprägte Umwandlungsfähigkeit in unterschiedlichen Lebensbereichen ist das Gegenteil von rigider Fixierung auf ein nicht aufzulösendes Problem, das dauerhaft zu negativen Folgen führt.

Fallbeispiel 1
Herr J., 93 Jahre, körperlich und geistig gesund, ohne diagnostizierte chronische Erkrankung im ganzen Leben, ausgeprägt leistungsfähig, Interview mit 68 Jahren.
Trainer: »Können Sie mir über Ihr Leben erzählen und zwar über positive und negative Ereignisse und wie Sie sich dabei verhalten haben?«
Herr J.: »Wenn ich mein Leben rückblickend

betrachte, waren da immer erhebliche Belastungen. In der Kindheit fehlte mein Vater, der die Mutter schon verlassen hat, als ich 2 Jahre alt war. Die Mutter musste als Putzfrau sehr schwer arbeiten, um mich irgendwie durchzukriegen. Ich war mehr bei der Oma als bei der Mutter. Sie war auch eine sehr fleißige Frau, aber sehr wortkarg. Da gab's auch den Opa, der saß immer gerne vor der Haustüre. Er war ein ehrlicher Mensch und spielte ab und zu mit mir. In der Schule war ich auch nicht der Beste, es hat aber irgendwie bis zum Abitur gereicht. Auch beruflich war es nicht total glänzend. Ich war lange Zeit kleiner, dann mittlerer Beamter. Mit 28 Jahren heiratete ich, wir hatten ein Kind, mit 34 Jahren verließ mich meine Frau. Sie ging zu einem Blumenhändler. So sehen die äußeren Rahmenbedingungen aus. Wenn sie mich fragen, wie ich mich fühle, dann muss ich ihnen berichten: mal hoch mal tief, aber letztlich immer hoch, d. h. immer wenn es mir schlecht ging, fand ich Wege, daraus zu lernen, und letztlich gelang es mir, in allen Situationen nicht gerade als Verlierer dazustehen. Meine wichtigste Lebensphilosophie, die ich nicht nur vertreten habe, sondern auch intensiv leben konnte, lautete: Nach jedem Lebensereignis, sei es auch nicht erfreulich, treten neue Situationen und neue Beziehungen auf, die man unbedingt leben sollte und alles ausschöpfen, was das Leben bietet. Dabei klammerte ich mich nie an eine Person oder an ein Berufsziel, ich war innerlich immer unabhängig, z. B. als mir meine Frau von heute auf morgen mitteilte, dass sie sich verliebt hatte und mich verlassen will, erbat ich zunächst einen Tag Bedenkzeit, bevor ich ,antwortete'. Zu dieser Zeit hatte ich ca. 8 kg Übergewicht und es stellte ich bei mir eine gewisse Monotonie im Leben ein. Ich dachte, wenn mich meine Frau verließe, dann würde ich mehr Freunde besuchen und auch ansonsten mehr Anregungen bekommen. Gleichzeitig würde ich aber auch sehr leiden. Dieses Leid kann aber auch in Lust umgepolt werden, z. B. indem mein Appetit geringer wird und ich wieder abnehmen kann. Am nächsten Tag sagte ich meiner Frau: ,Voll einverstanden, es war wunderschön mit dir'. Sie sagte: ,Obwohl ich deine innere Unabhängigkeit bewundere, bin ich trotzdem erstaunt, wie leicht du die Trennung hinnimmst.' Ich bin kein besonders kluger Mensch, aber ich hatte immer die Fähigkeit, in Stresssituationen auf eine intuitiv gesunde Art meine Fähigkeiten so zu organisieren, dass eine optimale Antwort entstand. Ich erinnere mich, dass mich einmal ein Vorgesetzter sehr schikanieren wollte und mich sogar vor anderen Arbeitskollegen immer wieder herabsetzte. Mehrere Tage regte ich mich fürchterlich auf und ich hatte sogar Alpträume. Dann dachte ich plötzlich: Es kann doch nicht angehen, dass ich meine gute Laune wegen dieses Idioten immer wieder verliere. Dann überlegte ich mir, wie ich mit meinem Chef anders umgehen könnte. Dies war sehr erfolgreich. Ich sagte ihm immer wieder: ,Chef, ich finde ihre Kritik an mir wunderbar, wann gibt es die Fortsetzung?' Gleichzeitig konnte ich in Ruhe all die Punkte aufarbeiten, bei denen der Mann recht hatte und entwickelte Fähigkeiten, die ihn vom Gegenteil überzeugen mussten. Als der Chef mich dann lobte, sagte ich ihm: ,Dankeschön, sie haben mir sehr dabei geholfen, mich weiter zu entwickeln.' Somit war ein harmonisches Verhältnis zu ihm für die ganzen nächsten Jahre gesichert.

Bis ich 30 Jahre alt war, habe ich etwas zu viel geraucht, mindestens ½ l Bier pro Tag getrunken und gerne so viel gegessen, dass ich immer wieder mit dem Übergewicht kämpfen musste. Als ich die ersten negativen Folgen verspürte, z. B. eine leichte Bronchitis, erschwerte Bewegung, beschloss ich mit dem übermäßigen Essen und Rauchen Schluss zu machen. Ich wusste, dass ich mir irgendetwas ausdenken musste, etwas, das mich positiv beeinflussen würde. Ich ging in den Wald und begann zu joggen. Nach einigen Wochen konnte ich es einfach nicht mehr lassen, die Bewegung tat meinem Gehirn und meinem Körper gut. Mit der Vorstellung, wie schön es ist, im Wald zu laufen, wurde die Zigarette immer unattraktiver. Leider stieg mein Appetit, aber durch das Joggen habe ich nicht weiter zugenommen. Trotzdem konnte ich nachts eine Weile sehr schlecht schlafen, bekam sogar Verdauungsstörungen in Form von Durchfall, weil ich besonders viel spätabends aß. Ich wollte auch hier irgendeine Tätigkeit suchen, die mir hilft, weniger zu essen. Dies war aber über einen längeren Zeitraum von ca. 2–3 Jahren nicht erfolgreich. Mit

meinem Wunsch abzunehmen, bin ich schließlich auf Knoblauch gestoßen. Schon morgens beim Frühstück aß ich viel Knoblauch, was mir ein wunderbares Gefühl gab. Dieses angenehme Gefühl hat mir geholfen, erst abends wieder relativ wenig zu essen und v. a. nach 18:00 gar nichts mehr zu essen. Vormittags aß ich rohes Gemüse, nachmittags etwas Obst, sehr wenig Fett, gar keine Süßigkeiten mehr. Daraufhin habe ich nicht nur abgenommen, sondern über Jahre hinweg ein unglaubliches Lust- und Wohlbefinden erreicht. Ich war immer latent, aber nicht aktiv religiös, bis zu diesem Ereignis, als ich ca. 35 Jahre alt war: Bei einem unglaublichen körperlichen Wohlbefinden, Joggen in der Natur, entstanden bei mir intensive religiöse Gefühle. Ich betete zu Gott und fühlte mich mit ihm in einer Einheit eng verbunden. Seit diesem Augenblick klappte einfach alles in meinem Leben, ich habe gute Freunde und fühle mich zu wichtigen Menschen zugehörig. Dabei stelle ich an niemanden übermäßige Erwartungen und Freunde kommen von sich aus gerne zu mir. Ich habe zwar nicht mehr geheiratet, habe aber immer Freundinnen, mit denen ich mich innerlich tief verbunden fühle. Dabei habe ich ab und zu sehr schöne und angenehme, ich würde sagen, faszinierende sexuelle Beziehungen, kann aber ohne Sex genauso gut leben wie mit Sex. Ich glaube, mein wichtigster Vorteil ist, dass ich gelernt habe, in Bescheidenheit und Suchtfreiheit mein Glück zu finden. Es ist aber keineswegs so, dass ich immer glücklich bin, ich gerate immer wieder in Situationen und Verhaltensweisen, die mir nicht gut tun, aber durch viel Phantasie, Bescheidenheit und Gottesbeziehung komme ich aus diesen Situationen immer wieder in Phasen des Wohlbefindens. Dabei kann ich Demut vor dem Leben zeigen. Ich achte jeden Menschen und suche das Wertvolle in ihm. Dabei weiß ich, dass jeder Mensch einen wertvollen Kern hat. Viele Ungerechtigkeiten in der Gesellschaft regen mich zwar kurzfristig auf, aber ich bin davon überzeugt, dass Menschen lernen und selbst ein Interesse daran haben, die Gesellschaft gerecht zu entwickeln. Wenn das nicht geschieht, wie im letzten Weltkrieg, dann zahlt die Menschheit, und häufig die Unschuldigen, einen hohen Preis.«
Trainer: »Wenn Sie das Wichtigste für die Aufrecht-

erhaltung der Gesundheit beschreiben, was würden Sie anführen?«
Herr J.: »Innere Unabhängigkeit, sich selbst immer wieder flexibel zu verändern, verbunden mit Bewegung, guter Ernährung, wobei man auf Knoblauch nicht verzichten sollte, und das alles in eine vertrauliche Gottesbeziehung eingebettet.«

Typ-IV-Verhalten: flexible Umwandlungsfähigkeit in Richtung immer wiederkehrendes Wohlbefinden.

🧑 **Fallbeispiel 2**

Frau C., 95 Jahre, körperlich und geistig gesund, ohne diagnostizierte chronische Erkrankung im ganzen Leben, ausgeprägt leistungsfähig, Interview mit 67 Jahre.
In der Kindheit war Frau C. emotional stark auf den Vater ausgerichtet und hatte immer wieder Angst, dass die Mutter auf sie eifersüchtig sei oder dass sie die Mutter verletzen könnte, weil sie (Frau C.) so viel Sympathie ihrem Vater gegenüber hatte. Zwischen dem 12. und 16. Lebensjahr entwickelte sie Symptome von Magersucht, wurde aber nie so richtig magersüchtig. Damals hatte sie eine Phase von Lustlosigkeit erlebt und glaubte, das Leben sei zu schwer, um es meistern zu können. Damals traf sie ihren ersten Freund, von dem sie behauptet, dass er ihr gesamtes Leben verändert hat, bis zum heutigen Zeitpunkt. Sie ging mit 16 mit ihrem Freund an einem idyllischen Ort in einer Sommernacht spazieren. Sie mochte ihn sehr, aber als er sie umarmen und küssen wollte, erschrak sie und wollte sich von ihm entsetzt abwenden. Daraufhin bot ihr der 20-jährige Freund ein Gespräch an. Er sagte ihr: Viele Lebenssituationen können unter dem Aspekt »Lust und Wohlbefinden« oder unter dem Aspekt »Unlust, Angst, Kampf« verlaufen. Dabei sei es wichtig, dass man sich nie verstelle, sondern immer das auslebe, was man im Moment fühle.
»Wenn ich im Moment also gegen Sexualität eingestellt bin, dann solle ich mich darüber nicht aufregen und dies als schrecklich empfinden, sondern mir sagen: Es ist gut, dass ich jetzt keinen Sex möchte. Wenn ich morgen doch Sex haben möchte, dann sag ich auch hier: Es ist gut, dass ich jetzt Sex haben möchte. Wenn ich meinen

Vater mag, kann ich ebenfalls sagen: Wie schön, dass ich meinen Vater mag, und wenn ich von der Mutter Angst bekomme, dann geh ich auf die Mutter zu und sage ihr das. Und zu mir selbst sage ich: Wie gut, dass ich mit meiner Mutter rede. Das ist kein positives Denken, indem ich alles für gut heißen würde, auch wenn es schlimm ist, sondern beschreibt einfach die Tatsache, dass ich jeden Augenblick zu mir und meinen Aktionen stehen kann. Mit dieser Lebensphilosophie bin ich bis heute sehr gut zurecht gekommen. Bis zum heutigen Tage bin ich sehr schlank, fast an der Grenze zur Magersucht, lebe innerlich aber frei und intensiv, ganz im Gegenteil zu meinen beiden Bekannten, die ebenfalls fast magersüchtig sind. Sie lassen sich von mir aber auch nicht beeinflussen, beide nehmen alles zu ernst und leben fast durchwegs immer in Unlust und tausend Bedenken. Beide haben sich nach langer Zurückhaltung irgendwann intensiv an einen Partner gebunden – eine an einen Mann, die andere an eine Frau – und wurden schrecklich enttäuscht. Beide bekamen nach einigen Jahren Krebs. So was kann mir einfach deswegen nicht passieren, weil ich eine erfreuliche Begegnung genauso mit Lust und Freude aufnehme wie auch eine bedauernswerte Trennung, weil sich danach neue Perspektiven öffnen. Obwohl ich mich mit vielen Menschen und bei kulturellen Veranstaltungen begeistern kann, genieße ich immer in gleichen Maßen, dass erreichen eines Ziels und den Verzicht. Ich glaube, Bescheidenheit in allen Bereichen ist die wahre Quelle von Glück.

Typ-IV-Verhalten: flexible Umwandlungsfähigkeit in Richtung immer wiederkehrendes Wohlbefinden.

23.4.9   Krebserkrankungen

In diesem Buch konnte gezeigt werden, dass die Krebsausbreitung bis zur klinischen Diagnose ein sehr komplexes interaktives Phänomen ist, in dem physische und psychosoziale Faktoren interagieren. Auch im Hinblick auf Krebserkrankungen konnten psychosoziale Indikatoren von hohem prädiktiven Wert gefunden werden. Wenn dadurch eine sig-

nifikante, sogar differentielle Vorhersage möglich wird, dann heißt das noch lange nicht, dass dabei von einer Krebsursache oder Krebspersönlichkeit gesprochen werden kann. Die Rede ist nur von einem interaktiven, also mit anderen Faktoren synergistisch wirkenden prädiktiven Faktor.

Es gibt tausende von Möglichkeiten, bestimmte psychosoziale Faktoren zu beschreiben und dabei anzunehmen, dass sie mit bestimmten Erkrankungen zusammenhängen. Unsere sehr schwierige Aufgabe bestand darin, spezifische Verhaltensdimensionen zu entdecken, die tatsächlich relevante Wechselwirkungen eingehen (z. B. mit physischen Faktoren).

Das so genannte Typ-I-Muster der Grossarthschen Verhaltenstypologie wird wie folgt beschrieben: Eine Person strebt mit höchster emotionaler Intensität ein Objekt an (z. B. die Nähe und Anerkennung einer Person, eine bestimmte Zielverwirklichung im Berufsleben), macht aber dabei immer wieder die Erfahrung, dass das Objekt endgültig nicht mehr erreichbar ist. Dennoch ist die Person nicht in der Lage, sich vom Objekt zu distanzieren, dabei kommt es zu innerer Verzweiflung, seelisch-körperlicher Erschöpfung, negativen Erlebnissen, innere Hoffnungslosigkeit usw. Dieser Zustand wird i. d. R. nach außen durch Anpassung und Altruismus überspielt.

Es kommt zu einem innerlich abgekapselten Leid in der Isolation, das durch das Verhalten nicht mehr reduziert oder in Lust umgewandelt werden kann.

Bronchialkrzinom

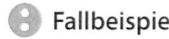 **Fallbeispiel**

Herr F., gestorben mit 58 Jahren am Bronchialkarzinom, Diagnosestellung mit 56 Jahren, Interview mit 51 Jahren.

Zunächst berichtete Herr F. über ein zentrales, ihn sehr belastendes Problem. Er wohnt mit seiner Mutter und Ehefrau seit 15 Jahren im selben Haus. Dabei vertragen sich die beiden Frauen überhaupt nicht, jede möchte den Sohn für sich alleine und sie machen sich gegenseitig bei ihm schlecht. In der Kindheit, als der Vater noch lebte (er starb, als Herr F. 17 Jahre alt war), gab es zwischen Vater und Mutter stets Streit. Auch hier versuchte der Vater, den Sohn gegen die Mutter aufzubringen und umgekehrt. Den einzigen Frieden erlebte der Sohn, wenn sich die Eltern kurzfristig vertrugen und sich dann sogar gegenseitig anstrahlten. Für Herrn F. wurde es zunehmend eine schwer zu ertragende Belastung, wenn sich streitende Personen an ihn wandten, mit dem Wunsch, Position zu beziehen, schon allein deswegen, weil ihm i. d. R. beide Personen wichtig waren. Er versuchte zwar immer wieder eine Schlichtung, indem er eine Harmonie zwischen den zerstrittenen Personen erstrebte, aber i. d. R. mit wenig Erfolg. Aufgrund des jahrelangen Streits zwischen Ehefrau und Mutter wiederholte sich die Situation aus der Kindheit. Da Herr F. der inneren Überzeugung war, dass es ihm nur gut gehen könne, wenn die Parteien nicht streiten würden, sondern zwischen ihnen Harmonie herrsche, versuchte er alle denkbaren Argumente der Mutter und seiner Ehefrau nahe zu bringen, die letztlich immer wieder darauf hinausliefen, dass es die Gegenpartei gar nicht so schlecht meine und sogar z. T. auch berechtigte Forderungen stellten, die doch von beiden Seiten erfüllbar sein müssten. Trotzdem scheiterte er permanent. Die innere Unsicherheit wird mit einer steigenden Anzahl von Zigaretten erfolglos zu kompensieren versucht. »Ich rauche mehr aus Nervosität aufgrund des Streites, aber die innere Unruhe und Verzweiflung kann ich damit nicht überwinden.«

Typ-I-Verhalten: chronische Sehnsucht nach Harmonie und die Linderung von Streit zwischen Personen, die von hoher emotionaler Bedeutung sind.

Pankreaskarzinom

Fallbeispiel 1

Frau L. starb an einem Pankreaskopfkarzinom im Alter von 61 Jahren. Die Diagnose wurde mit 59 Jahren gestellt, das Interview fand statt, als sie 55 Jahre alt war.

Trainer: »Frau L., können Sie mir etwas über Ihr Leben erzählen? Dabei interessiert mich besonders, ob Sie in bestimmten Bereichen Stress hatten und in anderen Bereichen Wohlbefinden.«

Frau L.: »In der Kindheit wurde ich sehr viel abgewiesen, sowohl von der Mutter als auch vom Vater wenig anerkannt, mein älterer Bruder und die jüngere Schwester wurden permanent bevorzugt. Ich fühlte mich unglücklich und nicht dazugehörig. Im Studium lernte ich meinen jetzigen Mann kennen. Wir sind beide Lehrer. Er war zu mir immer sehr aufmerksam und liebevoll. Es tat mir immer gut, dass er auf mich immer so gut einging. Ich glaubte schon, dass der Schmerz durch meine lieblosen Eltern endgültig verschwunden sei. Vor einem Jahr allerdings geschah ein furchtbares Schockerlebnis, das ich einfach bis heute nicht verkraften kann, ich glaube auch nicht, dass ich es je verkraften werde. Mein Mann war ja, wie gesagt, immer für mich da, doch fiel mir auf, dass er fast regelmäßig zweimal in der Woche abends verschwand, ohne mir plausible Erklärungen geben zu können, was er machen würde. Als ich ihn schließlich mehrfach beim Lügen erwischt habe, sagte er mir die Wahrheit. Er ginge seit ca. 10 Jahren regelmäßig in ein Bordell. Dies hätte mit der Liebe zu mir nichts zu tun, er bräuchte es einfach. Ich habe wirklich versucht, dies nachzuvollziehen, doch der seelische Schmerz war zu groß. Meine ganze Illusion brach zusammen, nämlich dass sich jemand um mich wirklich liebevoll kümmern würde. Der Schmerz aus dem Elternhaus lebte wieder auf, ich erinnerte mich daran, wie mein Vater immer wieder beteuerte, dass ich auch sein liebes Mädchen sei, aber gefühlsmäßig kam von meinem Vater nichts rüber. Ähnlich verklärt sagte mir auch mein Mann, dass ich zwar eine liebe Person sei, er würde aber auch andere Frauen (aus dem Bordell) benötigen. Mein Mann bat mich, ihn nicht zu verlassen. Ich glaube auch, dass ich das nicht kann, aber ich bin innerlich einfach ein Wrack.«

(Einige Monate nach der Diagnosestellung habe ich Frau L. erneut gesprochen, sie blieb mit ihrem Mann zusammen, dieser kümmerte sich um sie rührend. Sie war ihm sehr dankbar, aber sie betont, dass sie das Schockerlebnis keineswegs überwunden hat. Kurz darauf starb sie.)

Fallbeispiel 2

Herr V. starb mit 62 an Pankreaskopfkarzinom, die Diagnose wurde ein Jahr davor gestellt, das Interview fand mit 56 Jahren statt.

Trainer: »Herr V., können Sie mir etwas über Ihr Leben erzählen? Dabei interessieren mich besonders positive oder negative Erlebnisse?«

Herr V.: »Mein Vater ist im Krieg an der russischen Front gefallen, ich war damals 3 Jahre alt. Meine Mutter hat innerhalb eines Jahres einen Kriegsinvaliden geheiratet. Ich würde sagen, er war auch ein geistiger Invalide.«

Trainer: »Können Sie mir etwas über Ihre Mutter erzählen?«

Herr V.: »Meine Mutter ist eine wunderbare, sehr starke und beeindruckende Person. Sie ist heute 85 Jahre alt und völlig gesund.«

Trainer: »Wie hat sie sich Ihnen gegenüber verhalten?«

Herr V.: »Da muss ich nachdenken, das ist gar nichts so einfach. Vielleicht haben mich beide Eltern etwas gestresst. Mein Stiefvater war immer gegen mich, hat mich schon als Kind gehasst, er sagte meiner Mutter, dass aus mir nie etwas werden würde, ich sei zu nichts zu gebrauchen. Wenn ich auch nur etwas unruhig war, hat er mich geschlagen, bis er starb. Wir hatten einfach keine Beziehung oder besser gesagt: eine sehr negative.«

Training: »Wie verhielt sich die Mutter Ihnen gegenüber?«

Herr V.: »Ja, wie gesagt, die Antwort ist für mich nicht leicht, weil ich mich ja bis heute noch um ihre Liebe bemühe und sie sehr idealisiere. Das, was wirklich war, habe ich über Jahre verdrängt. Aber gut, ich fange einmal an: Kurz nach dem Tod meines leiblichen Vaters bis mindestens in die Pubertät hinein pflegte meine Mutter immer denselben Satz zu sagen, sobald ich sie auch nur im geringsten gestört oder aufgeregt habe: Dich geboren zu haben, war das größte Unglück meines Lebens! Diesen Satz habe ich ca. 1000-mal gehört, häufig im Beisein meines Stiefvaters, der ihr immer zugestimmt hat. Wenn ich ehrlich bin, im Beruf habe ich es zwar weit gebracht, bin in einem Unternehmen Prokurist, bekomme dort viel Anerkennung, leide aber bis heute an sehr starken Minderwertigkeitsgefühlen. Häufig glaube ich selbst, dass ich für nichts gut bin, möglicherweise deswegen, weil ich damit das Urteil meiner Mutter bestätigen will, um deren Liebe ich, wie gesagt, bis heute kämpfe. Sie vergisst z. B. regelmäßig meinen Geburtstag, obwohl ich sie immer einen Tag davor, und wenn sie es dennoch vergessen hat, auch am Tag danach daran erin-

nere. Ich glaube schon, wenn Sie mich so direkt fragen, dann bin ich halt gezwungen direkt zu antworten, dass diese sich immer wiederholenden Sätze meiner Mutter für mich zentrale und mein Leben bestimmende Ereignisse waren. Aber wer gibt so was schon gerne zu, v. a. dann, wenn die Mutter eine so eine bewundernswerte Frau ist, wie meine.«

Trainer: »Hatten Sie im späteren Leben Glücksgefühle, Lusterlebnisse oder anhaltendes Wohlbefinden?«

Herr V.: »Das kann ich wirklich nicht sagen, ich habe mit meiner wunderbaren Ehefrau vier Kinder, und ich glaube, dass bei der Geburt von mindestens zwei der Kinder so etwas wie Wohlbefinden oder kurzfristige innere Glücksgefühle aufgetaucht sind. Ich mache sehr viel Sport, dies tut mir gut, aber wenn ich ehrlich bin, ist es eher ein Kraftakt zur Aufrechterhaltung meiner Gesundheit. Ich glaube schon, dass sich die Abweisungserlebnisse durch meine Mutter in Verbindung mit der aggressiv und möglicherweise eifersüchtigen Verhaltensweise meines Stiefvaters in mir tief eingekapselt haben, wobei ich nie einen Weg gefunden habe, sie zu entkräften und eher bereit war, sie zu verdrängen.«

Nach der Diagnosestellung fand ein Gespräch mit der Ehefrau Herrn V. statt.

Auf den zentralen Dysstress (Mutter: Dich geboren zu haben, war mein größtes Unglück) angesprochen, sagte sie, dass ihr Ehemann mit ihr während all der Jahre nicht einmal darüber gesprochen hätte, er hat seine Mutter und sie immer sehr gelobt und in den besten Farben dargestellt. Selbst nach dem Gespräch mit mir hat Herr V. nicht mit seiner Frau über die Erlebnisse gesprochen, d. h. er hat sie weiter verdrängt. Die Mutter kam nicht auf die Beerdigung des Sohnes mit der Begründung, sie hätte Rückenschmerzen.

⬤ Fallbeispiel 3

Herr I., mit 58 Jahren gestorben, Diagnosestellung mit 57, das Interview fand mit 55 Jahren statt. Herr I. ist ein starker Raucher, trinkt sehr viel Alkohol (ca. 60 g/Tag, das entspricht ca. einem Liter Wein), ernährt sich ungesund und hat seit Jahren Verdauungsprobleme. Aufgrund chronischer Muskelschmerzen nimmt er regelmäßig Aspirin ein. Als seinen größten Dysstress bezeichnet er den Tod seines Vaters, als er 31 Jahre alt war. Er hat diesen bis heute nicht überwunden. »Ich habe meinen Vater über alles geliebt, er war mein Vorbild, aber auch meine tiefste gefühlsmäßige Verbindung seit der frühen Kindheit. Als er starb, brach für mich die Welt zusammen, ich fühlte mich monatelang wie unter einer Glasglocke. Bis heute träume ich immer wieder davon, dass mein Vater noch lebt und wache schweißgebadet und zutiefst traurig auf, dass es nur ein Traum war, auf. Meine Mutter kümmerte sich um mich bis zum heutigen Tag rührend, aber sie ist für mich einfach nicht die zentrale Figur. Seit dem Tod meines Vaters kann ich Gefühle zu anderen Menschen nicht mehr äußern. Im Beruf funktioniere ich wie eine Maschine und bin als Elektroingenieur sehr erfolgreich. Aber der innere Schmerz, ohne meinen Vater leben zu müssen und ihn nie mehr erreichen zu können, ist für mich heute immer noch unerträglich und auch jetzt, wenn ich darüber spreche, kommen mir die Tränen.« Nach der Operation besuchte ich Herrn I. in der Klink und sprach kurz mit seiner Tochter und der Ehefrau. Beide waren über den Zustand von Herrn I. sehr schockiert. Die Tochter sagte, dass sie ihren Vater über alles lieben würde und es für sie fürchterlich sei, ihn bald verlieren zu müssen. Sie glaubt, dass er durch das Rauchen und das Trinken krank wurde und sagte, dass sie ihn immer wieder, bis zur Verzweiflung leider erfolglos, darum bat, beides aufzuhören. Die Ehefrau sagte, dass ihr Mann während der gesamten Ehe nicht einmal über die Lippen gebracht hätte, dass er sie liebe oder ihr eine andere emotionale Liebeserklärung gemacht hätte. Während die Frau dies erzählt, sitzt die Mutter von Herrn I. am Krankenbett und hält die Hand ihres Sohnes.

An mögliche psychoneurobiologische Miturssachen glaubte weder die Familie noch der behandelnde Arzt. Als merkwürdig empfand es die Ehefrau, dass die Diagnose am selben Tag gestellt wurde, an dem der Vater von Herrn I. vor Jahren plötzlich an Herzinfarkt gestorben ist.

Das Typ-I-Verhalten ist hier in der Sehnsucht nach dem über alles geliebten und nicht mehr erreichbaren Vater gegeben.

23.4.10 Herzinfarkt

Das so genannte Typ-II-Verhalten aus der Grossarthschen Verhaltenstypologie ist in diesem Buch schon beschrieben. Es handelt sich immer um das Gefühl, einem negativ erlebten Objekt hilflos ausgeliefert zu sein, und die Person ist nicht mehr in der Lage, sich vom Objekt zu distanzieren (obwohl es als störend, bedrohlich, widerlich, charakterlos, ungerecht usw. erlebt wird). Auf diese Beschreibung passen sehr viele Situationen und Zustände.

Selbstverständlich kommt Herzinfarkt nicht nur aufgrund eines einzigen psychosozialen Faktors zustande. In diesem Buch konnte gezeigt werden, dass dabei eine große Anzahl physischer und psychosozialer Risikofaktoren beteiligt sind. Hier handelt es sich nur um einen markanten Verhaltensindikator, der aber einen hohen Vorhersagewert hat, weil er an sich unterschiedliche andere Risikofaktoren, die hier nicht dargestellt werden, bindet (z. B. eine Person, die dauerhaft hilflos aufgeregt ist, neigt z. B. zu mehr Rauchen, Alkohol, Fehlernährung).

Fallbeispiel

Herr Ü., gestorben mit 61 Jahren (Tod beim zweiten Herzinfarkt, den ersten hatte er mit 59 Jahren), Interview mit 55 Jahren.

Herr Ü. lebte in einer engen und abhängigen Beziehung mit seiner Mutter, bis er 31 war. Gleichzeitig musste er die Sohn- und Mann-Rolle erfülle. »Ich bin das Ein und Alles für meine Mutter, aber nur so lange, wie ich alle ihre Erwartungen erfülle. Bei kleinsten Abweichungen, indem ich nicht ihrer Ansicht bin, droht sie mit radikaler Abweisung. Obwohl ich erkenne, dass sie ziemlich hysterisch ist, bekomme ich manchmal eine Riesenwut auf sie, die aber nie dazu führte, dass ich mich von ihr abwendete. Ich weiß bis heute nicht, ob sich meine Mutter vom Vater trennte oder ob der Vater gegangen ist. Diese Trennung geschah, als ich 7 Jahre alt war. Die Mutter schickte mich seitdem regelmäßig, mindestens 10 Jahre lang, zum Vater, um Geld einzutreiben. Dabei musste ich immer sagen, wie schlecht es uns gehe. Wenn der Vater nicht zahlen wollte, und das war die Regel, schimpfte er auf die Mutter und sagte, dass sie eine Schlampe sei. Als ich dann zur Mutter kam, sagte sie, dass der Vater ein ganz böser Egoist sei, der uns am liebsten verhungern lassen würde. Und dass man solche Männer, wenn es irgendwie ginge, am besten umbringen sollte. Dabei entwickelte ich einen Riesenhass auf den Vater, war dabei aber sehr hilflos, weil ich ihn ja irgendwo sehr mochte. Bis heute erlebe ich immer noch Hass auf Männer, die sich von ihren Frauen trennen, obwohl auch mir selbiges unterlaufen ist. In der Schule war ich ein eher guter Schüler, wenn sich aber meine Mutter über einen Lehrer aufregte oder über einen Nachbarn, der mich nicht gut behandelte, dann bekam sie manchmal einen Tobsuchtsanfall. Dabei hatte ich immer den Eindruck, dass sie mich unglaublich liebt. Mit 31 traf ich eine 8 Jahre ältere Frau, verliebte mich in sie und habe sie geheiratet. Schon vom ersten Tag der Bekanntschaft mit meiner Frau an, begann die Mutter gegen sie zu intrigieren und ließ an ihr kein gutes Haar. Dabei wurde ich immer wütender auf meine Mutter und brach die Beziehung über mehrere Jahre ab. Komischerweise begann ich aber auch an meiner Frau ständig Fehler zu suchen, häufig solche, die auch meine Mutter bei ihr angeführt hat. Ich wurde auf meine Frau immer wütender und gleichzeitig immer hilfloser. Ich begann, bei der Mutter Trost zu suchen, aber sie wies mich meistens ab oder meinte nur: Du bist selbst schuld. Am Arbeitsplatz hatte ich mehrere Vorgesetzte die mich abgewiesen haben und meine gerechtfertigen Forderungen nach Lohnerhöhung nicht beachteten. Mutter kam in finanzielle Krisen, ihr und auch meiner Frau hätte ich gerne mehr geholfen, was aber leider nicht möglich war (aufgrund des Geizes der Vorgesetzten). Ich begann Alkohol zu trinken, rauchte immer mehr und fraß jeden »Dreck« in mich rein. Ich wollte mein Verhalten ändern, konnte es aber nicht und wurde dabei immer mehr seelisch-körperlich erschöpft. Ich glaube, dass meine Sucht direkt mit meinem Stress zusammenhängt. Immer war ich ein Bündel Aufregung, immer dem Willen anderer Menschen ausgeliefert. Als meine Frau mich verlassen hat, bekam ich starke Wut- und Angstanfälle. Innerlich schrie ich immer wieder meine Frau an: ‚Du Hure, wie meine Mutter doch recht hatte, als sie dich als untreue Person bezeichnete.‘ Ich bin wieder zu meiner Mutter gezogen, wo ich heute noch lebe.«

Typ-II-Verhalten: Neigung zu hilfloser Aufregung in mehreren Lebensbereichen.

Diskussion der Ergebnisse:

Hinter den hier analysierten Beispielen für unterschiedliche chronische Erkrankungen steht ein zentraler Wirkfaktor: Traumatisierende, schockauslösende Erlebnisse (zum Beispiel Trennungen, Isolation, negative Informationen, Übergriffe, usw.) mit chronischen Nachwirkungen (zum Beispiel innere Lähmung, Blockade der eigenaktiven Zielerreichung, Verlust des positiven Zugangs zum eigenen Selbst, usw.) (siehe Seite 228).

Eine der wichtigsten Zielsetzungen des Autonomietrainings ist die Aufhebung der chronischen Traumatisierung durch Herstellung einer Wohlbefinden erzeugenden Kommunikation.

Anwendung des Forschungsansatzes in der Praxis

24.1 Das Unternehmensmodell zur Stressprävention durch Stimulierung der Selbstregulation

Einführung

Es stellt sich die Frage, ob die Ergebnisse aus den zwei randomisierten Interventionsexperimenten (▶ Kap. 15 und 17) replizierbar und die Trainingsmethoden in einer Arbeitsorganisation mit Mitarbeitern, die unter erheblichem Dysstress leiden, anwendbar sind.

In den randomisierten Experimenten zeigte sich, dass wesentliche physische und psychosoziale Risikofaktoren durch die Intervention verändert wurden und dass die erzielten Veränderungen relevant waren für den späteren Gesundheitsstatus (z. B. Senkung der Mortalität, höhere Anzahl von gesund gebliebenen Personen im Vergleich zur nichttrainierten Kontrollgruppe).

Mit den Mitarbeitern eines Unternehmens wurde hierzu ein Projekt mit dem Ziel durchgeführt, die Forschungs- und Interventionsergebnisse im Rahmen eines Anti-Stress-Programms und zur Anregung der Problemlösung durch kreative Eigenaktivierung und Neugestaltung der Kommunikation im Beruf zu nutzen.

Das Unternehmen versteht dieses Projekt als ein Angebot im Rahmen seiner Gesundheitsvorsorge/Fürsorgepflicht. Es bietet ein Instrument zur individuellen Prävention an, mit dem es einem möglichen personellen Ausfallrisiko dadurch entgegenwirkt, dass es seinen Mitarbeitern ermöglicht, in anonymer Form mit dem Thema Stress lösungsorientiert umzugehen. Selbstverständlich geschieht dies in Absprache mit dem Personalrat, der von Anfang an mit einbezogen wurde, ebenso sind der Betriebsarzt (externer Dienstleister) und der Sicherheitsbeauftragte informiert. Der Personalrat informiert sich regelmäßig über neue Erkenntnisse und über die Inanspruchnahme des Angebotes.

Verlauf des Projekts

Im Rahmen eines Vortrags von Grossarth-Maticek wurden die Führungskräfte des Unternehmens ausführlich zum Thema Stress und Stressbewältigung informiert. Danach beantworteten Führungskräfte einen RGM-Fragebogen, der zum erheblichen Teil berufsbezogene Fragen, aber auch Fragen zum individuellen Dys- und Eustress beinhaltete. Daraufhin wurde beschlossen, dass ein Interventionspaket als ständiges Angebot für alle Unternehmensmitglieder zur Verfügung gestellt wird.

Die Mitglieder wurden darüber informiert, dass im Intranet Material zur Verfügung gestellt ist. Sie konnten auf freiwilliger Basis Texte zum Thema »Wohlbefinden, Gesundheit, Problemlösung durch Selbstregulation« lesen (s. Anhang), den RGM-Fragebogen »Selbstregulation und Dysstress« (99 Fragen) schriftlich beantworten und darüber hinaus wurde ihnen die kostenlose Inanspruchnahme eines persönlichen Autonomietrainings durch Grossarth-Maticek angeboten.

Da es sich um ein Forschungsprojekt handelt, wurden die Personen, die sich anonym ins Autonomietraining meldeten, gebeten, den RGM-Fragebogen »Selbstregulation und Gesundheit« mündlich (und vom Interviewer aufgenommen) einmal vor dem Training sowie zweimal danach im jeweiligen Abstand von eineinhalb bis zwei Monaten zu beantworten.

Die gewonnenen Erkenntnisse durch die Auswertung der Daten werden mit den Führungskräften kommuniziert und gegebenenfalls wird der Betriebsarzt involviert mit dem Ziel, die Prävention zu optimieren, aber auch, um mit akuten Vorkommnissen effektiv umzugehen (sofern es sich beispielsweise herausstellt, dass Mitarbeiter sehr unter einem nichttransparenten Informationsfluss leiden).

- 32 Personen meldeten sich anonym ins Autonomietraining, wobei
- 24 Personen in ca. 90-minütigen Einzelgesprächen trainiert wurden.
- Die restlichen 8 Personen haben dreimal den RGM-Fragebogen »Selbstregulation und Gesundheit« ausgefüllt, ohne ein Autonomietraining zu bekommen.

Alle 32 Personen haben zunächst für sich selbst den Fragebogen »Selbstregulation und Dysstress« beantwortet und den Trainingstext zur Stimulierung der Selbstregulation aufmerksam gelesen. Die 8 Personen ohne Autonomietraining haben bei jeder Beantwortung des Fragebogens »Selbstregulation und Gesundheit« ausführliche, allgemeine Erklärungen z. B. über gesunde und ungesunde Verhaltensweisen bekommen, ohne dabei auf die individuelle Problematik analytisch und interventional einzugehen.

Ziel dieser Vorgehensweise (Personen mit Autonomietraining und mehrfacher Beantwortung der Fragebögen mit Trainingstext im Vergleich zum selben Vorgehen ohne Autonomietraining) war es herauszufinden, ob es einen Unterschied durch beide Interventionsmaßnahmen gibt, verbunden mit der Hypothese, dass die Gruppe mit Autonomietraining effektiver ist.

Es kann von einer Kontrollgruppe von 8 Personen insofern gesprochen werden, als dass jede 4. Person in die Gruppe ohne Autonomietraining genommen wurde. Auch diese Personen konnten nach der Auswertung der Daten ein persönliches Autonomietraining in Anspruch nehmen.

In diesem Abschnitt konzentrieren wir uns auf die Effekte des Autonomietrainings, der Vergleich zu den Personen ohne Autonomietraining wird zu einem späteren Zeitpunkt gemacht.

In den Gesprächen sprachen 13 Personen primär Probleme am Arbeitsplatz an (z. B. Organisationsfragen, Angst vor dem Verlust des Arbeitsplatzes), die restlichen 11 Personen waren direkt oder indirekt mit Konflikten im Zusammenhang mit der Ursprungsfamilie/Partnerbeziehung belastet. Die restlichen 6 Personen hatten Probleme mit dem eigenen Verhalten und den nicht zu korrigierenden negativen Folgen (z. B. Fehlernährung).

Bis heute haben zusätzlich zu den 32 Personen 29 Personen die standardisierten Fragebögen (s. Anhang RGM-Fragebogen »Selbstregulation und Dysstress«) ausgefüllt zurückgesendet, wobei diese Gruppe ebenfalls statistisch teilweise ausgewertet wurde.

24.2 Ergebnisse des Autonomietrainings im Unternehmensmodell

Hypothesen

Im RGM-Fragebogen »Selbstregulation und Gesundheit« befinden sich einerseits verhaltesrelevante Variablen, die durch Verhaltenstraining veränderbar erscheinen. Hier sprechen wir von Verhaltensänderung. Es gibt ebenfalls Variablen, die sich auf Verhältnisse (Bedingungen) am Arbeitsplatz beziehen. Hier sind eher Verhältnisänderungen

notwendig, z. B. die Verbesserung der Kommunikation innerhalb einer Arbeitsorganisation.

1. Die aufgrund der Intervention veränderten Risikofaktoren entsprechen den Veränderungen von Risikofaktoren im randomisierten Interventionsexperiment der Studie B.
   Diese Hypothese konnte eindrucksvoll bestätigt werden.

2. Die Veränderungen in der zweiten Messung sind signifikant besser als nach der ersten Messung.
   Diese Hypothese konnte nicht bestätigt werden, obwohl die Ergebnisse der zweiten Messung nach dem Autonomietraining noch immer sehr gut mit den relevanten Veränderungen aus dem Experiment der Studie B korrelieren.

3. Die Intervention im Autonomietraining verändert signifikant Variablen, die vom individuellen Verhalten abhängig sind und weniger stark Variablen, die sich auf Verhältnisse am Arbeitsplatz beziehen.
   Diese Hypothesen werden durch die bivariaten Korrelationen bestätigt.

4. Aufgrund des Vergleichs zwischen den Ergebnissen (Veränderungen in den Vorher- und Nachher-Messungen) in dem randomisierten Interventionsexperiment/Studie B mit den Veränderungen der Risikofaktoren aufgrund der Interventionen im Unternehmensmodell kann ein langfristiger Gesundheitseffekt der Intervention hypothetisch angenommen werden.
   Diese Hypothese wurde bestätigt.

5. Die erzielten Veränderungen im Unternehmensmodell entsprechen den Positivfaktoren in der prospektiven Studie B, d. h. dass die Veränderungen im Unternehmensmodell mit den Faktoren in der Studie B korrelieren, die die Gesundheit bis ins hohe Alter aufrecht erhalten.
   Diese Hypothese wurde bestätigt.

6. Im Unternehmensmodell werden im Vergleich von Messungen vor und nach dem Autonomietraining signifikante Veränderungen bei einer hohen Anzahl von psychosozialen und medizinischen Risikofaktoren in Richtung Positivfaktoren erreicht (auch die Veränderungen der einzelnen Variablen gehen in dieselbe Richtung wie die Veränderungen im randomisierten Experiment der Studie B.)
   Diese Hypothese wurde bestätigt.

Statistische Ergebnisse

Die statistische Auswertung (T-Test) zeigt, dass sich nach der Intervention eine große Anzahl relevanter Risikofaktoren verringert hat, wobei die zweite Messung noch stärkere Veränderungen als die erste aufweist.

Die Ergebnisse zeigen, dass bei den 24 Personen, die das Autonomietraining bekommen haben, weit mehr signifikante Veränderungen zu sehen sind als in der Kontrollgruppe mit den 8 Personen, die nur den Fragebogen dreimal beantwortet haben. Aber auch wenn nur Fragebögen mehrfach beantwortet werden mit der gleichzeitigen Analyse entsprechender Texte und allgemeiner Erklärungen, stellt sich ein gewisser Lerneffekt ein. So haben sich beispielsweise bei den Mehrfachbeantwortungen der Fragen in einigen arbeitsrelevanten Bereichen signifikante Veränderungen gezeigt, aber auch in Bereichen, die sich auf die persönlichen Verhaltenskompetenzen allgemein beziehen: Es wurde z. B. eine Blockade in der Arbeitsmotivation signifikant verringert. Signifikant verbessert haben sich beispielsweise die Integration von selbst erkannten Fähigkeiten mit beruflicher Anforderung, die Flexibilität am Arbeitsplatz und das Gefühl der Eigenkompetenz. Auch das Gefühl, Lust und Wohlbefinden zu erleben, und die Verringerung von Unlust stellten sich ein. Hier haben offensichtlich die befragten Personen eine Verbindung zwischen dem eigenen Verhalten und den Antworten auf dem Fragebogen hergestellt und einen Lerneffekt durch Eigenaktivierung erzielt.

Die signifikanten Veränderung bei den 24 Personen im Autonomietraining beziehen sich auf viel mehr Bereiche als bei den 8 Personen ohne Autonomietraining: So haben sich z. B. die wahrgenommene Integration von Fähigkeiten und beruflichen Anforderungen, die eigenaktive Berufsgestaltung, das bedürfnisorientierte flexible Arbeiten und das Zugehörigkeitsgefühl am Arbeitsplatz signifikant verändert. Auch unterschiedliche Faktoren aus dem persönlichen Verhaltensbereich veränderten sich dahingehend, dass z. B. die Hemmung der Regulation von Nähe und Distanz zu emotional wichtigen Personen und die antagonistische Aktivierung von emotionalen und rationalen Regungen verringert wurden (d. h. es wurde eine bessere Integration von Ratio und Emotionen erreicht).

Im Bereich Persönlichkeit/Verhalten wurden mehrere signifikante Veränderungen beobachtet: z. B. steigerten sich die Selbstliebe, die Liebe zu Gott und das Gefühl von anderen geliebt zu werden. Es kam zu einer signifikanten Reduktion von polarisierendem und harmonisierendem Loyalitätskonflikt, der Dysstress und die Unlusterfahrungen wurden signifikant verringert, die Stressbewältigungsfähigkeit, die Selbstregulationsfähigkeit, das Gefühl der inneren Autonomie, das private Wohlbefinden, die negative Lustdifferenz und die Lustgefühle haben sich signifikant verbessert. Ebenfalls haben sich das Typ-I- und das Typ-II-Verhalten signifikant reduziert und das Typ-III- und Typ-IV-Verhalten signifikant verbessert. Dieses Beispiel zeigt, dass es sich bei den Typen I und II nicht um konstante Persönlichkeitsvariablen, sondern um beeinflussbare, erlernte und kontextabhängige Verhaltensmuster handelt.

Die Effekte des Autonomietraining im Vergleich zur mehrfachen Beantwortung der Fragen (8 Personen) können an den Veränderungen von den Variablen, die Elemente des Burn-out-Syndroms messen, veranschaulicht werden: Wenn bestimmte Variablen berücksichtigt werden (seelisch-körperliche Erschöpfung, Erholungsunfähigkeit, Trennungsunfähigkeit von Faktoren im Berufsleben mit negativen Folgen, erlebte Überforderung im Berufsleben, geringes Wohlbefinden im Berufsleben, Lust, Unlust) wurden im Autonomietraining 6 der 7 Faktoren signifikant in Richtung Reduktion des Burn-out-Syndroms verändert. In der Gruppe der 8 Personen veränderten sich nur drei Faktoren signifikant (Lust, Unlust, Trennungsfähigkeit), es veränderten sich aber nicht so wesentliche Faktoren wie seelisch-körperliche Erschöpfung oder Wohlbefinden im Berufsleben (im randomisierten Experiment der Studie B änderten sich alle 8 Faktoren des Burn-out-Syndroms signifikant).

Bei der Analyse der Ergebnisse in Bezug auf signifikante und nichtsignifikante Veränderungen zeigt sich, dass die signifikanten Veränderungen eher im Bereich der individuellen Verhaltenskompetenz liegen (Verhaltensänderung), während sich Faktoren, die sich auf Verhältnisse im Berufsleben oder in anderen Lebensbereichen beziehen, weniger verändert haben. So erfuhren Faktoren wie z. B. transparenter oder nichttransparenter Informationsfluss im Unternehmen, soziale Unsicherheit

(z. B. Angst, den Arbeitsplatz zu verlieren, Erwartungs- und Arbeitsdruck, Gestaltungsmöglichkeiten am Arbeitsplatz, erlebte Störquellen, außerberufliche Mehrbelastung, Art der Kommunikation) keine signifikante Veränderung. Auch Faktoren, die in der Lebensgeschichte zurückliegen, wie z. B. der erlebte Körperkontakt mit den Eltern, oder Veränderungen, die längere Entwicklungszeiträume benötigen, konnten nicht signifikant verändert werden, z. B. Reduktion von chronischem emotionalen Schmerz oder lustbetonte Veränderung von negativen Kindheitserlebnissen in der Gegenwart.

In den nachfolgenden ◘ Tabellen 24.1 bis 24.3 befinden sich einige exemplarische Ergebnisse in Bezug auf die signifikante oder nichtsignifikante Veränderungen der Variablen aus dem RGM-Fragebogen »Selbstregulation und Gesundheit«.

Die Variable »unkontrollierbare Angst« hat sich signifikant in die entgegengesetzte Richtung verstärkt. Dieses Phänomen zeigte sich schon in früheren Experimenten in Bezug auf das Autonomietraining. Eine Erklärungsmöglichkeit hierfür könnte lauten: Die Personen entwickeln in unterschiedlichen Bereichen Problem lösende und Stress bewältigende Aktivitäten. Angstgefühle werden dort hervorgerufen, wo alte, »vertraute« Verhaltensmuster aufgegeben werden und sich neue erstrebte Verhaltensweisen noch nicht genügend stabilisiert haben.

Im Folgenden werden einige berufsbezogene Variablen in Bezug auf ihre Veränderung vor und nach dem Autonomietraining dargestellt. Da die strukturellen Bedingungen am Arbeitsplatz und die emotional-kognitive Wahrnehmung in enger Wechselwirkung stehen, zeigt sich auch hier, dass sich Bereiche verbessern, die auf den ersten Blick eher struktureller Natur sind (z. B. Belohnungserlebnisse am Arbeitsplatz). Von 12 dargestellten Variablen veränderten sich 11 signifikant in die gewünschte Richtung. Nur die erlebten Störquellen am Arbeitsplatz sind von der verbesserten Selbstregulation nicht beeinflussbar. Wenn also strukturelle Veränderungen/Verbesserungen angestrebt werden, dann müsste man sich auf die erlebten Störquellen konzentrieren, um diese zu identifizieren und zu verändern (Verhältnisänderung).

Die ◘ Tabelle 24.3 zeigt exemplarisch einige erzielte Veränderungen nach dem Autonomietraining im persönlichen Bereich.

◘ **Tabelle 24.1.** Veränderungen der Variablen von der 1. und 2. Messung in Bezug auf berufsbezogene Variablen

Statistik bei gepaarten Stichproben

		Mittelwert	Standardfehler des Mittelwertes
Paar 1	Wohlbefinden XVIII 1		
	1. Messung	3,29	0,371
	2. Messung	4,94	0,290
Paar 2	Arbeitsdruck XVIII 2		
	1. Messung	6,00	0,309
	2. Messung	5,53	0,298
Paar 3	Belohnung XVIII 3		
	1. Messung	3,06	0,277
	2. Messung	3,65	0,226
Paar 4	Gestaltungsmöglichkeit XVIII 4		
	1. Messung	3,24	0,338
	2. Messung	4,06	0,234
Paar 5	Integration Fähigkeiten/Anforderungen XVIII 5		
	1. Messung	3,53	0,311
	2. Messung	5,41	0,374
Paar 6	Störquellen XVIII 6		
	1. Messung	4,06	0,369
	2. Messung	3,88	0,308
Paar 7	Isolationsleid im Berufsleben XVIII 7		
	1. Messung	4,53	0,375
	2. Messung	3,88	0,342
Paar 8	Anerkennung im Berufsleben XVIII 8		
	1. Messung	3,41	0,285
	2. Messung	4,00	0,257
Paar 9	Eigenaktive Berufsgestaltung XVIII 9		
	1. Messung	3,35	0,411
	2. Messung	4,35	0,353
Paar 10	Außerberufliche Belastung XVIII 10		
	1. Messung	5,12	0,461
	2. Messung	4,00	0,343
Paar 11	Überforderung Beruf XVIII 11		
	1. Messung	5,06	0,441
	2. Messung	3,06	0,441
Paar 12	Seelisch-körperliche Erschöpfung XVIII 13		
	1. Messung	5,88	0,283
	2. Messung	3,35	0,363

■ Tabelle 24.2. Signifikanz der Unterschiede zwischen der ersten und zweiten Messung in Bezug auf berufsbezogene Variablen

Test bei gepaarten Stichproben

		T	df	Signifikanz (2-seitig)
Paar 1	Wohlbefinden XVIII 1	–4,969	16	0,000
Paar 2	Arbeitsdruck XVIII 2	1,926	16	0,072
Paar 3	Belohnung XVIII 3	–2,582	16	0,020
Paar 4	Gestaltungsmöglichkeit XVIII 4	–4,197	16	0,001
Paar 5	Integration Fähigkeiten/Anforderungen XVIII 5	–4,492	16	0,000
Paar 6	Störquellen XVIII 6	0,418	16	0,681
Paar 7	Isolationsleid	2,281	16	0,037
Paar 8	Anerkennung im Berufsleben XVIII 8	–2,416	16	0,028
Paar 9	Eigenaktive Berufsgestaltung XVIII 9	–4,761	16	0,000
Paar 10	Außerberufliche Belastung XVIII 10	1,845	16	0,084
Paar 11	Überforderung im Beruf XVIII 11	3,516	16	0,003
Paar 12	Seelisch-körperliche Erschöpfung XVIII 13	5,563	16	0,000

■ Tabelle 24.3. Signifikanz der Unterschiede zwischen der ersten und zweiten Messung in Bezug auf persönliche Variablen

Test bei gepaarten Stichproben

Jeweils erste und zweite Messung der Variablen mit der Nr. auf dem RGM-Fragebogen »Selbstregulation und Gesundheit«	Mittelwert	Standardabweichung	Standardfehler des Mittelwerts	95%-Konfidenzintervall der Differenz		T	df	Signifikanz (2-seitig)
				Untere	Obere			
Paar 1	Privates Wohlbefinden XIV 1	–0,800	1,656	0,428	–1,717	0,117	–1,871	14	0,082
Paar 2	Religiosität XIV 2	–0,533	0,915	0,236	–1,040	–0,026	–2,256	14	0,041
Paar 3	Soziale Isolation XIV 3	–0,533	1,506	0,389	–1,367	0,300	–1,372	14	0,192
Paar 4	Selbstregulation XIV 4	–1,933	1,668	0,431	–2,857	–1,010	–4,490	14	0,001
Paar 5	Innere Autonomie XIV 9	–1,200	1,424	0,368	–1,989	–0,411	–3,263	14	0,006
Paar 6	Integration von Ratio/Emotion XIV 10	–1,800	1,474	0,380	–2,616	–0,984	–4,731	14	0,000 →
Paar 7	Spaltung von Verhalten und Problemlösung XIV 11	1,133	1,187	0,307	0,476	1,791	3,697	14	0,002
Paar 8	Blockade der emotionalen Wahrnehmung XIV 13	1,333	1,543	0,398	0,479	2,188	3,347	14	0,005
Paar 9	Spaltung von Gefühlen und Kommunikation XIV 12	1,267	1,486	0,384	0,443	2,090	3,300	14	0,005

◼ Tabelle 24.3. *Fortsetzung*

Test bei gepaarten Stichproben

Jeweils erste und zweite Messung der Variablen mit der Nr. auf dem RGM-Fragebogen »Selbstregulation und Gesundheit«	Mittel-wert	Standard-abwei-chung	Standard-fehler des Mittel-werts	95%-Konfidenz-intervall der Differenz		T	df	Signi-fikanz (2-seitig)
				Untere	Obere			
Paar 10 Existenzangst XIV 14	0,667	1,988	0,513	−0,434	1,768	1,299	14	0,215
Paar 11 Isolationsleid XIV 15	0,867	1,356	0,350	0,116	1,617	2,476	14	0,027
Paar 12 Korrekturblockade XIV 16	1,467	1,060	0,274	0,880	2,054	5,358	14	0,000
Paar 13 Störfaktoren XIV 17	−0,200	1,740	0,449	−1,164	0,764	−0,445	14	0,663
Paar 14 Schockerlebnisse XIV 18	−0,200	2,210	0,571	−1,424	1,024	−0,350	14	0,731
Paar 15 Zerrbild XIV 19	0,533	2,200	0,568	−0,685	1,751	0,939	14	0,364
Paar 16 Anregung XIV 20	0,800	2,426	0,626	−0,544	2,144	1,277	14	0,222
Paar 17 Umwandlung negativer Gefühle in positive XIV 21	−0,467	0,834	0,215	−0,928	−0,005	−2,168	14	0,048
Paar 18 Isolation in der Familie XIV 15	0,600	1,765	0,456	−0,377	1,577	1,317	14	0,209
Paar 19 Übermäßige Bindung an die Familie XIV 23	0,200	1,373	0,355	−0,560	0,960	0,564	14	0,582
Paar 20 Liebevolle Autonomie in der Familie XIV 24	−0,400	1,298	0,335	−1,119	0,319	−1,193	14	0,253
Paar 21 Negative Lustdifferenz XIV 25	1,867	1,922	0,496	0,802	2,931	3,761	14	0,002
Paar 22 Angenehme Umwelt XIV 26	0,067	0,884	0,228	−0,423	0,556	0,292	14	0,774
Paar 23 Schnelle Versöhnung in der Familie XIV 27	−0,400	1,352	0,349	−1,149	0,349	−1,146	14	0,271
Paar 24 Schnelle Versöhnung mit dem Partner XIV 28	−0,800	1,859	0,480	−1,830	0,230	−1,666	14	0,118

24.3 Korrelation zwischen verschiedenen Eigenschaften von 108 psychosozialen und physischen Risikovariablen in den verschiedenen Studien

(Variablen s. RGM-Fragebogen »Selbstregulation und Gesundheit«, Teil VII, Anhang.)

Die Ergebnisse der prospektiven Untersuchung in der Studie B zeigen, dass bestimmte medizinische und psychosoziale Variablen für den Gesundheitsstatus hoch relevant sind (Todesursachen, chronische Erkrankungen, Gesundheit bis ins hohe Alter). Das randomisierte Experiment aus der Studie B zeigt ebenfalls, dass psychosoziale Variablen relevant sind und dass die Veränderungen in der trainierten Gruppe (Vergleich der ersten Messung vor dem Autonomietraining mit der zweiten Messung nach dem Autonomietraining) ebenfalls für den Gesundheitsstatus bedeutend sind. Dabei wirken die Veränderungen, die im Autonomietraining erzielt wurden, gesundheitsaufrechterhaltend und korrelieren mit den Faktoren, die auch in der prospektiven Studie B gesundheitsaufrechterhaltend sind. Die erste Messung im randomisierten Experiment zeigt weitgehend mehr Risikofaktoren auf und korreliert häufiger mit einem negativen Gesundheitsstatus, als die zweite Messung nach dem Autonomietraining. Das heißt, im Autonomietraining sind gesundheitsrelevante Veränderungen entstanden.

Nun stellt sich die Frage, ob die Veränderungen von der ersten zur zweiten Messung oder auch die Veränderung zwischen der zweiten und dritten Messung im Unternehmensexperiment mit den Veränderungen in dem randomisierten Experiment in der Studie B korrelieren und ob sich in den nachfolgenden Messungen im Unternehmensexperiment Veränderungen ergeben haben, die mit den gesundheitsrelevanten Veränderungen im randomisierten Experiment korrelieren. Wenn es so wäre, dann kann die Annahme gestützt werden, dass auch ein höherer Gesundheitsstatus im Unternehmensmodell vorhersagbar ist (obwohl hier noch keine prospektive Auswertung stattfinden kann).

Datenauswertung

Im Unternehmensmodell wurden die Veränderungen zwischen den drei Messungen bei den 23 Personen ausgewertet, die im Autonomietraining waren.

Bezeichnungen der unterschiedlichen Experimente und Studien:

SEV21: Unternehmen, Experiment, standardisierte Veränderung
2.–1. Messung

SEV32: Unternehmen, Experiment, standardisierte Veränderung
3.–2. Messung

BEV21: Studie B, Experiment, standardisierte Veränderung
2.–1. Messung

BEG2: Studie B, Experiment, Gesundheitsrelevanz der 2. Messung

BPG: Studie B, prospektive Untersuchung, Gesundheitsrelevanz

Nummerierung der Messungen:
1 = vor dem Experiment
2 = nach dem Experiment, 1. Messung
3 = nach dem Experiment, 2. Messung (nur bei SEV)

Gesundheitsrelevanz = Korrelation mit dem Gesundheitsstatus (bei BEG: 2. Messung = nach dem Experiment)

Ergebnisse

Siehe ◻ Tabelle 24.4. Das rechte obere und das linke untere Viertel sind Spiegelbilder voneinander und werden nur der Übersichtlichkeit halber beide wiedergegeben.

Gesundheitsrelevanz der Veränderungen

Experiment Unternehmen:

- $r(SEV21, BEG2 = 0{,}87 \; r(SEV21, BPG) = 0{,}88$
- $r(SEV32, BEG2) = 0{,}78 \; r(SEV32, BPG) = 0{,}80$

Die Ähnlichkeiten der beiden Veränderungen im Experiment Unternehmen mit den Gesundheitsrelevanzen aus Studie B, Experiment sowie prospektive Untersuchung haben fast die gleichen Zahlenwerte wie die Ähnlichkeiten mit den Veränderungen in den beiden Studien B. Das bedeutet also: Im Experiment Unternehmen (bei dem mangels einer wesentlich späteren Nachuntersuchung keine Gesundheitsrelevanz angegeben werden kann) wurden die Risikofaktoren ganz ähnlich ($r = 0{,}87$, 0,88) verändert, wie es ihrer aus Studie B bekannten Gesundheitsrelevanz entspricht, d. h. weitgehend in der richtigen Richtung und auch ausgeprägt bei den stärkeren Risikofaktoren stärker.

Experiment Studie B:

$r(BEV21, BEG2) = 0{,}95 \; r(BEV21, BPG) = 0{,}93$
In noch höherem Maße gilt das Ergebnis aus »Experiment Unternehmen« (s. oben) für die im Experiment Studie B erzielten Veränderungen: Diese sind fast identisch ($r = 0{,}95$, 0,93) mit der im Experiment B bzw. der prospektiven Untersuchung B festgestellten Gesundheitsrelevanz.

◻ **Tabelle 24.4.** Korrelationen zwischen den Eigenschaften

NAME	SEV21	SEV32	BEV21	BEG2	BPG
SEV21	1,00	0,79	0,89	0,87	0,88
SEV32	0,79	1,00	0,79	0,78	0,80
BEV21	0,89	0,79	1,00	0,95	0,93
BEG2	0,87	0,78	0,95	1,00	0,89
BPG	0,88	0,80	0,93	0,89	1,00

Gesundheitliche Relevanz von Burnout im Unternehmensmodell, verglichen mit den Ergebnissen der Studie B

Folgende Variablen wurden für das Burnout-Symptom konstruiert:

- Wohlbefinden im Berufsleben (geringes Wohlbefinden) (XVIII, 1)
- Erlebte Überforderung im Berufsleben (XVIII, 11)
- Seelisch-körperliche Erschöpfung (XVIII, 13)
- Erholungsfähigkeit (geringe Erholungsunfähigkeit) (XIX, 14)
- Trennungsfähigkeit von Faktoren im Berufsleben mit negativen Folgen (XXI, 11)
- Hemmung von Lebenslust (XXII, 1)
- Stimulierung v Lebenslust (geringe Anregung) (XXII, 2)
- Chronisch unkontrollierte Angst (XXII, 11)

Die 8 Variablen korrelieren alle sehr befriedigend miteinander, insofern ist also nach herkömmlichen Maßstäben die Bildung der zusammengefassten variablen »BU« empirisch gerechtfertigt.

Ebenso wurde gefragt, welche weiteren Variablen sich nach demselben Kriterium anbieten würden.

Folgende Variabeln korrelieren mit den Burnout-Variablen ebenfalls hoch:

- Antagonistische Aktivierung von rationalen und emotionalen Regungen (XXII, 9)
- Mangelhafter Körperkontakt mit dem Partner (XXII, 7)

- Hemmung in der Regulation von Nähe und Distanz zu emotional bedeutenden Objekten (XXII, 8)
- Mangelhafte Regulation von Genuss und Verzicht (XXII, 3)
- Erlebte demotivierende Kritik am Arbeitsplatz (XXI, 14)

Beim Burnout-Syndrom handelt es sich offensichtlich um ein sehr komplexes, interaktiv entstandenes Phänomen, in dem unterschiedliche Regulationsstörungen im Verhaltenssystem interagieren (◯ Tabelle 24.5).

Die Ergebnisse zeigen:

1. Burnout wurde in beiden Experimenten signifikant vermindert (Experiment Studie B und Unternehmen).
2. Burnout ist signifikant mortalitätserhöhend bzw. gesundheitssenkend.
   Dies ist auch in der Kontrollgruppe des Experiments der Fall (mit $p = 0{,}00005$).
3. Während sich Burnout im Unternehmensmodell und in der Versuchsgruppe signifikant verringert hat, ist die Veränderung des Burnouts in der nicht trainierten Kontrollgruppe nicht signifikant.
4. In Bezug auf die signifikante Verringerung des Burnouts im Unternehmensmodell und im Vergleich zur gesundheitlichen Auswirkung der signifikanten Reduktion der Burnout-Symptome im Experiment und der Studie B, ergibt sich ein Hinweis, dass die Burnout-Reduktion

◯ **Tabelle 24.5.** Auswirkungen des Burnouts auf Mortalität und Gesundheit in der Studie B (im Experiment der Studie B) und im Unternehmensmodell

	Zusammenhang mit Mortalität bzw. Gesundheitsstatus	Änderung nach experimenteller Intervention
Studie B	R = 0,65 RH Signifikanz $p < 10\{-79\}$ (lies »10 hoch minus 79«)	–
Unternehmensmodell	–	$p < 10\{-16\}$ RH
Versuchsgruppe im Experiment	r = 0,64 RH $p < 10\{-9\}$	$p < 10\{-10\}$ RH
Kontrollgruppe im Experiment	r = 0,47 RH $p = 0{,}00005$	Nicht signifikant

RH = Richtung hypothesengemäß

im Unternehmensmodell von hoher gesundheitlicher Relevanz ist.

Zusammenfassung

Nach dem Autonomietraining und auch sogar nach der mehrfachen Vorlage des RGM-Fragebogens »Selbstregulation und Dysstress« in Kombination mit den Trainingstexten zeigen sich positive Veränderungen in einer großen Anzahl an Bereichen, die sich sowohl auf die Bereiche Familie/Persönlichkeit, Beruf, als auch auf die Veränderung einiger physischer Faktoren (z. B. Reduktion des Zigarettenrauchens, Umstellung der Ernährung) beziehen.

Hier stellt sich die kritische Frage, wie es möglich ist, dass sich so viele Bereiche signifikant verändern, nach nur 90 min Autonomietraining.

Die Antwort lautet: Wenn sich in einem relevanten Bereich, der für die Personen von größter emotionaler Bedeutung ist, eine Wohlbefinden erzeugende Veränderung ergibt, dann neigen die Personen auch in anderen Bereichen dazu, bestimmte Probleme und Konfliktsituationen anders anzugehen und positiver zu beurteilen.

Hier könnte sich die subjektive Fehlangabe über Veränderungen (zwischen der ersten und zweiten Messung) von der objektiven Sachlage in Bezug auf Bereiche, in denen wirkliche Veränderungen entstanden sind, schwer unterscheiden lassen.

Nun kommt es letztlich auf die gesundheitliche Auswirkung der angegebenen Veränderungen an. Aus diesem Grund wurden die prospektiven Interventionsstudien durchgeführt. Die Auswertung dieser Studien zeigt, dass die subjektiven Angaben über Veränderungen (z. B. in Bezug auf Stressreduktion) eine sehr hohe gesundheitliche Relevanz aufweisen.

Nach Fertigstellung der Studie werden allen Angestellten des Unternehmens die besten Fragen aus den beiden Fragebögen im Anhang präsentiert. Außerdem ist eine weitere Kooperation insofern geplant, als dass alle Unternehmensmitarbeiter alle zwei Monate einen Newsletter erhalten, in dem neue Ergebnisse aus der Stressforschung und dem Autonomietraining vorgestellt werden.

Ebenfalls können sich weitere Personen für das Autonomietraining melden, außerdem sind wissenschaftliche Vorträge und mögliche Seminarkurse für Mitarbeiter des Unternehmens in Erwägung gezogen.

Die Ergebnisse können zur Weiterentwicklung der Kooperation dienen, z. B. indem ein Expertensystem »Stress und Stressbewältigung« entwickelt und angewendet werden kann, oder auch, indem die Betriebsärzte im Autonomietraining (zur Reduktion von Dysstress von Mitarbeitern) ausgebildet werden.

Diskussion

Ähnlichkeit der Veränderungen in den beiden Experimenten:

Die Veränderungen in dem Experiment Unternehmen (1. Nachher-Messung) und die Veränderungen im randomisierten Experiment in Studie B ähneln sich in sehr hohem Maße: $r(SEV21,BEV21) = 0,89$.

Die Veränderung der dritten zur zweiten Messung bei dem Unternehmen ähneln denen im randomisierten Experiment in der Studie B zwar etwas weniger als die unmittelbar bewirkten Veränderungen nach der ersten Messung nach dem Autonomietraining, aber immer noch in sehr hohem Maße: $r(SEV32,BEV21) = 0,79$.

Teil VI   Diskussion und Ausblick

Zusammenfassung und Diskussion der Ergebnisse

Die wichtigsten Ergebnisse dieser multidisziplinä-ren prospektiven Interventionsstudie lauten:

Unterschiedliche Bereiche, z. B. Beruf, Familie/Persönlichkeit und physische Faktoren

1. wirken in Bezug auf Gesundheit und Krank-heit zusammen,
2. können sich gegenseitig kompensieren und
3. sind in ihrer Wirkung abhängig vom Ausprägungsgrad anderer Faktoren (Kontextabhängigkeit). Hier zeigen sich hoch signifikante synergistische Effekte (▸ Kap. 18.5).

Wenn die unterschiedlichen relevanten Fak-toren aus unterschiedlichen Lebensbereichen berücksichtigt werden, dann erscheint es möglich,

4. unterschiedliche chronische Erkrankungen vorherzusagen.
5. Außerdem ist sogar eine differentielle Prä-diktion dieser unterschiedlichen Erkrankun-gen möglich (▸ Kap. 12).
6. Es konnten bestimmte Steuerungsmecha-nismen bezüglich individueller Verhaltens-dispositionen identifiziert werden, z. B. als emotional-kognitive Annahmen.
7. Durch deren Kenntnis ist es möglich, ein in-teraktives System von Dysstress und physi-schen Risikofaktoren in Richtung Aufrecht-erhaltung der Gesundheit zu beeinflussen.
8. Unsere Ergebnisse zur Gesundheitsrelevanz von Rauchen sind sehr differenziert: Es konnte gezeigt werden, dass Personen mit erheblichen physischen und psychosozialen Risiken besonders gefährdet sind, ebenso dass das Passivrauchen in der Kindheit ein extremes Risiko für eine spätere Erkran-kung ist. Ein weiteres Ergebnis zeigt, dass risikobelastete Raucher, die durch die öf-fentliche Aufklärung in ihrer Überzeugung, dass sie durch das Rauchen erkranken, noch verstärkt werden, signifikant häufiger tatsächlich erkranken als Raucher, die eine Erkrankung nicht als zwingende Folge der Zigarette sehen. Bezüglich der Interventio-nen zeigt sich, dass das Autonomietraining ▾

v. a. Hochrisikopersonen hilft, das Rauchen zu reduzieren (▸ Kap. 22)

9. Die Ergebnisse in ▸ Kap. 23 zeigen, dass sehr präzis formulierte psychosoziale Variablen nicht nur eine hohe Vorher-sagekraft haben, sondern dass sie auch differentielle Vorhersagen ermöglichen, d. h., unterschiedliche Krankheitsbilder und Gesundheit können voneinander signifi-kant getrennt werden. Diese Arbeit ist ein Beitrag zur Spezifitätsdiskussion in der psychosomatischen Medizin.

Die Ergebnisse zeigen insgesamt, dass erfolgreiche Prävention nur dann möglich ist, wenn ein ganzes interaktives psychosoziales und physisches System verändert wird (und nicht nur einzelne Faktoren).

▬ Interventionen, die auf Eigenaktivierung, Selbsterkenntnis und Selbstregulation abzie-len, sind in der Lage, ganze interaktive Syste-me zu verändern und zeigen somit erhebliche präventive Effekte.

In zwei randomisierten Experimenten und in der Intervention im Unternehmensmodell sind Veränderungen in unterschiedlichen Bereichen aufgrund des Autonomietrainings dokumen-tiert worden (▸ Kap. 15, 17, 24).

▬ Die Erfassung einer großen Anzahl von Risi-ko- und Positivfaktoren ermöglicht eine dif-ferenzielle Prädiktion von unterschiedlichen chronischen Erkrankungen und Aufrechterhal-tung der Gesundheit bis ins hohe Alter mit ei-ner sehr geringen Fehlklassifikation (▸ Kap. 12). Hier zeigen die Ergebnisse, dass spezifische Faktorenkonstellationen eine differentielle Prä-diktion von Herzinfarkt, Bronchial- und Pank-reaskarzinom, M. Alzheimer und Gesundheit bis ins hohe Alter ermöglichen.

▬ Unsere Ergebnisse zeigen, dass die Ausprägung von Lust und Unlust streng abhängig von un-terschiedlichen Risikofaktoren und negativen Zuständen ist (▸ Kap. 18.6).

▬ Auch die spezifische Forschungsmethode ist Teil einer interaktiven Kommunikation, in der Erkenntnisse über Zusammenhänge einzelner Faktoren entstehen. So ist die Relevanz der Interviewerbedingungen in der Datenerfassung (▶ Kap. 21.4) nicht nur ein interessantes Forschungsergebnis, sondern auch eine notwendige Bedingung zur Erfassung relevanter Daten im Rahmen der multidisziplinären Forschung.

- In Bezug auf die Grossarthsche Typologie zeigt sich, dass diese zwar ein sehr starker differentieller Prädiktor ist, wobei nicht nur chronische Erkrankungen gegen Gesundheit vorhersagbar erscheinen, sondern auch differentiell Krebs von Herzinfarkt vorhergesagt werden kann. Trotzdem verliert auch diese extrem starke psychosoziale Variable ihre Signifikanz, wenn andere psychophysischen Variablen multivariat kontrolliert werden. Dieses Ergebnis zeigt eindrucksvoll, dass die Erforschung von Wechselwirkungen eine höhere Bedeutung hat, als die Konzentration auf einzelne Risikofaktoren. (▶ Kap. 21.3)

- In ▶ Kap. 18 (»Psychophysische Wechselwirkungen für Gesundheit«) zeigt sich, dass sowohl die Variablen, die sich auf das Berufsleben beziehen, als auch Variablen im Bereich Persönlichkeit und Familie eine hohe Relevanz für die Aufrechterhaltung der Gesundheit bis ins hohe Alter und Entstehung chronischer Erkrankungen aufweisen. *So zeigen ungünstige Berufsvariablen mit ungünstigen Persönlichkeits- und Familienfaktoren synergistische Effekte in Richtung Krankheitsentstehung.*

- Berufsvariablen zeigen mit physischen Risikofaktoren synergistische Effekte, d. h. beispielsweise, dass sich *negative Berufsverhältnisse mit ausgeprägten physischen Risikofaktoren synergistisch in Richtung Krankheitsentstehung entwickeln*, während günstige Berufsfaktoren mit schwach ausgeprägten Risikofaktoren in Richtung Aufrechterhaltung der Gesundheit wirken (▶ Kap. 18.5).

- Es zeigt sich ein enger Zusammenhang zwischen dem *Einfluss der Herkunftsfamilie auf die Verhältnisse im Berufsleben*. Hier wird deutlich, dass Aspekte des Arbeitslebens, die für den Gesundheitszustand in erheblichem Maße relevant sind, in ihrer gesundheitlichen Auswirkung stark von Erlebnissen in der Ursprungsfamilie beeinflusst werden (z. B. erlebte Zurückweisung, übermäßige Bindung, erfah-

rene Autonomie mit liebevoller Akzeptanz, ▶ Kap. 20).

- In Kap. 16 wird die gegenseitige Abhängigkeit von Bedingungen im Berufsleben und Bedingungen im Bereich Persönlichkeit und Familie dargestellt. Es zeigt sich, dass sich die erwähnten Bereiche in ihrer gesundheitlichen Auswirkung gegenseitig kompensieren können.

  Die Tabelle der multivariaten Korrelationen in ▶ Kap. 18.6 zeigt, dass gesundheitsschädliche Auswirkungen durch Persönlichkeit und Familie, aber auch aufgrund physischer Positivfaktoren durch gute Bedingungen im Arbeitsleben kompensiert werden können.

- Die Ergebnisse zeigen, dass Verhältnisse am Arbeitsplatz und bestimmte Verhaltenseigenschaften, bezogen auf das Berufsleben, eine wichtige Wechselwirkung aufweisen (▶ Kap. 18.6).

- Es lässt sich statistisch nachweisen, dass bei *Verhaltensinterventionen* eher die verhaltensabhängigen Variablen veränderbar sind, während die *Verhältnisfaktoren*, wie z. B. unzureichender Informationsfluss am Arbeitsplatz oder unzureichende Belohnungssysteme, *eher unbeeinflussbar bleiben*. (▶ Kap. 17)

- Bestimmte Risikofaktoren verlieren ihre Funktion, wenn eine große Anzahl anderer Faktoren kontrolliert wird. Unterschiedliche Faktoren können in *unterschiedlichen Kontexten mit anderen Faktoren sogar entgegengesetzte Wirkungen aufweisen*. Am Beispiel einer ausgeprägten Arbeitsmotivation zeigt sich: Wenn sie im Kontext von ausgeprägtem Zugehörigkeitsgefühl am Arbeitsplatz und erlebter Belohnung im Berufsleben auftritt, dann hat sie eine ausgesprochen gesundheitsfördernde Wirkung, während sie eine gesundheitsschädliche Wirkung aufweist, wenn kein Zugehörigkeitsgefühl am Arbeitsplatz besteht in Verbindung mit nicht erlebter Belohnung am Arbeitsplatz und Hemmungen in der Befriedigung berufsbezogener Bedürfnisse (▶ Kap. 16.10).

- In Bezug auf das aktive und passive *Zigarettenrauchen* (▶ Kap. 22) zeigt sich bivariat gesehen ein hoch signifikanter Zusammenhang im Hinblick auf die Entstehung von Herzinfarkt und Lungenkrebs, und zwar im Vergleich zu Personen, die bis ins hohe Alter gesund bleiben.

Obwohl das Rauchen eine große Anzahl krankheitsverursachender Substanzen beinhaltet und mit Sicherheit äußerst schädlich ist, zeigt sich auch hier, dass bei multivariater Berücksichtigung von anderen hoch relevanten Krankheitsfaktoren und hier v. a. von chronischem Dysstress, eine signifikante krankheitserzeugende Wirkung nicht mehr nachweisbar ist. In diesem Zusammenhang ist aufgrund öffentlicher Aufklärung die Überzeugung des Rauchers, durch das Rauchen schwer zu erkranken (im Zusammenhang mit anderen ausgeprägten Risikofaktoren), besonders wirksam. Hier kommt es zum Zusammenwirken zwischen einem emotional-kognitiven, neurobiologisch wirksamen Faktor mit der objektiven Gesundheitsschädigung des Rauchens. Das Rauchen wird offensichtlich um ein Vielfaches wirksamer in Richtung Krankheitsentstehung, wenn der subjektive Faktor Angst und die Überzeugung, krank zu werden, hinzukommen.

– Es wird gezeigt, dass Zigarettenraucher, die mit erheblichen physischen und psychosozialen Risikofaktoren belastet sind, das Rauchen schwerer aufgeben und durch das Rauchern wesentlich mehr erkranken als Raucher, die weniger mit anderen Risiken belastet sind. Im *Hinblick auf erfolgreiche Interventionen* zeigt sich, dass die üblichen aversiven Techniken kontraindiziert sind und dass eine Kombinationstherapie von Raucherentwöhnung durch Suggestion angenehmer Inhalte in Kombination mit dem Autonomietraining am erfolgreichsten ist. Hier zeigt sich die Notwendigkeit einer intensiven und multifaktoriellen Prävention, die sich einerseits auf Hochrisikogruppen konzentriert und andererseits ihre Strategien an intelligenten prospektiven Studien bestimmt.

– In ▶ Kap. 21.5 (Kausalanalysen anhand von *Verlaufsdaten*) wird eine erste Analyse präsentiert, die sich auf mehrfache Messungen in jährlichen Abständen bezieht. Nur durch Verlaufdaten können Ursache und Wirkung im Zeitablauf analysiert werden. Diese Auswertungen sind interessant, weil sich Personen von Jahr zu Jahr testen können und dabei in der Lage sind, ihr Risiko erfassen zu können. Die ersten Ergebnisse zeigen eindeutig, dass der allgemeine psychosoziale Stress am Anfang der Kette unterschiedlicher Risikofaktoren steht.

– In ▶ Kap. 20.6 (Auswirkungen von frühkindlichen Eltern-Kind-Beziehungen) wird der Zusammenhang von Einflüssen aus der frühen Kindheit mit physischen Risikofaktoren bis hin zur Entstehung von chronischen Erkrankungen oder Aufrechterhaltung der Gesundheit bis ins hohe Alter dargestellt.

Die Ergebnisse zeigen also, dass die Berufsvariablen von hoher Relevanz für den Gesundheitsstatus sind und dass sie in enger Wechselwirkung mit familiären Einflüssen, Persönlichkeit und physischen Risikofaktoren stehen. Statistische Ergebnisse können mit weiteren Auswertungen noch untermauert werden, es besteht aber überhaupt kein Anlass, anzunehmen, dass die Grundtendenz der Ergebnisse dabei verändert wird.

Die Ergebnisse zeigen auch, dass erfolgreiche Interventionen im Experiment nachgewiesen und ähnliche Veränderungen in der Betriebspraxis erreicht werden können.

Gerade in Bezug auf Arbeitsvariablen, die in ihrer hohen interaktiven Relevanz weder in der psychosomatischen Medizin noch in der Psychotherapieforschung und schon gar nicht in der naturwissenschaftlichen Epidemiologie ausreichend gewürdigt werden, wird durch diese Studie untermauert, wie notwendig u. a. eine Beschäftigung mit den gesundheitsrelevanten Berufsvariablen ist.

Ausblick – wissenschaftliche und gesellschaftliche Konsequenzen der multidisziplinären Forschung

Das zentrale Anliegen dieser Arbeit war die Forschung zur Entstehung und Prävention chronischer Erkrankungen im multidisziplinären Wirkungsfeld unter besonderer Berücksichtigung psychosozialer und arbeitsbezogener Variablen. Das Thema Dys- und Eustress, auch aus dem Arbeitsbereich, rückte in den Vordergrund.

Die sehr große Anzahl an erfassten Variablen, die sich bivariat so gut wie alle in ihrer Gesundheitsrelevanz statistisch signifikant zeigten, ermöglicht wie keine andere Studie in der Welt die Analyse gegenseitiger kontextabhängiger Wechselwirkungen und Abhängigkeiten. Die Wirkung von einzelnen relevanten Bereichen, wie z.B. Dysstress im Berufsleben oder physische Risikofaktoren, zeigt sich als derart kontextabhängig von anderen Faktoren, dass es nicht mehr möglich erscheint, diese isoliert von anderen Faktoren in ihrer Wirkung »objektiv« darzustellen.

Die monokausalen und monodisziplinären Forschungsdisziplinen in fast allen Bereichen der naturwissenschaftlich-medizinischen und psychosozialen Ursachenforschung haben mit Sicherheit solche Zusammenhänge intuitiv vermutet (anders können komplexe Interaktionssysteme auch nicht funktionieren als in vielfältiger Abhängigkeit) und sich auch trotzdem (neben der modernen technischen Entwicklung, die immer bessere Forschungsmethoden für unterschiedliche Monodisziplinen bereitstellt) immer mehr auf begrenzte, meistens einzelner Wirkfaktoren und eng definierte Prozesse beschränkt. Dabei entstehen interessante und sehr wertvolle Erkenntnisse, die aber – losgelöst aus dem komplexen interaktiven Wirksystem und von der kontextabhängigen Wirkung des von ihnen erfassten Faktors – weder in der Lage sind, eine Vorhersage, noch eine präventive Beeinflussung des von ihnen erforschten Objektes zu erzielen (z.B. Prävention bestimmter Krebserkrankungen durch Analyse und Beeinflussung eines molekulargenetischen Faktors).

Die **multidisziplinäre interaktive Forschung** bietet gerade hier Integrationsansätze nach dem Prinzip: Einbeziehung so vieler relevanter Wirkfaktoren aus unterschiedlichen Disziplinen, bis effektive Vorhersagen und präventive Interventionen ermöglicht werden. Eine solche multidis-

ziplinäre Integration und Intervention wird in der Zukunft interaktiv wirkende Netzwerke von Fachspezialisten benötigen. Möglicherweise wird die multidisziplinäre Integration so manche theoretische Konzeptionen aus monodisziplinären Forschungen bei Berücksichtigung interaktiver Abhängigkeiten widerlegen und ganz neue Wirkfaktoren in den Vordergrund stellen, indem sie beispielsweise bei der Diagnosestellung die Entstehungsgeschichte der Phänomene unter Einbeziehung der interaktiven Bereiche mit berücksichtigt. So legt z.B. das Ergebnis, dass die Verhältnisse im Berufsleben von den Verhältnissen in der Herkunftsfamilie beeinflusst werden, nahe, dass bei Berufsstress eine familientherapeutische Intervention ebenso relevant sein kann wie eine berufsbezogene Intervention.

Die *monodisziplinäre und multidisziplinäre Forschung schließen sich gegenseitig nicht aus, sondern beide Ansätze befruchten sich und sind aufeinander angewiesen.* Die multidisziplinäre Forschung benötigt monodisziplinäre Forschungsergebnisse und Anregungen, während die monodisziplinäre Forschung eine Integration der einzelnen Ansätze benötigt, um überhaupt in die Lage zu kommen, der interaktiven Komplexität bei der Entstehung unterschiedlicher Phänomene, wie z.B. Krebserkrankung oder Stressprävention, einen Schritt näher zu kommen.

Wenn es so ist, dass komplexe Systeme nur dann vorhergesagt und beeinflusst werden können, wenn interagierende Faktoren aus unterschiedlichen Lebensbereichen berücksichtigt und beeinflusst werden, dann impliziert ein solcher Zustand, dass unterschiedliche Probleme, die von allergrößter gesellschaftlicher Bedeutung sind, z.B. die Prävention und Intervention chronischer Erkrankungen/Krebs (u.a. Morbus Alzheimer) nicht monokausal und monodisziplinär lösbar erscheinen und einen multidisziplinären Zugang dringend benötigen. Aus diesem Grund sind die Forschungen von Grossarth-Maticek möglicherweise weitreichender als nur im Bereich einer multidisziplinären Präventivmedizin.

Präventive Interventionen können nur dann effektiv sein, wenn sie in multidisziplinär durchgeführten Netzwerken realisiert werden oder wenn sie zumindest in der Lage sind, ein interaktives

System von Faktoren aus unterschiedlichen Bereichen zu beeinflussen.

Abschließend ist die Frage danach berechtigt, ob die zunehmende wissenschaftliche Erkenntnis über Mechanismen und begrenzte Wirkfaktoren trotz der Hoffnungen, die damit verbunden sind, immer wieder in Erkenntnisfallen führen, aus denen keine oder nur sehr geringe Problemlösungen zu erwarten sind.

Um solche Fragen zu beantworten und gleichzeitig der multidisziplinären Forschung und Intervention eine gesellschaftliche Chance zu geben, sind dringend interaktive systemische Studien weiter zu entwickeln, sodass sich die Chance einer integrativen Arbeit mit dem Ziel, die Monokausalität zu ergänzen, ergeben kann.

Gesundheitliche, aber auch wirtschaftliche Probleme entstehen in der Regel aus der Wechselwirkung von strukturbedingten Faktoren (z. B. physische Risikofaktoren), mentalitätsbedingten Einflussgrößen (z. B. emotional-kognitive Wahrnehmung) und der aktiven Verhaltensweisen von Individuen und Gruppen.

Während die moderne Wissenschaft ein extremes Übergewicht auf Strukturanalysen legt, wurden die individuelle und soziale Mentalität sowie die Auswirkung von emotional-kognitiv gesteuerten Verhaltensweisen auf Gesundheit und Wirtschaft vernachlässigt.

Unsere Forschungsergebnisse legen nahe, dass Struktur, Mentalität und Verhalten sich gegenseitig beeinflussende Systeme sind, die sowohl für die Vorhersagen als auch für erfolgreiche Interventionen von größter Bedeutung sind. Wenn die Mentalität und spezifische Verhaltenssysteme nicht analysiert und berücksichtigt werden, dann verliert jede Intervention enorm an Effektivität.

Um die emotional-kognitiven Motivationen und deren Verhaltensrelevanz in das Interaktionssystem mit strukturellen Einflüssen einzubeziehen, haben wir aus den Konsequenzen unserer Forschungsergebnisse konkrete Interventionsziele für die Zukunft entworfen, um somit einen Beitrag für die Lösung gesellschaftlicher Probleme zu leisten, die von großer Dringlichkeit sind.

In der monodisziplinären Forschung und daraus abgeleiteten Intervention werden spezifische, isolierte Aspekte erforscht, von denen angenommen wird, dass sie mit Gesundheit, Krankheitsausbruch oder bei Entstehung eines Problems kausal zusammenhängen. So erforscht die Familienpsychosomatik familiäre Interaktionen, die Persönlichkeitspsychologie stellt beispielsweise einen Zusammenhang her zwischen bestimmten Verhaltensdispositionen und der Entstehung bestimmter Krankheitsbilder, die Lebensstilforschung konzentriert sich auf Zigaretten- und Alkoholabhängigkeiten, Fehlernährung usw., während sich die medizinsoziologischen Fragestellungen auf den Zusammenhang von bestimmten Zuständen im Arbeitsleben und bestimmte Persönlichkeitsdispositionen konzentriert.

> ⊗ Die multidisziplinäre Forschung erfasst unter anderem all die oben genannten Aspekte, zeigt aber, dass die erwähnten Bereiche in enger gegenseitiger Wechselwirkung stehen, von anderen Faktoren beeinflusst und modifiziert werden und selbst auf diese einwirken.

Aus diesem Grund ist die Frage berechtigt, welche Wechselwirkungen einzelner Bereiche für eine optimale Präventivmedizin und Unternehmenskultur relevant sind und ob von einer Optimierung der individuellen sozialen Problemlösungsfähigkeit gesprochen werden kann, wenn die multidisziplinären Forschungsergebnisse reflektiert werden.

Wenn sich eine negative Kommunikation mit einer blockierten Orientierung an den eigenen Fähigkeiten koppelt, dann kommt es zu bestimmten Reaktionen, wie z. B. blockierter Arbeitsmotivation und mangelndem Zugehörigkeitsgefühl. Eine weitere Achse von interaktiven Beziehungen, die ebenfalls im Berufsleben Einfluss nehmen, ist die Wechselwirkung zwischen familiären Erlebnissen und persönlichen Verhaltensweisen.

Sie können beispielsweise die Trennungsfähigkeit von negativen Bedingungen im Berufsleben aktivieren.

Zusammenfassend lässt sich sagen, dass aus der multidisziplinären Forschung und Intervention folgendes an Konsequenzen für Gesundheit, problemlösungsfähiger, gesellschaftlicher und privater Kommunikation folgt:

1. Eine Integration von persönlichen Fähigkeiten mit beruflichen Anforderungen mit gleichzeitiger Stimulierung der positiven Kommunikation im Prozess der Problemlösungsfähigkeit in Betrieb und Gesellschaft ist von zentraler Bedeutung.

2. Ohne eine familiendynamische und daraus interaktiv entstandene Persönlichkeitsanalyse kann das arbeitsbezogene Verhalten in seinen Motivations- und Konfliktstrukturen nur ungenügend erkannt werden. Die Bedingung für eine effektive Intervention ist eine Analyse, die in der Lage ist, relevante interaktiv entstandene Motivationen zu erkennen.

3. Auch die Religiosität spielt im interaktiven System einer ausgeprägten oder gehemmten Problemlösungsfähigkeit eine Rolle und müsste von daher berücksichtigt und stimuliert werden.

4. Da das Berufsleben (z. B. ungünstige Verhältnisse am Arbeitsplatz, soziale Isolation, Angst vor Verlust des Arbeitsplatzes) direkt in Wechselwirkung mit Persönlichkeit, Familie und physischen Faktoren steht, müssen betriebliche und soziale Repräsentanten nicht nur das Recht auf Arbeit, sondern auch das Recht auf humane Verhältnisse am Arbeitsplatz fordern.

5. Das Phänomen Dysstress spielt in der modernen Zivilisation eine gesellschaftliche und gesundheitsrelevante Rolle. Es kommt immer häufiger zu Abspaltungen von emotionalem Leid, das nicht mehr durch persönliche Ressourcen sowie betriebliche und soziale Bedingungen auflösbar ist. Aus diesem Grund müsste die Stressforschung intensiviert werden und möglicherweise der Dysstress als die Krankheitsursache Nummer 1 in der westlichen Zivilisation angesehen werden, jedoch selbstverständlich nicht isoliert, sondern im interaktiven soziopsychobiologischen System.

6. Sowohl die individuellen als auch die gruppenspezifischen, sozialen Analysen von chronischem Dysstress und die Umwandlungstendenz in lustbetonten Eustress können nicht dogmatisch orientiert an bestimmten Forschungsergebnissen geschehen (z. B. indem Belohnungssysteme aktiviert werden), sondern müssen sich an der einmaligen Repräsentanz der unterschiedlichen Kombinationsformen von Dysstress in konkreten Systemen orientieren. Dabei werden spezifische und häufig einmalige Ursachen von Dysstress identifiziert und durch kreative Neugestaltung von Kommunikationsformen aufgehoben.

7. Wenn das Ziel verfolgt wird, komplexe Zusammenhänge zu erforschen, diese dann im einmaligen individuellen und sozialen System zu erkennen, um dann in die Lage zu kommen, erfolgreiche Interventionen durchzuführen, um Veränderungen und Zielsetzungen von größter gesellschaftlicher Bedeutung zu erreichen (z. B. Senkung der Arbeitslosigkeit, interaktive Prävention von Krebserkrankungen), dann sind die Förderung und die gesellschaftliche Erkennungsfähigkeit von genialen wissenschaftlichen und gesellschaftlichen Leistungen notwendig.

8. Im Rahmen der monodisziplinären und monokausalen Interventionen und routinemäßigen Verhaltensweisen haben sich einerseits immer wieder Spitzenleistungen, andererseits aber auch ein häufig ein kontraproduktives Mittelmaß entwickelt, das in den heutigen ökonomischen Bedingungen an Bedeutung verlieren muss, falls wirklich kreative und positive gesellschaftliche Entwicklungen erwartet werden. Selbstverständlich ist es bequemer, monokausales Denken zu pflegen und dies noch möglicherweise auf niedrigem intellektuellem Niveau als sich der real wirkenden Komplexität der Phänomene mit viel Mühe und genialer Energie anzunähern. Genau das ist aber der Scheideweg zwischen einer selbst gewählten sozialen Resignation oder einer emotionalen und intellektuellen *Aufbruchsstimmung*, die nur dann auftaucht, wenn die Menschen und die Gesellschaft das Gefühl bekommen, dass sie anstehende Probleme lustbetont, kreativ und eigenaktiv angehen können. Gerade in unserer Gesellschaft, in der die Ökonomisierung in allen Bereichen fortschreitet und die individuelle Eigenaktivierung und Kreativität, also das humane Potential, nicht als eigenständiger Wert, sondern nur funktional anerkannt werden, kann die multidisziplinäre Forschung ein neues motivationales Potential darstellen, das der Entfremdung des Menschen von seiner sozialen Natur entgegenwirkt. Der Mensch

und die Gesellschaft kommen in die Lage, sich in ihrer Vielschichtigkeit, in ihren Lust- und Unlustquellen, in ihrer Kreativität, ihren Gesundheits- und Krankheitsfaktoren nicht nur besser zu erkennen, sondern auch durch kreative Eigenaktivierung ihr eigenes Problemlösungspotential zu stärken. Dabei werden Wirtschaft, Gesellschaft, Innovation oder Arbeitseffektivität nicht geschwächt, sondern angeregt. Die multidisziplinäre Forschung hat also nicht nur eine wissenschaftliche Bedeutung, z. B. in der Stressprävention, sondern spielt auch im Rahmen der Stimulierung einer innovationsfähigen Wirtschaft, Politik und Kultur eine sehr wichtige Rolle.

Teil VII   Anhang

Literaturverzeichnis

Amelang M, Schmidt-Rathjens C (1997) Persönlichkeit, Krebs und koronare Herzerkrankungen: weitere empirische Evidenzen aus dem Heidelberg-Projekt. Zeitschrift für Gesundheitspsychologie 5:1–16

Antonowsky A (1997) Salutogenese. dgtv, Tübingen

Bellinger DL, Madden KS, Felten SY, Felten DL (1994) Neural and endocrine links between the brain and the immune system. In: Lewis CE, O'Sullivan C, Barraclough J (eds) The psychoimmunology of cancer. Mind and body in the fight for survival. Oxford Medical Publications, Oxford, pp 55–106

Bischoff N (1996) Das Kraftfeld der Mythen. Signale aus der Zeit, in der wir die Welt erschaffen haben. Piper, München

Brödner P (2002) Flexibilität, Arbeitsbelastung und nachhaltige Arbeitsgestaltung. In: Brödner P, Knuth M (Hrsg) Nachhaltige Arbeitsgestaltung. Trendreports zur Entwicklung und Nutzung von Humanressourcen (Bilanzierung innovativer Arbeitsgestaltung, Band 3). Mering, München, S 489–542

Bundesanstalt für Arbeitsschutz und Arbeitsmedizin (Hrsg) (2004a) Mit Sicherheit mehr Gewinn. Wirtschaftlichkeit und Sicherheit bei der Arbeit. BAuA, Dortmund

Bundesanstalt für Arbeitsschutz und Arbeitsmedizin (Hrsg) (2004b) Mit Erfahrung die Zukunft meistern! Altern und Ältere in der Arbeitswelt. BAuA, Dortmund

Bundesanstalt für Arbeitsschutz und Arbeitsmedizin (Hrsg) (2004c) Arbeit von morgen heute gestalten. Sicherheit und Gesundheit am Arbeitsplatz. BAuA, Dortmund

Bundesanstalt für Arbeitsschutz und Arbeitsmedizin (Hrsg) (2005) Arbeitsplan der Bundesanstalt für Arbeitsschutz und Arbeitsmedizin für das Jahr 2005. BAuA, Dortmund

Decker F, Decker A (2001) Gesundheit im Betrieb. Vitale Mitarbeiter – leistungsstarke Organisationen. Leonberg

Egle U. T. et al (2002), »Long-term effects of adverse childhood experiences – Actual evidence and needs for research«, Z Psychosom Med Psychother 48, 411- 434

Ertel M, Pröll U (2004) Arbeitssituation und Gesundheit von »neuen Selbstständigen« im Dienstleistungssektor. Arbeit – Zeitschrift für Arbeitsforschung, Arbeitsgestaltung und Arbeitspolitik 13:3–15

Ertel M, Junghanns G, Ullsperger P (1998) Anforderungsbewältigung und Gesundheit bei computergestützter Büroarbeit. Schriftenreihe der Bundesanstalt für Arbeitsschutz und Arbeitsmedizin, Fb 787. Wirtschaftsverlag NW, Bremen

Ertel M, Beermann B, Freude G et al. (2004) Stress im Betrieb? (Schriftenreihe der Bundesanstalt für Arbeitschutz und Arbeitsmedizin; Gesundheitsschutz 20). Wirtschaftsverlag NW, Bremen

Eysenck HJ, Grossarth-Maticek R (1989) Personality and stress as factors in cancer and coronary heart disease. 2nd International Montreux Congress on Stress. Montreux, Switzerland

Eysenck HJ, Grossarth-Maticek R (1991) Creative novation behaviour therapy as a prophylactic treatment for cancer and coronary heart disease: Part II – Effects of treatment. Behav Res Ther 29:17–31

Faltermeier T, Kühnlein I, Burda-Viering M (1987) Gesundheit im Alltag. Laienkompetenz in Gesundheitshandeln und Gesundheitsförderung. Juventa, Weinheim

Felitti V. J. (2002), »The relationship of adverse childhood experiences to adult health: Turning gold into lead«, Z Psychosom Med Psychother 48, 359–369

Franke A, Broda M (1993) Psychosomatische Gesundheit. Versuch einer Abkehr vom Pathogenese-Konzept. dgvt, Tübingen

French JRP, Caplan RD, van Harrison R (1982) The mechanisms of job stress and strain. Wiley, New York

Geißler P (2004) Was ist Selbstregulation? Eine Standortbestimmung. Psychosozialer Verlag, Gießen

Grossarth-Maticek R (1979a) Kognitive Verhaltenstherapie. Springer, Berlin Heidelberg New York

Grossarth-Maticek R (1979b) Krankheit als Biographie. Ein medizinsoziologisches Modell der Krebsentstehung und -therapie. Kiepenheuer & Witsch, Köln

Grossarth-Maticek R (1980a) Social psychotherapy and course of disease. First experiments with cancer patients. Psychother Psychosom 33 (3)

Grossarth-Maticek R (1980b) Synergetic effects of cigarette smoking, systolic blood pressure, and psychosocial risk factors for lung cancer, cardiac infarct and apoplexy cerebri. Psychother Psychosom 34:267–272

Grossarth-Maticek R (1989) Disposition, Exposition, Verhaltensmuster, Organvorschädigung und Stimulierung des zentralen Nervensystems in der Ätiologie des Bronchial-, Magen- und Leberkarzinoms. Dt Z Onkol 21:62–78

Grossarth-Maticek R (1990) Krebs und Psyche. Referat, gehalten auf der wissenschaftlichen Sitzung der Berliner Röntgen-Gesellschaft e. V. , gemeinsam mit dem Tumorzentrum Berlin am 11.12.1990

Grossarth-Maticek R (1991) Die Bedeutung des Verhaltensmusters in der Entstehung und Prognose von Krebserkrankungen. In: Klippel KF (Hrsg.), Aktive Tumornachsorge: Psychologische Führung, medikamentöse Betreuung, berufliche Integration. Kongressband, IV. Stuttgarter Immuntherapie-Symposium am 21.–22. September 1990

Grossarth-Maticek R (1994a) Der systemische Charakter ausgewählter Krebserkrankungen. Deskriptive Ergebnisse der Heidelberger Prospektiven Interventionsstudie 1973–1988. Dt Z Onkol 26:85–102

Grossarth-Maticek R (1994b) The effects of alcohol consumtion dependent on circumstances corresponding to disease and health. Vortrag, gehalten auf dem 38. Kongreß des International Institutes on the Prevention and Treatment of Alcoholism and Drug Dependence, Prag, 5.–10. Juni 1994

Grossarth-Maticek R (1999) Systemische Epidemiologie und präventive Verhaltensmedizin chronischer Erkrankungen. de Gruyter, Berlin

Grossarth-Maticek R (2000) Autonomietraining. de Gruyter, Berlin

Grossarth-Maticek R (2003) Selbstregulation, Autonomie und Gesundheit. de Gruyter, Berlin

Grossarth-Maticek R, Vetter H (1980) Lebensverändernde Ereignisse, psychosoziale Disposition und Krankheitsausbruch bei Krebspatienten. Abschlußbericht an die Deutsche Forschungsgemeinschaft, Heidelberg

Grossarth-Maticek R, Vetter H (1981) Psychosoziale Faktoren für die Krebserkrankung. Darstellung einer retrospektiven Studie. Zeitschrift für Analyse, Prävention und Therapie psychosozialer Konflikte und Krankheiten 1:108–125

Grossarth-Maticek R, Eysenck HJ (1989a) Creative novational behaviour in the prevention of cancer and coronary heart disease. 2nd International Montreux Congress on Stress. Montreux, Switzerland

Grossarth-Maticek R, Eysenck HJ (1989b) Prevention of cancer and coronary heart disease and the reduction in the cost of the National Health Service. J Soc Political Economic Studies 14:25–47

Grossarth-Maticek R, Eysenck HJ (1990a) Coffee-drinking and personality as factors in the genesis of cancer and coronary heart disease. Neuropsychobiology 23:153–159

Grossarth-Maticek R, Eysenck HJ (1990b) Personality, smoking and alcohol as synergistic risk factors for cancer of the mouth and pharynx. Psychological Reports 67:1024–1026

Grossarth-Maticek R, Eysenck HJ (1990c) Personality, stress and disease: description and validation of a new inventory. Psychological Reports 66:355–373

Grossarth-Maticek R, Eysenck HJ (1990d) Prophylactic effects of psychoanalysis on cancer-prone and coronary heart disease-prone probands, as compared with control groups and behaviour therapy groups. J Behav Ther Exp Psychiatry 21:91–99

Grossarth-Maticek R, Eysenck HJ (1990e) Psychological factors in the prognosis, prophylaxis, and treatment of cancer and coronary heart disease. Directions in Psychiatry 9:2–7

Grossarth-Maticek R, Eysenck HJ (1991a) Creative novation behaviour therapy as a prophylactic treatment for cancer and coronary heart disease: Part I – Description of treatment. Behav Res Ther 29:1–16

Grossarth-Maticek R, Eysenck HJ (1991b) Personality and cancer: Prediction and prophylaxis. In: Nygaard F, Upton AC (eds) Anticarcinogenesis and radiation protection. Plenum, New York

Grossarth-Maticek R, Eysenck HJ (1991c) Personality, stress and motivational factors in drinking as determinant of risk for cancer and coronary heart disease. Psychological Reports 69:1027–1093

Grossarth-Maticek R, Eysenck HJ (1991d) Prevalence and etiology of psychological problems in cancer patients. In Seva A et al. (eds) The European Handbook of Psychotherapy and Mental Health. Vol. II. Anthropos, Barcelona, pp 1392-1396

Grossarth-Maticek R, Eysenck HJ (1994) Self-regulation and mortality from cancer, coronary heart disease, and other causes: A prospective study. Personality and Individual Differences 6:781–795

Grossarth-Maticek R, Eysenck HJ (1995) Self-regulation and mortality from cancer, coronary heart disease and other causes: a prospective study. Person Indiv Diff 19:781–795

Grossarth-Maticek R, Eysenck HJ (1996) Psychological factors in the treatment of cancer and coronary heart disease. In: Issues in modern therapy. Hatherleigh Press, New York

Grossarth-Maticek R, Eysenck HJ, Rieder H, Rakic L (1980) Psychological factors as determinants of success in football and boxing: the effects of behaviour therapy. Int J Sport Psychol 21:237–255

Grossarth-Maticek R, Kanazir DT, Schmidt P, Vetter H (1982a) Psychosomatic factors in the progress of cancerogenesis, Theoretical models and empirical results. Psychother Psychosom 38:284–302

Grossarth-Maticek R, Siegrist J, Vetter H (1982b) Interpersonal repression as a predictor of cancer. Soc Sci Med 16:493–498

Grossarth-Maticek R, Kanazir DT, Vetter H, Schmidt P (1983) Psychosomatic factors involved in the process of cancerogenesis – Preliminary results of the Yugoslav Prospective Study. Psychother Psychosom 40:191–120

Grossarth-Maticek R, Frentzel-Beyme R, Becker N (1984a) Cancer risk accociated with life events and conflict solution. Cancer Detect Prev 7: 201–209

Grossarth-Maticek R, Schmidt P, Vetter H, Arndt S (1984b) Psychotherapy research in oncology. In Steptoe A, Matthews A (eds), Health care and human behavior. Academic Press, New York

Grossarth-Maticek R, Kanazir DT, Schmidt P, Vetter H (1985) Psychosocial and organic variables as predictors of lung cancer, cardiac infarct and apoplexy: Some differential predictors. Person Indiv Diff 6:313

Grossarth-Maticek R, Frentzel-Beyme R, Kanazir DT, Jankovic M, Vetter H (1987) Reported herpes virus-infection, fever and cancer incidence in a prospective study. J Chron Dis 40:967–976

Grossarth-Maticek R, Eysenck HJ, Vetter H (1988a) Personality type, smoking habit and their interaction as predictors of cancer and coronary heart disease. Person Indiv Diff 9:479–495

Grossarth-Maticek R, Eysenck HJ, Vetter H, Frentzel-Beyme R (1988b) The Heidelberg prospective intervention study. In: Eylenbosch WJ, Depoorter AM, van Lerebeke N (eds) Primary prevention of cancer. Raven, New York

Grossarth-Maticek R, Eysenck HJ, Vetter H, Schmidt P (1988c) Psychosocial types and chronic diseases: Results of the Heidelberg prospective psychosomatic intervention study. In: Maes S, Spielberger CD, Defares PB, Sarason IG (eds) Topics in health psychology. Wiley, New York

Grossarth-Maticek R, Eysenck HJ, Uhlenbruck G et al. (1990) Sports activity and personality as elements in preventing cancer and coronary heart disease. Perceptual and Motor Skills 71:199–209

Grossarth-Maticek R, Eysenck HJ, Everitt B (1991a) Personality, stress, smoking and genetic predisposition as synergistic risk factors for cancer and coronary heart disease. Integr Physiol Behav Sci 26:309–322

Grossarth-Maticek R, Eysenck HJ, Gallasch G, Vetter H, Frentzel-Beyme R (1991b) Changes in degree of sclerosis as a function of prophylactic treatment in cancer-prone and CHD-prone probands. Behav Res Ther 29:343–351

Grossarth-Maticek R, Eysenck HJ, Rakic L (1991c) Central nervous system and cancer. In: Nygaard F (ed) Anticarcinogenesis and radiation: Strategies in protection from radiation and cancer. Plenum, New York

Grossarth-Maticek R, Eysenck HJ, Barrett P (1993) Prediction of cancer and coronary heart disease as a function of method of questionnaire administration. Psychological Reports 73:943–959

Grossarth-Maticek R, Eysenck HJ, Boyle G (1994) An empirical study of the diathesis-stress theory of disease. Int J Stress Management 1:3–18

Grossarth-Maticek R, Baastians J, Kanazir DT (1995a) Psychosocial factors as strong predictors of mortality from cancer, ischaemic heart disease and stroke. J Psychosom Res 29:167–176

Grossarth-Maticek R, Eysenck HJ, Boyle GJ (1995b) Alcohol consumption and health: Synergistic Interaction with Personality. Psychological Reports 77:675–687

Grossarth-Maticek R, Eysenck HJ, Boyle GJ (1995c) Method of test administration as a factor in test validity: the use of a personality questionnaire in the prediction of cancer and coronary heart disease. Behav Res Ther 33:705–710

Grossarth-Maticek R, Eysenck HJ, Pfeifer A, Schmidt P, Koppel G (1997) The specific action of different personality risk factors on cancer of the breast, cervix, corpus uteri and other types of cancer: A prospective investigation. Person Individ Diff 23:649–960

Grossarth-Maticek R, Rakic L (2006) Interaction between self regulation and antidepressive administration as a method of intervention in primary and secondary cancer prevention. In: Neurobiological Studies – From Genes to Behaviour. Research Signpost

Haken H (1978) Synergetics. Springer, Berlin Heidelberg New York

Hankey GJ (1999) Smoking and the risk of stroke. J Cardiovasc Risk 6:207–211

Heller WD (1988) Precursor lesions of the GI tract and psychosocial risk factors for prediction and prevention of gastric cancer. Cancer Detection and Prevention 13:23–29

Huber G (1997) Healthy aging. Health Promotions Publications, Gamburg

Hüther G (1998a) Biologie der Angst. Wie aus Stress Gefühle werden. Vandenhoeck & Ruprecht, Göttingen

Hüther G (1998b) Gefahren des Erfolgs, Chancen der Ratlosigkeit. Über Angst und Stress. Universitas 630:1179–1193

Hüther G et al. (1996) Psychische Belastungen und neuronale Plastizität. Z Psychosom Med 42:107–127

Illmarinen J, Tempel J (2002) Arbeitsfähigkeit 2010. Was können wir tun, damit Sie gesund bleiben? Vsa, Hamburg

Johnson J. G. et al (2000), »Adolescent personality disorders associated with violence and criminal behaviour during adolescence and early adulthood«, Am J Psychiatry 157, 1406 - 1412

Joiko K, Schmauder M, Wolff G (2004) Psychische Belastung und Beanspruchung im Berufsleben. Dortmund

Kanazir DT, Djordjevic-Markovic R, Grossarth-Maticek R (1984) Psychosocial (emotional) stress, steroid hormones and cancerogenesis. Molecular aspects. Facts and speculations. In: Ovchinnikov YA (ed) Progress in bioorganic chemistry and molecular biology. Proceedings of the International Symposium on Frontiers in Bioorganic Chemistry and Molecular Biology held in Moscow and Alma-Ata, USSR, on 19–24 June 1984. Elsevier Science, Amsterdam

Karasek RA, Theorell T (1990) Healthy Work. Stress, Productivity and the Reconstruction of Working Life. New York: Basic Books 1990

Karasek RA, Theorell T (1996) Current methodological issues relating to psychological job strain and cardiovascular disease research. J Occup Health Psychol 1:9–26K

Knekt P et al. (1996) Elevated lung cancer risk among persons with depressed mood. Am J Epidemiol 144:1096–1103

Kriegesmann B (2003) Selbstmanagement; Neue Aufgaben bei der Abstimmung individueller Lebensführung mit geänderten Arbeitsformen. In: Bericht aus der angewandten Innovationsforschung No 207, Bochum

Kriegesmann B, Kerka F (2001) Kompetenzentwicklung: Neue Aufgaben für die Gestaltung und Umsetzung von Innovationsprozessen. In: Bellmann L, Minssen H, Wagner P (Hrsg) Personalwirtschaft und Organisationskonzepte moderner Betriebe. Beiträge zur Arbeitsmarkt- und Berufsforschung (BeitrAB) 252, Nürnberg, S 133–162

Kriegesmann B, Kottmann M, Masurek L, Nowak U (2005) Kompetenz für eine nachhaltige Beschäftigungsfähigkeit, Schriftenreihe der Bundesanstalt für Arbeitsschutz und Arbeitsmedizin, Forschung Fb 1038. BAuA, Dortmund Berlin Dresden

Kruse A (1996) Geriatrie – Gesundheit und Kompetenz im Alter. Aufgaben der Prävention und Rehabilitation. In: Allhoff PJ, Leidel J, Ollenschläger G, Voigt P (Hrsg) Handbuch der Präventivmedizin. Springer, Berlin Heidelberg New York, S 601–628

Kruse A, Lindenberger U, Baltes PB (1993) Longitudinal research on human aging: The power of combining realtime, microgenetic and simulation approaches. In: Magnusson D, Casaer P (eds) Longitudinal research on individual development. Cambridge University Press, New York, pp 153–193

Lachuer J et al. (1991) Differential early time course activation of the brain stem. Neuroendocrinology 53:589–596

Lehr U (2003) Psychologie des Alterns, 10. Aufl. Quelle & Meyer, Heidelberg

Lehr U, Schmitz-Schwerzer R, Zimmermann EJ (1987) Vergleiche Überlebender und Verstorbener in der Bonner Gerontologischen Längsschnittstudie (BOLSA). In: Lehr U, Thomae H (Hrsg) Formen seelischen Alterns. Enke, Stuttgart

Lillemoe et al. (2000) Pancreatic cancer: state-of-the-art care. CA Cancer J Clin 50:241–268

Luigina B et al. (1996) Exocrine pancreatic cancer, cigarette smoking, and diabetes mellitus. A case-control study in Northern Italy. Pancreas 27:143–149

Marmot M, Siegrist J, Theorell T, Feeney A (1999) Health and the psychosocial environment at work. In: Marmot M, Wilkinson R (eds) Social determinants of health. Oxford University Press, Oxford, pp 105–131

Maslach C, Schaufeli WB (1993) Historical and conceptual development of burnout. In: Schaufeli WB, Maslach C, Marek T (eds) Professional burnout: recent developments in theory and research. Taylor & Francis, Washington DC, 1–16

Moore RY, Bloom F (1979) Central catecholaminergic neuron systems. Ann Rev Neurosci 2:113–168

Mussmann C, Kraft U, Thalmann K, Muheim M (1993) Die Gesundheit gesunder Personen. eine qualitative Studie. Zürich: Institut für Arbeitspsychologie, Eidgenössische Technische Hochschule Zürich. Salute Nr. 2

Pröll U, Gude D (2003) Gesundheitliche Auswirkungen flexibler Arbeitsformen. Dortmund (Schriftenreihe der Bundesanstalt für Arbeitsschutz und Arbeitsmedizin: Forschung, Fb 986. BAuA, Berlin

Reinecker HS, Schmelzer D (Hrsg) (1996) Verhaltenstherapie, Selbstregulation, Selbstmanagement. Hogrefe, Göttingen

Richter G (2000) Psychische Belastung und Beanspruchung. Stress, psychische Ermüdung, Monotonie, psychische Sättigung. Wirtschaftsverlag NW, Bremerhaven. Schriftenreihe der Bundesanstalt für Arbeitsschutz und Arbeitsmedizin 36

Richter P, Hacker W (1998) Belastung und Beanspruchung. Stress, Ermüdung und Burnout im Arbeitsleben. Heidelberg

Richter P, Rudolph M, Schmidt CF (1995) FABA: Fragebogen zur Analyse belastungsrelevanter Anforderungsbewältigung. Technische Universität, Institut für Arbeits- Organisations- und Sozialpsychologie, Dresden

Rimann M, Udris I (1998a) Gesundheitsförderung im Eidgenössischen Personalamt. Ein Pilotprojekt. ETH Zürich, Institut für Arbeitspsychologie

Rimann M, Udris I (1998b) Kohärenzerleben: (sense of coherence): Zentraler Bestandteil von Gesundheit oder Gesundheitsressource? In: Schüffel W et al. (Hrsg) Handbuch der Salutogenese. Konzept und Praxis. Ullstein, Wiesbaden, S 351–373

Rossi I (1991) Die Psychobiologie der Seele-Körper-Heilung. Synthesis, Essen

Schauenstein K (2000) Psychoneuroimmunologie. Der Dialog zwischen Gehirn und Immunsystem. Referat im Rahmen der Veldener Ärztetage 2000

Scheuch K (1997) Psychomentale Belastung und Beanspruchung im Wandel von Arbeitswelt und Umwelt. In: Borsch-Galetke E, Struwe F (Hrsg) 37. Jahrestagung der Deutschen Gesellschaft für Arbeitsmedizin und Umweltmedizin e.V. Rindt-Druck, Fulda, S 65–80

Schüffel W et al. (1998) Handbuch der Salutogenese. Konzept und Praxis. Ullstein Medical, Wiesbaden

Schulz R, Hanusa BH (1978) Long-term effects of control and predictability enhancing interventions: Findings and ethical issues. J Pers Soc Psychol 36 (11):1194–1201

Selye H (1974a) Stress without Dysstress. New York: Signet (dt. Ausgabe: Stress – Bewältigung und Lebensgewinn. Piper, München, 1988)

Selye H (1974b) Stress. Stress without disstress. Piper, München

Siegrist J (1996) Soziale Krisen und Gesundheit: Eine Theorie der Gesundheitsförderung am Beispiel von Herz-Kreislauf- Risiken im Erwerbsleben. Hogrefe, Göttingen

Siegrist J (1999) Psychosoziale Arbeitsbelastungen und Herz-Kreislauf-Risiken: internationale Erkenntnisse zu neuen Stressmodellen. In: Badura B, Lisch M, Vetter C (Hrsg) Fehlzeiten-Report. Psychische Belastungen am Arbeitsplatz. Springer, Berlin, pp 142–153

Siegrist J (2000) Place, social exchange and health: proposed sociological framework. Soc Sci Med 51:1283–1293

Siegrist J (2001a) Distributive Gerechtigkeit und Gesundheit: Eine medizinsoziologische Perspektive. Ethik in der Medizin 13:33–44

Siegrist J (2001b) Longterm stress in daily life in a social epidemiologic prospective. In: Theorell T (ed) Everyday biological stress mechanisms. Advances of Psychosomatic Medicine, vol 22. Karger, Basel, pp 91–103

Siegrist J (2004) Soziale Determinanten von Herz-Kreislauf-Krankheiten. Neue Erkenntnisse und ihre Bedeutung für die Prävention. Vortrag Nr. 461, Akademie der Wissenschaften Nordrhein-Westfalen. Schöningh, Paderborn

Stansfeld SA, Marmot M (eds) (2002) Stress and the Heart. BMJ Publication, London

Stierlin H (1982) Delegation und Familie. Suhrkamp, Frankfurt

Stierlin H, Grossarth-Maticek R (2001) Krebsrisiken und Überlebenschancen. Wie Seele, Körper und Umwelt zusammenmenwirken. Auer, Heidelberg

Strauß B, Wittmann WW (2005) Psychotherapieforschung: Grundlagen und Ergebnisse. In: Senf W, Broda M (Hrsg) Praxis der Psychotherapie – Ein integratives Lehrbuch, 3. Aufl. Thieme, Stuttgart, S 760–781

Tsuda A, Tanaka M (1985) Differential changes in noradrenaline turnover. Behav Neurosci 99:802–817

Tsutsumi A, Kawakami N (2004) A review of empirical studies on the model of effort-reward imbalance at work: reducing occupational stress by implementing a new theory. Soc Sci Med 59:2335–2359

Udris I, Frese M (1999) Belastung und Beanspruchung. In: Hoyos C, Frey D (Hrsg) Arbeits- und Organisationspsychologie. Weinheim, S 429–445

van Vegchel N, de Jonge J, Bosma H, Schaufeli W (2005) Reviewing the effort-reward imbalance model: drawing up the balance of 45 empirical studies. Soc Sci Med 60:1117–1131

Vetter H (1988) Probleme bei der Analyse von kategorialen abhängigen Variablen, insbesondere mit SAS CATMOD. In: Faulbaum R, Uehlinger H-M (Hrsg) Fortschritte der Statistik-Software 1. Fischer, Stuttgart, S 46–53

Wittmann WW, Nübling R, Schmidt J (2002) Evaluationsforschung und Programmevaluation im Gesundheitswesen. Z Evaluation 1:39–60

World Cancer Research Fund (1997) Banta Book. Washington

Wydler H, Kolip P, Abel T (2000) Salutogenese und Kohärenzgefühl. Grundlagen, Empirie und Praxis eines gesundheitswissenschaftlichen Konzeptes. Juventa, Weinheim

RGM-Fragebogen Selbstregulation und Gesundheit

Überblick

Fragen ab XIV werden nach folgenden Kategorien beantwortet:
0 = überhaupt nicht, 1 = sehr schwach, 2 = schwach, 3 = mittelmäßig, eher schwach, 4 = mittelmäßig, eher stark, 5 = stark, 6 = sehr stark, 7 = äußerst stark

Allgemeine Daten

Symptome und chronische Erkrankungen, die zum Ausschluss aus der prospektiven Interventionsstudie dienen und zum sofortigen Hinweis, einen Arzt aufzusuchen:

▬ Leiden oder litten Sie an einer der folgenden Krankheiten?
 – Herzinfarkt
 – Krebs
 – Gemütskrankheit (endogene Psychose, z. B. Schizophrenie oder manisch-depressive Erkrankung)

 – Andere schwere chronische Erkrankung (z. B. Multiple Sklerose, wenn ja: welche?
 – Fühlen Sie sich in der letzen Zeit sehr krank? Ja – Nein

▬ Sind bei Ihnen in der letzten Zeit folgende Gesundheitsprobleme aufgetaucht?
 – Lang anhaltende Verdauungsstörungen
 – Schluckbeschwerden
 – Heiserkeit mit Husten
 – Störungen im Darm und in der Blase
 – Wunden, die nicht heilen
 – Knoten oder Verdickungen an einem Körperteil
 – Ungewöhnliche Blutungen oder andere Absonderungen
 – Schmerzen im Rücken mit Ausstrahlungen in den Bauch
 – Große Gewichtsabnahmen
 – Schmerzen im Brustkorb mit Ausstrahlungen in den linken Arm
 – Magenschmerzen
 – Schwindelgefühle mit allgemeiner Schwäche

▬ Gibt es irgendwelche anderen Beschwerden, die Ihnen Sorgen machen? Wenn ja, welche?

Medizinische Daten, Risikofaktoren

I   Allgemeine Daten

1. Laufende Erhebungsbogennummer
2. Wie *alt* sind Sie?
3. *Geschlecht:* 1 männlich 2 weiblich
4. Welchen *Schulabschluss* haben Sie?
 – Volksschule
 – Mittelschule oder Mittlere Reife
 – Abitur
 – Hochschulabschluss
5. Welcher *Berufsgruppe* gehören oder gehörten Sie an?
 – Arbeiter
 – Kleiner Angestellter
 – Mittlerer Angestellter
 – Leitender Angestellter
 – Beamter
 – Landwirt oder selbständiger Gewerbetreibender mit kleinem Betrieb
 – Landwirt oder selbständiger Gewerbetreibender mit größerem Betrieb
 – Freie Berufe

- Hausfrau
- Rentner

6. Welcher *Konfession* gehören sie an?
    - Der katholischen
    - Der protestantischen
    - Einer jüdischen
    - Einer kleinen christlichen aktiven Gemeinschaft, z. B. den Zeugen Jehovas
    - Dem Islam
    - Der orthodoxen (griechisch oder russisch)
    - Einer anderen Religion (welche?)
    - Keiner

Kamen Sie *beruflich* länger als 10 Jahre regelmäßig direkt in Berührung mit

1. Asbest? ja/nein
2. unterschiedlichen Chemikalien (z. B. als Laborant, Arbeit in der chemischen Industrie, Reinigung)? ja/nein
3. unterschiedlichen Lösungsmitteln? ja/nein
4. unterschiedlichen Pestiziden (z. B. als Arbeiter in der Landwirtschaft)? ja/nein
5. intensiven Autoabgasen (z. B. Autofahren, Wohnen, Bewegung in der Nähe von dichtem Verkehr) – wie viel Stunden täglich? (Fragen 7–11 in diesen Studien nicht ausgewertet)
6. Interviewer Jahr

II Gesamtcholesterin
[im durchschnittlichem Abstand von 1 bis 2 Monaten (1- bis 6fache Messung)]

III Zigarettenrauchen
1. Jahre
2. Anzahl pro Tag
3. Konsum steigend von Jahr zu Jahr (+), abfallend (–), gleichbleibend (0)
4. Exraucher, Jahre

IV Ernährung
Wie sieht Ihre durchschnittliche Ernährung aus, wenn Sie die letzten 3 Jahre berücksichtigen?

1. wenig und gesund (z. B. überwiegend Obst, frisches Gemüse, wenig Fett und Kohlenhydrate)
2. mittelviel und gesund (wie oben, nur etwas mehr)
3. viel und gesund (wie oben, aber in großen Mengen)

4. wenig und ungesund (sehr selten frisches Obst und Gemüse (z. B. einmal im Monat), regelmäßig wenig Wurst, Fleisch, Fett, Kohlenhydrate)
5. mittelviel und ungesund (wie unter 4., nur etwas mehr)
6. viel und ungesund (wie oben, aber in großen Mengen)
7. wenig, mal gesund, mal ungesund
8. mittelviel, mal gesund, mal ungesund
9. viel, mal gesund, mal ungesund

Wie bekommt Ihnen Ihre Ernährung im Allgemeinen?

1. wohltuend
2. neutral (mal wohltuend, mal nicht wohltuend, meistens neutral)
3. meistens Unwohlsein erzeugend
4. chronische Verdauungsstörungen
5. chronischer Durchfall
6. chronische Verstopfung

V Alkoholkonsum
1. Jahre des Konsums
2. Gramm Alkohol pro Tag
   (Bestimmung: Welche Alkoholsorten trinken Sie und in welchen Mengen durchschnittlich pro Woche? Die Menge wird durch 7 geteilt und nach einer standardisierten Tabelle in g Alkohol umgesetzt)
3. Ist Ihr Konsum in den letzten 5 Jahren: steigend (+), abfallend (–), gleich bleibend (0)?
4. Sind Sie Ex-Alkoholiker? Wenn ja, seit wie vielen Jahren?
5. Konsumieren Sie Klosterfrau Melissengeist?
6. Wenn ja, wie viele Jahre?
7. Wie oft im Monat?
8. In welcher Tagesdosis: 1 = empfohlene Dosis, 2 = geringer als empfohlen, 3 = mehr als empfohlen
9. Wenn Sie die letzten drei Jahre berücksichtigen: Wie zufrieden sind Sie mit der erlebten Wirkung von Klosterfrau Melissengeist?
   0 = überhaupt nicht, 1 = sehr schwach, 2 = schwach, 3 = mittelmäßig, eher schwach, 4 = mittelmäßig, eher stark, 5 = stark, 6 = sehr stark, 7 = äußerst stark
10. Konsumieren Sie Klosterfrau Melissengeist

a) zur Steigerung Ihres allgemeinen Wohlbefindens (Ja/Nein)
und/oder
b) zur Reduktion von bestimmten Symptomen (z. B. Nervosität, Einschlafstörungen, Schlafprobleme, Erkältungssymptome, Verdauungsprobleme, Muskelschmerzen)? Ja/Nein

VI Kaffeekonsum
1. Seit wie vielen Jahren trinken Sie Kaffee?
2. Wie viele Tassen pro Tag in den letzten 5 Jahren?
3. Sind Sie Ex-Kaffeetrinker?
4. Seit wie vielen Jahren trinken Sie keinen Kaffee mehr?

VII Leiden Sie an der Zuckerkrankheit (Diabetes mellitus)?
Wenn ja:
1. Seit wie vielen Jahren Insulin-behandelt?
2. Seit wie vielen Jahren orale Behandlung?

VIII Blutdruck
(6 Messungen systolisch und diastolisch am linken Arm gleichzeitig mit Cholesterinmessung)
IX Körperliche Bewegung
In welche Gruppe der Bewegungsgewohnheiten würden sie sich einordnen unter Berücksichtigung der letzten 5 Jahre?
1. regelmäßig und mäßig
2. regelmäßig und forciert
3. mäßig und unregelmäßig
4. forciert und unregelmäßig
5. mangelnde körperliche Bewegung

Wie erleben Sie Ihre körperliche Bewegung allgemein unter Berücksichtigung der letzten 5 Jahre?
1. wohltuend
2. neutral
3. Unwohlsein erzeugend
4. Körpergewicht (RR)

X Organvorschädigung
Wurde bei Ihnen eine der folgenden organischen Erkrankungen vom Arzt diagnostiziert?
1. Ausprägung der Sklerose im Augenhintergrund; 4 Typen:

1 nicht ausgeprägte Sklerose
2 Altersbedingt ausgeprägt
3 ausgeprägt
4 extrem ausgeprägt
Die Personen wurden zur Feststellung der Sklerose im Augenhintergrund zu kooperierenden Augenärzten geschickt.
2. Chronische Pankreatitis (chronische Entzündung der Bauchspeicheldrüse), Jahre
3. Angina pectoris (Schmerzen im Brustkorb mit Ausstrahlung in den linken Arm), Jahre
4. Chronische obstruktive Bronchitis (Bronchitis, Entzündung der Bronchien mit massiven eitrigem Auswurf) Jahre
5. Lungentuberkulose, Jahre
6. Magengeschwür mit Teil- oder Ganzresektion (ein Teil oder der ganze Magen wurde entfernt), Jahre →
7. Chronische atrophische Gastritis (chronische Magenentzündung), Jahre
8. Familiäre Polyposis (Darmpolypen, die operativ entfernt bzw. nicht operiert wurden), Jahre
9. Colitis ulcerosa, Jahre
10. Gallensteine, Jahre
11. Leberzirrhose, Jahre
12. Hepatitis B, Jahre
13. Hypoazidität des Magens (zu wenig Säure), Jahre

XI Krebs
— Familiäre Belastung in gerader Linie (6 Personen, Anzahl). Wenn ja, wie viele Personen?
— Litt eine oder mehrere Personen in Ihrer Familie (Vater, Mutter oder Großeltern) an Krebs? Wenn ja, an welcher Krebsart?
1. Pankreaskarzinom (Bauchspeicheldrüse)
2. Kolonkarzinom
3. Rektumkarzinom
4. Mamakarzinom (Brustkrebs)
5. Corpus-uteri-Karzinom (Gebärmutterkrebs)
6. Zervixkarzinom (Gebärmutterhalskrebs)
7. Ovarialkarzinom (Eierstockkrebs)
8. Nierenkarzinom
9. Hodenkarzinom
10. Lungenkarzinom oder Krebs an den Bronchien (Bronchialkarzinom)
11. Magenkarzinom
12. Leberkarzinom

13. Malignes Melanom (Schwarzer Hautkrebs)
14. Andere Krebsart

XII Herzinfarkt, Hirnschlag

1. Herzinfarkt (familiäre Belastung in gerader Linie, Anzahl wenn ja, wie viele Personen)
2. Hirnschlag
3. Morbus Alzheimer
4. Morbus Parkinson

XIII Medikamenteneinnahme

1. Nehmen Sie dauerhaft Medikamente ein, die eine *dämpfende, hemmende, beruhigende Wirkung* haben (z. B. Mittel gegen Angst)? (Wenn ja, seit wie vielen Jahren?)
2. Nehmen Sie dauerhaft ein Medikament ein, das eine *anregende, stimulierende Wirkung* hat, z. B. gegen Depressionen?
3. Nehmen Sie regelmäßig, z. B. mehrfach in der Woche oder täglich, *Acetylsalicylsäure* ein (z. B. Aspirin)?
4. Nehmen Sie regelmäßig ein *anderes Medikament* ein?
5. Nehmen Sie regelmäßig ein anderes *NSAR* ein?

XIV Verhalten, Stress, Persönlichkeit

1. Ausprägungsgrad des Wohlbefindens: Wenn Sie die letzten 3 Jahre Ihres Lebens berücksichtigen, wie stark ausgeprägt war Ihr *Wohlbefinden*?
   0 = überhaupt nicht, 1 = sehr schwach, 2 = schwach, 3 = mittelmäßig, eher schwach, 4 = mittelmäßig, eher stark, 5 = stark, 6 = sehr stark, 7 = äußerst stark
2. *Religiosität*: In welchen hier beschriebenen Typus der Religiosität würden Sie sich selbst hier einordnen?
   1   atheistisch mit Wut auf Gott und die Kirche
   2   atheistisch aus rationalen Gründen
   3   Kirchgänger und Befürworter der kirchlichen Normen und Gebräuche
   4   ausgeprägt gottbezogen, z. B. starke Liebe zu Gott, fühlt sich von Gott geliebt, spürt die wohltuende Wirkung des Heiligen Geistes.
3. *Soziale Isolation*: Lebten Sie in den letzten 3 Jahren einsam, d. h. mitmenschlich isoliert, z. B. von Verwandten, im Wohnbereich, durch

mangelhafte mitmenschliche Kontakte, usw. Wenn ja, wie stark ausgeprägt?

4. *Selbstregulation*: der Mittelwert einer zusammengefassten Variable aus 16 Fragen, die im Anschluss an diesen Fragebogen angeführt sind (s. S. 303)
5. Gynäkologischer Stress 1 (nur für Frauen): unerfüllte Sehnsucht nach mütterlicher Nähe:
   Leiden Sie bis in die Gegenwart unter mangelnder Nähe, Liebe, Anerkennung durch Ihre Mutter (d. h., haben Sie unerfüllte Sehnsucht nach mehr liebevoller Nähe zu Ihrer Mutter)?
6. Gynäkologischer Stress 2:
   Leiden Sie bis in die Gegenwart aufgrund einer schmerzlichen Trennung von einem Kind und/ oder nicht verwirklichter, ersehnter Nähe (z. B. Tod, Trennung nach Streit, ungenügender Anerkennung usw.)?
7. Gynäkologischer Stress 3:
   Leiden Sie bis in die Gegenwart aufgrund einer Abtreibung oder Totgeburt, durch die Sie ein ersehntes und erwünschtes Kind verloren haben?
8. Gynäkologischer Stress 4:
   Versuchen Sie, mitmenschliche Nähe und Geborgenheit durch Sexualität mit schnellem und häufigem Partnerwechsel ohne Erfolg zu erreichen (indem z. B. Hoffnungen vor der Begegnung regelmäßig in Depressionen nach der Begegnung umschlagen)?
9. *Innere Autonomie*: Ich bin innerlich unabhängig von Personen, Substanzen und Verhaltensweisen, die zu negativen Folgen führen in irrtümlicher Erwartung von positiven Folgen (z. B. von Alkohol, Medikamenten, Fehlernährung, einem Elternteil, einem abweisenden Vorgesetzten usw.)
10. *Integration von Vernunft, Gefühl und Intuition*: Ich bin meistens fähig, meine Gefühle so zu erleben, dass sie von der Vernunft begriffen und unterstützt werden, und meine Vernunft so einzusetzen, dass sie zu positiven Gefühlen führen. Aus dem guten Zusammenspiel von Vernunft und Gefühl entsteht bei mir auch eine gute Intuition, z. B. indem ich Dinge frühzeitig richtig erkenne.
11. *Spaltung von Problemen und Verhalten*: Ich bin häufig vollkommen unfähig, meine angestau-

ten Probleme durch mein Verhalten zu lösen und habe das Gefühl, dass mein Verhalten von den Problemen, die mich bedrücken, abgespaltet ist.

12. Ich habe häufig das Gefühl, dass mich *negative Gefühle beherrschen* und ich nicht in der Lage bin, diese in meinen mitmenschlichen Kommunikationen (in meinen mitmenschlichen Beziehungen) in positive Gefühle umzuwandeln, sodass sich ein Gefühl der Ausweglosigkeit einstellt.

13. *Blockade der emotionalen Wahrnehmung*: Ich bin meistens nicht in der Lage, meine Gefühle wahrzunehmen und zu erkennen und mich gefühlsgesteuert zu verhalten (z. B. verhalte ich mich eher rational ausgerichtet an äußerlichen Anforderungen und Erwartungen).

14. *Existenzangst*: Ich fühle mich in meiner Existenz unsicher, bedroht und eingeengt

15. *Isolationsleid*: Ich leide aufgrund der Isolation von einer wichtigen Person (z. B. weil ich deren ersehnte Anerkennung oder Nähe nicht erreichen kann)

16. *Verhaltenskorrekturblockade*: Ich habe in bestimmten Lebensbereichen allergrößte Schwierigkeiten, Verhaltensweisen zu verändern, die bei mir anhaltend zu negativen Folgen führen (z. B. im körperlichen oder gefühlsmäßigen Bereich)

17. *Erlebte Störfaktoren mit hilfloser Übererregung*: Ich fühle mich immer wieder hilflos ausgeliefert negativ erlebten Personen oder Zuständen gegenüber, die bei mir immer wieder zu Aufregung führen, die ich innerlich nicht beherrschen kann.

18. *Schockerlebnisse*: Ich leide bis in die Gegenwart aufgrund bestimmter Erlebnisse, die bei mir schockartig eine völlige gefühlsmäßige Überforderung hervorgerufen haben (z. B. Krankenhausaufenthalt in der frühen Kindheit, Bombardierungen, ungerechte Behandlung durch einen Elternteil usw.)

19. *Erlebte Zerrbilddenunziation*: Ich leide bis in die Gegenwart aufgrund des Versuches bestimmter Personen oder Organisationen, meine Person gegen jeden Wahrheitsgehalt ehrenrührig zu entwerten mit der letzten Absicht, mich soweit wie möglich zu vernichten.

20. *Anregungslos, Monotonie*: Ich lebe seit Jahren in einem Zustand mangelhafter Anregung, die durch Langeweile gekennzeichnet ist.

21. *Umwandlungsfähigkeit von Gefühlsqualitäten*: Ich bin regelmäßig in der Lage, negative Gefühle durch mein Verhalten in positive umzuwandeln (z. B. indem ich neue Kommunikationen eingehe, mit Menschen spreche usw.).

22. *Isolation, Ausstoßung in der Ursprungsfamilie*: Ich wurde in meiner Familie als Kind eher ausgestoßen, wenig geliebt und wenig gefühlsmäßig anerkannt.

23. *Übermäßige Bindung an Ursprungsfamilie*: Meine Familienmitglieder haben mich stark an sich gebunden mit großen gefühlsmäßigen Erwartungen, die mich auch bis heute noch binden.

24. *Autonomie mit liebevoller Akzeptanz* in der Ursprungsfamilie: Meine Familienmitglieder haben mich liebevoll anerkannt und mir jegliche innere Freiheit für meine gefühlsmäßigen Entscheidungen überlassen.

25. *Negative Lustdifferenz*: Die Intensität meiner positiven Gefühle war in der Vergangenheit stärker als in der Gegenwart.

26. *Angenehme Umwelt*: Ich kann täglich meine physische Umwelt, z. B. Natur, Wohnlage, Wohnung, wohltuend genießen.

27. *Versöhnungsfähigkeit in der Ursprungsfamilie*: wenn Konflikte mit meinen Eltern entstehen (z. B. Streit, Abweisungserlebnisse, Ärger usw.), bin ich regelmäßig sehr schnell in der Lage, mich mit diesen wieder lustbetont zu versöhnen.

28. *Versöhnungsfähigkeit mit dem Partner/Ehegatten*: Wenn Konflikte mit meinem Partner/Ehegatten entstehen (z. B. Streit, Abweisungserlebnisse, Ärger usw.), bin ich regelmäßig sehr schnell in der Lage, mich mit diesem wieder lustbetont zu versöhnen.

Grossarthsche Typologie

XV   Selbsteinordnung (1–7)

XVI   Intervierwereinordnung (1–7)

XVII Einordnung durch Angehörige/Bekannte (1–7)

1. *Typ I: Traumatisch erlebte Separation mit persistierendem Leid* in der Isolation von gefühls-

mäßig wichtigen Personen und/oder nicht verwirklichten, ersehnten Zuständen und Zielsetzungen

Unter Isolationsleid verstehen wir einen Zustand, in dem die Person eine hoch bewertete, ersehnte, gefühlsmäßig benötigte Person und/oder einen erstrebten Zustand (z. B. im Berufsleben) nicht erreichen kann und zwar derart, dass sich ein emotional intensives Leid einstellt (z. B. innere Hoffnungslosigkeit, Verzweiflung, seelischer Schmerz). Im Isolationsleid wird i. d. R. eine ersehnte und erstrebte Nähe, z. B. zu einer gefühlsmäßig wichtigen Person, oder die Verwirklichung eines erstrebten Zieles nicht erreicht, sodass lang anhaltendes und nicht korrigierbares Leid in der Distanz von einer ersehnten Person oder eines ersehnten Zustandes auftritt. Es stellt sich dauerhaftes Gefühl der Ausweglosigkeit ein, in dem das Isolationsleid nicht mehr durch das eigene Verhalten gelindert werden kann.

Aus Angst vor Abweisung und Isolation verhält sich die Person altruistisch, Harmonie suchend und belastet sich bis zu seelisch-körperlicher Erschöpfung.

Leiden Sie in der Isolation von einer gefühlsmäßig für Sie wichtigen Person und/oder durch die Nichtverwirklichung eines erstrebten Zieles oder Zustandes und zwar lang anhaltend, ohne das Gefühl zu haben, sich auf lange Sicht aus dem Leid befreien zu können?

2. *Typ II: Persistierendes Leid an störenden, bedrohlichen, negativ erlebten Objekten*

   Hier wird ein Zustand beschrieben, in dem die Person auf negativ erlebte Menschen, Gruppen, Zustände oder das eigene Verhalten mit Aufregung, Wut, latenter Aggression reagiert und trotzdem nicht in der Lage ist, sich von den sie störenden Personen oder Zuständen zu distanzieren oder sie wunschgemäß zu verändern. Sie fühlt sich den Wirkungen der Störfaktoren hilflos ausgeliefert, z. B. weil sie nicht in der Lage ist, emotionale Distanz herzustellen. Es kommt zu einem Gefühl der anhaltenden Ausweglosigkeit.

   Leiden Sie an negativ erlebten, sie störenden, behindernden Personen oder Zuständen, von denen keine innere, emotionale Distanzierung gelingt, sodass sich ein Gefühl durchsetzt, einer negativen Wirkung hilflos ausgeliefert zu sein?

3. *Typ III: Narzisstische Ambivalenz*

   Die Person ist extrem an der eigenen Person ausgerichtet, z. B. an den eigenen Gefühlen, an geringsten Krankheitssymptomen, und ist zu Außenobjekten (z. B. andere Personen, Gruppen, soziale Zustände usw.) extrem ambivalent. In der Regel ist sie zu Objekten, die die eigene Person vollkommen bejahen, positiv eingestellt, während sie Objekten gegenüber, von denen sie auch nur eine geringe Abneigung erfährt, extrem negativ eingestellt. Bei der Person wechseln sich kurzfristig Phasen von Isolationsleid, mit Phasen, in denen sich die Person durch störende Objekte aufregt, und Phasen von Wohlbefinden, in denen sie Lust durch unangepasstes Verhalten erreicht, ab. Dabei ist ein relativ schneller Wechsel von angenehmen, positiven und unangenehmen, negativen Gefühlen im Laufe eines Tages die Regel. Sie ist weder im Isolationsleid, noch im Zustand der Aufregung lang anhaltend den negativen Gefühlen ausgeliefert und entwickelt aus diesen Phasen heraus, kompetentes, aber i. d. R. unangepasstes Verhalten in Richtung Erreichung von kurzfristigem Wohlbefinden.

   Wie stark ausgeprägt ist das Verhalten?

4. *Typ IV: Wohlbefinden erzeugende Selbstregulation*

   Die Person ist in ihrem Alltagsverhalten immer wieder in der Lage, Lust, Wohlbefinden, Sicherheit, Entwicklung und Sinnerfüllung zu erreichen, sowohl durch Verzicht von unerreichbaren oder sie schädigenden Objekten als auch durch Neugestaltung und aktive Herstellung von ersehnten Zuständen und Beziehungen, die zu Wohlbefinden führen.

   Wie stark ausgeprägt ist das Verhalten?

5. *Typ V: Rational antiemotionales Verhalten*

   Die Person orientiert sich an unterschiedlichen Normen (juristischen, naturwissenschaftlichen, ideologischen), ist ausgeprägt an rational begründetem und vernunftgeleitetem Verhalten ausgerichtet und nur schwer in der Lage, das Verhalten an Gefühlen und gefühlsmäßigen

Regungen auszurichten (d. h., sie hat Schwierigkeiten, Gefühle wahrzunehmen, mit Gefühlen umzugehen und durch Gefühle das eigene Verhalten wenn nötig zu korrigieren.
Wie stark ausgeprägt ist das Verhalten?

6. *Typ VI: Emotional antirationales Verhalten*
Die Person ist extrem an emotionalen Regungen (z. B. gefühlsmäßigen Ausbrüchen) ausgerichtet und nicht in der Lage, ihre häufig auffälligen, gefühlsbetonten Verhaltensweisen rational und für andere verständlich zu erklären.
Wie stark ausgeprägt ist das Verhalten?

XVIII Arbeit , Familie und Umwelt

1. Wie ausgeprägt ist Ihr *Wohlbefinden* im Berufsleben?
0 = überhaupt nicht, 1 = sehr schwach, 2 = schwach, 3 = mittelmäßig, eher schwach, 4 = mittelmäßig, eher stark, 5 = stark, 6 = sehr stark, 7 = äußerst stark

2. Wie ausgeprägt ist der *Arbeitsdruck* in Ihrem Berufsleben (z. B. Erwartungen von Kunden und Vorgesetzten, die keinen Aufschub dulden, hochgeschraubte Leistungsanforderungen usw.)?

3. Wie ausgeprägt erleben Sie in Ihrem Berufsleben (z. B. am Arbeitsplatz) *Anerkennung und Belohnung* für Ihre geleistete Arbeit?

4. Wie ausgeprägt sind Ihre persönlichen Gestaltungsmöglichkeiten und *Einflussnahmen* in Ihrem Berufsleben (z. B. am Arbeitsplatz)?

5. Wie stark ausgeprägt sind Ihre persönlichen *beruflichen Fähigkeiten mit den Anforderungen in Ihrem Berufsleben integriert* (sodass Ihre persönlichen Fähigkeiten im Berufsleben und Interessen, die Sie und Ihre Vorgesetzten verfolgen, erfolgreich zusammenwirken)?

6. Fühlen Sie sich in Ihrem Berufsleben von negativ erlebten Personen und Zuständen immer wieder *gestört und verhindert*, sodass negative Gefühle aufkommen wie Aufregung, Ärger oder das Gefühl, negativen Zuständen am Arbeitsplatz hilflos ausgeliefert zu sein?

7. Fühlen sie ich in Ihrem Berufsleben immer wieder *isoliert*, z. B. nicht anerkannt, ausgestoßen, sodass ein erhebliches Leid in der Isolation von erstrebten Zuständen, Verhaltensweisen oder von Arbeitskollegen entsteht?

8. Erleben Sie in Ihrem Berufsleben immer wieder *Anerkennung und Würdigung* für Ihre Leistung und Ihr Engagement?

9. Wenn Sie Ihr gesamtes Berufsleben überblicken, wie ausgeprägt haben Sie *Ihre berufliche Tätigkeit selbst mitgestaltet*?

10. Wie ausgeprägt ist Ihre außerberufliche *Mehrbelastung* (z. B. im Haushalt, in der Versorgung und Pflege von Familienmitgliedern, Engagement in Vereinen usw.)?

11. Erleben Sie eine immer *wiederkehrende Überforderung* im Berufsleben, d. h., sind die Belastungen und Anforderungen so ausgeprägt, dass Sie diese schmerzlich als unüberwindbar erleben?

12. In welchem Verhältnis steht Ihr berufliches Leben mit Ihrem privaten Leben?
   – Mein Wohlbefinden erzeugendes Privatleben steht in angenehmer Beziehung zu meinem Wohlbefinden erzeugenden Berufsleben.
   – Mein Wohlbefinden erzeugendes Privatleben steht häufig im Gegensatz zu meinem häufig unerfreulichen Berufsleben.
   – Mein häufig stressiges Privatleben steht im Gegensatz zum Wohlbefinden erzeugenden Berufsleben.
   – Ich habe ein stressiges Privatleben und ein unerfreuliches Berufsleben (wobei sich beide Bereiche häufig gegenseitig negativ beeinflussen).

13. Seelisch körperliche Erschöpfung im Berufsleben
Ich bin in meinen beruflichen Arbeitsaktivitäten (z. B. am Arbeitsplatz) in den letzten drei Jahren immer wieder seelisch körperlich erschöpft (z. B. ermüde schnell, ohne Ausdauer, kraft- und energielos, ausgelaugt usw.)

XIX Selbst- und Fremdliebe – Konflikte

1. Wie ausgeprägt ist Ihre *Fähigkeit zur Selbstachtung* und Selbstliebe?
0 = überhaupt nicht, 1 = sehr schwach, 2 = schwach, 3 = mittelmäßig, eher schwach, 4 = mittelmäßig, eher stark, 5 = stark, 6 = sehr stark, 7 = äußerst stark

2. Wie stark ausgeprägt ist Ihre eindeutige *Liebe zu den Eltern*?

3. Wie stark ausgeprägt ist Ihre eindeutige *Liebe zu Ihren sonstigen Familienmitgliedern* (z. B. Kinder, Ehegatte usw.)?

4. Wie stark ausgeprägt ist Ihre Liebe zu Ihnen wichtigen Mitmenschen?

5. Wie stark ausgeprägt ist *Ihre Liebe zu Gott*?

6. Wie stark ausgeprägt fühlen Sie sich *im Allgemeinen selbst geliebt*?

7. Versuchen Sie häufig, *Harmonie* und ein gutes Einvernehmen zwischen 2 Personen *herzustellen* (z. B. zwischen Mutter und Ehegatten), wobei Ihre Sympathien aber eindeutig auf der Seite einer Person stehen?

8. Versuchen Sie häufig, *Harmonie* und ein gutes Einvernehmen zwischen 2 Personen herzustellen, die von Ihnen beide geliebt werden, *die aber unter sich streiten und keine Versöhnungsbereitschaft zeigen*?

9. Wenn Sie alle Ihre wichtigen Lebensbereiche berücksichtigen (z. B. Beruf, Familie, eigenes Verhalten, Ernährung usw.), wie stark fühlen Sie sich *insgesamt überfordert* und nicht in der Lage, Belastungen zu überwinden und Anforderungen zu erfüllen?

10. Wenn Sie alle Ihre wichtigen Lebensbereiche berücksichtigen (z. B. Beruf, Familie, eigenes Verhalten, Ernährung usw.), wie stark haben Sie das Gefühl, Ihre wichtigen Belastungen, *Anforderungen und Aufgaben Wohlbefinden erzeugend überwinden* und erledigen zu können?

11. Wenn Sie alle Ihre wichtigen Lebensbereiche berücksichtigen (z. B. Beruf, Familie, eigenes Verhalten, Ernährung usw.), *wie ausgeprägt entsteht in unterschiedlichen Bereichen immer wieder Lust* und ausgeprägtes Wohlbefinden?

12. Wenn Sie alle Ihre wichtigen Lebensbereiche berücksichtigen (z. B. Beruf, Familie, eigenes Verhalten, Ernährung usw.), *wie ausgeprägt entsteht in unterschiedlichen Bereichen immer wieder Unlust* und ausgeprägtes Unwohlsein?

13. Wie ausgeprägt fühlen Sie sich *befähigt, Ihre täglichen Probleme zu lösen* und Belastungen zu überwinden?

14. Wie stark ist Ihre *regelmäßige Erholungsfähigkeit ausgeprägt* (z. B. durch erholsamen Schlaf, Erholung durch körperliche Bewegung, Meditation, Hobbys usw.)?

15. Halten Sie häufig sehr lange und *mit einer gewissen Sturheit an Ihren Ansichten oder Verhaltensweisen fest,* die Ihnen in der Regel mehr schaden als nutzen?

16. Sind Sie im Allgemeinen ein sehr flexibler Mensch, d. h. in der Lage, Denkweisen und Abhängigkeiten kreativ zu verändern, sobald Sie bemerken, dass diese nicht in der Lage sind, Ihre Probleme zu lösen?

XX Entzündungen/Allergien

1. Leiden Sie an einer oder mehreren *chronischen Entzündungen*? Wenn ja, an wie vielen?

2. Seit wie vielen Jahren leiden Sie an chronischen Entzündungen?

3. Hatten Sie in den letzten 10 Jahren hohes Fieber? Wenn ja, wie hoch?

4. Wie häufig hatten Sie hohes *Fieber* in den letzten 5 Jahren?

5. eiden Sie an einer oder mehreren von Arzt diagnostizierten *allergischen Erkrankung*? ja/nein

6. Leiden Sie an einer oder mehreren vom Arzt diagnostizierten *Autoimmunerkrankung*? ja/nein

XXI Eigenaktive Berufsgestaltung und -motivation

1. *Bedürfnisorientiertes Berufsleben*
Wie stark ausgeprägt entspricht Ihr Arbeits- und Berufsleben ihren wichtigsten Bedürfnissen und Gefühlen?
0 = überhaupt nicht, 1 = sehr schwach, 2 = schwach, 3 = mittelmäßig, eher schwach, 4 = mittelmäßig, eher stark, 5 = stark, 6 = sehr stark, 7 = äußerst stark

2. *Flexible Aktivierung im Berufsleben*
Ich bin immer wieder in der Lage, meine beruflichen Aktivitäten flexibel zu verändern und an neue Erfordernisse anzupassen.

3. *Mehrdimensionale Mobilität im Berufsleben*
Ich bin immer wieder in der Lage, mich in mehreren Orten (Städten, Ländern) wenn nötig beruflich zu entfalten.

4. *Berufliche Visionen*
In meinem Berufsleben verfolge ich immer Visionen, z. B. über kreative Problemlösungen, anstatt nur vorgegebene Arbeitsschritte auszuführen.

5. *Mehrdimensionale Flexibilität im Berufsleben*
Ich bin immer wieder in der Lage, unterschiedliche Berufsziele anzustreben und dabei unterschiedliche Aktivitäten einzusetzen.

6. *An eigenen Fähigkeiten orientiertes Berufsleben*
Mein Berufsleben ist weitgehend an den eigenen Fähigkeiten ausgerichtet und organisiert.

7. *Aus der Gottesbeziehung resultierendes Berufsleben*
Mein Berufsleben und meine Motivation zur Arbeit ist weitgehend von meiner Gottesbeziehung mitbestimmt.

8. *Permanentes Lernen mit hoher Motivation für Informationsaufnahme*
Ich bin stark motiviert, immer neue berufliche Informationen aufzunehmen und zu verarbeiten und befinde mich somit in permanentem Lernen.

9. *Begeisterungsfähigkeit über die Eigenleistung*
Ich bin selbst immer wieder von mir begeistert aufgrund meiner beruflichen Leistung.

10. *Positive Kommunikation im Berufsleben*
Ich bin in der Regel in der Lage, eine positive Kommunikation im Berufsleben herzustellen, d. h. eine solche Kommunikation, in der ich für meine Leistung und Fähigkeiten anerkannt und belohnt werde, aber auch die positiven Leistungen der Mitarbeiter anerkennen kann.

11. *Trennungsfähigkeit bei negativer Kommunikation im Berufsleben*
Ich bin in der Regel in der Lage, mich im Berufsleben von Personen und Zuständen zu distanzieren, in denen ich mich ungenügend anerkannt und belohnt fühle.

12. *Fähigkeit, Geschäftspartner zu begeistern*
Ich bin immer wieder fähig, meine Mitarbeiter, Geschäftspartner, Vorgesetzte durch die eigene Arbeit zu motivieren und zu begeistern.

13. *Fähigkeit, positive Kommunikationen im Vorfeld aufzubauen*
Ich bin immer wieder fähig, vor wichtigen Terminen eine positive und motivierende Kommunikation z. B. mit den Geschäftspartnern aufzubauen.

14. *Als verhindernd erlebte Kritik der Arbeitsleistung*
Erlebte negative, ungerechte Kritik seitens Vorgesetzter und Mitarbeiter, die auf die eigene Person und Leistung gerichtet ist, die Arbeitsmotivation stark verhindert und negative Gefühle hervorruft (z. B. Wut, Enttäuschung, sich in einem Zerrbild erleben, das mit einem nichts zu tun hat).

15. *Soziale und wirtschaftliche Unsicherheit*
Soziale und wirtschaftliche Unsicherheit (z. B. Angst, den Arbeitsplatz zu verlieren, Überschuldung mit negativen Folgen für die Familie, längere Arbeitslosigkeit, Angst, dass das eigene Unternehmen in Konkurs gehen muss ohne finanzielle Absicherung, fehlgeschlagene Geschäfte usw.).

16. *Transparenz durch Informationen*
Meine Vorgesetzten informieren mich und die Belegschaft regelmäßig über Arbeitsziele, Aufgaben jedes Einzelnen, bevorstehende organisatorische Veränderungen, erbrachte Leistungen, Chancen und Gefahren für die Zukunft usw., sodass ich mich nicht von Entscheidungen uninformiert übergangen fühle.

17. *Als nicht transparent erlebte Entscheidungen der Unternehmensleitung*
Ich fühle mich von für mich nicht einsichtigen Entscheidungen meiner Vorgesetzten immer wieder übergangen und in meinem Sicherheitsbedürfnis bedroht, sodass ich mich häufig hilf- und machtlos fühle.

18. *Zugehörigkeitsgefühl am Arbeitsplatz*
Ich fühle mich meinem Arbeitsplatz und dem ganzen Unternehmen zugehörig!

19. *Arbeits- und Leistungsmotivation im Berufsleben*
Ich bin in der Regel hoch motiviert, eine gute Leistung im Berufsleben zu erbringen.

20. *Blockierte Arbeits- und Leistungsmotivation*
Ich bin aufgrund bestimmter Umstände und Einflüsse in meiner Arbeitsmotivation verhindert, innerlich blockiert, sodass ich nur noch das Nötigste und Unvermeidliche tue.

XXII Dysstress/Eustress

1. *Genereller Faktor, der zur Hemmung von Lebenslust und Zerstörung des Lebenswillens führt*
Bestimmte Zustände, Ereignisse und eigene Verhaltensweisen können dazu führen, dass die Lebenslust verringert wird und zwar so weit, dass der Lebenswille innerlich zerstört

wird. Dazu kann es aus sehr unterschiedlichen Gründen kommen: z. B. nach wiederholter Fehlernährung mit äußerst negativ erlebten Folgen, nach Verlust einer äußerst wichtigen Person durch Tod oder Trennung usw.

Erleben Sie bestimmte Einflüsse in Ihrem Leben, die Ihre Lebenslust immer wieder verringern und Ihren Lebenswillen systematisch zerstören?

0 = überhaupt nicht, 1 = sehr schwach, 2 = schwach, 3 = mittelmäßig, eher schwach, 4 = mittelmäßig, eher stark, 5 = stark, 6 = sehr stark, 7 = äußerst stark

2. *Genereller Faktor, der zur Stimulierung der Lebenslust führt*

Menschen können im Laufe ihres Lebens unterschiedliche Aktivitäten entwickeln sowie unterschiedlichen Personen und Zuständen begegnen, die in ihnen eine allgemeine Lebenslust anregen und aufrecht erhalten. Für den einen kann das eine intensive Gottesbeziehung sein, für den anderen die Ausübung einer bestimmten sportlichen Tätigkeit, einer beruflichen Betätigung oder sexuelle Aktivierung. Eine andere Person kann wieder Liebe zu Familie und Kindern erleben, während sich eine andere Person immer wieder in einer Zurückgezogenheit wohl fühlt. Selbstverständlich können mehrere Faktoren in ihrer Wechselwirkung die allgemeine Lebenslust anregen.

Gibt es einen oder mehrere Faktoren in Ihrem Leben, die in Ihnen immer wieder positive Gefühle anregen (z. B. allgemeine Lebenslust, innere Sicherheit und Halt, Glückszustände, Vertrauen, angenehme Zugehörigkeitsgefühle usw.)?

3. *Synergieeffekte zwischen Genuss und Verzicht:* Wohlbefinden erzeugendes Zusammenspiel zwischen Genussfähigkeit (z. B. essen, trinken, Sexualität, Arbeitsgenuss usw.) und Fähigkeit zum Verzicht (z. B. bei Sättigung Verzicht auf weiteres Essen usw.)

Es gibt Menschen, die so lange durch eine bestimmte Aktivität Lust und Wohlbefinden anstreben, dass sie nicht mehr bemerken, dadurch schon längst im Bereich von Unlust und Unwohlsein angekommen zu sein. Andererseits gibt es Menschen, die so weit im Verzicht leben, dass sie jedem Genuss systematisch ausweichen. Es gibt auch ein Wohlbefinden erzeugendes Zusammenspiel zwischen kontrollierter Genussfähigkeit und der Wohlbefinden erzeugenden Fähigkeit zum Verzicht im bedürfnisgerechten Moment.

Wie weit ist bei Ihnen das Zusammenspiel von Genuss und Verzicht optimal ausgeprägt, d. h. Ihre Fähigkeit, durch viele Aktivitäten lustvollen Genuss und anschließend anhaltendes Wohlbefinden im Zustand des Verzichtes auf das Fortfahren zu erleben?

4. *Positive Kommunikation: Sicherheitsgefühle hervorrufende, anerkennende Kommunikation*

Eine positive Kommunikation mit Mitmenschen in unterschiedlichen Lebensbereichen liegt dann vor, wenn die Personen ihre Stärken und Fähigkeiten gegenseitig anerkennen und die Schwächen durch die Stärken anderer Personen ausgeglichen werden.

Wenn Sie alle Formen der Beziehungen berücksichtigen, die Sie im Elternhaus, am Arbeitsplatz, in der Partnerbeziehung, in der Ausbildung usw. hatten, setzt sich dann bei Ihnen das Gefühl durch, dass Sie überwiegend und von Menschen, die für Sie von größter Bedeutung waren, in Ihren Fähigkeiten und Stärken anerkannt und unterstützt wurden und Ihre Schwächen durch deren Einsatz ausgeglichen wurden?

5. *Mentales Training durch ausgeprägtes Bedürfnis nach Informationen und Informationsverarbeitung*

Es gibt Menschen, die ein sehr großes Bedürfnis haben, immer neue Informationen zu bekommen und diese dann zu sortieren, z. B. um sich eigene Meinungen zu bilden oder für positive Erlebnisse oder für das berufliche Fortkommen zu nutzen. Es gibt aber auch Personen, die sich im Alltagsleben eher auf ganz begrenzte Informationen beziehen und eher weniger motiviert sind, sich mit immer neuen Themen und Problemen auseinanderzusetzen. (Die Aufnahme von Informationen kann eher ermüdend sein und das Unwohlsein anregen, sie kann aber mit einem lustbetonten Drang nach neuen Erkenntnissen verbunden sein.)

Wie stark ausgeprägt ist Ihr Bedürfnis nach immer neuen Informationen, die Sie im Privatleben und beruflichen Überlegungen Lust- und Wohlbefinden erzeugend einsetzen können?

6. *Versöhnender und Problem lösender Körperkontakt*

Viele Menschen hatten weder in der Ursprungsfamilie, noch in der Partner- und Freundschaftsbeziehung einen wohltuenden und Konflikte auflösenden Körperkontakt (z. B. dass das Kind nach Streitigkeiten mit den Eltern liebevoll und versöhnlich in den Arm genommen wird oder dass ein Streit zwischen Partnern in einen versöhnenden Körperkontakt umgewandelt wird).

Wie stark ausgeprägt hatten Sie einen angenehmen und immer wieder versöhnenden Körperkontakt mit Ihren Eltern?

Wie stark ausgeprägt haben Sie einen angenehmen und immer wieder versöhnenden Körperkontakt in der Partnerbeziehung?

7. *Hemmung in der Regulation von Nähe und Distanz*

Die Person ist nicht in der Lage, weder mit noch ohne eine andere Person oder einer Situation (z. B. am Arbeitsplatz) innerlich glücklich und zufrieden zu leben, d. h., sie kann sich weder wohltuend distanzieren noch zufrieden in der Nähe einer bestimmten Person oder Situation leben.

Haben Sie das Gefühl, seit längerer Zeit weder mit einer Person oder in einer Situation glücklich, zufrieden und entspannt leben zu können noch ohne diese Person bzw. Situation auskommen zu können?

8. *Antagonistische Aktivierung von emotionalen und rationalen Regungen*

Gefühle und Vernunft können in gegenseitiger harmonischer Wechselwirkung stehen, sie können sich aber auch gegenseitig hemmen und blockieren. Wenn bestimmte gefühlsmäßige Regungen mit starker Intensität von bestimmten vernunftgeleiteten Überlegungen nicht akzeptiert werden und wenn bestimmte vernunftgeleitete Regungen gegen bestimmte intensive Gefühle gerichtet sind, dann sprechen wir von einer antagonistischen Aktivierung von Gefühlen und Ratio, also einer gegenseitigen Blockierung, wobei keine Seite nachgibt (indem sie sich beispielsweise abschwächt).

Erleben Sie häufig eine gegenseitige Verhinderung zwischen Ihren gefühlsmäßigen Regungen und rationalen Überlegungen?

9. *Chronisch anhaltender, nicht auflösbarer emotionaler Schmerz*

Im Laufe eines Lebens, angefangen bei der frühen Kindheit bis ins Erwachsenenalter, erleben Menschen immer wieder Abweisungen, als ungerechtfertigt erlebte Verletzungen, z. B. bei Trennungen, bösartigen Interpretationen usw. Nicht jede Verletzung bleibt anhaltend unverarbeitet und mit negativer Wirkung, z. B. weil die Möglichkeit besteht, sie durch Neugestaltung der Kommunikation aufzulösen. Es gibt jedoch auch Erfahrungen und Erlebnisse, die möglicherweise für einen Außenstehenden von geringfügiger Bedeutung sind, die aber zu nachhaltigem seelischen Schmerz führen und in sich als eine Wunde getragen wird, die über lange Jahre nicht heilen will.

Tragen Sie in sich einen immer wiederkehrenden seelischen Schmerz, der nie aufgelöst werden konnte (z. B. Wut aufgrund ungerechter Behandlung, Trennung, Leid aufgrund frühkindlich erlebter Abweisung von einem wichtig erlebten Elternteil usw.)?

Wie stark ausgeprägt ist dieser?

10. *Chronische, intensive und nicht kontrollierbare Angst*

Angstgefühle können kurzfristig auftreten, sie können sich aber auch langfristig und intensiv äußern und einen Zustand hervorrufen, in dem der Mensch sie nicht mehr kontrollieren, beeinflussen und beseitigen kann.

Erleben Sie dauerhaft Angstzustände ohne in der Lage zu sein, diese zu beseitigen (sodass Sie sich der Angst z. B. hilflos ausgeliefert fühlen)?

Allgemeines zum Zusammenhang von erlebter Kindheit und Gegenwart

In der Kindheit (z. B. im Verhältnis zur Mutter ...) entstehen unterschiedliche Bedürfnisse, Konflikte und möglicherweise lang anhaltende, nie aufgelöste traumatische Erlebnisse (z. B. Bedürfnis nach Anerkennung von einem Elternteil, das nie befriedigt wurde ...).

In der Gegenwart können sich Menschen immer wieder an Kindheitserlebnissen ausrichten und die gegenwärtige zwischenmenschliche Kommunikation sogar unbewusst so manipulieren, dass bestimmte Kindheitserlebnisse immer wieder aufleben.

Es gibt Menschen, denen es gelingt, sowohl positive als auch negative Kindheitserlebisse in der Ursprungsfamilie kreativ in der Gegenwart in lustbetontes Verhalten und lustbetonten Beziehungen einzubringen und somit positiv zu verarbeiten.

Es gibt aber auch Menschen, denen dies nicht gelingt. Dabei können negative Kindheitserlebnisse (z. B. traumatische Abweisungen) wiederholt in der Gegenwart derart erlebt werden, dass lang anhaltende innere Resignation, Verzweiflung, Hoffnungslosigkeit, Apathie usw. auftreten können. Solche Gefühle können aber auch dann entstehen, wenn die Person aus einem ideal erlebten Elternhaus, in dem es äußerst selten Spannungen und Konflikte gab, in der Gegenwart mit abweisenden und Konflikt erzeugenden Personen und Situationen konfrontiert wird und sie sich dabei hilflos nach den idealen familiären Verhältnissen zurück sehnt, weil sie keine Dysstressresistenz erlernt hat.

Durch die nächsten zwei Fragen können Sie herausfinden, zu welcher Gruppe Menschen Sie gehören.

1. *Lustbetonter Zusammenhang von erlebter Kindheit und Gegenwart*

   Erleben Sie in der Gegenwart immer wieder eine wohltuende Kommunikation zu gefühlsmäßig wichtigen Objekten (z. B. Personen, Gottesbeziehung, Ernährung usw.), durch die sich bestimmte negative Kindheitserlebnisse und Konflikte aus der Kindheit, lustbetont auflösen (z. B. durch einen wohltuenden und anerkennenden Partner, lustbetonte Ernährung, Bewegung, religiöse Erfahrungen usw.) oder durch die sich positive Erfahrungen aus der Kindheit in der Gegenwart lustbetont bestätigen (z. B. indem Sie mit der gegenwärtigen Leistung die Erwartungen der Eltern lustbetont befriedigen)?

2. *Unlustbetonter Zusammenhang von erlebter Kindheit und Gegenwart*

   Führen bestimmte Erlebnisse aus der Gegenwart (z. B. traumatische Abweisungen usw.) zur Wiederauflebung bestimmter negativer Erlebnisse aus der Ursprungsfamilie (z. B. Abwei-

sungen durch einen Elternteil), die mit äußerst negativen und schwer erträglichen Gefühlen (z. B. Hoffnungslosigkeit, Resignation, Isolationsschmerz usw.) verbunden sind?

Zusammengefasste Variablen zu unterschiedlichen, in der wissenschaftlichen Literatur, behandelten Themen

Die Fragebögen »RGM Selbstregulation und Gesundheit« und »RGM Berufsleben, Familie und Persönlichkeit« beinhalten eine große Anzahl von Variablen, die in der modernen medizinsoziologischen Literatur und Forschung in unterschiedlichen theoretischen Konzeptionen vorkommen. Die einzelnen Fragen und zusammengefassten Variablen sind für den Gesundheitsstatus relevant. Da es uns aber weder darauf ankommt, ein neues medizinsoziologisches Konzept zu entwickeln, um seine Wirkung nachzuweisen, noch bestehende Konzeptionen statistisch zu überprüfen, sondern multidimensionale und multidisziplinäre Zusammenhänge zu erforschen, würde die Eingliederung unserer medizinsoziologischer Variablen in die internationale medizinsoziologische Literatur den Rahmen dieser Arbeit überschreiten.

Interaktive Selbstregulation

Die folgenden 16 Fragen wurden als zusammengefasste Variablen erfasst, deren Mittelwert in XIV 4 dokumentiert ist

1. Durch mein Verhalten erreiche ich regelmäßig solche Zustände und Situationen, die mich positiv anregen und für das Leben motivieren.
   0 = überhaupt nicht, 1 = sehr schwach, 2 = schwach, 3 = mittelmäßig, eher schwach, 4 = mittelmäßig, eher stark, 5 = stark, 6 = sehr stark, 7 = äußerst stark

2. Ich verstehe es immer wieder, meine gefühlsmäßig wichtigsten Wünsche zu verwirklichen und meine bedeutendsten Bedürfnisse zu befriedigen.

3. Wenn ich mich einmal nicht wohl fühle, verstehe ich es immer, durch mein Verhalten für mich positive Situationen und Zustände zu erreichen, die mein Wohlbefinden wiederherstellen.

4. Wenn mir eine Situation, eine Gruppe von Menschen oder eine Person nicht gut tut, ent-

wickle ich solange unterschiedliche Aktivitäten, bis ich die Zustände zu meiner Zufriedenheit verändert habe.

5. Ich verstehe es immer wieder, unterschiedliche Bereiche in meinem Leben (z. B. Arbeit, Erholung, Privates, Hobbys, Ernährung, Bewegung, Partnerbeziehung usw.) für mich optimal zu vereinbaren, sodass daraus lang anhaltendes Wohlbefinden entsteht.

6. Wenn ich mich in einer Situation bedroht fühle, verhalte ich mich letztlich immer so, dass ich aus dieser wieder heil herauskomme.

7. Durch mein Verhalten erreiche ich immer wieder meine wichtigsten Ziele.

8. Durch mein Verhalten erreiche ich immer wieder Situationen und Zustände, die meine ganz persönlichen Wünsche und Bedürfnisse optimal anregen und befriedigen, sodass Zufriedenheit und Wohlbefinden entstehen.

9. Wenn mein Verhalten zu einem Misserfolg führt, ist dies nie ein Grund zur Resignation, sondern Anlass zur Verhaltensänderung.

10. Ich bin immer wieder fähig, neue Gesichtspunkte und Verhaltensweisen zu finden, die eine überraschende und angenehme Problemlösung ermöglichen.

11. Ich bin in der Lage, mein Verhalten entsprechend den eingetretenen Folgen zu verändern, d. h. ich kann Verhalten abbauen, das anhaltend unangenehme Folgen hat, und ich kann solches aufbauen, das langfristig angenehme Folgen hat.

12. Wenn mein Verhalten nicht zum erwünschten Erfolg führt, bin ich fähig neue Verhaltensweisen zu erfinden und zu erproben.

13. Durch mein Verhalten erreiche ich zu wichtigen Bezugspersonen sowohl die gewünschte Nähe als auch den notwendigen Abstand.

14. Durch meine tägliche Aktivität löse ich bei mir immer wieder innere Zufriedenheit aus.

15. Durch meine tägliche Aktivität erreiche ich immer wieder seelisches und körperliches Wohlbefinden.

16. Durch mein Verhalten erreiche ich immer wieder Situationen, die bei mir lustvolle Erlebnisse hervorrufen.

Cronbachs Alpha für diese 16 Fragen: 0,98

Variablenkatalog zum RGM-Fragebogen »Selbstregulation und Gesundheit«

Folgende Daten wurden zu Beginn der Studie in den Jahren 1973–1978 erhoben:

- Alter, Geschlecht
- Bestimmung des Gesamtcholesterins (6 Messungen im Laufe eines Jahres)
- Zigarettenrauchen (Jahre, Anzahl/Tag, Entwicklung des Konsums, Ex-Raucher)
- Ernährung (gesund, ungesund, gemischt/ wenig, mittel, viel/ Ernährung wohltuend, neutral, Unwohlsein erzeugend)
- Alkoholkonsum (Jahre, Gramm/Tag, Entwicklung des Konsums, Ex-Alkoholiker)
- Kaffeekonsum (Jahre, Tassen/Tag, Ex-Kaffeetrinker seit … Jahren)
- Diabetes (Insulinbehandlung, orale Behandlung)
- Blutdruck (6 Messungen im Laufe eines Jahres, systolisch/diastolisch)
- Körperliche Bewegung (regelmäßig-mäßig, forciert-regelmäßig, mäßig-unregelmäßig, forciert-unregelmäßig, mangelhafte Bewegung, Bewegung: wohltuend, neutral, Unwohlsein erzeugend)
- Organvorschädigung (Ausprägungsgrad der Sklerose im Augenhintergrund, chronische Pankreatitis, Angina pectoris, chronische Obstruktive Bronchitis, Lungen-Tbc, operiertes Magengeschwür, chronische atrophische Gastritis, familiäre Polyposis, Colitis ulcerosa, Gallensteine, Leberzirrhose, Hepatitis B, Hypoazidität des Magens)
- Familiäre Belastung für Krebserkrankungen (Anzahl der Personen in gerader Linie, die an bestimmten Krebsarten erkrankt sind)
- Herzinfarkt und Hirnschlag (Anzahl der Personen in gerader Linie, die an Herzinfarkt und/ oder Hirnschlag erkrankt sind)
- Medikamenteneinnahme (z. B. hemmende oder stimulierende Psychopharmaka, Aspirin, Hormonersatztherapie usw.)
- chronische Verdauungsstörungen – chronische Verstopfung
- chronische Entzündungen – mit/ohne Einnahme von nichtstereoidalen Antirheumatika (NSRA)

Verhalten, Stress, Persönlichkeit

- Wohlbefinden im Privatleben, Art der Religiosität, soziale Isolation oder Integration, Fähigkeit zur Selbstregulation, innere Autonomie, Integration von rationalen, emotionalen und intuitiven Prozessen, Spaltung zwischen einem Leid erzeugenden Problem und einem insuffizienten problemlösungsunfähigen Verhalten, Spaltung zwischen negativen Gefühlen, die in sich hineingeschluckt werden und einer nach außen gerichteten, harmonisierend, altruistischen Kommunikation, Blockade der emotionalen Wahrnehmung von psychosozialen Konflikten und körperlichen Vorgängen
- Unterschiedliche Stressformen (Leid in der Isolation von hochbewerteten Mitmenschen oder Zielen, Hemmungen das eigene, Probleme erzeugende Verhalten zu korrigieren, erlebte Störfaktoren, die hilflose Überregung hervorrufen, Schockerlebnisse, die die Selbstregulation auf Dauer reduzieren).
- Stressbewältigungsfaktoren (innere Autonomie, schnelle Versöhnungsfähigkeit, Umwandlungsfähigkeit von negativen Gefühlen in positive Zustände usw.).

Die **Grossarthsche Verhaltenstypologie** beurteilt in der Selbstbeantwortung, der Einordnung durch den Interviewer und durch Angehörige: Isolationsleid – hilflose Überregung auf Störquellen – egozentrische Fixierung auf die eigene Person – autonome Selbstregulation – rational-antiemotionales Verhalten – emotional-antirationales Verhalten

(Diese Daten wurden sowohl durch Selbstbeantwortung als auch durch Interviewerbeurteilung und Beurteilung von nahe stehenden Familienmitgliedern erfasst.)

Arbeit Familie und Umwelt: Wohlbefinden im Berufsleben, Erwartungs- und Arbeitsdruck, Belohnung und Anerkennung, Gestaltungsmöglichkeiten und Einflussnahme, Integration von Fähigkeit, Anforderung und Interesse im Berufsleben, erlebte Störquellen im Berufsleben, Isolationsleid, eigenaktive Berufsgestaltung, Überforderung im Berufsleben, Verhältnis von privatem und beruflichem Erfolg, chronische seelisch-körperliche Überforderung im Berufsleben.

Selbst- und Fremdkonflikte: Selbstachtung, Liebe zu Eltern, Liebe zu Familienmitgliedern, Liebe zu Gott, polarisierende und harmonisierende Loyalitätskonflikte, Ausprägung von Lust und Unlustmanagement, Erholungsfähigkeit und Verhaltensweisen wie Rigidität und Flexibilität.

Eigenaktive Berufsgestaltung und -motivation: bedürfnisorientiertes Berufsleben, Berufsvision, Fähigkeitsorientierung, permanentes Lernen, Herstellung positiver Kommunikation, Trennungsfähigkeit, ausgeprägte/blockierte Arbeitsmotivation, demotivierende Kritik, soziale Unsicherheit

Persönlichkeits- und familienbezogener Dysstress und Eustress: Hemmung und Stimulierung von Lebenslust, angenehme Wechselwirkung von Genuss- und Verzichtsfähigkeit, Körperkontakt mit Eltern/Partner, Hemmung in der Regulation von Nähe und Distanz, antagonistische Aktivierung von rationalen und emotionalen Regungen, chronischer emotionaler Schmerz, chronische unkontrollierbare Angst, lustvolle Umsetzung von Kindheitserlebnissen in der Gegenwart etc.

Burnout: seelisch-körperliche Erschöpfung, Erholungsfähigkeit bzw. -unfähigkeit, Trennungsunfähigkeit von Faktoren im Berufsleben mit negativen Folgen, erlebte Überforderung im Berufsleben, geringes Wohlbefinden im Berufsleben

Test-Retestreliabilität: 0,80

Innere Konsistenz der Skala (Cronbachs Alpha): 0,81

RGM-Fragebogen Berufsleben, Familie und Persönlichkeit

I Arbeits- und Berufsleben

1. *Psychische Belastung im Arbeitsleben*
Unter psychischer Belastung im Arbeitsleben verstehen wir alle Einflüsse, die von außen kommen und auf die Person negativ wirken im Sinne einer Überforderung.
Wie ausgeprägt ist die Arbeitsbelastung in Ihrem Berufsleben (z. B. Arbeitsdruck, Zeitdruck, hohe Leistungserwartungen etc.)?
Sämtliche Fragen werden nach folgenden Kategorien beantwortet:
0 = überhaupt nicht, 1 = sehr schwach, 2 = schwach, 3 = mittelmäßig, eher schwach, 4 = mittelmäßig, eher stark, 5 = stark, 6 = sehr stark, 7 = äußerst stark

2. *Belohnung, Anerkennung im Berufsleben*
Unter Belohnung und Anerkennung im Berufsleben verstehen wir eine immer wiederkehrende Anerkennung für die erbrachte Leistung, die als Belohnung im Sinne einer emotional erlebten Bestätigung empfunden wird.
Wie ausgeprägt fühlen Sie sich für die von Ihnen erbrachten Leistungen und verrichtete Arbeit in Ihrem Berufsleben anerkannt, sodass Sie sich innerlich belohnt fühlen?

3. *Persönlich verletzende Behandlung im Berufsleben*
Unter persönlich verletzender Behandlung im Berufsleben verstehen wir schmerzhaft erlebte Verhaltensweisen von Vorgesetzten oder Kollegen, die Sie besonders betroffen haben und die auf Ihre Person gerichtet waren (z. B. Beleidigung, Missachtung, Zurückstellung, aggressive Angriffe usw.)
Wie stark ausgeprägt erlebten Sie immer wieder eine persönlich verletzende Behandlung im Berufsleben?

4. *Negative Kommunikation im Berufsleben*
Unter negativer Kommunikation verstehen wir eine Kommunikation am Arbeitsplatz und im Berufsleben, in der die Konzentration auf gegenseitige Behinderung, Betonung und Suche nach Fehlern bei systematischem Übersehen von Stärken und Fähigkeiten liegt.
Wie ausgeprägt ist die negative, sich gegenseitig verhindernde und Stärken verdeckende Kommunikation am Arbeitsplatz?

5. *Soziale und wirtschaftliche Unsicherheit*
Unter sozialer und wirtschaftlicher Unsicherheit verstehen wir eine objektive Beeinträchtigung durch wirtschaftliche Belastung (z. B. drohender Verlust des Arbeitsplatzes ohne Aussicht auf neue Arbeit, finanzielle Schulden, die mit der Arbeitsleistung nicht abgetragen werden können usw.)
Wie ausgeprägt ist Ihre objektive wirtschaftliche und damit verbundene soziale Unsicherheit?

6. *Destruktive Persönlichkeit im Berufsleben*
Unter destruktiver Persönlichkeit im Arbeitsleben verstehen wir Personen, die darauf konzentriert sind, Ihre Arbeitsleistung zu schmälern und bemüht sind, Sie auf Schritt und Tritt emotional, sozial (z. B. in Ihrem Ruf) zu schädigen.
Wie ausgeprägt (intensiv und anhaltend) kommen Sie in Ihrem Berufsleben mit Personen zusammen, die Ihnen gegenüber ein destruktives Verhalten aufweisen?

7. *Konstruktive Persönlichkeit im Berufsleben*
Unter konstruktiver Persönlichkeit im Arbeits- und Berufsleben verstehen wir Personen, die bemüht sind, Ihre Leistungen anzuerkennen und zu fördern, Sie menschlich zu unterstützen und Ihre Schwächen (die ja jeder Mensch in gewissen Bereichen aufweist) durch eigene Stärken zu kompensieren.
Wie ausgeprägt (intensiv und anhaltend) kommen Sie in Ihrem Berufsleben mit Personen zusammen, die ein Ihnen gegenüber konstruktives Verhalten aufweisen?

8. *Seelisch-körperliche Erschöpfung im Berufsleben*
Unter seelisch-körperlicher Erschöpfung verstehen wir einen immer wiederkehrenden Zustand von Müdigkeit, Kraftlosigkeit, Übergereiztheit, innerem Ungleichgewicht usw.
Wie ausgeprägt erleben Sie eine immer wiederkehrende seelisch-körperliche Erschöpfung im Berufsleben?

9. *Integration von Fähigkeiten und Anforderungen im Berufsleben*
Unter Integration von Fähigkeiten und Anforderungen im Berufsleben verstehen wir einen Zustand, in dem die erlernten, erworbenen und möglicherweise genetisch ererbten per-

sönlichen Fähigkeiten mit den beruflichen Anforderungen gut abgestimmt sind und sich wechselseitig positiv ergänzen. Es gibt allerdings Menschen, die nicht in der Lage sind, ihre Fähigkeiten mit den beruflichen Anforderungen zufrieden stellend zu verbinden, weil beispielsweise die Anforderungen den wirklichen Fähigkeiten nicht entsprechen.

Wie ausgeprägt sind Sie in der Lage, Ihre Fähigkeiten mit den beruflichen Anforderungen zu verbinden?

10. *Arbeitsmotivation*
Unter Arbeitsmotivation verstehen wir die innere Bereitschaft, die anstehende Arbeit im Berufsleben über die reine Pflichterfüllung hinausgehend zu verrichten (z. B. in Erwartung nach beruflicher Weiterentwicklung)
Wie stark sind Sie innerlich motiviert, Ihre anstehende Arbeit im Berufsleben zu verrichten?

11. *Zugehörigkeitsgefühl im Arbeitsleben*
Unter Zugehörigkeitsgefühl im Arbeitsleben verstehen wir einen Zustand, in dem sie sich als akzeptiertes Mitglied in Ihrer Arbeitseinheit fühlen und in der Lage sind, sich mit Ihrem Arbeitsplatz zu identifizieren. (Unter Arbeitsplatz verstehen wir jeden Ort, an dem Sie Ihre berufliche Tätigkeit ausüben).
Wie ausgeprägt fühlen Sie sich zugehörig in Ihrem Arbeits- und Berufsleben?

II Ursprungsfamilie

1. *Lustbetonte, Wohlbefinden erzeugende und Sicherheit spendende Übertragung von Erlebnissen aus der Ursprungsfamilie in die Gegenwart*
Wohlbefinden erzeugende Übertragung von Erlebnissen und Bindungen aus der Kindheit in die Gegenwart geschieht dann, wenn eine Person in der Lage ist, angenehme Situationen und Erlebnisse aus der Kindheit in der Gegenwart zu genießen (z. B. in dankbarer und liebevoller Erinnerung zu behalten). Dabei entwickelt sich für negative Erlebnisse Verständnis, sodass es nicht zu anhaltend negativen Erinnerungen kommt, die das Wohlbefinden in der Gegenwart beeinträchtigen.
Wie ausgeprägt sind Sie in der Lage, liebevolle und anerkennende Erinnerungen an Ihre Personen in Ihrer Ursprungsfamilie Wohlbefin-

den erzeugend und Sicherheit spendend in die Gegenwart zu übertragen?
0 = überhaupt nicht, 1 = sehr schwach, 2 = schwach, 3 = mittelmäßig, eher schwach, 4 = mittelmäßig, eher stark, 5 = stark, 6 = sehr stark, 7 = äußerst stark

2. *Belohnung durch Leistungsanerkennung in der Ursprungsfamilie*
Unter Belohnung durch Leistungsanerkennung verstehen wir elterliches Verhalten, das Fähigkeiten und Leistungen des Kindes in den unterschiedlichsten Bereichen (z. B. Malen, Sport, geistige Einstellung, liebevolle Äußerung von Gefühlen, Aufmerksamkeit für andere, Sauberkeit, schulische Leistungen usw.) wahrnimmt und durch Anerkennung belohnt (z. B. »Das hast du wunderbar gemacht, ich bin stolz auf dich!« usw.)
Wie stark wurden Sie in Ihrer Ursprungsfamilie durch Anerkennung Ihrer Leistungen belohnt?

3. *Belohnung durch Leistungsanerkennung in Schule und Ausbildung*
Unter Belohnung durch Leistungsanerkennung in Schule und Ausbildung verstehen wir die Einstellung von Lehrern (Ausbilder, Hochschullehrer usw.), besondere Fähigkeiten und erbrachte Leistungen wahrzunehmen und durch Anerkennung zu belohnen.
Wie stark fühlten Sie sich in Ihrer schulischen und beruflichen Ausbildung durch Anerkennung Ihrer Leistungen belohnt?

III Persönlichkeit

1. *Schockerlebnisse mit nachhaltiger Wirkung*
Unter Schockerlebnissen verstehen wir konkrete Ereignisse, die auf die Person unerwartet, unvorbereitet, traumatisierend, schädigend eingewirkt haben und zu nachhaltigen Beeinträchtigungen führten (z. B. unkontrollierbare Angstgefühle, Hemmung in der eigenaktiven Herstellung von erstrebten Zuständen, Schlafstörungen usw.)
Haben Sie in Ihrem Leben (z. B. frühe Kindheit oder Erwachsenenalter) traumatisierende Zustände erlebt, durch die Sie nachhaltig in Ihren Gefühlen und im Verhalten beeinträchtigt sind? Wie stark ausgeprägt?

0 = überhaupt nicht, 1 = sehr schwach, 2 = schwach, 3 = mittelmäßig, eher schwach, 4 = mittelmäßig, eher stark, 5 = stark, 6 = sehr stark, 7 = äußerst stark

2. *Anregungslosigkeit*

Unter Anregungslosigkeit verstehen wir einen Zustand, in dem von außen (z. B. in den zwischenmenschlichen Beziehungen) keine Anregung entsteht, die den gefühlsmäßigen, körperlichen, sozialen und geistigen Bedürfnissen entspricht.

Wie ausgeprägt fühlen Sie sich anregungslos (d. h. wie stark fehlt Ihnen eine erstrebte Anregung, die Ihren Wünschen und Bedürfnissen entspricht)?

3. *Negative Lustdifferenz*

Unter negativer Lustdifferenz verstehen wir, dass die erlebte Unlust (z. B. unterschiedliche Quellen von Unlust und Unwohlsein, intensive Unlust in bestimmten Lebensbereichen usw.) stärker ausgeprägt ist als das erlebte Wohlbefinden und die erlebte Lust (unter Lust verstehen wir gesteigertes Wohlbefinden, das mit Glückszuständen verbunden ist).

Wie ausgeprägt ist Ihre negative Lustdifferenz (d. h. wie intensiv ist die Unlust stärker als die Lust ausgeprägt)? Wenn diese Frage überhaupt nicht zutrifft, dann können Sie selbstverständlich die 0 ankreuzen, was dann bedeutet, dass bei Ihnen die Lust stärker als die Unlust ausgeprägt ist.

4. *Korrekturfähigkeit des Verhaltens*

Unter Korrekturfähigkeit des Verhaltens verstehen wir die Fähigkeit eines Menschen, Verhaltensweisen, von denen ursprünglich positive Folgen erwartet werden, aber in Wirklichkeit negativ erlebte Folgen eintreten, zu korrigieren und so zu verändern, dass die negativen Folgen ausbleiben (z. B. Aufgabe von übermäßigem und Unwohlsein erzeugendem Alkohol-, Zigarettenkonsum, Essen oder Veränderung von Verhaltensweisen, die im zwischenmenschlichen Kontakt zu negativen Erlebnissen führen usw.)

Korrekturfähigkeit ist das Gegenteil von Korrekturblockade, in der die Person Verhaltensweisen mit negativen Verhaltensweisen zwanghaft wiederholt und nicht in der Lage ist, diese zu verändern (z. B. typisch für Suchtverhalten). Wie ausgeprägt fühlen Sie sich fähig, Verhaltensweisen, die zu negativen Folgen führen, so zu verändern, dass diese ausbleiben und stattdessen positive Folgen auftreten?

5. *Blockade von zentralen Bedürfnissen bezogen auf die Ursprungsfamilie*

In Bezug auf die Ursprungsfamilie, z. B. in der Beziehung zu einem Elternteil, können sich emotionale Bedürfnisse entwickeln, die für eine Person von allergrößter Bedeutung sind (z. B. das Bedürfnis nach liebevoller Anerkennung von einem Elternteil). Solche Bedürfnisse können aber auch als blockiert, extrem verhindert erlebt werden (z. B. ein Elternteil, dessen Zuwendung für mich von größter Bedeutung wäre, weist mich ab und ich kann ihn nie erreichen.)

Sind bestimmte Bedürfnisse, die für Sie von allergrößter gefühlsmäßiger Bedeutung in Bezug auf das Elternhaus sind, in ihrer Befriedigung dauerhaft blockiert (gehemmt/ verhindert)? Wie stark ausgeprägt?

6. *Blockade von zentralen Bedürfnissen im Berufs- und Arbeitsleben*

Im Berufs- und Arbeitsleben können sich Wünsche, Bedürfnisse, Zielsetzungen entwickeln, die für eine Person von allergrößter gefühlsmäßiger Bedeutung sind und die bis in die Identitätsbildung reichen können.

Sind bei Ihnen bestimmte berufliche Wünsche und Bedürfnisse auf Dauer in ihrer Verwirklichung blockiert (gehemmt/ verhindert)?

7. *Blockierung zentraler Bedürfnisse in Partnerbeziehung und Familie*

In der Partnerbeziehung und Familie (Verhältnis zu Kindern) entwickeln sich immer wieder Bedürfnisse und Wünsche von allergrößter gefühlsmäßiger Bedeutung (z. B. nach Zuwendung, Anerkennung oder auch Loslösung und Distanzierung).

Sind bei Ihnen bestimmte Wünsche und Bedürfnisse in Bezug auf die Partnerschaft oder die Familie auf Dauer in ihrer Verwirklichung blockiert (z. B. nach unerträglichen Trennungserlebnissen, im Gefühl, nicht anerkannt und gewürdigt zu werden oder aufgrund von Monotonie und Langeweile)?

IV Medizinische Daten

1. *Chronische Entzündungen*

   Chronische Entzündungen sind z. B. chronische Bronchitis, Hepatitis, Bauchspeicheldrüsenentzündung, Blasen- und Harnwegsentzündung, Magen- oder Darmentzündung, Nebenhöhlenentzündung, Herzmuskelentzündung, Arthritis, Hals-Rachen- und Mandelentzündung, Zahnfleischentzündungen, Entzündungen von After oder Geschlechtsorganen usw.

   Leiden Sie an einer oder mehreren chronischen Entzündungen? Wenn ja, an wie vielen?

2. *Dauer der Entzündungen*

   Konzentrieren Sie sich bei der Antwort bitte auf die Entzündung, die bereits am längsten anhält und geben Sie die Jahre an.

   Seit wie vielen Jahren leiden Sie an chronischen, immer wiederkehrenden Entzündungen?

3. *Schweregrad der Entzündung*

   Den Schweregrad können Sie mit 0 (nicht vorhanden), 1 (gering), 2 (mittel) und 3 (schwer) angeben. Dabei konzentrieren Sie sich bitte sowohl auf die subjektiven Erlebnisse, wie z. B. Schmerzen, als auch auf die Erfolglosigkeit der Behandlung und die Beeinträchtigung Ihres gesamten Gesundheitszustandes.

   Wie würden Sie den Schweregrad einer chronischen Entzündung einordnen, die bei Ihnen am stärksten ausgeprägt ist?

4. *Fieber über 38,5 Grad*

   Versuchen Sie sich ungefähr zu erinnern, wie häufig Sie in den letzten 10 Jahren hohes Fieber hatten und zwar über 38,5 Grad.

   Wie oft hatten Sie Fieber über 38,5 Grad in den letzten 10 Jahren?

Test-Retest-Reliabilität: 0,75
Innere Konsistenz der Skala (Cronbachs Alpha): 0,79

Trainingstext zur Anregung der Selbstregulation

Wohlbefinden, Gesundheit, Problemlösung durch Selbstregulation

Der Mensch ist ein sehr komplexes System, in dem körperliche, seelische, physische und soziale Umweltfaktoren zusammenwirken. Daher ist es kein Wunder, dass immer wieder neue, kurzfristige oder lang anhaltende Probleme entstehen, die häufig Unwohlsein hervorrufen und zu unangenehmen Folgen führen. Die meisten Menschen können solche Probleme aus ihrem Leben benennen und bemühen sich auf unterschiedliche Weise, sie zu überwinden. Der Mensch ist ein aktives System, das heißt, er ist nicht nur passiv Einflüssen ausgeliefert, sondern auch in der Lage, durch seine Eigenaktivität Zustände zu erreichen, die er für sein Wohlbefinden und für die Befriedigung seiner Bedürfnisse benötigt. Bedürfnisse entstehen immer und drücken eine Spannung zwischen einem erstrebten und einem bestehenden Zustand aus. Wenn wichtige Bedürfnisse nicht befriedigt werden (z. B. die Erreichung eines erstrebten Zieles), dann können negative und ungute Gefühle entstehen. Jeder der ein Problem hat, hat in sich auch schon eine Problem lösende Alternative, also ein noch nicht erkennbares Verhalten, das in der Stille lauert und darauf wartet, angeregt zu werden. Dies kann aber nur dann geschehen, wenn der Mensch mit sich und seiner Umwelt auf eine neue Art und Weise lernt umzugehen, wenn er also seine Kommunikation verändert.

In diesem Text möchte ich Ihnen einige Anregungen geben für die Lösung der Probleme, die Sie bei sich erkannt haben. Die Anregungen sind noch keine Lösung, weil die Lösung nur in Ihnen als einmalige Person liegt. Ich hoffe aber, dass ich Sie mit diesem Text auf einige neue Gedanken bringen kann, die Ihre Eigenaktivierung anregen.

Wohlbefinden und Problemlösung zu lernen heißt gleichzeitig, Dysstress erfolgreich zu bewältigen. Was ist Stress oder Eustress und was ist Dysstress? Der Mensch ist im Alltag permanent inneren und äußeren Belastungen ausgesetzt. Wenn er in der Lage ist, durch sein Verhalten dabei Situationen und Zustände zu erreichen, die es ermöglichen, die Belastungen möglicherweise sogar mit Wohlbefinden zu überwinden, dann sprechen wir von Stress. Dysstress entsteht dann, wenn der Mensch inneren, sozialen oder physischen Belastungen ausgesetzt ist, die seine Anpassungsmög-lichkeiten überfordern und er so nicht mehr in der Lage ist, diese durch Eigenaktivität zu bewältigen oder zu überwinden. Dann ist der Mensch direkt unguten Gefühlen, körperlichen und sozialen Überforderungen hilflos ausgesetzt.

Ich möchte Ihnen hier zur Illustration unterschiedliche Beispiele über Dysstress nennen, sodass Sie verstehen lernen, in welchen Bereichen sich Dysstress manifestieren kann. Stressbewältigung durch Eigenaktivität, die in der Regel mit Wohlbefinden, Lust und Sicherheit Hand in Hand geht, nenne ich Selbstregulation. Am Schluss werde ich Eigenschaften anführen, die Personen auszeichnen, die eine gute Selbstregulation aufweisen. Somit können Sie anfangen zu erkennen, wo sich bei Ihnen möglicherweise Dysstress findet und welche Eigenschaften dazu dienen, diesen zu überwinden. Unterschiedliche Quellen von Dysstress können die Person über viele Jahre negativ begleiten und beeinflussen. Dysstress beeinflusst physische Risikofaktoren wie z. B. Zigarettenrauchen, Alkoholkonsum, einerseits ihre krankheitserzeugende Wirkung und andererseits den Risikofaktor selbst. Er bestimmt auch den Ausprägungsgrad von Frühberentung, Arbeitslosigkeit, Ausbruch von chronischen Erkrankungen und v. a. deren Krankheitsverlauf (dabei kommt es zu so genannten Synergieeffekten zwischen physischen Risikofaktoren und seelischen Belastungen). Gute Selbstregulation bestimmt mit physischen Positivfaktoren hohes und gesundes Alter. Es lohnt sich also, Dysstress bei sich selbst zu erkennen und abzubauen und die eigenaktive Selbstregulation zu fördern.

Beispiele für Dysstress

- *Isolationsleid:* Die Person leidet in der Isolation von einer hoch bewerteten, ersehnten Person, Gruppe oder durch ein nicht erreichbares, erstrebtes Ziel (beispielsweise im Berufsleben).
- *Leid an störenden, negativ erleben Faktoren:* Die Person leidet durch sie störende Personen, Zustände, die sie negativ bewertet, aber von denen sie sich nicht distanzieren kann.
- *Blockade der Verhaltenskorrektur:* Die Person wiederholt permanent Verhaltensweisen, die sie schädigen, ohne in der Lage zu sein, ihr Verhalten in die gewünschte Richtung zu verändern (z. B. Abstand nehmen von zu viel und

Unwohlsein erzeugendem Essen, erstrebte Reduktion des Alkoholkonsums usw.).

- *Seelisch-körperliche Wahrnehmungshemmung:* Die Person ist stark behindert, eigene emotionale Regungen zu erkennen, zu beschreiben und sich an diesen auszurichten. Auch hat sie Probleme, körperliche Vorgänge, beispielsweise Quellen von Unwohlsein, sensibel zu erkennen. Sie orientiert sich in der Regel an rational begründetem Verhalten, das sie an der Funktion einer Maschine ausrichtet. Dabei ist die Person seelisch-körperlichen Belastungen direkt ausgesetzt, ohne dass das emotionale System Warnzeichen sendet oder diese wahrgenommen werden.

- *Nachhaltige Schockerlebnisse:* Aufgrund unterschiedlicher Schockerlebnisse, in denen eine absolute seelisch-körperliche Überforderung und hilflose Auslieferung an die Situation erlebt wurde, kann über viele Jahre das gesamte eigenaktive Selbstregulationssystem zusammenbrechen. Häufig kommt es zu einem chronischen Schonverhalten (in dem Situationen, die an das Schockerlebnis erinnern, vermieden werden) oder zu dem Versuch, die Verletzungen sozial zu überspielen. Trotzdem ist die Person durch die nachhaltigen negativen Emotionen und Blockaden der Selbstregulation in chronischem Dysstress.

- *Emotionale Überflutung von negativen Gefühlen bei antirationalem Verhalten:* Vernunft und Gefühl spielen bei guter Stressbewältigung eine große Rolle, wenn beide Teile gut zusammenspielen. Wenn die Person zulässt, dass Emotionen sie vollkommen beherrschen und wenn die rationalen Anteile zu kurz kommen, dann können die negativen Gefühle der Person schaden und Dysstress hervorrufen.

- *Blockade des eigenen Verhaltens durch Ambivalenzkonflikte:* Wenn positive und negative Gefühle, z. B. einer wichtigen Person gegenüber, gleichzeitig auftreten, dann kann das eindeutige Verhalten dieser Person gegenüber verhindert werden (z. B. eindeutige Äußerung von Liebe oder eindeutige Äußerung von Abneigung). Anhaltende Ambivalenz kann zu seelisch-körperlicher Erschöpfung und zu anderen Symptomen führen.

- *Blockade der Eigenaktivität, passive Erwartungshaltung:* Die Person ist auf Dauer gehemmt, eigene gefühlsbetonte Forderungen und aktive Erwartungen zu stellen. Sie verharrt in so genannten passiven Erwartungen nach dem Motto: Der andere wird schon sehen, was meine Bedürfnisse und Sehnsüchte sind. Dabei kommt es in der Regel zu innerer Enttäuschung und Verzweiflung.

- *Dysstress durch inadäquates Denken:* So kann eine Person permanent in Entweder-oder-Kategorien denken, in denen die Akzeptanz der einen Position automatisch den Ausschluss der anderen bedeutet. Häufig ist aber ein toleranteres Sowohl-als-auch-Denken eher angebracht.

- *Blockade der eigenaktiven Kreativität:* Der Mensch hat in der Arbeits- und Berufswelt ein Bedürfnis, seine eigenen Fähigkeiten so zu entwickeln und auszubauen, dass er den beruflichen und sozialen Anforderungen gerecht wird und dabei Problem lösende Impulse gibt. Aus unterschiedlichen Gründen kann die eigenaktive Kreativität blockiert sein und der Mensch versucht, sich an Außenforderungen extrem anzupassen und achtet nicht mehr auf die Entwicklung der eigenen Fähigkeiten.

- *Inadäquate Problem vergrößernde Verhaltensstrategie:* Wenn der Mensch in soziale Konflikte gerät, in denen er beispielsweise negiert, entwertet oder angegriffen wird, dann muss er unterschiedliche Verhaltensweisen und Strategien entwickeln, die untereinander abgestimmt sind und letztlich dazu führen, dass neu kreierte Zustände den Dysstress aufheben und zu Sicherheit führen. Wenn inadäquate Verhaltensstrategien angewandt werden (z. B. Verharren in Leid, unbewusste Unterstützung der Person, die zu Verletzungen führt usw.), kann es zu langem und intensivem Dysstress kommen.

- *Rigidität* (z. B. Verhalten, das extrem an Normen und Vorschriften ausgerichtet ist, ohne die Fähigkeit, die individuelle Situation spezifisch zu erkennen und diese spezifisch zu behandeln): Rigidität kann eine ausgeprägte Quelle von Dysstress werden, weil sie häufig flexiblen Verhaltensweisen und spezifischen Bedürfnisbefriedigungen im Wege steht.

- *Positive, symbiotische Objektabhängigkeit:* Die Person benötigt die Nähe und Anerkennung einer ersehnten Person oder einer wichtigen Gruppe und fühlt sich ohne diese anregungslos und extrem unsicher.
- *Negative, symbiotische Objektabhängigkeit:* Die Person leidet zwar in der Nähe von negativ erlebten Personen, kann sich von ihnen aber nicht innerlich distanzieren, weil sie von diesen trotz erlebter Negativität innerlich abhängig ist.
- *Spaltung:* Spaltung von negativen Gefühlen und negativ wirkenden Konflikten und dem eigenen Verhalten: Die Person ist durch ihr eigenaktives Verhalten nicht in der Lage, negative Gefühle, Konflikte und ungute Situationen so zu verändern, dass Wohlbefinden und Sicherheit entstehen.
- *Spalten zwischen negativer Introjektion und positiver Externalisierung:* Die Person schluckt negative Gefühle, Konfliktquellen, Ängste, Unsicherheit erzeugende Quellen usw. in sich, verbirgt diese auch z. T. mit extremem Aufwand vor nahe stehenden Mitmenschen (z. B. indem darüber nicht gesprochen wird und Probleme nicht geäußert werden), während nach außen in der sozialen Kommunikation positive Anpassung (z. B. durch Altruismus, Arbeit bis zur seelisch-körperlichen Erschöpfung usw.) geäußert werden.
- *Harmonisierender Loyalitätskonflikt:* Die Person versucht mit allergrößtem Aufwand und unter völliger Selbstzurückstellung der eigenen Person Harmonie und gutes Einvernehmen zwischen Personen oder Gruppen herzustellen und zwar in Bereichen, in denen dies objektiv unmöglich erscheint (z. B. Versöhnung von sich im Konflikt befindlichen Eltern, Versöhnung von nationalistisch verfeindeten Volksgruppen usw.).
- *Polarisierender Loyalitätskonflikt:* Die Person bewertet permanent einen Zustand, eine andere oder die eigene Person extrem hoch und findet gleichzeitig einen störenden, sie behindernden Faktor, den sie extrem niedrig bewertet. Somit kommt es anhaltend zu unterschiedlichen neurobiologischen Anregungen: Faszination und Aggression.

- *Aggressiver Atheismus:* Die Person befindet sich permanent in hassbeladener, negativer Einstellung zu einem negierten Gottesbild. Dahinter scheint sich ein Vorwurf aufgrund einer erlebten Enttäuschung in unterschiedlichen Bereichen zu manifestieren. Ein solcher Zustand ist ein extrem starker Dysstress.
- *Egozentrische Angst:* extreme Angst um die eigene Person. Wenn eine solche Person in Situationen kommt, in denen das übertriebene Selbstschutzbedürfnis nicht befriedigt wird, kann es zu äußerst ausgeprägten seelisch-körperlichen Überforderungen kommen.
- *Selbstaggressiver Perfektionismus:* Die Person stellt an sich derart große Ansprüche, dass sie auch nur das geringste Leistungsversagen mit äußerstem Hass und Selbstverachtung beantwortet.
- *Fremdaggressiver Perfektionismus:* Die Person antwortet auf geringstes Leistungsversagen ihrer Mitmenschen mit extremer Aggressivität, die sich z. B. in Beleidigungen und Entwertungen äußert.
- *Altruistische Selbstzurückstellung bis hin zur seelisch-körperlichen Erschöpfung:* Die Person ist für eine andere Person, Sache oder Gruppe derart engagiert, dass sie bis zur seelisch-körperlichen Überforderung aktiv ist ohne die Fähigkeit zur Selbstzuwendung und zum Selbstschutz.
- *Negative, alles beherrschende Gedanken, Erinnerungen und Erlebnisse:* Beispielsweise wird die Person von einem oder mehreren Abweisungserlebnissen derart beherrscht, dass sie nicht mehr in der Lage ist, angenehme Gefühle und lustbetonte Situationen auf Dauer herzustellen.
- *Negativ erlebtes Selbstbild:* Die Person ist nicht in der Lage, die eigene Person positiv zu bewerten und angenehm zu erleben. Einerlei wie erfolgreich sie ist, äußert sie an sich immer wieder Zweifel.

Stressbewältigung durch erfolgreiche Selbstregulation

Personen mit guter Stressbewältigung, die also in einem lustbetonten Stress leben und den Dysstress durch Selbstregulation überwinden, zeigen u. a. folgende Eigenschaften: Problemlösung und Bedürfnisbefriedigung durch eigenaktives Verhalten: Die Person ist immer wieder in unterschiedlichen Situationen in Bezug auf unterschiedliche Belastungen und Anforderungen in der Lage, durch ihr eigenaktives Verhalten die Situation (z. B. eine zwischenmenschliche Beziehung) so zu beeinflussen, dass Belastungen und Bedrohungen und negative Gefühle verringert werden und dass angenehme Gefühle und Problem lösende Zustände auftreten. Das Verhalten ist also immer wieder in der Lage, durch neue und kreative Kommunikationsformen mit sich und der Umwelt Situationen herzustellen, die zu Problemlösungen führen. Somit werden auch Belastungen verhindert, denen die Person hilflos ausgeliefert ist.

Einige Beispiele:

- Kommunikative Problemlösung: Die Person neigt dazu, ihre Probleme in der permanenten sozialen Kommunikation zu äußern und nach Lösungen zu suchen, und weniger dazu, diese in sich hineinzuschlucken und nach außen Anpassung und Harmonie zu erstreben.
- Permanenter Versuch, individuelle Fähigkeiten, Interessen und Bedürfnisse mit sozialen Anforderungen und Gegebenheiten zu integrieren, d. h., die Person stellt sich mit Vorliebe solchen sozialen Anforderungen, für die sie genügend Ressourcen aufweist. Sie versucht, eigenaktiv soziale Anforderungen und Bedürfnisse gemäß den individuellen Fähigkeiten und Bedürfnissen zu beeinflussen.
- Spontane, emotional faszinierende und Sinn erfüllende Gottesbeziehung: Die Person zeigt starke Liebe zum erlebten Gottesbild, erlebt dieses als eine wichtige Steuerungsinstanz und sich selbst gleichzeitig als gottbezogen.
- Ausgeprägte, liebevolle Zuneigung zu emotional wichtigen Personen.
- Ausgeprägte, liebevolle Zuneigung zur eigenen Person.
- Innere Fähigkeit zur Verhaltenskorrektur in Bezug zu Verhaltensweisen, die zu negativ erlebten Folgen führen.
- Ausgeprägte Objektautonomie, d.h. keine innere Abhängigkeit von Personen oder Substanzen, die immer wieder zu emotional negativen Folgen führen, und zwar in irrtümlicher Erwartung von positiven Folgen (die nie oder nur kurzfristig auftreten).
- Gute emotionale Integration zwischen Gefühlen und der Vernunft, d. h., die Person denkt kreativ und vernünftig aufgrund gefühlsmäßiger Erlebnisse. Ihre Gefühle werden rational von der Ratio akzeptiert und verstanden.
- Wohlbefinden, Lust und Sicherheit spendende Selbstregulation, d. h., die Person ist immer wieder in der Lage, Situationen hervorzurufen, die bei ihr angenehme Gefühle hervorrufen und Situationen herzustellen, die negative Gefühle verringern oder zu eliminieren.

Drei Phasen der Dysstressbewältigung durch Selbstregulation:

In der *ersten Phase* lernt die Person anhand dieses Textes, einige Stressquellen zu erkennen. Ferner lernt sie einige Eigenschaften von Personen kennen, die sich gut regulieren und dabei dem Dysstress wenig Chancen geben für eine permanente destruktive Wirkung. Dabei ist eine Selbstbeobachtung nützlich, um auch in Bezug auf die eigene Person bestimmte Eigenschaften von Dysstress und von erfolgreicher Selbstregulation zu erkennen.

In der *zweiten Phase* wird der Versuch unternommen, selbstständig durch Eigenaktivität gewisse Veränderungen in unterschiedlichen Bereichen zu erstreben, die zu mehr Wohlbefinden, Lust und Sicherheit führen (z. B. indem die Ernährung umgestellt wird, wohltuende Bewegung erstrebt wird, die Entscheidung getroffen wird, sich selbst mehr zuzuwenden, sich mehr auszuruhen oder ein positiv klärendes Gespräch mit einer wichtigen Person zu führen usw.).

In der *dritten Phase* wird ein ein- bis zweistündiges Gespräch mit einem Stressbewältigungstrainer geführt, der in der Lage ist, die individuelle Stressquelle zu identifizieren und individuelle, Problem lösende Verhaltensstrategien zu finden. Diese können dann zur Anregung der Eigenaktivität führen, die umso erfolgreicher sein kann, je mehr der Mensch die Erfahrung gemacht hat, dass er in einem Bereich durch Eigenaktivität Problemlösung finden konnte.

- *Selbstbeobachtung:*
  Versuchen Sie, sich so gut wie möglich selbst zu beobachten (z. B. in Ihrem Verhalten, im

Umgang mit der Umwelt). Achten Sie dabei besonders auf die Fragen: Was tut mir gut? Welches Verhalten führt zu Wohlbefinden? Welches Verhalten führt zu Unwohlsein und zur Vermehrung meiner Probleme? In welchem Bereich meines Verhaltens erwarte ich immer wieder positive Folgen, obwohl dabei regelmäßig negative Folgen eintreffen? Auf welche Art und Weise könnte ich mein Verhalten kreativ, schöpferisch verändern? Probieren Sie nach der Methode Versuch und Irrtum unterschiedliche Verhaltensweisen aus. Wenn eine Verhaltensweise nicht gut tut, versuchen Sie es flexibel zu verändern. Machen Sie sich nie große Vorwürfe, wenn es einmal nicht klappt und suchen Sie weiter nach Quellen von Wohlbefinden, Lust, Sicherheit, innere und soziale Entwicklung und Sinnerkenntnis. Der Mensch ist so konstruiert, dass er ein Lust, Wohlbefinden und Sicherheit suchendes System ist.

— *Überprüfen Sie Ihr Verhalten auf Wohlbefinden und Unwohlsein:*

Wie oben gesagt, sucht der Mensch immer nach Wohlbefinden, er kann aber dabei in Sackgassen geraten und Verhaltensweisen entwickeln, die das Gegenteil bewirken. In der Regel wird dabei ein edles Ziel verfolgt (wie z. B. der Wunsch, die Liebe eines Elternteils zu erreichen, die Zuwendung eines Kindes oder eines Vorgesetzten). Dabei können aber Verhaltensweisen eingesetzt werden, die noch nicht optimal sind (man kann z. B. in ungelösten Konflikten hängen). Der erste Schritt zur Konfliktlösung könnte die innere Entscheidung sein:

Ich erstrebe immer Verhaltensweisen, die bei mir Wohlbefinden, Problemlösung, schuldfreie Lust, Sicherheit und Entwicklung ermöglichen. Dabei bin ich hoch motiviert Unwohlsein erzeugende Konflikt beladene und Unsicherheit erzeugende Verhaltensweisen aufgeben oder solange zu korrigieren, bis sie positive Folgen haben.

Einige Methoden im Autonomietraining

Hiermit möchte ich Ihnen einige mögliche Übungsmethoden an die Hand geben. Überprüfen Sie, ob Sie bei sich Probleme entdecken, deren Lösung gerade mit diesen Methoden möglich wäre.

Aufhebung der Ambivalenz: Auflösung von widersprüchlichen Gefühlen zu Personen, die für Sie von allergrößter Bedeutung sind:

Häufig erkennen Menschen, dass Sie zu ihren gefühlsmäßig wichtigsten Mitmenschen (z. B. Mutter, Vater, Geschwister, Partner usw.) äußerst widersprüchliche Gefühle haben, beispielsweise Liebe, Erwartung nach Zuwendung und Anerkennung, aber auch Enttäuschung von Erwartungen, Hass usw. Die Gefühle, die sich gegenseitig ausschließen, können in einem Menschen innere Verzweiflung auslösen und sein eindeutiges Verhalten blockieren. Im Autonomietraining kann der Versuch unternommen werden, ein neues, kreatives Verhalten und eine neue Kommunikation anzuregen, die sowohl eine Ich-Stärkung als auch eine Auflösung der Ambivalenz (der sich gegenseitig blockierenden Gefühle) zur Folge haben.

Die Übung sieht wie folgt aus: Einerseits (z. B. der linken Hand entlang, ausgestreckt in Richtung der Person, die für mich von großer gefühlsmäßiger Bedeutung ist) äußere und erkenne ich all meine positiven Gefühle, die ich einer Person (z. B. meiner Mutter, meinem Vater) gegenüber habe, eindeutig. Dies kann ich in einem inneren Dialog zum Ausdruck bringen, wie z. B.: Liebe/r Mutter/Vater, ich würdige dich und teile dir mit, dass ich dir gegenüber viel Liebe, Achtung und positive Gefühle äußere.

Andererseits (z. B. der rechten Hand entlang, in Richtung meiner Person) kann ich auch die negativen Erlebnisse (z. B. Enttäuschung, Wut aufgrund von Nichtanerkennung, Abweisung, übermäßiger Bindung usw.) wahrnehmen und erleben.

Ich werde nie wieder die beiden Gefühle, die positiven und negativen Emotionen und Gedanken dir gegenüber so vermischen, dass ich selbst nicht mehr mit mir und dir klarkomme. Wenn ich also Liebe und Anerkennung fühle, werde ich es dir klar mitteilen. Wenn mich Verletzungen schmerzen, werde ich diese ertragen, aber sie dir nicht zum Vorwurf machen – weil ich dich achte.

▼

> Wenn ich in diesen Übungen Erfolg aufweise, dann folgt regelmäßig auch die Erkenntnis, dass ich eine starke Person bin, die sowohl Liebe als auch Enttäuschung ertragen kann und dabei innerlich nicht durcheinander kommt, sondern im Gegenteil, gestärkt durchs Leben geht.
> Wenn Sie bemerken, dass solche Übungen Ihnen gut tun und wenn Sie zur Überzeugung kommen, dass eine derartige Kommunikation mit Ihren gefühlsmäßig wichtigsten Personen Ihnen mehr Wohlbefinden und Sicherheit gibt, als eine frühere Kommunikation in der sich positive und negative Gefühle vermischt haben, dann ist es wahrscheinlich, dass sich diese Art des Verhaltens bei Ihnen stabilisieren wird und in Zukunft ein Teil Ihrer Person sowie in Ihren Hirnstrukturen tief verankert sein wird.

Wenn Sie glauben, dass diese Übung Ihrem Problem nicht entspricht, dann suchen Sie nach anderen Methoden. Möglicherweise passt für Sie eine der folgenden Übungen.

a) *Anregung alternativer Kommunikation: Bedürfnis befriedigende Situationen herstellen*

Häufig kann ein Bedürfnis von allergrößter gefühlsmäßiger Bedeutung nur deswegen nicht befriedigt werden, weil das Verhalten einige nötige und minimale Veränderungen noch nicht erreicht hat. Eine Person kann beispielsweise bestimmte Erwartungen oder Gefühle haben, die sie ihren Mitmenschen nicht geäußert hat. Ein anderer Mensch ist noch nicht in der Lage eine bestimmte Gesprächssituation herzustellen, in der er sein Bedürfnis eher verwirklichen kann usw.

Fragen Sie sich: Was ist mein Problem? Wo stecke ich in einem Konflikt? Was ärgert mich? Versuchen Sie dabei die Situation, in der das Problem auftaucht, zu beschreiben und zu erkennen. Überlegen Sie sich dabei, in welcher alternativen Situation, die Sie aktiv herstellen könnten, eine Bedürfnisbefriedigung, Problem- und Zielerreichung möglich wäre. Jeder Mensch hat in sich die Fähigkeit, neue Problem lösende Situationen herzustellen – er muss sie nur finden.

Wenn Sie beispielsweise darunter leiden, die ersehnte Nähe zur Mutter nicht erreichen zu können, dann ist noch lange nicht gesagt, dass die Mutter Sie systematisch abweist. Möglicherweise kommunizieren Sie mit Ihrer Mutter in einer Situation, in der diese Ihre Gefühle gar nicht versteht und Ihre Erwartungen nicht zur Kenntnis nehmen kann. Dieses Problem können Sie lösen, indem Sie durch Ihr aktives Verhalten eine neue Kommunikation kreieren und dadurch zu einer anderen Situation finden. Wenn Sie sich zum Beispiel mit Ihrer Mutter in einer entspannten angenehmen Situation unterhalten und ihr dann plötzlich einen Kuss auf die Stirn geben, kann schon eine ganz neue Kommunikation entstehen. Solche Aktivitäten zur Herstellung neuer Problem lösender Situationen, können Sie fast in allen Bereichen Ihres Lebens entwickeln.

Die Herstellung von neuen Kommunikationsformen muss allerdings auf Ihre einmaligen Bedürfnisse und Verhaltensweisen abgestimmt sein und bedarf häufig einer großen Flexibilität und Kreativität. Wenn Sie in einem Bereich erfolgreich sind, werden Sie mit Sicherheit ein großes Bedürfnis verspüren, auch in anderen Bereichen eigenaktiv neue Kommunikationsformen zu suchen.

b) *Differenzierung: Auseinanderbringen, was nicht zusammengehört*

Häufig bringen Menschen zwei Bereiche zusammen in eine Einheit, die in Wirklichkeit gar nicht zusammengehören und machen sich dabei völlig unnötige, aber häufig lang anhaltende Konflikte und Probleme. Beobachten Sie sich diesbezüglich selbst, wenn Sie feststellen, dass Sie Themen und Bereiche verknüpfen, die Ihnen unnötige Probleme machen, dann können Sie unterschiedliche Übungen durchführen um wieder Klarheit zu erlangen.

So nimmt beispielsweise ein junger Mann, der seinen Vater über alles liebt, an, dass dieser von ihm bestimmte Verhaltensweisen im Beruf erwartet, die nicht zu ihm passen (z. B. bis zur Erschöpfung arbeiten und überangepasstes Verhalten zeigen). Bei näherer Analyse und anschließenden Gesprächen mit dem Vater kann festgestellt werden, dass der Vater solche

Erwartungen nicht hat und sich im Gegenteil freuen würde, wenn der Sohn mehr Flexibilität zeigen würde. Da der Sohn solche Verhaltensweisen auch anstrebt, kommt er nun in die Lage, die zwei Bereiche Liebe zum Vater und das eigene Verhalten im Berufsleben zu entkoppeln. Er begreift nun, dass diese zwei Bereiche miteinander nichts zu tun haben.

c) *Aktivierung neuer Denkprogramme: Sowohl-als-auch statt Entweder-oder*

Viele Menschen stehen im Konflikt, weil sie in einer Entweder-oder-Kategorie denken. In unterschiedlichen Bereichen ihres Lebens wäre aber ihrem Bedürfnissystem eher ein Sowohl-als-auch-Denken und -Fühlen angebracht.

Bestimmte Menschen suchen beispielsweise um jeden Preis Harmonie und leiden fürchterlich in Situationen, in denen die erstrebte Harmonie bedroht ist. Ein harmoniesüchtiger Mensch denkt dabei entweder: Ich erreiche eine erstrebte Harmonie und fühle mich dabei glücklich oder ich erreiche diesen nicht, was zu innerer Erschütterung und Unglück führt. In diesem Entweder-oder-Denken kann der Mensch in Situationen, in denen die Harmonie nicht erreichbar erscheint, verzweifeln. Wenn sich das Gefühls- und Denksystem zu dem Sowohl-als-auch-Prinzip hin ändert, dann kann die Person zu dem Schluss kommen: Ich benötige sowohl die Harmonie, die mir gut tut, als auch die Disharmonie, die unterstreicht, wie schön die Harmonie ist und mich zu Harmonie suchenden Verhaltensweisen motiviert.

Ich hoffe, dass der hier vorgestellte Text bei Ihnen in unterschiedlichen Bereichen zu neuen Anregungen führt, sodass Sie ihn für Ihre ganz individuellen Probleme und auf Ihre einmalige Person und ihr einmaliges Denken und Fühlen anwenden können. Erfolg werden Sie nur dann haben, wenn Sie für sich Wohlbefinden erzeugende Verhaltensweisen entdecken, die auf Ihre Person passen.

Ihr Ronald Grossarth-Maticek

Falldarstellungen von einem Wochenendseminar Autonomietraining

Herr F. (53 Jahre, allgemeiner Arzt)

Trainer: Erzählen sie bitte aus Ihrem Leben und über Probleme, die Sie zurzeit am meisten beschäftigen.

Herr F.: Das sind Probleme, die mich schon seit langem beschäftigen. Zunächst: ich bin mit einer sehr lieben und verständnisvollen Frau verheiratet. Sie sagt, dass sie mich immer konstant liebt, einerlei, ob ich anwesend bin oder nicht. Ich hab da ein Problem mit ihr: Manchmal sind meine Emotionen einfach weg, als würde ich Autonomie genießen, und manchmal ärgere ich mich fürchterlich, dass sie nicht so intensiv auf mich eingeht, wie ich es mir wünsche.

Trainer: Können sie etwas aus ihrer Kindheit erzählen, besonders vom Verhältnis ihrer Eltern?

Herr F.: Zunächst hatte ich als Kleinkind mehrere wechselnde Bezugspersonen, war sogar in einem Heim. Meine Mutter wurde sehr stark von ihrer eigenen Mutter abgewiesen und als ich 7 Jahre alt war, verließ mein Vater die Mutter. Beides tat meiner Mutter sehr weh und sie erzählte mir viel über ihr Leid. Ich war sehr froh, die Mutter ganz für mich zu haben und wir hatten ein wunderbares, sehr vertrautes Verhältnis zueinander, das auf gegenseitigem Verständnis und Einfühlungsvermögen beruhte. Wenn sie mir von ihrem Schmerz erzählte, habe ich mit ihr sehr gelitten. Einmal fragte sie mich und meine Frau, ob sie in unserem Haus mitwohnen könnte, woraufhin wir dies aber ablehnten, ihr allerdings eine Wohnmöglichkeit drei Häuser von unserem entfernt anboten. Meine Mutter hatte sehr gelitten, wenn sie sich auch nur im Geringsten abgewiesen fühlte und ließ dies mich auch spüren, z. B. wenn ich versprach, sie drei Stunden zu besuchen, dann aber nur zwei Stunden Zeit hatte.

Trainer: Welche Gefühle verbinden Sie mit ihrer Mutter?

Herr F.: Einerseits wurde ich von der Mutter früh isoliert, das sind schmerzliche Erinnerungen, die ich mit der Mutter verbinde und deswegen mache ich ihr auch Vorwürfe. Als ich später mit ihr alleine zusammenlebte, erinnere ich mich nur an wunderbare Gefühle und an ein außergewöhnlich gutes gegenseitiges Verständnis. Dennoch sind die Gefühle ambivalent.

Trainer: Was ist jetzt Ihr zentrales Problem, das Sie gerne lösen würden?

Herr F.: Zweierlei: zum einen möchte ich mit meiner Mutter ins Reine kommen, da ist vieles noch nicht stimmig. Des Weiteren möchte ich mich nicht so enttäuscht von meiner Frau fühlen, wenn sie nicht so auf mich eingeht, wie ich es erwarte. Beide Probleme belasten mich stark, obwohl ich als Arzt meinen Beruf gern mache und hier eine gewisse Erfüllung finde.

Trainer: Ich suche jetzt nach passenden Erklärungen. Diese sind Voraussetzung für eine Verhaltensänderung und Neugestaltung der Kommunikation, die beide Probleme lösen könnten. Bitte hören Sie zu, und bejahen Sie meine Fragen nur dann, wenn Sie in sich ein absolut stimmiges Gefühl dazu haben.

Kann es so sein, dass die frühe Isolation von der Mutter Sie dann später noch mehr an die Mutter gebunden hat, als Sie die Gelegenheit hatten, mit ihr zusammen zu sein?

Ist es möglich, dass Sie aufgrund vieler Gespräche mit ihrer Mutter, in denen sie Ihnen ihr Leid klagte, ein so tiefes Mitgefühl empfunden haben, dass Sie manchmal schon geglaubt haben, dass Sie selbst das Leid der Mutter als Ihr eigenes erleben?

Herr F.: Ja, ich kann beide Fragen so bejahen.

Trainer: Ist es möglich, dass Sie deswegen so stark auf die geringste Abweisung oder das Nichteingehen Ihrer Frau auf Ihre Erwartungen reagieren, weil Sie sich in diesem Augenblick mit den Gefühlen Ihrer Mutter so stark identifiziert haben, dass Sie dabei das Leid Ihrer Mutter in sich selbst/ in der eigenen Person wieder erlebten.

Herr F.: Das habe ich so nie gesehen, aber es scheint mir sehr nachvollziehbar und auch vom Erleben her könnte ich das bestätigen.

Trainer: Haben Sie in sich auch einen autonomen Kern?

Herr F.: Ja, mit Sicherheit, das zeigte sich auch dabei, dass ich den Tod meiner Mutter nicht traumatisch, sondern eher als erlösend angesehen habe. Dennoch bleiben die beiden Probleme bestehen, die mir durch Ihre Analyse noch bewusster werden.

Trainer: Gut, wir haben im ersten Schritt durch Ihre schönen Schilderungen und meine Fragen eine Analyse durchgeführt. Jetzt gehen wir zum Thema Integration, d. h., wir versuchen ein Verhalten zu finden, das Ihnen durch eine Neugestaltung der Kommunikation ermöglicht, sowohl die Probleme zu lösen als auch eine innere Entwicklung zu vollziehen und Wohlbefinden zu erreichen. Ich werde Sie erneut über mögliche alternative Verhaltensweisen fragen, mit der Bitte, nur die Lösungsmodelle zu akzeptieren, die für Sie innerlich ganz stimmen. Dabei werden keineswegs Suggestionen erteilt. Im Grunde suchen wir nur die optimalen Verhaltensweisen, die Sie schon längst in Ihrem Unbewussten oder auch in Teilen des bewussten Denkens parat liegen haben, aber noch nicht darauf zugreifen können, weil Sie einerseits diese rational noch nicht klar erkannt haben und andererseits, weil Ihnen die Kommunikationsform zur Umsetzung Ihrer Lösungen noch fehlt. Da ich nur Vermutungen anstellen kann, aber nicht wissen kann, was für Sie die stimmige Lösung ist, bitte ich Sie, wie vorher schon gesagt, äußerst aufmerksam zuzuhören und nur das zu bejahen, was für Sie **ganz** stimmig ist.

Herr F.: Ich bin sehr gespannt!

Trainer: Kann es sein, dass Sie durch das extreme Einfühlen in das Leid der Mutter mit ihr so weit empathisch verbunden sind, dass Sie auch bei den Erwartungen an Ihre Frau, eigentlich die mütterlichen Erwartungen, mit denen Sie identifiziert sind, äußern (also in diesem Zusammenhang in die Rolle der Mutter »schlüpfen«.)

Ist diese Annahme für Sie stimmig?

Herr F.: Ja, total, solche Elemente habe ich schon in mir gefühlt.

Trainer: Solche Verhaltensweisen können unterschiedliche Ursachen haben, z. B. durch die Annahme, wenn ich wie die Mutter leide, dann nehme ich ihr ein Teil der Last weg, unter der sie so leidet. Oder einfach deswegen, weil das Verhalten durch viele empathische Gespräche einfach erlernt ist?

Können Sie sich vorstellen, dass folgende Neugestaltung der Kommunikation zwischen Ihnen, Ihrer Mutter und Ihrer Ehefrau Ihnen mehr innere Stabilität und eine bessere Problemlösung ermöglichen würde: Wenn Sie einerseits gedanklich zur Mutter sagen: Mutter, du hast mich einerseits, indem du mich früh abgegeben hast, sehr verletzt und das tat sehr weh. Andererseits haben wir eine wunderbare Zeit zusammengelebt, für die ich dir sehr dankbar bin. Ich kann beide Gefühle auseinander halten, d. h. dich konstant lieben und den-

noch, wenn der Abweisungsschmerz hochkommt, ihn wahrnehmen.

Liebe Ehefrau, ich bin dir dankbar, dass du mich permanent magst, aber ich übernehme von meiner Mutter durch meine Empathie mit ihr, immer wieder die Angst, abgewiesen zu werden. Da du mich aber nicht abweist, hat das offensichtlich nichts mit dir zu tun. Und wenn ich sogar manipuliere, dass du auf mich nicht eingehst, dann ist das erneut mein Problem mit der Mutter. Da ich die Ambivalenz zur Mutter nun durch die Äußerung der Liebe und Wahrnehmung der Verletzung direkt aufheben kann, muss ich dich künftig nicht mehr belasten mit den Erwartungen, die eigentlich nicht dir gelten. Wie kommt bei ihnen solch eine veränderte Kommunikationsform an?

Herr F.: Sehr gut, indem ich meiner Mutter gegenüber die Liebe äußere, die mit Sicherheit vorhanden ist und auch den Verletzungsschmerz. Auf diese Art und Weise kann ich von der überstarken Empathie auch Abstand nehmen. Ich sage einfach: Mutter, dein Leid ist dein Schicksal, deine Tragödie, das ich zwar verstehen kann und dich dafür auch bedauere, aber ich gerate nicht mehr in ein Übermaß des Mitleidens, das bis hin zur Identifikation reichte. Jetzt erkenne ich auch, dass ich durch großes Mitleid mit dir, dein eigenes Leid nicht »aufheben« kann.

An diese Erkenntnis knüpft sich die zweite: Ich habe keinen Grund mehr, meine Frau mit Erwartungen zu belasten, die mit ihr eigentlich nichts zu tun haben. Wenn ich also ein Problem mit meiner Frau oder Mutter habe, dann weiß ich ja, welche Übung mit gut tut.

Herr Ü. (46 Jahre) – Sozialpsychologe

Trainer: Was ist Ihr Hauptproblem?

Herr Ü.: Ich bin schlank und sehe sportlich aus. Dennoch kämpfe ich seit meinem 17. Lebensjahr immer wieder mit unterschiedlichen Krankheiten und körperlichen Symptomen. Ich habe z. B. mit 17 Jahren eine Colitis ulcerosa bekommen, danach immer wieder Wirbelsäulenprobleme, Knieprobleme, Depressionen, eigentlich war ich zu keinem Zeitpunkt richtig gesund. Ich frage mich, wie es dazu kommt?

Trainer: Können Sie bitte etwas von Ihrem Elternhaus erzählen?

Herr Ü.: Zwischen meinem 12. und 16. Lebensjahr hatte ich relativ schlechte Noten in der Schule. Mein Vater bekam regelmäßige Schreianfälle, v. a. wenn ich mit einer schlechten Noten nach Hause kam. Er war vollkommen hysterisch. Dabei wandte er sich nie direkt an mich, er hat mich auch nie verprügelt, ganz selten bekam ich eine kleine Ohrfeige. Doch das massive Schreien meinetwegen, meistens im Nebenraum in Anwesenheit meiner Mutter, galt mir und ich höre es immer überdeutlich. Dabei fühlte ich mich völlig hilflos und total überfordert. Ich fiel in lang anhaltende Depressionen, überlegte mir sogar, ob ich mir nicht das Leben nehmen soll. Manchmal hatte ich zwar eine Wut und verspürte den Wunsch, ihn physisch anzugreifen, aber letztlich reagierte ich hilflos, mit völligem Rückzug. Als ich einmal im Ausland war, war ich dort völlig einsam und erlebte dennoch eine gewisse Erleichterung. Die Mutter hatte einerseits versucht, mich übermäßig an sie zu binden und gab mir Signale, dass ich für sie wichtiger sei als der Vater, andererseits stellte sie sich immer hinter den Vater und somit latent gegen mich, wenn der Vater wieder einen Tobsuchtsanfall hatte. Dies empfand ich als Verrat und war auch nicht mehr bereit, die Mutter sehr nahe an mich heran zu lassen. Erst viel später, als meine Eltern schon sehr alt waren, schrieb ich ihnen Briefe, auch über die ernormen Verletzungen durch das Schreien des Vaters und ich hatte dabei den Eindruck, dass sie mich verstehen. Das war für mich ein unglaubliches Erlebnis. Glücksgefühle stellten sich in diesem Zusammenhang ein, obwohl ich jetzt weinen muss, wenn ich über diese Erlebnisse berichte.

Trainer: Haben Sie Personen in Ihrer Familie, die Sie damals unterstützt haben?

Herr Ü.: Ja, meine ältere Schwester war immer da. Wenn sie bemerkte, dass ich gegen den Vater völlig hilflos und quasi gelähmt war, dann hat sie für mich Partei ergriffen, z. B. für mich gesprochen und mich verteidigt. Bis heute haben wir eine außerordentlich gute Beziehung.

Trainer: Nachdem Sie so viel so wunderbar geschildert haben, stellt sich die Frage, was Sie jetzt vom Autonomietraining erwarten?

Herr Ü.: Im Vordergrund steht mein Wunsch, nicht ein ewiger Sklave meines Körpers zu sein, ich bin es einfach müde, von einer körperlichen

Erkrankung zur anderen zu schlittern, v. a. wenn ich mir sehr schöne Erlebnisse, z. B. in die Natur gehen zu können, dadurch verbaue.

Trainer: Ich erlaube mir jetzt, einige Interpretationen/Erklärungen für Ihr Verhalten hypothetisch zu äußern. Bitte hören Sie aufmerksam zu und bejahen sie meine Annahmen nur dann, wenn sie für Sie völlig plausibel und stimmig sind.

Kann es sein, dass das Schreien Ihres Vaters, das bei Ihnen, wie Sie berichteten, zu Hilflosigkeit, innerer Lähmung, Depressionen bis hin zu Selbstmordabsichten geführt hat, bei Ihnen Schockerlebnisse mit nachhaltigen Wirkungen ausgelöst hat? Solch eine nachhaltige Wirkung könnte z. B. sein, dass relativ unmittelbar als Antwort auf das väterliche Verhalten Krankheitssymptome entstanden sind, z. B. als Schutzmaßnahmen?

Herr Ü.: Ich bin davon überzeugt, dass meine Krankheitssymptome, z. B. die Colitis ulcerosa als Folge auf die extreme Stresssituation durch das väterliche Schreien ausgelöst wurde. Ich denke keineswegs, dass es sich um eine Schutzreaktion handelte, weil ich ja derart niedergeschlagen war, dass ich mich dauerhaft schutzlos, total hilflos und gelähmt fühlte. Ihre Annahme, dass es sich dabei um ein Schockerlebnis handelte, ist mir einerseits vollkommen plausibel, andererseits völlig neu, weil ich daran nie gedacht habe. Bisher dachte ich immer, dass die Erlebnisse der Vergangenheit angehörten und ich sie längst verarbeitet hätte, aber möglicherweise stimmt das nicht.

Trainer: Kann es weiter sein, dass die massiv erlebten Schocksituationen, ausgelöst durch das Schreien Ihres Vaters, bis heute noch unbewusst zu Krankheitssymptomen führen, so, als würde das väterliche Schreien auch heute noch auftreten?

Herr Ü.: Auch diese Annahme scheint mir sehr plausibel, auch wenn ich noch nie so weit gedacht habe. Ich fühle, dass es sein könnte, dass diese Wirkungen noch bis heute anhalten. Auch rational begreife ich jetzt, dass ich über sehr lange Zeit alle Symptome eines prolongierten Schockerlebnisses aufgewiesen habe, z. B. die unerwartet massive Einwirkung, die vollkommene Hilflosigkeit und Lähmung, die lang anhaltende Depression mit Selbstmordgedanken.

Trainer: Könnte es weiter möglich sein, dass Sie also noch auf erlebte Elemente aus der Schocksituation unadäquat mit körperlichen Folgen reagieren, obwohl die Belastung und Bedrohung durch Ihren Vater längst nicht mehr existiert?

Herr Ü.: Völlig plausibel, obwohl ich auf diese Idee nie gekommen wäre. Ich war zu sehr auf das Leid an den körperlichen Symptomen konzentriert und dachte, dass es mir psychisch gar nicht so schlecht geht – in Anbetracht dessen, dass sich meine Mutter um mich kümmert, meine Schwester hinter mir steht und ich mich mit meinem Vater vor dessen Tod auch noch gut versöhnen konnte. Wenn Ihre Annahmen stimmen, und ich fühle, dass sie stimmen: Was kann ich nun, jetzt, heute tun?

Trainer: Sie wissen ja, dass wir an diesem Wochenende auf die Aufhebung von Ambivalenzen im Kontext Ursprungsfamilie und gegenwärtige Situation konzentriert sind und dabei wirksame Methoden erlernen. Dafür ist es nötig, sehr exakt die Verletzungen zu identifizieren, ebenso wie die positiven Erlebnisse. Da wir jetzt Ihre Verletzungen und mögliche lang anhaltende Wirkungen von Schockerlebnissen ansprechen konnten, ebenso die positiven Erlebnisse mit Ihren Eltern (die Sie zum Weinen brachten) können wir nun den Versuch unternehmen, alternative Kommunikationsformen zu definieren und zwar in der Erwartung, dass sich dabei die langfristigen negativen Folgen von Schockerlebnissen inaktivieren. Ich werde erneut Fragen stellen und Sie antworten nur dann, wenn es für Sie völlig stimmig ist.

Könnten Sie die Methode der Aufhebung der Ambivalenz mit folgendem Inhalt bei sich anwenden: Lieber Vater, liebe Mutter – ihr wart für mich extrem wichtig und ich freue mich sehr, dass ich mich mit euch für mich glücksbringend versöhnen konnte. Ich bin bereit und willens, euch immer wieder meine Achtung und Liebe zu schicken. Auch weiß ich, dass ihr mich auf unterschiedliche Art sehr verletzt habt, besonders du, Vater, mit deinen unterträglichen Schreianfällen, die mich über lange Sicht geschädigt und derart verletzt haben, dass ich nicht ausschließe, dadurch krank geworden zu sein. Und du, Mutter, hast mich ebenso verletzt, weil du dich in entscheidenden Augenblicken, d. h. vor allem während der Schreianfälle von Vater, nicht hinter mich, sondern hinter Vater gestellt hast. Trotz dieser Erlebnisse schicke ich

euch immer wieder meine Liebe und bin durchaus fähig, die zwei Aspekte voneinander zu trennen und nicht zu vermischen. Weil ich fühle, dass ich das kann, entwickle ich mich als Person derart, dass ich innerlich stark bin. Ich habe es auch nicht mehr nötig, meinen seelischen Schmerz und die Folgen von den Schockerlebnissen in körperliche Symptome umzuwandeln, v. a. deswegen, weil ich den Schmerz jetzt ja emotional ertragen kann. Auch habe ich keine Angst, von den Eltern verlassen zu werden, wenn ich meinen berechtigten Schmerz immer wieder erlebe, weil ich meinen Eltern ja die Liebe schicke und weiß, dass ich von ihnen Liebe auch erfahren habe.

Herr Ü.: Das klingt für mich ausnahmslos sehr stimmig. Viele Elemente habe ich schon erlebt, wie z. B. die Erfahrung der Liebe zu meinen Eltern oder die Identifikation von Schmerzquellen. Dennoch konnte ich das noch nicht erreichen, was Sie hier Integration nennen, nämlich: Durch eine neue Verbindung der Erkenntnisse über meine Schockerlebnisse mit dem Bewusstwerden der daraus entstehenden Kompetenzen. Diese Kompetenz erhalte ich aufgrund meiner Fähigkeit, meinen Eltern einerseits gegenüber permanente Liebe und Achtung zu äußern und andererseits, aber getrennt davon, durchaus die Schmerzen, die sie mir zugefügt haben, spüren kann. Da ich auf diese Art und Weise den seelischen Schmerz ertragen kann, könnte es sehr gut sein, dass möglicherweise die körperlichen Reaktionen auf noch vorhandene Resterlebnisse (von den Schockerlebnissen) nicht mehr auftreten.

Frau E. (49 Jahre), Künstlerin

Frau E.: Ich erspare mir, über positive und negative Erlebnisse in meinem Leben zu berichten und komme sofort zu meinem Hauptproblem: Ich leide sehr unter der Unentschlossenheit meines Ehemannes (der hier auch anwesend ist). Als ich ihn geheiratet habe, hatte ich beschlossen, alle Probleme gemeinsam zu lösen, sozusagen in Liebe gemeinsam alt zu werden. Das zentrale Thema für mich ist »Liebe« und ich frage mich in der jetzigen Verzweiflung, ob ich überhaupt liebesfähig bin oder ob ich nur unter unglaublichem Druck leide, sodass ich zurzeit gar nicht weiß, was ich will. Es geht mir sehr schlecht damit. Mein Mann hält sich auf freundliche Distanz und ich kann nicht wissen, ob er mich nicht mehr liebt, ob er eine andere liebt oder ob ich ihn mit meinen Erwartungen vollkommen überfordere. Er sagt einfach nichts und für mich ist die Kommunikation zentral wichtig. Immer wenn ich mit Menschen kommuniziere, Auge in Auge, direkt und ehrlich, dann weiß ich, was Sache ist und fühle mich wohl und sicher. Das kann ich zurzeit nicht. Ich weiß nicht, vielleicht belaste ich meinen Mann auch mit Kindheitserlebnissen und überfordere ihn damit. Da ich gar nichts weiß, bin ich unglaublich unsicher und gefühlsmäßig sehr bedroht (Frau E. weint währenddessen sehr, ist aber hochkonzentriert und sehr motiviert, eine Lösung zu finden.)

Trainer: Können Sie über Kindheit erzählen?

Frau E.: Ich habe mich bis nach der Pubertät weder vom Vater noch von der Mutter angenommen gefühlt. Als Reaktion zeigte ich ein unmögliches Verhalten, ging besonders in der Pubertät so weit in die Opposition, dass man mir mitteilte, ich sei nicht mehr das Kind meiner Eltern und ich hätte in meinem Elternhaus nichts mehr verloren. Also zog ich aus und fühlte mich sehr einsam und unglücklich. Erst nach Jahren kam es zur Versöhnung mit meinen Eltern. Die Mutter war etwas wichtiger als der Vater, aber als beide mir zeigten – als ich schon selbst erwachsen war –, dass sie mich trotz allem achten und mich im positiven Sinne tolerieren, konnte ich auch meinen Eltern verzeihen und ihr Verhalten liebevoll tolerieren. Als ich nun glaubte, dass der Schmerz durch Abweisungen und Angriffe auf meine Person, wozu ich ja auch reichlich Anlass gegeben hatte, verarbeitet war, tauchte er jetzt wieder auf, aufgrund der unglücklichen Ereignisse mit meinem Mann. Ich denke, er hat den Schlüssel, die Schmerzen aus meiner Vergangenheit wieder aufleben zu lassen. Obwohl ich ein sehr kommunikativer Mensch bin, Freunde mich von sich aus besuchen und ich mich in der Kommunikation mit ihnen sehr glücklich fühle, bin ich jetzt durch das Verhalten meines Mannes völlig hilflos, versunken wie in einem schwarzen Loch oder hilflos um mich herum schreiend. Dabei wird mein Mann immer kälter und gehemmter, und ich bekomme nicht die Information, was in ihm vorgeht. Wir gingen in eine Gruppentherapie und ich hatte die vergebliche Hoffung, dass

er sich äußern würde. Er verweigerte sich einfach. Ich sage mir immer: »Du hast keine andere Wahl, als dich endgültig zu trennen. Dabei kommt aber eine unerträgliche Angst auf, verlassen zu sein, sodass ich auch die Trennung nicht wage. Dabei weiß ich aber, dass es mir gut gehen würde, wenn ich diesen Schritt gehen könnte, aber ich kann es einfach nicht.

Trainer: Was ist Ihr wichtigstes Ziel?

Frau E.: Zunächst würde ich gerne Klarheit darüber bekommen, was in meinem Mann vorgeht und außerdem würde ich gerne meinen inneren Frieden finden, weil ich diese Spannung, die schon seit zwei Jahren anhält, nicht mehr lange aushalte.

Trainer: Gut, darf ich zunächst einige Fragen stellen, die zur Klärung der Kommunikation beitragen, um anschließend ein paar Fragen in Bezug auf die Entwicklung alternativer Kommunikationsformen zu stellen, mit der Absicht, die Probleme zu lösen.

Frau E.: Ja, ich bitte darum.

Trainer: Könnte es so sein, dass Sie einerseits die Konflikte mit Ihrem Elternhaus gut aufgelöst haben, sodass sich eine gegenseitige liebevolle Akzeptanz entwickelt hat, andererseits aber die schmerzlichen Erfahrungen im Elternhaus jetzt im Kontakt mit Ihrem Ehemann wieder aktivieren, z. B. nicht akzeptiert, nicht geliebt, nicht verstanden zu werden? Könne es auch sein, dass die schmerzlichen Erfahrungen aus dem Elternhaus noch aus der Zeit stammen, bevor Sie sich mit Ihren Eltern endgültig versöhnt haben?

Frau E.: Ja, so ist es definitiv. Ihre Frage impliziert auch, dass ich hier auf eine Stufe zurück regrediere, die ich eigentlich gar nicht mehr nötig hätte.

Trainer: Wenn das so ist, dann versuche ich jetzt einige Fragen an Sie zu richten mit der Bitte, sehr aufmerksam den Inhalt zu verfolgen und nur dann zuzustimmen, wenn es für Sie absolut stimmig ist.

Wenn Sie erkennen, dass das gesamte Leid, das Ihnen Ihr Ehemann durch sein unschlüssiges Verhalten antut, mit Erinnerungen an das Leid, das Ihnen die Eltern noch vor der Versöhnung angetan haben, zusammenhängt, wäre es dann sinnvoll, die bestehende Kommunikation in eine neu gestaltete Kommunikation umzuwandeln, und zwar wie folgt: Immer, wenn ich ein gefühlsmäßiges Leid durch meinen Ehemann erlebe, i. d. R. weil ich mich von ihm abgewiesen und nicht verstanden fühle, dann konzentriere ich mich zunächst auf folgenden Dialog mit meinen Eltern: Lieber Vater, liebe Mutter, ich bin so glücklich, euch lieben zu können und dass uns eine wunderbare Versöhnung in Liebe möglich war. Dabei war ich zu euch tolerant, konnte also den früheren Schmerz durch viel Liebe tolerieren, ebenso wart ihr zu mir tolerant. Das bestärkt mich in der Zukunft, gegenüber meinem Ehemann tolerant zu sein, d. h. ich nehme ihn so, wie er ist und was ich für ihn empfinde: sowohl Leid als auch große Liebe. Weil er sich überhaupt nicht äußern kann und wie ein Kleinkind hilflos wirkt, ist er von nun an auch mein Baby-Mann. Ich bin sicher, dass ich ihn dabei von meinen enormen Erwartungen entlaste und gleichzeitig mich von meinen Erwartungen selbst distanziere und in der Lage bin, in die autonome und schöpferische Freiheit zu gehen, z. B. indem ich mich mit meinen guten Freunden lustvoll unterhalte. Die Toleranz zu meinem Mann beinhaltet: weder Trennung noch Leid, sondern Liebe zu einer Person, die in dem Status eines unentschlossenen Kindes ist.

(Frau E.'s Augen beginnen zu leuchten, sie lacht vor Freude intensiv.)

Frau E.: Das ist genau das, was ich mir unbewusst gewünscht habe, es aber nicht auf einen Nenner bringen konnte. Ich habe Toleranz erfahren und bin auch in der Lage, liebevolle Toleranz zu üben. Für mich ist das Stichwort »Toleranz« zentral. Auch in meinem Bekanntenkreis werde ich aufgrund meiner Toleranz sehr geschätzt, warum sollte ich meinen Mann mit einer längst gut verarbeiteten Vergangenheit belasten? Hiermit nehme ich ihm den Schlüssel für meine Verletzungen ab und ernenne ihn zu meinem Baby. In meiner Ambivalenz zu ihm hatte ich immer beide Gefühle in mir, nämlich die mütterlichen, indem ich seine Hilflosigkeit spürte, und gleichzeitig Wut, Enttäuschung, Verzweiflung, weil ich mich bedroht, verlasen und verraten fühlte. Aber gerade durch ihre Schilderungen wurde es mir vollkommen bewusst, dass diese Gefühle eigentlich noch immer meinen Eltern gelten und zwar, wie sie sagen, aus der frühen Phase stammen, noch vor der Versöhnung. Wahrscheinlich hat mein Ehemann nie Toleranz erfahren und ich kann ihm diese geben. Ich fühle,

dass ich mich überhaupt nicht mehr für die Frage Interesse, ob er mich noch liebt oder nicht, ob er eine andere hat oder nicht. Mein Baby kann tun und lassen was es will, auch wenn ich ihn jetzt als erwachsenen Ehemann sehe, meine innere Freude ich sehr groß, weil ich fühle, dass ich in mein inneres Gleichgewicht gekommen bin, wieder Freude erlebe, weil ich durch meine neue Kommunikation das sein darf, was ich eigentlich bin.

(Der Ehemann wurde in der Gruppe gefragt, was er von der Entwicklung des Gespräches halte. Er sage nur, dass er hoch zufrieden sei und sich sehr frei und glücklich fühle. So hätte er sich seine Frau schon früher gewünscht.)

Frau W (51 Jahre) – Unternehmensberaterin

Frau W.: Mein Hauptproblem ist, dass ich unheimliche Schreibhemmungen habe, ich bin z. B. nicht in der Lage, meine Ideen aufzuschreiben – es fällt mir sehr schwer. Auch habe ich große Probleme mit Perfektionismus. Einerseits versuche ich, im Beruf so perfekt wie möglich zu sein, andererseits hasse ich es, perfekt zu sein und ich wehre mich dagegen. Dieser Konflikt belastet mich im Berufsleben, obwohl ich erfolgreich bin.

Trainer: Können Sie mir was über Ihre Kindheit erzählen?

Frau W.: Meine Kindheit war zunächst sehr schlimm, ich hatte einen jüngeren Bruder, der immer krank war. Da er als Kind nur sehr schwer von anderen Kindern akzeptiert wurde, musste ich ihn immer wieder verteidigen und den anderen Kindern mitteilen, dass sie entweder mit uns beiden spielen könnten oder mit keinem von uns. Meine Eltern haben allerdings großen Druck auf mich ausgeübt, dass ich mich so um meinen Bruder kümmern muss. Wenn der Druck nicht so groß gewesen wäre, hätte ich es womöglich von mir aus gerne gemacht. Immer wieder kamen Sätze wie: Das hast du zu tun, man muss sich um das kranke Kind kümmern .... . Dabei floss die ganze Liebe auf meinen Bruder, und ich hatte immer den Eindruck, zu kurz zu kommen. Auch in anderen Bereichen erklärte man mir, was die Norm sei, und wonach man sich zu verhalten habe, z. B. musste ich stets »mädchengemäßes« Verhalten zeigen und sobald ich etwas tun wollte, was normalerweise nur Jungs machen, wurde ich sofort zurecht gewiesen. Ich bin eben in einer typischen spießigen DDR-Familie aufgewachsen. Dort hat man sich immer eingebildet, man wissen genau, was die Norm ist und wie man sich tadellos zu verhalten habe. Von meinen Eltern fühlte ich mich bis ins Erwachsenenalter nicht verstanden und erst in den letzten Jahren kam es zu gegenseitiger Anerkennung. Diese Anerkennung hat mir sehr gut getan. (Frau W. beginnt leise zu weinen.) Über lange Zeiträume wusste ich überhaupt nicht, was mein Problem ist, heute denke ich aber, dass ich die Symptome, die irgendwie im Elternhaus entstanden sind, sich in dem Konflikt mit dem Perfektionismus verdichten. Wie und warum, weiß ich nicht, aber es belastet mich sehr!

Trainer: Kann es sein, dass Sie durch erlebte Unterdrückung Ihrer Person durch Ihre Eltern normative Anforderungen so verstanden haben, als würde von Ihnen ein perfektes Verhalten gefordert, das mit Ihren eigenen Bedürfnissen in völligem Widerspruch stand? Könnte aus diesen Erlebnissen ein äußerst negativer Eindruck in Bezug auf den Begriff Perfektionismus resultieren? Könnte es dann wiederum auch so sein, dass Sie selbst versuchen, im Beruf und im Alltag so weit wie möglich im positiven Sinne perfekt zu sein, weil diese Eigenschaft Ihren Bedürfnissen entspricht? Geraten dabei die Erfahren aus dem Elternhaus mit den heutigen Wünschen in Widerspruch?

Frau W.: Das klingt sehr einleuchtend, ich kann das, was Sie sagen, sehr gut nachvollziehen und miterleben.

Trainer: Können Sie sich vorstellen, dass Sie eine Integration in Richtung neues Problem lösendes Verhalten und Neugestaltung der Kommunikation auf folgendem Wege erreichen könnten?

Obwohl ich Leid und Freude durch Anerkennung mit meinen Eltern erlebt habe, konzentriere ich mich künftig immer wieder auf beide Aspekte: Einerseits äußere ich immer wieder die erlebte Liebe und Sympathie, sowohl in Gedanken als auch in der Kommunikation, andererseits konzentriere ich mich auch auf das erfahrene Leid und bin in der Lage, es zu erleben und anzunehmen.

Frau W.: Ja, das kann ich durchaus, es wird mir gut tun, das spüre ich.

Trainer: Können Sie nun gedanklich Folgendes Ihren Eltern mitteilen und es für sich auch annehmen?

Liebe Eltern! Da ich euch mag, teile ich euch jetzt mit, dass ich mich entschlossen habe, künftig in allen Bereichen, in denen an mich Anforderungen gestellt werden, die mir nicht entsprechen, perfekt unperfekt zu sein, d. h., ich werde perfekt vermeiden, mit Perfektionismus zu reagieren. Wenn ich Dinge aber selbst will, werde ich aus dem Zustand des Unperfekten heraus perfekt, z. B. indem ich schnell lerne oder intelligente Arbeitsmethoden anwende. Wie kommt die hier zur Diskussion gestellte Verhaltensalternative an?

Frau. W. (lacht und ist sichtlich begeistert): Ideal, es löst alle meine Probleme, ich darf meine Liebe äußern, den Schmerz ertragen und meinen Protest gegen Pseudoperfektionismus, der mir in der Kindheit eingeimpft wurde, nicht nur zeigen, sondern auch subversiv überwinden, indem ich eben perfekt unperfekt bin. Wenn jemand an mich Anforderungen stellt, von denen ich im Vorhinein schon weiß, dass sie sinnlos sind, werde ich nicht, wie bisher, mit Verärgerung und Hilflosigkeit reagieren. Im Gegenteil, ich werde sie lustbetont untergraben, mit einem großen Perfektionismus werde ich das Unperfekte erreichen. Wenn ich es im Beruf aber nötig habe, perfekt zu sein, dann kann ich das mit großer Freude, ohne dass sich immer wieder die pseudoperfektionistischen Ansprüche aus der Kindheit melden. Gut, dass ich durch Sie gelernt habe, die zwei Formen des erlebten Perfektionismus bei mir zu erkennen.

Diskussion der Fälle

Es stellt sich die Frage: Was sind die **Wirkprinzipien** des Autonomietrainings, also: Über welche Interventionen werden die Problemlösungen erreicht, die als heilsame Veränderungen erlebt werden und die, wie unsere statistischen Ergebnisse zeigen, zu langfristigen positiven Folgen führen können (z. B. mit hohen Präventionseffekten). Diese Frage steht auch im Zusammenhang mit folgender Frage: Wie findet man so unterschiedliche Alternativen im Verhalten, die maßgeschneidert für das jeweilige Individuum zu spezifischen Problemlösungen führen?

Bei einigen unserer Beispiele wurde eine von uns entwickelte standardisierte Methode dargestellt, die wir **Aufhebung der Ambivalenz** durch Entkoppelung von positiven und negativen Erlebnissen nennen: Die frühere Verknüpfung von Liebe/Hass und Enttäuschung/Sehnsucht, besonders im Hinblick auf Erlebnisse in der Ursprungsfamilie, werden getrennt, aus ihrer Verquickung gelöst. Die Person lernt, konstant Elemente von Liebe und Anerkennung zu äußern, und Erlebnisse, wo sie geliebt wurde, wahr zu nehmen. Gleichzeitig lernt sie den Schmerz durch Abweisungen/Verletzungen anzunehmen und zu ertragen.

Da beide Gefühle nicht mehr verbunden, sondern als getrennt erlebt werden, löst sich die Person aus einer unerträglichen Ambivalenz und erreicht **eindeutige Verhaltensweisen**, durch die sie sich gestärkt fühlt. Dabei lautet das **Motto**: Wenn ich meine Liebe trotz der Verletzungen äußern kann und wenn ich Verletzungen in Liebe ertragen kann, dann bin ich durch mein alternatives Verhalten viel stärker geworden, als wenn ich in der Ambivalenz verharre, in der beide Gefühlsqualitäten im Widerspruch stehen. Hier wird ein »Entweder-oder-Verhalten« in ein »Sowohl-als-auch-Verhalten« umgewandelt.

Obwohl sich ein sehr hoher Prozentsatz der Menschen in großer Ambivalenz zur Ursprungsfamilie befindet, würde die Methode nicht zur vollen Wirkung kommen, wenn man sie einfach pauschal anwenden würde.

Zur Entfaltung der Methode ist es notwendig, dass der spezifische Inhalt der erlebten Verletzung durch das Gespräch gefunden und definiert wird. Ebenso ist es bedeutsam, dass die positiven Erlebnisse durch das Gespräch gefunden und definiert werden, scheinen sie auch noch so unbedeutend zu sein.

Dies ist deshalb so wichtig, weil der Mensch sich in seiner Orientierung an ganz konkreten Erlebnissen/Erfahrungen ausrichtet und nicht an übergeordneten (theoretischen) Prinzipien. Er muss also in *seinem* mentalen Training an ganz konkrete Verletzungen und ganz konkrete positive Erlebnisse anknüpfen können.

Im Gespräch müssen sehr deutlich Elemente identifiziert werden, die es der Person in der Vergangenheit ermöglichten, sich kompetent zu fühlen, besonders in Bereichen, in denen positive Erlebnisse entstanden sind. Diese Erlebnisse sind wichtig, weil sie in der Phase der Integration, also bei der Entwicklung eines integrieren-

den und Problem lösenden Verhaltens, benutzt werden.

Im diagnostischen Gespräch werden Zustände/Einwirkungen erfasst, die als Information in Form von Hypothesen und Fragen an die Person weiter gegeben werden.

Ein weiterer diagnostischer Punkt ist die Identifikation von fehlgeleiteten Ausrichtungen (mit negativen Folgen). Unter fehlgeleiteter Ausrichtung verstehen wir unterschiedliche Symptombildungen/Verhaltensweisen, die aus Konflikten oder negativen Erlebnissen entstanden sind.

Zur Beschreibung eines alternativen Verhaltens, von dem anzunehmen ist, dass es sowohl den tiefen individuellen Sehnsüchten entspricht und mit den bestehenden Kompetenzen realisierbar ist, ist es auch wichtig, ein Einfühlungsvermögen zu entwickeln, durch das der Trainer in die Lage kommt, realisierbare Verhaltensalternativen vorschlagen zu können, die den individuellen Bedürfnissen entsprechen.

❗ Konzentration der Aufmerksamkeit geschieht auf den Bereich, von dem angenommen werden kann, dass die Person hier ihre stärksten Gefühle äußerte.

Der Trainer sollte darauf achten, dass er voreilige Interpretationen und Annahmen vermeidet, d. h. dass er nicht zu früh mit (rigiden) Interpretationen den Gesprächsfluss unterbindet, in hohem Selbstvertrauen darauf, dass die bedürfnisadäquate Lösung gefunden wird, z. B. aufgrund der Kombination von Empathie und logischem Denken.

Das analytische Gespräch hört dann auf, wenn der Eindruck entsteht, dass genügend Aspekte erfasst wurde, die eine widerspruchsfreie Interpretation und eine bedürfnisadäquate Neugestaltung der Kommunikation ermöglichen.

Grundsätzlich geht es in der Gesprächsführung immer darum, Erlebnisse/Verhaltensweisen zu identifizieren, die für die Person eine höchste positive oder negative emotionale Bedeutung haben. Diese werden häufig entweder im Gespräch direkt geäußert oder erst im Gesprächsverlauf (u. a. durch gezieltes Nachfragen) gefunden werden.

Bei der Interpretation geht es um die Erfassung unterschiedlicher Erlebnisbereiche, die sich gegenseitig potenzieren oder im Widerspruch stehen.

Das Ziel des Autonomietrainings ist es, die angenehmen Lebenserfahrungen interaktiv zu verknüpfen und die negativen zu inaktivieren. Dies kann nur in einer neu gestalteten Kommunikation geschehen.

Aus diesem Grund ist das Autonomietraining keine symptomorientierte neue Therapieform, sondern ein Kommunikationstraining, das saltogenetische Ziele verfolgt.

Zusammenfassende Betrachtung der vier Fälle

1. In allen Beispielen wurde die Methode der Aufhebung der Ambivalenz angewandt.
2. In allen Beispielen wurden die spezifische Verletzung und die Quellen von spezifischen positiven Erfahrungen identifiziert. So wurde z. B. in dem einen Fall die Verletzung durch das schockartige Verhalten des Vaters ausgelöst, in einem anderen Fall durch die Abgabe des Kindes in Heime oder z. B. durch Überforderung durch die Betreuung eines jüngeren Bruders in der Kindheit. Positive Erfahrungsquellen sind z. B. Versöhnung mit den Eltern.
3. In allen Fällen wurden Erlebnisse in unterschiedlichen Lebensbereichen erfasst, in denen die Personen sich besonders kompetent fühlten (z. B. die Überwindung von Konflikten mit den Eltern aufgrund von persönlichen Gesprächen oder Briefen).
4. Bei der Neugestaltung einer problemlösungsfähigen Kommunikation, die wir Integration nennen, kam es in allen Fällen zur Integration der spezifischen Verletzungen und Kompetenzen.
5. Die Integration wurde in allen Fällen so unternommen, dass Quellen von Überforderung und unerträglichen Belastungen aufgehoben wurden, indem einerseits die häufig unbewusst wirkenden Belastungen bewusst gemacht und andererseits die Ressourcen bewusst erlebt wurden. Dadurch konnten sich verschobene Konfliktquellen, z. B. von der Mutter auf die Ehefrau, wieder dynamisch dorthin bewegen, wo ihr eigentlicher Ursprung ist.
6. Die alternativen Verhaltensweisen wurden dann angenommen, wenn sie mehr Wohlbefinden, Lust, Sicherheit, Sinnentfaltung und Entwicklungsmöglichkeiten eröffnen als wenn

die Personen in den alten Konflikten und Systemen verharrten. Dass das alternative Verhalten ankommt, wird i. d. R. dann ersichtlich, wenn die Person spontan äußert, dass die neu gestaltete Kommunikation für sie äußerst stimmig ist.

Druck: Krips bv, Meppel, Niederlande
Verarbeitung: Stürtz, Würzburg, Deutschland

GPSR Compliance

The European Union's (EU) General Product Safety Regulation (GPSR) is a set of rules that requires consumer products to be safe and our obligations to ensure this.

If you have any concerns about our products, you can contact us on ProductSafety@springernature.com

In case Publisher is established outside the EU, the EU authorized representative is:

Springer Nature Customer Service Center GmbH
Europaplatz 3
69115 Heidelberg, Germany

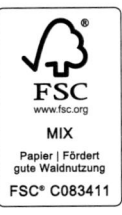

Zeitfracht Medien GmbH
Ferdinand-Jühlke-Straße 7
99095 Erfurt, Deutschland
produktsicherheit@kolibri360.de